정신병리학

정신병리의 개념적 접근

정신병리학

정신병리의 개념적 접근

초판 1쇄 발행 2021년 12월 10일
초판 3쇄 발행 2024년 11월 11일

지은이 강웅구

펴낸곳 서울대학교출판문화원
주소 08826 서울 관악구 관악로 1
도서주문 02-889-4424, 02-880-7995
홈페이지 www.snupress.com
페이스북 @snupress1947
인스타그램 @snupress
이메일 snubook@snu.ac.kr
출판등록 제15-3호

ISBN 978-89-521-2986-4 93510

정신병리학

정신병리의 개념적 접근

강웅구 지음

서울대학교출판문화원

이 책에 대해서

우리의 정신건강의학과 수련 중에는 정신병리학(psychopathology)과 관련된 별도의 과정이 없어서, 정신병리학은 어깨너머로 알음알음 배우는 것으로 되어 있다. 그렇다 보니 저자는 수련병원의 지도전문의로서 젊은 정신과의사들의 정신병리학에 대한 개념과 철학이 다소 당황스러울 정도로 부족한 것을 느끼곤 하였다. 환자가 소리가 들린다고 하면 항정신병약물을 주어야 하고, 과거력상 평소보다 들떠서 지낸 적이 있는 우울증 환자는 항우울제를 사용하면 위험하므로 기분조절제로 치료해야 한다고 믿는 것이다. 임상 정신의학이 표면적으로 관찰되는 행동과 그것을 교정하는 특정 약물 간의 조건표처럼 되어 가는 상황에서, 저자는 '정신의학이란 도대체 무엇인가'라는 질문을 스스로에게 하게 되었다. 환자를 '매뉴얼에 정의된 행동양상 및 검사소견을 가지고 있는 대상'으로 보는 관점으로는 정신의학의 궁극적 목적인 인간에 대한 이해에 도달할 수 없을 것이라는 생각에서 저자는 이 책을 기획하게 되었다.

우리말로 된 기술정신병리학 교과서로는 경희대학교 송지영 교수님의 『정신병리학 입문』(2012)과 서울대학교 김용식 교수님의 역서 『마음의 증상과 징후(Symptoms in the Mind, 5th Ed.)』(2018) 등이 있다. 정신병리학의 역사를 소개하고 이에 근거한 개념적 접근을 하는 책으로는 한양대학교 고 양병환 교수님 및 여러 교수님들이 지으신 『정신병리학 특강』(2017) 및 김용식 교수님의 역서 『정신증상의 역사(The History of Mental Symptoms)』(2010) 등이 있다. 저자는 이 책들에서 많은 것을 배웠고, 지금 쓰려는 내용의 일부는 이들의 영향을 받았음을 밝힌다. 이런 훌륭한 책들이 있음에도 불구하고 저자가 새로운 책을 내는 이유는, 젊은 정신의학도들이 너무 당연시하거나 관심을 갖지 못하던 주제들에 대해 조금 다른 관점에서 좀 더 깊이 생각해 볼 기회를 제공해 주기 위해서다. 따라서 이 책은 다양한 정신병리 현상 각각에 대한 상세한 기술보다는, 몇 가지 주요 정신병리들을 '마음이 움직이는 방식'이라는 관점에서 이해하기 위한 개념을 전개하는 데 주안점을 두었다. 이 책에 제시된 의견들은 저자의 독창적인 것도 있고 다른 학자들의 견해를 저자가 받아들인 것들도 있지만, 표준적 교과서와 차이 나는 부분이 제법 될 것이다. 또한 제시된 많은 개념들은 실증적으로 검증될 수 있는 성질의 주제가 아니다. 그런 면에서 이 책은 기술적 매뉴얼보다는 에세이에 가까운 측면도 있다. 현재 정신의학의 아노미에는 공학적 접근법에 대한 맹신도 기여하고 있다고 믿기 때문에, 저자는 이 책의 접근법 자체는 문제가 되지 않는다고 생각한다. 이 책에 결함이 있다면, 그것은 접근법이 아닌 저자의 생각과 지식 부족에 기인한다.

이 책은 정신의학이 다루는 대상들이 자연과학 탐구 대상으로서의 지위를 갖는지에 대한 고찰에서 시작한다[1부]. 일반적 자연과학 또는 신체를 다루는 의학과 정신의학 사이에는 공통점은 물론 차이점이 분명히 있는데, 이 차이점을 인식하지 못하는 것이 오늘날 정신의학의 답보 상태와 관계된다고 저자는 생각하기 때문이다. 다음으로는 이런 인식하에 환자의 주관적 체험을 관찰자인 정신의학자가 어떻게 평가할 수 있는지의 문제를 다룬다. 그리고 이렇게 평가된 자료들에서 질병 개념을 추출해 내고 개별 환자에게 이것을 적용하는 문제도 논한다[2부]. 이런 주제를 소화한 뒤에 개별 정신병리 현상들을 관계된 정신능력 또는 기능별로 분류하여 논의할 것이다[3부]. 3부 각론의 논점은 각 주제를 포괄하기보다는 개념적으로 중요한 몇 가지에 집중된다. 따라서 임상적으로는 중요하지만 잘 다루어지지 못한 부분도 있는데, 정신의학의 입문 단계에 이미 들어온 독자들에게는 큰 문제가 되지 않으리라고 생각한다.

몇 개의 장에는 동료들의 참신한 제안을 받아들여 가상 증례를 위주로 한 연습문제를 제시하였다. 이 문제들은 정답을 맞추기 위한 것이라기보다는 생각할 화두를 제공하기 위한 것이다. 장을 설정하기 위해 정신기능들을 분류한 것도 다른 책들과의 차이점이다. 보는 관점에 따라 한 병리를 몇 군데 나누어 기술한 곳도 있다. 이런 경우에는 상호참조가 가능하도록 노력하였다. 넓은 의미의 정신병리학은 진단분류학(nosology)까지도 포함할 것이지만, 이 책은 범위를 정신병리학에 국한하였다. 다만 기분장애에서는 정신병리와 진단의 관계에 대한 집중적 논의가 필요하였으므로, 진단분류에 대한 별도의 장을 설정하였다.

논의를 전개할 때 저자가 근거로 삼은 기본적인 배경은 임상 정신의학 외에 현상학(phenomenology) 및 진화심리학(evolutionary psychology)이다. 저자는 정신분석이나 다른 역동정신의학적 틀에 의거해 정신병리를 논할 정도의 수련과 지식이 부족하다. 다른 한편 냉랭한 기술(記述)이라는 방법으로 방대한 정신증상들을 정리하고 분류하기 위한 저자의 경험은 일천하거니와, 이런 방법의 타당성을 저자는 의심한다. 저자는 두 접근법 사이에 현상학적 방법이 있다고 생각한다. 또한 진화론은 질병으로 간주되는 기능 변이들을 어떻게 이해할지에 대한 중요한 관점을 제공함으로써, 이 책에 담긴 견해를 형성하는 데 큰 역할을 하였다.

저자가 상정하는 이 책의 독자는 먼저 정신건강의학과 고년차 전공의 및 젊은 정신건강의학과 전문의들이다. 뿐만 아니라 정신과 환자를 매일 대하는 정신보건 관계자 모두 이 책의 독자들이다. 기본적인 정신병리학 용어들이 사전 설명 없이 등장하고 임상에서 흔히 접하는 정신병리 현상에 대한 설명이 빠져 있기도 하므로, 정신의학에 대한 최소한의 지식이 있어야 이 책을 쉽게 읽을 수 있을 것이다. 정신병리학 용어를 알더라도, 환자들을 대해 본 경험이 없는 독자는 이 책의 내용에 공감하기 어려운 측면도 있을 것이다. 또한 이 책에 담긴 어떤 논의는 정신의학계에 발을 담그고 있지 않은 사람이라면 그 배경이나 의미에 대해 전혀 감을 잡지 못할 수도 있다. 그러나 정신의학에서 사람의 마음에 접근하는 방법에 대한 개념적 측면을 일별하려는 목적이라면, 이 책을 읽기 위해 꼭 정신의학적 사전지식이 필요치는 않을 것이다.

이 책은 정신의학 교과서를 목표로 한 것이 아니기 때문에 정신의학 분야의 참고문헌이 부족하다. 특히 개별 정신병리 현상들을 기술할 때 충분한 문헌 참조를 하지 못하였다. 참고문헌은 개별 정신병리보다는 개념에 대한 것이 많고, 정신의학 영역 바깥의 문헌들이 많이 참조되었다. 따라서 이 책이 다루는 어떤 구체적 주제에 대해 정통 정신의학적 관점에서 이의가 제기된다면, 저자가 방어하는 데 어려움을 겪을 것이 예상된다. 참고문헌의 부족은 저자가 만나 왔던 환자들이 메워 주었다. 저자가 다양한 정신병리적 상태에 대한 나름의 개념과 견해를 갖도록 가르쳐 준 스승은 문헌보다는 환자들이었다. 환자가 의사의 스승이라는 것을 젊은 의학도들은 잘 느끼지 못할 수도 있지만, 저자는 요사이도 환자들과 대화하면서 새로운 정신병리학을 배우고 있다. 개인의 경험이 주된 기반인 만큼 이 책에는 편협함과 오류가 많을 것이지만, 독자들이 이 책의 견해를 그대로 따르기보다는 이 책을 통해 자신이 진료하는 환자들의 마음을 새로운 각도에서 조망해 볼 동기를 갖게 된다면, 저자의 의도는 성공한 것이다.

차례

일러두기

- 저자가 역사적으로 중요하다고 판단한 인물들은 처음 기술할 때 성명과 생몰연도를 표시하였고, 찾아보기(인물)에도 등재하였다. 이 외의 인명은 원어로 성만 표시하였으며 찾아보기에도 넣지 않았다. 이들은 주로 현대 연구자들이다.
- 저자가 역사적으로 중요하다고 판단한 몇 가지 문헌들은 본문에 출판연도를 병기하였고, 찾아보기(문헌)에도 등재하였다. 이 문헌들은 내용을 인용하였기 때문이라기보다는 역사적 가치 때문에 소개한 것이다.
- 찾아보기의 진단명 항목은 현재의 공식적인 진단뿐만 아니라 도구적 체계의 진단 그룹, 역사적 진단, 신경학적 증후 등을 포함하고 있다. 이 외의 개념들은 찾아보기 일반 항목에 등재하였다.
- 외국어 원어는 본문에 처음 등장하였을 때만 병기하는 것을 원칙으로 하였으나, 맥락상 다시 한번 표기하는 것이 적합해 보일 때는 그렇게 하였다.
- 외국어 약어의 원어는 본문에는 표시하지 않고 별도의 약어목록에 표시하였다. 고유명사, 자주 등장하는 개념이나 진단명 등이며, 대개 정신의학 용어에 익숙한 독자라면 원어를 보지 않더라도 이해할 수 있는 것들이다. 다만 흔히 약어로 사용되는 용어라도, 책 전체에 한 번만 등장하는 경우에는 약어를 병기하지 않고 원어만 표기하였다.

약어목록

AA	익명의 알코올중독자(Alcoholics Anonymous)
ADHD	주의력결핍과잉행동장애(Attention Deficit Hyperactivity Disorder)
BSABS	기본증상 평가를 위한 본 척도 (Bonn Scale for the Assessment of Basic Symptoms)
DSA	자아관심 감소(Diminished Self-Affection)
DSM	정신장애의 진단과 통계매뉴얼 (Diagnostic and Statistical Manual of Mental Disorders)
EEA	진화적 적응 환경(Environment of Evolutionary Adaptedness)
EPM	진화된 심리기전(Evolved Psychological Mechanism)
EEG	뇌파(electroencephalogram)
fMRI	기능적 자기공명영상(functional Magnetic Resonance Imaging)
GCS	글래스고 혼수척도(Glasgow Coma Scale)
GTS	뚜렛 증후군(Gilles de la Tourette Syndrome)
GW	전반적 작업공간(Global Workspace)
HPC	항상성 특성 군집(Homeostatic Property Cluster)
HR	과잉성찰(Hyper-Reflexivity)
ICD	국제질병분류(International Classification of Diseases)
LPCG	지각적 · 개념적 파악 상실(Loss of Perceptual/Conceptual Grip)
MMPI	미네소타 다면적 인성검사(Minnesota Multiphasic Personality Inventory)
NEO-PI	NEO 성격검사(NEO Personality Inventory)
OCD	강박장애(Obsessive Compulsive Disorder)
PD-TS	특성을 특정한 인격장애(Personality Disorder-Trait Specified)
PTSD	외상후스트레스장애(Post-Traumatic Stress Disorder)
RDoC	연구영역기준(Research Domain Criteria)
SANS	음성증상 평가척도(the Scale for the Assessment of Negative Symptoms)
SCID	DSM 구조화된 임상면담(Structured Clinical Interview for DSM)
TGA	일과성 완전 기억상실(Transient Global Amnesia)
VCFS	연구개-심장-안면 증후군(Velo-Cardio-Facial Syndrome)

1

정신병리학의 개념과 역사

정신병리학이란?

정신병리학은 마음의 병리에 대한 탐구인 동시에 정상적인 마음이 동작하는 방식에 대한 탐구다. 신체질환의 병태생리학이 생리학을 기반으로 하는 것과 같다. 가장 좁고 흔히 사용되는 의미로 정신병리학은 정신과적 증상학(symptomatology)이다. 조금 더 범위를 넓히면 정신병리학은 증상의 기술을 넘어 형식화(formalization)까지를 포함한 증상분류학이다. 19세기 독일 하이델베르크 학파(Heidelberg school)의 기술정신병리학(descriptive psychopathology)이 대표적인 예라 할 수 있다. 정신병리학의 형식화는 질병상태를 정밀하게 정의할 수 있게 하므로, 증상학을 진단분류학으로 확장한다. 슈나이더(Schneider, K. 1887-1967)의 『임상정신병리학(Klinische Psychopathologie)』(1959)[1]은 정신병리학을 진단분류학으로 확장한 예로 볼 수 있다. 이때 정신병리학은 정상과 질병 사이의 경계 또는 질병들 사이 경계 문제, 정상성(normality)에 대한 정의 등도 다루게 된다.

순수 학문으로서의 정신병리학은 정신증상들을 이해하기 위한 체계를 구축하고 이를 위한 방법론을 세우는 것까지도 포함한다. 『일반정신병리학(Allgemeine Psychopathologie)』(1913)에서 야스퍼스(Jaspers, K. 1883-1969)가 추구한 것은 이런 체계적 학문 및 탐구방법론으로서의 정신병리학이었다.[2] 야스퍼스의 정신병리학은 현상학에 근거한다. 현상학은 생활세계(lifeworld) 속에서 살아가는 존재인 인간의 기본적 체험양식을 탐구하는데, 정신병리학에 적용되면 환자의 정신증상이 어떤 실존적·체험적 배경에서 기원하는지를 탐구하는 학문이 된다. 현상학적 정신병리학(phenomenological psychopathology)은 증상을 넘어서 환자의 주관적 체험(subjective experience)을 파악하려는 접근이다.

정신병리학의 역사

비정상이라 간주되는 정신기능의 변이들은 고대부터 알려져 있었지만, 이를 대표하는 용어인 광증(狂症, insanity)은 원래 질병을 지칭하는 것은 아니었다. 광증에 속할 어떤 상태는 멜랑콜리아(melancholia) 등의 이름으로 일찍부터 질병으로 간주되기도 하였지만,[1] 정신기능 변이에 대한 의학적 접근은 근대에 이르기까지 제대로 이루어지지 않았다. 18세기 말 광증을 질병이라 받아들이게 된 뒤에도 정신의학은 정상과 광증 두 가지만을 구분하는 수준이었으며, 광증이 무엇인지에 대한 명확한 개념조

1 17세기 Burton의 『멜랑콜리의 해부학(The Anatomy of Melancholy)』(1621)은 멜랑콜리아라 지칭되는 현상을 주로 의학적 관점에서 다루었다. 여기서 멜랑콜리아는 오늘날의 우울증을 지칭하는 것은 아니었다.[3]

차 없었다.[4] 광증들을 구분하는 경우에도 학자별로 기준이 서로 달랐고 분류학적 체계성은 찾아볼 수 없었다. 반면 일상언어 내지 소위 통속심리학(folk psychology)은 마음의 여러 기능 또는 그 변이까지도 다양하게 구분하여 이름 붙이고 있었다. 사람들은 그 용어를 사용하여 의사소통이 가능하였다. 마음의 상태를 분류하고 체계화한 것은 질병을 다루는 과학인 의학보다는 사람의 마음에 관심을 가진 철학이었고, 철학의 한 분파로 심리학이 정립되었다. 근대에 와서는 골상학(phrenology) 및 능력심리학(faculty psychology) 등이 이런 작업을 시도하였다. 그러나 이런 학문체계들이 제시한 분류법은 실증적 근거가 충분치 않았다. 사람의 마음을 학문의 대상으로 삼아 분류하고 체계를 갖추는 것은 지금도 쉬운 일이 아니다. 어려운 것을 넘어 대상의 기본 특성상 과학적 분류가 가능하지 않다는 주장도 있다. 정신기능은 자연종(自然種, natural kind)으로 볼 수 없다는 것이다(5장 자연종 참조).[5]

이런 어려움 때문인지 19세기 들어 정신의학은 정신질환을 심리적 현상보다는 신체적 질환으로 보고자 하였고, 신체적 징후를 정신질환의 특징으로 주목하였다. 예컨대 자네(Janet, P. 1859-1947)는 정신쇠약(psychasthenia)의 진단을 위한 핵심 소견으로 충혈(plethora)을 지목하였고, 블로일러(Bleuler, E. 1857-1939)는 긴장형 정신분열병(catatonic schizophrenia) 환자에서 안색의 변화, 기름기 흐르는 얼굴, 차고 푸르스름한 사지를 진단특이적이라고 보았다.[6] 크레펠린(Kraepelin, E. 1856-1926)도 조기치매(dementia praecox)를 기술하면서 각 아형별 주요 특성으로 경련 유병률을 제시하였다.[7] 당시는 사망한 환자들에 대한 뇌 부검도 활발하게 이루어졌으며, 학자들은 정신증상들을 신체 장기[2]인 뇌의 변성(dégénérescence, degeneration)이라는 질병과정(disease process)의 결과로 나타나는 징후로 보고 있었다.[8]

그러나 나중에 뇌 매독으로 밝혀지게 되는 진행마비(general paresis) 등 일부를 제외하고는 뇌 변성의 조직학적 소견을 얻을 수는 없었다. 그 결과 정신질환은 점점 더 기질성이라기보다는 심리적인 것으로 해석되었고, 신체적 징후에 대한 관심이 줄어들면서 심리상태를 반영하는 행동적 증상이 다시 중요시되었다. 정신병리학의 과제는 이상행동을 분류하는 것이 되었고, 정신의학자들은 각자의 이론에 근거해서 광증 환자의 행위들을 몇 개의 그룹, 개념, 종류 혹은 분석의 단위로 나누기 시작했다. 그리징거(Griesinger, W. 1817-1868)는 분석의 단위가 "행동적 이상들을 의미 있고 안정된 조각으로 나누는 것[타당도(validity)]"이면서 "훈련된 관찰자들의 마음에 동일한 형태와 이미지를 떠오르게 하는 것[신뢰도(reliability)]"이어야 한다고 보았다.[4]

그러나 이런 분석단위를 도입해도 관찰된 행위들은 질병을 분류하는 변별력이 별로 없었다. 정신의학자들이 훈련을 받더라도 인간의 행위를 객관적으로 분류하기 어려웠던 것이다. 이후 정신질환을 분류하기 위해 칼바움(Kahlbaum, K. L. 1828-1899)과 크레펠린은 증상보다는 나이, 성별, 기간, 경과, 결과 등 객관적으로 측정 가능한 임상양상이 중요하다고 보았다. 이렇게 되면서 환자의 주관적 체험이나 행위 등 심리적 특성은 다시 중요성을 잃었다. 이렇듯 환자의 행위와 체험은 정신의학의 대상으로서 그 중요성이 변해 왔다.

19세기 후반은 의학에서 확률이론 및 통계분석법을 바탕으로 한 정량화가 시도되던 시기로, 심리학에서는 분트(Wundt, W. M. 1832-1920) 등에 의해 수량적 기술이 도입되었다. 이 시기 기술정신병리학의 가장 중

2 뇌라는 장기(organ)의 질환이므로 기질성(organic)이라는 용어가 사용되었다.

요한 업적은 주관적 체험들을 증상 목록으로 정리한 것이다. 그 결과, 대상자의 내적 체험을 근간으로 한다고 간주되면서도 객관적 측정 및 기술이 가능한 문답형의 정신상태 평가법이 개발되었다. 심리학에서 주관성을 배제하고 대상을 측정가능한 것에 국한하는 행동주의(behaviorism)적 접근이다. 주관성 자체에 대한 정신의학의 관심은 철학자 브렌타노(Brentano, F. 1838-1917)의 지향성(intentionality) 개념을 받아들여 행위의 의미에 주목하도록 하였다. 이는 현상학 및 역동정신의학(dynamic psychiatry)으로 이어진다.[4]

정신병원 또는 수용소(asylum)에 갇혀 지내던 환자들에 대한 관찰을 넘어서, 19세기 말부터 정신의학이 사회 속에서 생활하고 있는 사람들에 관심을 갖기 시작한 것도 역동정신의학의 배경이 되었다. 오늘날 신경증(neuroses)에 해당하는 새로운 환자들을 이해하기 위해서는 사후 뇌 부검보다는 깊이 있는 면담이 필요했는데, 이 과정에서 발전한 것이 역동정신의학이다. 역동정신의학자들은 2차대전을 계기로 나치 치하의 유럽에서 대거 미국으로 이주하였는데, 전후 세계가 미국 중심으로 재편되면서 기술정신병리학에 기반한 내과적 정신의학 체계는 힘을 잃고 역동정신의학의 시대가 열리게 되었다. 역동정신의학은 실증적 방법보다는 이야기(narrative)가 갖는 내용에 대한 분석 및 정신역동(psychodynamic) 이론에 근거한 해석(interpretation)이라는 방법을 사용하였다. 프로이트(Freud, S. 1856-1939)의 정신분석(psychoanalysis)은 마음의 기본적 구조와 기능을 상정하고, 여기에 기반해서 나타날 수 있는 기능의 변이, 병태생리들을 정의하며, 환자에서 관찰되는 증상들을 이 병태생리에 의거해서 해석하려 한 것이다. 이 기간 유럽의 정신병리학자들은 브렌타노 및 후설(Husserl, E. 1859-1938)의 현상학을 도입하여 현상학적 정신병리학을 시도하였다. 그 결과 객관성에 안주한 단순한 증상 기술을 넘어서면서도 객관성 확보가 어려운 정신역동적 해석이 아닌 새로운 정신병리학 체계를 구성하였으나, 미국 중심의 학계에서는 큰 영향을 미치지 못했다.

따라서 역동정신의학이 퇴조한 1970년대에 다시 주류가 된 것은 기술정신병리학이었다. 그러나 이 기술정신병리학은 심각한 문제가 있음이 드러났다. 한 예로, 같은 언어를 사용하는 영국과 미국에서 조현병의 유병률이 크게 달랐다.[9] 그 원인은 환자군이 실제 달랐다기보다는 비슷한 환자에게 양국에서 서로 다른 진단을 붙였기 때문이었다. 조현병이 무엇인가에 대한 개념이 달랐던 것이었다. 그래서 기술정신병리학에 근거한 진단의 신뢰도가 의심받게 되었다. 이는 진단분류 체계의 객관화에 대한 요구로 이어졌고, 결국 도구화(instrumentalization) 또는 조작화(operationalization), 즉 매뉴얼화된 미국정신의학회 DSM-III가 1980년 개발되었다.[10] 새로운 접근법은 객관적으로 관찰될 수 있는 행위를 신뢰성 있게 측정하고 기록하는 것과, 관찰된 행위들의 명시적 목록으로 진단을 정의하는 것에 중점을 두었다. 정신병리가 행위의 측정으로 정의되는 체계 아래서 역동적 이해와 현상학적 이해는 학계의 관심을 잃게 되었다. 관찰자가 적절한 훈련을 받으면 측정의 신뢰도가 높아서 진단 불일치 등의 문제는 많이 해결되었다. 그러나 신뢰도만으로는 분류학적 타당도(nosologic validity)가 확보되지 않는다는 기본적인 문제가 해결되지 못했으므로(4장 진단의 의미 참조), 초기에 환영받았던 이 접근법의 유용성도 시간이 지나면서 의심받기 시작했다. 요사이는 방법론의 문제를 넘어서, 진단분류 체계가 가지고 있는 질병의 개념이 과연 타당한가, 그렇게 정의된 정신질환은 자연에 실재하는 것으로 볼 수 있는가 등 더 근본적인 문제까지 제기되고 있다. 그러나 DSM-III 이후 40년이 지난 현재도 기존의 방식에 대한 대안은 뚜렷이 제시되지 못하고 있다.

도구적 체계가 뿌리내리면서 임상 정신의학자를 위한 정신병리학 지식도 매뉴얼화되어, 정신과 진찰이 면담내용 및 관찰된 행동과 정신병리 용어를 일대일 대응시키는 작업처럼 된 것이 현실이다. 그렇게 확인된 정신병리는 매뉴얼에 의거해 진단으로 환원되고, 그렇게 진단된 환자들은 생물학적으로 같은 종(種, species)으로 간주되어 매뉴얼화된 치료와 연구의 대상이 되고 있다. 그러면서 세상을 같이 살아가는 동료인 환자가 체험하는 것에 대한 관심은 정신의학계에서 멀어지고 있다.

도구적 진단체계의 대안으로 제안된 미국 국립정신보건원의 RDoC는 매뉴얼에 등재된 진단명을 실재(實在, reality)로 보게 만드는 DSM 체계에서 진일보한 측면이 있다. 그런데 RDoC는 정신질환의 분류체계라기보다는 정신기능의 분류체계이므로 임상에서 널리 사용하기 어려울 뿐더러, 진단의 문제를 정신기능의 문제로 바꾸었더라도 실재화라는 도구적 체계의 근본적 문제점에서 자유롭지 못하다(9장 정신기능의 분류 참조).

정리하자면, 정신질환이 오래전부터 알려져 있음에도 불구하고 이를 질병들로 분류하려는 체계적 분류학은 잘 정립되지 않은 상태며, 그 기초 작업이 되는 인간의 주관적 체험 및 행위에 대한 이해도 충분치 않은 것이 현실이다. 정신의학만의 문제는 아니겠지만 기본적 이해의 부족이 정신의학에서 특히 중요한 것은 이 문제가 '정신질환은 실재하는가'라는 본질적 질문과도 연결되기 때문이다.

참고문헌

1 Schneider K. Klinische Psychopathologie. 14th ed. Stuttgart: Georg Thieme Verlag; 1992.

2 Jaspers K. General Psychopathology. Manchester: Manchester University Press; 1963.

3 Burton R. The Anatomy of Melancholy. Project Gutenberg; 2004.

4 Berrios G. The History of Mental Symptoms. Cambridge: Cambridge University Press; 1996.

5 Hawley K, Bird A. What are natural kinds. Philos Perspect. 2011;25:205-21.

6 Bleuer E. Dementia Praecox or the Group of Schizophrenias. New York: International Universities Press; 1950.

7 Kraepelin E. Dementia Praecox and Paraphrenia. Edinburgh: E & S Livingstone; 1919.

8 박종석, 강웅구. 조현병의 역사. 신경정신의학. 2015;54:1-35.

9 Kendell RE, Cooper JE, Gourlay AJ, Copeland JR, Sharpe L, Gurland BJ. Diagnostic criteria of American and British psychiatrists. Arch Gen Psychiatry. 1971;25(2):123-30.

10 American Psychiatric Association. Diagnostic and Statistical Manual of Mental Disorders. 3rd ed (DSM-III). Washington D.C.: APA; 1980.

1부

기본적 문제들과 접근법

정신병리학을 공부하기에 앞서, 정신의학이 다루는 대상이 무엇인가 또는 어떤 성질을 갖는가에 대한 다소 근본적인 논의를 하려 한다. 대상들을 처음부터 실재로 보고 그것들의 양상을 기술(記述)하는 것으로 시작한다면 이 논의는 필요 없겠지만, 그렇게 하면 정신병리학 책은 단순히 기술적(技術的) 용어집이 될 수도 있다. 그러나 이 책에서 저자가 추구하려는 것은 용어가 아닌 개념이다. 1부에서 다루려는 주제는 크게 세 가지인데, 이들은 독립적이면서도 밀접한 관계가 있다.

첫 번째 주제는 뇌와 마음의 관계다. 정신의학과 정신병리학이 자연과학이라면 다루는 주제는 자연(Natur)이어야 하는데, 자연은 인간인 연구자의 관심과 관계없이 존재하는 실재다. 정신의학에서 이 실재는 뇌라고 상정된다. 그런데 정신의학에서 다루는 주제는 인간의 마음(Geist)이기도 하다. 뇌와 마음의 관계는 철학의 오랜 주제였으며, 자연과학(Naturwissenschaft)과 마음의 과학(Geisteswissenschaft)을 구분하는 것은 서양 철학의 전통이기도 하다. 인지신경과학(cognitive neurosciences)은 뇌로서 마음을 설명하는 것을 목표로 하는 학문인데, 이것이 어디까지 가능한지는 분명치 않다. 또한 뇌에 작용하는 약물은 인간의 마음상태에 변화를 주지만, 심리적 체험이 뇌에 변화를 준다는 것도 잘 알려져 있으므로, 둘이 영향을 주고받는 방향은 뇌에서 마음 쪽으로 일방적이지는 않다. 따라서 마음으로 뇌를 설명할 수 있는 부분도 있을 것이다. 그렇다면 뇌와 마음의 관계를 어떻게 보아야 할 것인가? 이는 자연과학의 문제이자 철학의 문제이기도 하다.

두 번째 주제는 어떤 마음의 상태 또는 행위를 병적인 것으로 보느냐, 즉 병과 정상을 구분하는 문제다. 유물론적 과학의 틀에서 보면 마음이나 행위의 원인은 뇌의 생물학적 상태이므로, 마음의 이상은 뇌의 이상으로 환원 가능하다. 뇌의 상태는 생물학적 실재에서 일어나는 화학적 과정이므로 자연과학적 방법으로 측정될 수 있고, 측정치의 정상성은 통계분석을 통해 판정될 수 있을 것이다. 그런데 이런 접근법은 정신의학에서 잘 구현되지 않았다. 그 이유는 현실적으로 마음을 뇌로 환원할 수 없기 때문이지만, 더 중요한 문제는 환원이 가능하다고 하더라도 자연과학적 측정치만으로는 정상성을 정의할 수 없다는 점이다. 정상 여부는 사회적 규범에 의해 결정되기도 한다. 물론 정상의 규범성 문제는 정신의학뿐만 아니라 신체를 다루는 의학에서도 흔하다. 임상 의학은 순수 자연과학이 아니라 인간의 관심을 반영하는 응용과학이기 때문이다.

세 번째 주제는 병적 행위들에 근거해서 정신질환들을 진단하고 분류하는 문제와 관계된다. 진단분류학의 문제다. 만약 병적 행위들이 자연적으로가 아니라 사회문화적·규범적으로 정의되는 것이라면, 행위들의 집합체를 질병 또는 진단으로 분류하는 문제는 자연종을 분류하는 문제가 될 수 없다. 따라서 진단도 규범성을 띠게 된다. 그러나 세계보건기구의 ICD나 미국정신의학회의 DSM 등 진단분류 체계는 진단을 자연적 실재로 취급하는데, 이는 사용자들의 생각을 제한하거나 왜곡한다. 분류체계가 선험적 실재로 취급되면, 연구자가 새로운 현상을 찾더라도 이미 실재하는 것에 끼워 맞출 수밖에 없으므로 발견적 가치(heuristic value)가 없다. 더구나 십여 년의 주기로 체계가 새로운 판으로 바뀌면, 환자들과 질병들은 그대로 있지만 환자들에게 부여되는 진단은 바뀌는 혼란에 빠지기도 한다.

이제 이 문제들을 차례대로 다룰 것인데, 주제의 연속성 때문에 어느 정도 중복을 피할 수는 없을 것이다. 세 주제를 다룬 뒤에는 위 논의들의 기반이 되었으며 이후의 논의를 펼쳐나갈 때 전반적인 틀이 될 몇 가지 큰 개념들에 대해 간단하게 살펴볼 것이다.

첫 번째는 자연종에 대한 것이다. 자연종은 인간의 관심과 관계없이 자연에 실재해 왔던 그대로의 대상이라는 뜻의 분석철학(analytic philosophy) 용어인데, 이 책에서 다루고 있는 정신상태, 정신병리 및 정신과적 진단들이 자연종으로 볼 수 있는 것인지 아니면 인간이 편의상 만들어 낸 인위종(人爲種, artificial kind)일 따름인지에 대한 논란을 다룰 것이다. 다루는 대상들이 자연종이라면 자연과학적 접근을 강력하게 할 수 있겠지만, 정신의학이 다루는 대상의 상당수는 자연종으로서의 지위가 확실치 않다. 그러나 정신병리학이 과학인 것은 분명하다. 따라서 과학은 자연종만을 다루어야 한다는 요구가 타당한지의 문제와 함께, 정신병리학이 과학으로 어떻게 성립할 수 있는지의 문제도 짚어 본다.

두 번째는 진화생물학(evolutionary biology) 또는 진화심리학에 대한 것이다. 진화론은 생물종의 진화뿐만 아니라 다양한 사회적·생물학적 현상을 이해하는 틀을 제공하는데, 질병 역시 진화적 관점에서 볼 수 있다. 정신현상이나 병리를 자연종으로 볼 수 있을지의 문제가 확실치 않은 상황에서, 진화론은 어떤 상태를 질병이라 볼 것인지에 대한 새로운 관점을 제공해 준다. 또한 진화생물학은 질병의 근접원인(proximate cause)이 아닌 궁극원인(ultimate cause)을 추구함으로써, 생의학적(biomedical) 병태생리 모델이 갖는 한계를 보완해 준다.

세 번째는 현상학적 정신병리학에 대한 것이다. 현상학은 개인의 주관성(subjectivity)에 대한 과학이다. 현상학적 정신병리학은 마음을 이해하기 위해 마음을 뇌로 환원해야 한다고 보지 않는다. 현상학적 정신병리학은 정신의학이 내과화(medicalization) 또는 유물론화됨으로써 놓치고 있는 중요한 문제들에 관심을 갖는다. 정신의학자의 가장 기본적 도구인 공감(empathy)은 환자에 대해 현상학적인 이해를 하려는 태도와 관계 깊다. 현상학은 주관성에 대한 직관적 이해에서 더 나아가, 자연종을 대하는 방식으로는 접근하기 어려운 정신현상 및 정신병리를 과학적으로 다루는 접근법과도 관계된다.

2

뇌와 마음

행위의 인과율

과학은 인과관계를 추구하는 학문이다. 인과관계를 추구하는 배경에는 원인적 결정론(causal determinism)이 있다. 원인적 결정론은 모든 사건이 반드시 선행하는 사건 및 자연법칙에 따라 일어난다는 관점이다.[1] 결정론은 오래된 철학적 사조였지만, 18세기 자연과학이 많은 자연현상을 설명하고 예측할 수 있게 되면서 세계를 보는 중요한 관점이 되었다. 과학 실험은 인과관계를 설명하는 자연법칙을 찾는 작업이다. 실용성을 추구하는 응용과학은 현상을 예측하기 위해 자연법칙을 응용하는 것을 목표로 한다. 그러나 결정론 자체는 과학적으로 증명되었거나 증명할 수 있는 명제라기보다는 학자의 철학적 입장이라 할 수 있다.[1] 18세기 고전

1 물리학자 Penrose는 자연 자체와 자연을 기술하는 체계[수학] 및 체계를 만들고 이

역학(classical mechanics)의 시대까지, 결정론은 과학자들에게 든든한 기반을 마련해 주었다. 그런데 사람의 행위를 다루는 과학에서 결정론은 '자유의지(free will) 없음'을 함의할 수도 있으므로,[3] 결정론을 받아들이느냐 여부는 매우 중요하다. 인지신경과학은 고전역학의 전통에 따라 인간의 행위를 원인적 결정론에 따르는 것으로 보고, 인과법칙을 찾고 초기조건을 측정함으로써 향후의 행위를 예측하고 설명하려 시도한다. 정신의학자도 환자의 행위를 이해하고 예측하기 위하여 정신병리학을 공부하고 환자를 진찰한다. 그런데 20세기 양자역학(quantum mechanics)은 자연현상이 결정론에 잘 부합하지 않거나, 결정론이 옳다고 하더라도 원인을 측정함으로써 결과를 예측하는 방법이 잘 작동하지 않을 수 있다는 해석을 제시한다. 이 장에서는 이러한 원인적 결정론과 인간 행위의 문제를 살펴본다.

정신결정론과 신경결정론

20세기 초 프로이트는 인간 행위가 심리적 원인을 결정론적으로 따른다고 보았다[정신결정론(psychic determinism)]. 신경증 증상이나 실수는 행위자 스스로 자각하는 의도로는 설명할 수 없는데, 이런 행위는 의식이 아닌 무의식에 의해 결정되는 것일 뿐 여전히 결정론적인 과정을 따르는 것이다.[4] 그는 무의식을 찾아내기 위해 정신분석을 창안하였다. 무의식을 밝힐 수 있다면 병적 행위의 원인이 되는 심리기전(psychic mechanisms)을 이해하고 이에 대한 대응도 가능할 것이기 때문이다. 인

해하는 사람의 마음 간 관계를 설명한 바 있다.[2] 결정론은 기술체계 자체보다는 사람의 마음과 관계된다고 할 수 있다.

지신경과학이 가정하는 행위의 인과율도 이와 비슷해 보인다. 행위는 뇌 과정에 의해 결정된다[신경결정론(neural determinism)]. 현재의 과학이 뇌 과정과 행위 사이에 통계적 연관 이상의 결과를 내놓지 못하는 것은 아직 측정하지 못한 뇌 변인, 측정 오차, 교란 변인에 대한 불확실한 통제 때문이고, 이 문제들이 해결되면 뇌를 측정해서 행위를 예측하는 것이 가능하리라는 희망을 가지고 있다.

행위가 원인적 결정론을 따른다고 하더라도, 뇌에서 일어나는 사건으로 인간의 행위를 설명할 수 있는지[신경결정론 또는 유물론(materialism)] 아니면 마음은 그 자체의 인과율을 갖는지[정신결정론 또는 심리주의(psychologism)]가 다시 논란이 된다. 이 논의도 과학적 증거에 의거한다기보다는 철학적 태도와 관계된다.[5] 제거를 통한 유물론(eliminative materialism)은, 심리주의에 근거한 유사과학들의 부적절성이 밝혀질 때마다 하나씩 제거해 나간다면 결국 인간 행위를 설명하기 위해 유물론적 신경과학만이 남으리라는 기대를 보여 준다.[6] 그러나 신경계의 활성과 행위 사이에는 설명적 수준(level of explanation)[7]에 차이가 있어서, 행위를 유물론적으로 환원하기 어렵다는 관점도 있다. 뇌 활성 데이터를 입력한 뒤 행위역학 방정식을 풀어서 행위를 예측하는 것이 불가능하다면, 유물론은 철학적으로 정합적인 주장을 하더라도 거기에 현실적인 의미를 부여하기는 힘들 것이다.

설명적 수준과 기전

조현병의 도파민 가설(dopamine hypothesis)에도 불구하고, '외계인 목소리 환청이 도파민 뉴런의 부적절한 활성 때문에 생긴다'라는 설명은 인과적으로 적절치 않다. 도파민 뉴런의 과잉 활성과 환청에 강한 연관(correlation)이 있더라도 연관은 인과성이 아니다. 인과적으로 적절한 설명은 도파민이 환청의 기전(mechanism)에 어떻게 작용하는지에 대한 이해를 담고 있어야 한다.[8] 그런데 정신의학에서는 기전적 설명이 이루어지기 힘든 경우가 많다. 도파민 뉴런의 과잉 활성이라는 생물학적 상태와 환청이라는 주관적 체험은 설명적 수준이 다르기 때문이다. 간극을 뛰어넘어 한 수준에서 다른 수준으로의 기전적 관계 또는 설명적 관계를 제시하는 것은 쉽지 않다. 인간의 이성으로 물리학 운동법칙을 이해할 수 있는 것은 위치, 힘, 운동량 등 주요 개념들이 3차원 유클리드 공간 벡터라는 같은 수준에서 제시된 것이기 때문이다. 서로 다른 수준의 현상 사이에서 기전적 이해를 위해서는 먼저 한 수준의 현상을 다른 수준의 현상으로 번역해야 하는데, 주관적 체험을 생물학적 상태로 또는 그 역방향으로 번역하는 것은 가능해 보이지 않는다. 인지신경과학의 핵심 주제 중 하나인 '의식의 신경계 연관(neural correlate of consciousness)', 즉 의식을 신경계의 활성으로 번역하는 작업은 철학적 논란은 많아도 과학적 탐구는 잘 되지 못하고 있다. 더구나 정신의학에서 결과변인은 주관적 체험이라는 심리적 수준 한 가지라고 하더라도, 원인으로 지목되는 변인들은 생물학적·심리적·사회문화적 등 매우 이질적이고 다양한 수준에 속해 있는데, 이들을 모두 같은 수준으로 번역할 수 있어야 진정한 인과적 이해가 가능해진다. 번역의 문제는 뒤에 설명할 유형동일성(type identity)과 관련된다.

중재론자 관점

그런데 반드시 기전적 이해가 있어야 인과성이 인정되는 것은 아니라는 견해도 있다. 원인이라 생각되는 요소를 조작하고 결과라 생각되는 요소가 그에 따라 변화하는 것을 확인할 수 있다면, 기전에 대한 이해가 부족하더라도 어떤 조건하에서는 인과관계를 인정할 수 있다는 것이 중재론자(interventionist)의 입장이다. 이때 원인과 결과가 같은 설명적 수준에 있어야 할 필요는 없다.

독립변인 X를 변화시키고 그 결과로 나타난 종속변인 Y의 변화를 보는 전략에서 문제가 되는 것은 X를 직접 변화시킬 수 없는 경우가 많다는 점인데, 중재론자는 X를 변화시킬 수 있는 선행적인 중재(intervention) I를 일으키고 그에 따른 Y의 변화를 추구함으로써 이 문제에 접근한다.[7] X를 변화시키는 조작인 I가 X에 선행하므로 실제적으로는 I → (X) → Y의 관계를 살피게 된다. X와 Y의 관계는 연구자가 추구하는 목표 체계의 내재적인 관계고, I는 체계 외부에서 조작하는 것이다. 이런 조건이 과학 실험이 이루어지는 가장 흔한 상황이다. 새로운 정신과 치료제에 대한 무작위 임상시험은 약물이라는 중재[I]와 정신병리라는 행위[Y] 간의 인과성을 보는 것이므로 그 자체는 중재론자 모델이 아니지만, 약물[I]과 뇌[X] 사이의 관계가 어떤 조건을 만족한다면 이 임상시험은 뇌[X]와 행위[Y] 사이의 인과관계를 보여 준다고 인정될 수 있다. I로서 X와 Y 사이의 인과관계를 주장할 수 있게 되는 조건은 아래와 같다(그림 2-1).[9]

1) I는 X를 일으키는 원인이 된다.
2) I는 X를 거치지 않고서는 Y를 일으키지 못한다.
3) I는 X 이외의 Y의 원인적 요소인 Z와는 관계가 없다.
4) I는 X의 내재적 원인은 아니다.

물론 Y의 원인이 X밖에 없다는 것을 밝히기 위해서는 추가적 작업이 필요하겠지만, 배타적 관계가 아니더라도 X가 Y의 원인 중 하나라는 것만은 이 중재 실험으로 주장할 수 있다. 이 방법은 '이해 가능한 기전'

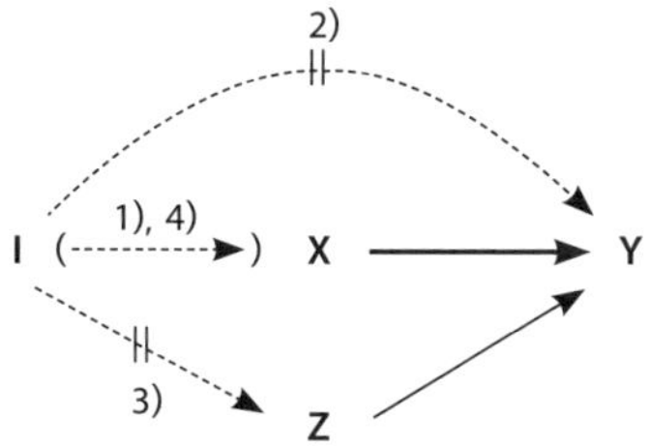

그림 2-1. 중재론자 관점에서의 인과성

이나 '동일한 설명적 수준'을 요구하지 않는다.

뇌 변화의 원인으로서의 행위

뇌[생물학적 구성체]와 행위 또는 마음[심리적 구성체]에 대한 인과론의 흔한 가정은 뇌 활성이 원인이고 행위는 결과라는 것이다. 기능적 자기공명영상(fMRI) 검사를 한 결과 어떤 행위 또는 체험과 동반해서 특정 뇌 영역의 혈류가 증가했다면, 그 뇌 활성은 행위 또는 체험을 일으키는 데 원인적 역할을 하였을 것이라고 본다. 뇌 활성 변화를 일으키는 약물치료를 통해 행위나 체험이 변화한다는 사실은 중재론자 관점에서 이와 같은 인과관계를 보여 준다. 그러나 반대방향의 인과관계도 잘 알려져 있다. 뇌 활성을 중재하는 것보다는 행위를 중재하는 것이 더 쉬운 일이기 때문에, 행위를 한 결과로 뇌 활성이나 구조가 변한다는 증거들도 많이 연구되어 있다. 학습이 대표적인 예다. 어떤 사물이나 사건을 학습해서 기억하는 것은 뇌의 시냅스 역동, 뇌 과정 및 구조에 변화를 일으킨다. 학습은 대뇌피질 두께를 변화시킨다는 연구도 있다.[10] 학습에 참여하는 것은 뇌 활성의 결과가 아니라 학습자가 자신의 의지로 결정했기 때문이라고 본다면, 독립변인이자 심리적 구성체인 학습 행위가 뇌라는 생물학적 구성체의 변화를 일으킨 원인이 된다. 따라서 뇌에서 행위로의 일방적 인과관계라는 설정은 타당하지 않다. 마음이 뇌 변화를 일으킬 수 없다면 인지행동치료(cognitive behavioral therapy)는 불가능할 것이다. 그런데 이 주제를 더 깊이 보면, 체험이라는 주관적 현상[마음]과 뇌 활성이라는 객관적 현상[뇌] 사이에 어떤 기본적 관계가 있는가라는, 인과관계 이전의 문제에 부딪힌다. 이것은 다음 절에서 다룬다.

예측의 한계

양자역학에서 한 입자에 대한 모든 정보는 파동함수(wave function)에 포함되어 있다. 그러나 여기서 어떤 정보[위치, 운동량, 에너지]를 직접 알아낼 수는 없다. 어떤 정보를 보려는가에 따라 해당 연산자를 파동함수에 적용하고 적절한 기저에 투영함으로써 정보의 값은 계산 가능하다. 이렇게 계산된 값은 실제 측정한다면 얻었을 값의 기대치(expected value)가 된다. 파동함수는 경계조건과 초기조건이 주어지면 시간에 따라 결정론적으로 진행하지만,[11] 예측할 수 있는 것은 가능한 상태들의 기대치일 뿐이다. 이 시스템에 실제 측정 조작을 가하면 어떤 결정된 값을 얻지만, 측정은 파동함수 자체에 변화를 주므로 측정하는 순간 시스템은 달라지고, 달라지기 전 상태를 반영하는 측정치는 달라진 시스템에서 의미 즉 예측 능력을 갖지 못한다. 따라서 결정론적 인과율이 적용되더라도 예측할 수 있는 것은 한계가 있다. 이는 측정도구가 불완전하기 때문이 아니라 자연의 성질 자체기 때문이라는 것이 양자역학의 세계관이다. 양자역학은 '측정도구가 정밀하다면 자연은 끝까지 알 수 있다'에서 '알 수 있는 것에 한계가 있음이 자연의 본질이다'로 과학의 근본적 태도를 바꾸었다. 자연에는 불확정성 원리(uncertainty principle)가 적용된다.

인지신경과학이 인간의 행위를 예측할 때도 이 모델이 시사하는 바가 있다. 정신상태는 양자역학 이론으로 시뮬레이션 되기도 하였다.[12]

그렇다면 한 개인의 뇌 또는 심리과정을 표상하여 특정 행위를 예측할 수 있게 하는 상태함수가 있고 자연의 법칙을 따르는 이 함수가 결정론적으로 진행된다고 하더라도, 행위에 대해서는 확률적 예측 이상을 하지 못할 수도 있다. 실측치를 얻는 방법은 직접 측정하는 것인데, 뇌 측정기계를 사용하건 심리학적 설문을 하건 대상자의 뇌 과정이나 주관적 체험을 건드리게 될 수밖에 없으므로 행위의 상태함수는 측정과 동시에 변한다. 따라서 그 이후의 진행에 대한 예측은 이번에 얻은 데이터를 통해 이룰 수 없다. 한 알코올의존 환자에게 "오늘 저녁 술을 마실건가요?"라고 물어보는 것은 그가 술을 마실지를 예측하게 하는 변인을 측정하는 것이지만, 그 질문을 들음으로써 음주 여부에 대한 환자의 결심이 바뀌게 된다면, 물어보지 않았을 때의 '자연상태'에서 하였을 행위를 예측하는 데는 의미가 없다.

뇌와 마음의 관계

뇌와 마음의 인과관계를 논하면서 설명적 수준이 다르다는 점이 지적되었다. 이제는 설명적 수준이 다른 두 현상 사이의 관계를 어떻게 보아야 할지를 생각해 보자.

유형동일성과 표지동일성

인과적 관계는 모르더라도 뇌에서 일어나는 생물학적 현상과 정신상태를 '같은 것(identity)'으로 간주할 수 있다면, 뇌로 마음을 설명할 수 있다는 유물론의 근거는 넓어질 것이다. 유형동일성은 마음에서 일어나는 어떤 사건의 유형(type)['내가 지금 저녁노을을 보는 느낌'이 아닌, '붉은색에 대한 지각'이라는 유형으로 일반화할 수 있는 상태]은 뇌에서 일어나는 어떤 활성의 유형['망막 내 적색 원추세포로부터의 입력이 시각피질을 활성화하는 것']과 같은 것이라 보는 관점이다. 두 사건의 연관성이 완벽하다면 기전이나 인과성에 관계없이 같은 것으로 볼 수도 있다. 한 구성체를 서로 다른 측면, 일인칭 시점 대 삼인칭 시점에서 바라본 것이다.[13, 14] fMRI로 어떤 유형의 뇌 활성을 찾았는데 이것이 어떤 유형의 정신상태와 잘 연관된다면, 이 영상은 해당 정신상태를 생물학적으로 보여 주는 것이고, 이를 통해 체험자에게 물어보지 않고도 객관적으로 체험 유형을 알아낼 수 있을 것이다.[2] 이는 인지신경과학이 주관성에 접근하려는 태도다. 신경현상학(neurophenomenology)은 뇌 활성과 정신상태 간 설명적 간극을 메울 수 있는 지시적 동형성(indicative isomorphism)[15]을 제시하는데, 뇌와 정신상태가 동일한 것까지는 아니더라도 두 현상 간의 관계가 공고하다면 한쪽이 다른 쪽을 이해[인과적 설명이 아님]하기 위한 틀이 될 수 있다고 본다. 이는 주관성을 다루는 현상학에서 뇌에 접근하려는 관점이다.

이와 대조적인 입장은 한 개인의 현재 정신상태와 그 순간의 총체적 뇌 활성은 같은 것이라 볼 수 있더라도[표지동일성(token identity)][3] 특정한 유형의 정신상태와 특정한 유형의 뇌 활성을 같은 것이라 볼 수는 없다는 주장이다. 먼저 수많은 정신상태들을 특정 유형들로 어떻게 분류할지가 문제다. 또한 유형화가 가능하더라도 한 유형의 정신상태가 복수 유형의 뇌 활성에 의해 구현될 가능성도 배제할 수 없다.[16] 내가 지금 뱀을 보고 무서워하는 것과 작년에 높은 곳에 올라가서 무서워했던 것을

2 불확정성 원리는 접어 두고 논한다.

3 이것은 일회성 사건이므로 일반법칙을 추구하는 과학의 탐구 대상이 될 수 없다.

공포라는 같은 유형적 상태라 간주하더라도, 두 경우의 뇌 활성이 같아야 한다고 볼 근거는 뚜렷지 않다. 같다고 간주되는 정신상태들을 일으키는 복수의 뇌 활성들은 기능적 등가(functional equivalence)일지는 몰라도 동일한 것은 아니며, 그렇다면 이 상태들이 표상하는 정신상태들도 동일한 것이라 할 수 없다.

한편 특정 기능이 구현되면 그 기반이 되는 하드웨어가 뇌의 어떤 회로든, 심지어 컴퓨터 칩이어도 동일한 것으로 간주할 수 있다는 기능주의(functionalism) 입장은 뇌라는 하드웨어의 구성에 근거를 둘 필요 없이 심리적 기능 자체를 탐구하면 된다고 본다. 고전적 심리학의 관점인데, 다루는 대상들의 수준이 심리과정 내에 국한되므로 설명적 간극의 문제를 겪지 않는다. 그러나 신경과학자나 생물정신의학자들은 뇌가 등장하지 않는 모델에 만족하지 못한다.

유형동일성 관점의 한계

특정 유형의 뇌 활성과 특정 유형의 정신상태를 같은 것으로 볼 수 있다면 뇌과학은 훨씬 많은 것을 보여 줄 수 있겠지만, 유형동일성 관점은 강력한 지지를 받지 못하고 있다. 더구나 동일성이 일부 성립한다고 하더라도, 어떤 수준에서인지가 문제가 된다. 예컨대 특정 동작과 뇌 운동피질의 특정 활성패턴 사이에는 유형으로서의 동일성을 수립할 수 있더라도, 그렇게 움직이는 이유들에 대해 뇌 활성 동일체를 찾을 수 있을지는 의심스럽다. 벤조디아제핀을 복용하는 동작 자체는 복용 이유에 관계없이 뇌 운동계에 똑같은 활성을 동반할 수도 있다. 그러나 약물 복용은 의사의 지시를 따르는 수동적 행위일 수도 있고, 불면증에 도움이 되리라는 기대에서 스스로 결정하는 것일 수도 있고, 자살하겠다는 의도를 갖는 것일 수도 있다. 각각의 이유는 개인의 체험에서 서로 다르며 정신의학자가 환자의 행위를 이해하는 데 매우 중요하지만, 이런 정신상태들을 뇌 활성 패턴의 유형을 분석해 구분하는 방법은 현재 구현되지 못했을 뿐만 아니라 이론적으로도 불가능하다. 이유는 무한개 있을 수 있는데, 무한개 뇌 활성 패턴의 유형은 다룰 수도 없고 의미도 없기 때문이다. 이 문제는 뒤에 더 자세하게 논할 것이다.

체험과 의미 부여

더 기본적으로, 뇌 활성과 정신상태 간의 관계를 과학적으로 탐구하기 위해서는 정신상태라는 주관성에 대한 객관화된 기술이 가능해야 한다. 이것도 쉬운 문제가 아니다. 우울함이라는 유형적[개인특유적이거나 일회성이 아닌] 정신상태가 실재해서 어떤 유형적 뇌 활성 변화와 관계된다고 하더라도, 그 정신상태에 대한 서로 다른 개인들의 주관적 체험이 같다고 보장할 수도 없고, 그들이 그것을 같은 개념이나 용어로 기술하리라는 보장도 없다. 예컨대 한 사람은 이 상태를 보고할 때 우울이라는 용어[설명모델]을 사용하지만, 다른 사람은 똑같은 상태를 불쾌함이라 보고할 수도 있다. 주관적 체험을 보고하는 것은 의미를 부여하는 과정인데,[17] 의미 부여는 표준화·객관화할 방법이 없다. 체험은 감각질(qualia)을 구성하는 것인데, 감각질에 대한 객관적 접근은 불가능하기 때문이다(13장 의식 참조). 정신의학자가 환자와 주관적 체험을 공유할 수 있는 것은 상호주관성(intersubjectivity)을 객관성이라고 가정하기 때문이지(8장 정신병리학의 대상 및 측정 참조) 체험을 유물론적으로 객관화할 수 있기 때문이 아니다. 이는 인간의 마음에 대한 유물론적 접근, 현상학을 배제한 접근이 갖는 근본적 한계를 보여 준다.

마음과 뇌를 측정하는 문제

감각질과 측정

현재의 내가 나와 환경에 대해 인식하고 있는 모든 것[감각질]은 측정이나 객관적 표상이 불가능하다. 내가 사과에 대해 생각할 때, 내 마음에 떠오른 정보는 사과라는 대상 한 가지가 아니다. 사과를 본다, 사과를 먹고 싶다, 사과에 대해 생각하라는 지시를 들었다 등 사과에 대한 다양한 유형의 태도가 있다. 어떤 태도는 명확하게 명제적으로 정의하기도 어렵다. 생물학적 측정을 통해 이런 다양한 태도의 유형적 차이를 구분하기 위해서는 먼저 각 태도들을 유형적으로 정의할 수 있어야 한다. 또한 사과를 먹고 싶다는 내 생각이 측정 가능한 고유의 뇌 정보를 포함한다고 하더라도, 감각질의 배경에는 다른 체험들이 동시에 나타난다. 나는 사과를 먹고 싶다는 생각을 하면서 과거 사과를 먹었던 휴가 여행을 떠올릴 수도 있고, TV 뉴스를 보고 있을 수도 있으며, 배가 아픈 것을 느낄 수도 있다. 더 나아가 체험의 기저에서는 지금 앉아 있는 의자가 엉덩이에 주는 감각 등 의식되지 않는 정보처리도 일어난다. 이 많은 정보들은 특정 뉴런 집단의 실시간 활성과 관계되겠지만[표지동일성], 이 군집 활성에서 사과를 먹고 싶다는 욕구 체험의 유형과 관계되는 정보만을 추출해 내는 것은 가능하지 않다.

배경(background)을 없애기 위해서는 상황을 단순화할 필요가 있다. 다른 조건이 다 같다면(*ceteris paribus*), 더 정확하게는 다른 모든 조건들은 존재하지 않는 것으로 가정한다면, 사과가 먹고 싶을 때의 뇌 활성과 오렌지가 먹고 싶을 때의 뇌 활성 차이를 구분할 가능성은 있다. 예컨대 뇌파(EEG)에 대한 기계학습으로, 한 사람의 두 상태 간 뇌파 패턴의 차이를 구분할 수 있을지도 모른다. 그렇다고 하더라도, '사과가 먹고 싶음'

이라는 정신상태 유형을 표상하는, 정신상태와 동일체인 뇌 활성 유형을 알아냈다는 의미는 아니다. 두 뇌파를 구분해 보면서 이 부분에 사과 또는 오렌지에 대한 표상이 담겨 있다고 설명할 수도 없다. 이런 분석은 한정된 수의 미리 주어진 선택지 중 하나에 현재 측정된 자료를 매칭하는 것에 불과하다.

뇌 활성과 측정

뇌의 활성은 국소적 혈류 및 대사활성, 전자기신호 등을 통해 측정한다. 뇌 전체를 스캔하는 이런 데이터들의 시공간적 해상도는 기술이 발전하면서 높아졌지만, 선형 분석에서 시간적·공간적으로 가까운 점 간에는 상관관계가 높으므로 해상도를 높인다고 그에 비례해서 더 많은 데이터가 수집되지는 않는다. 현실적으로는 지금 기술로 얻을 수 있는 데이터조차 제대로 처리할 수 있는 방법이 없어서 데이터를 줄이기 위한 전략이 동원된다. fMRI는 활성의 절대적 양상이 아닌 기저상태로부터의 차이를 추출하여 사용한다. 뇌 활성 측정 시에도 배경은 없는 것으로 취급하고 전경(foreground) 활성만을 취하는 것이다. 이렇게 함으로써 데이터는 과학이 다룰 수 있는 수준이 되지만, 많은 부분은 버려진다. 그러나 버려진 데이터에 담긴 정보들도 개인의 감각질을 구성하는 데 참여하였을 것이 분명하다. 최근에는 fMRI로 기저상태 뇌 활성을 측정하는데, 기저상태라 부르는 '과제가 주어지지 않은 상태'에서 피험자의 감각질은 '없음'이 아니다. 피험자가 과제를 부여받은 경우라면 연구자는 피험자의 감각질에 과제가 떠올라 있으리라 가정하고 작업하면 되지만, 여기서는 이것조차 불가능하다. 따라서 측정치의 해석은 더 어려워진다. 얻어진 뇌 활성 데이터가 어떤 정신상태를 표상하는지 알 수 없는 것이다.

데이터 손실이 많은 무가설적 접근과 달리, 특정 가설에 의거해서 뇌 특정 회로의 구체적 활성을 정밀하게 측정한다면 정보의 특이도도 높고 통계처리의 유의수준도 더 잘 얻을 수 있겠지만, 연구자가 보려고 의도한 것 이외는 아예 존재하지도 않는 것으로 간주하게 되는 오류를 범할 수도 있다.

뇌 활성과 마음의 모델

뇌 활성을 측정해서 마음을 예측 또는 이해하는 것은 쉽지 않다. 그러나 뇌에 영향을 미치는 중재가 사람의 체험과 행위에 변화를 일으킨다는 것도 분명하다. 중재론자 모델과 유형동일성 가정은 매우 제한된 범위 내에서의 타당성은 있다고 볼 수도 있다. 이것이 생물정신의학(biological psychiatry)의 기반이다. 혈당이 떨어지면 시상하부 특정 뉴런의 활성이 바뀌고 이것이 배고픔이라는 체험을 만들어 낸다. 여기까지는 유형동일성으로 설명될 가능성이 있다. 그런데 이 사람은 배고픈 것을 참으면서 컴퓨터 게임을 할 수도 있고, 외식하러 나갈 수도 있고, 주방에 가서 밥을 차려 먹을 수도 있다. 각 행위들은 그의 의도 또는 지향성을 반영하며, 해당하는 뇌 활성을 가질 것이다. 그런데 각 지향성들을 뇌 활성으로 유형화할 수 있을까? 즉, 밥을 차려 먹기로 결정한 것을 특정 유형의 뇌 활성으로 환원하거나 뇌 활성을 이런 결정의 원인으로 볼 수 있을까?

극단적 환원론자가 아니라면, 사람의 의도적 행위를 이해하기 위해 탐구해야 할 것은 원인(cause)이 아닌 이유(reason)라는 데 동의할 것이다(7장 현상학적 정신병리학 참조). 이유는 지향성이라는 주관적 체험과 관계된다.[4] 이 사람은 자신이 그렇게 의도[지향]했기 때문에 밥을 차려 먹은 것이다. 그 지향성은 뇌 활성의 결과인 배고픔 체험과 관계되겠지만,

그 뇌 활성이 다른 행위가 아닌 밥을 차려 먹는 행위를 하도록 한 원인은 아니다. 주방으로 간 것은 뇌가 아닌 마음이 선택한 것이다. 배가 너무 고파서 다른 선택의 여지가 없이[내적으로 강요받아서] 가장 가까운 곳에서 밥을 먹었을 따름이라고 설명하더라도, 행위를 결정한 것은 배고픔이라는 생물학적 조건이 아닌 자신의 선택이다. 더구나 이 선택에 이르기까지는 배고픔 이외의 다른 것들도 작용하였다. 주방에 밥이 있다는 기억, 가까운 음식점까지는 30분이나 걸린다는 지식 등이 그것인데, 이렇게 그의 감각질에 떠오른 것들 전체를 '뇌 활성의 특정 유형으로서 밥 차려 먹는 행위의 결정인이 되는 것'이라 보는 것은 무리가 있다. 오히려 이것들은 이 사람이 자기 행위의 이유를 설명할 때 동원될 요소들이다. 상식적으로도, 다른 행위를 할 수도 있었던 사람이 주방에 가는 쪽으로 결정을 내렸다는 것을 이해하기 위해서는 뇌 활성 측정보다는 왜 그랬는지 물어보는 것이 훨씬 의미 있는 데이터를 얻을 수 있다. 이렇게 보면 개인의 행위를 이해하려 할 때, 뇌 활성에 대한 정보는 저수준의 필요조건은 될 수 있어도 행위를 설명할 수 있는 충분조건은 될 수 없다. 실시간으로 뇌파를 측정하여 이 사람의 수면 뇌파를 얻었다면 그가 주방에 가는 행위를 못할 것임은 예측할 수 있다. 그러나 어떤 특정 뇌파를 얻었다고 이 사람이 주방에 갈 것을 예측할 수는 없다. 여기까지가 인지신경과학과 생물정신의학이 알 수 있는 수준이다.

비유적으로 컴퓨터를 생각해 보자. 뇌와 마음 관계와는 달리, 컴퓨터 하드웨어에서 전류의 흐름은 소프트웨어의 동작과 유형동일성을 갖는

4 스스로 느끼는 행위 의도는 행위의 실제 원인이 아니라는 논의도 있지만, 그것이 나의 의도가 나의 행위와 무관하다는 것은 아니다(13장 의식 참조).

것일 수도 있다. 똑같은 컴퓨터에서 똑같은 소프트웨어를 구동한다면 칩의 전류도 똑같을 수 있을 것이기 때문이다. 그렇지만 유형동일성이 인정된다고 하더라도, 칩 사이의 전류 흐름이 컴퓨터가 하고 있는 작업을 이해하는 데 어떤 가치가 있는지는 의심스럽다. 칩에서 전류의 흐름을 분석하는 것보다는 소프트웨어가 구현한 화면을 보는 것이 컴퓨터의 동작을 이해하는 데 훨씬 더 의미 있기 때문이다. 프로그래머도 칩 내 전류의 흐름을 계산하는 것이 아니라 소프트웨어 자체의 논리를 따라 프로그램을 만든다. 그럼에도 불구하고 하드웨어 내 전류의 흐름이 그 소프트웨어가 그렇게 동작하도록 만드는 원인이라거나 전류의 분석으로 소프트웨어를 이해할 수 있을 것이라고 주장한다면, 그것은 컴퓨터 동작의 본질이 무엇인가에 대한 철학적 논의와 관계되는 것이지 과학적 탐구의 문제가 아니다.

참고문헌

1 Hoefer C. Causal determinism 2016 (cited 2019). Available from: https://plato.stanford.edu/entries/determinism-causal/.

2 Penrose R. The roots of science. In: The Road to Reality. London: Vintage Books; 2005.

3 Smart JJC. Free-will, praise and blame. Mind. 1961:293-4.

4 Freud S. Zur Psychopathologie des Alltagslebens. 1904.

5 Mathews E. Chapter 33. Mental disorder: Can Merleau-Ponty take us beyond the "mind-brain" problem? In: Fulford KWM, Davies M, Gipps R, Graham G, Sadler J, Stanghellini G, et al., editors. The Oxford Handbook of Philosophy and Psychiatry. Oxford: Oxford University Press; 2013.

6 Churchland PM. Eleminative materialism and the propositional attitudes. J Philos. 1981;78(2):67-90.

7 Campbell J. Chapter 55. Causation and mechanisms in psychiatry. In: Fulford KWM, Davies M, Gipps R, Graham G, Sadler J, Stanghellini G, et al., editors. The Oxford Handbook of Philosophy and Psychiatry. Oxford: Oxford University Press; 2013.

8 Frith CD. The Cognitive Neuropsychology of Schizophrenia. Hillsdale: Erlbaum; 1992.

9 Woodward J, Hitchcock C. Explanatory generalizations, part 1: A counterfactual account. Nous. 2003;37:1-24.

10 Driemeyer J, Boyke J, Gaser C, Buchel C, May A. Changes in gray matter induced by learning-revisited. PLoS One. 2008;3(7):e2669.

11 Philips AC. Introduction to Quantum Mechanics. New York: John Wiley & Sons, Inc.; 2003.

12 Hameroff SR. 'Funda-Mentality': Is the conscious mind subtly linked to a basic level of the universe? Trends Cogn Sci. 1998;2(4):119-24.

13 Place UT. Is consciousness a brain process? Br J Psychol. 1956;47(1):44-50.

14 Velmans M. Understanding Consciousness. 2nd ed. East Sussex: Routledge; 2009.

15 Varela F. Neurophenomenology. J Conscious Stud. 1996;3:330-49.

16 Putnum H. Representation and Reality. Cambridge, MA: MIT Press; 1988.

17 Markova IS, Berrios GE. Chapter 7. Neuroimaging in psychiatry: Epistemological considerations. In: Zachar P, St. Stoyanov D, Aragona M, Gablensky A, editors. Alternative Perspectives on Psychiatric Validation. Oxford: Oxford University Press; 2015.

3

정상과 이상

뇌 활성을 정신상태의 원인 또는 정신상태와 동일체로 본다면, 이론적으로 정신상태의 이상은 뇌 활성의 이상으로 환원 가능하다. 뇌 활성은 생물학적 실재이므로 자연과학적 방법으로 측정할 수 있고, 측정치가 정상인지는 통계분석을 통해 판정될 수 있으리라 가정된다. 그렇다면 정신상태의 정상 여부도 생물학적 측정을 통해 평가 가능할 것이다. 정신의학에 이런 방법을 잘 적용하지 못하는 것은 뇌 활성과 정신상태 사이에 인과성 또는 동일성이 확립되지 않았기 때문이다. 이 문제는 앞으로도 해결될 가능성이 별로 없다. 그런데 그보다 더 중요한 것은, 인간의 마음과 행위는 문화의 영향을 받거나 문화적 맥락에서 평가받기 때문에, 뇌 활성 지표와 정신상태 사이에 확실한 연관이 성립한다 하더라도 정상성을 판정할 때 생물학적 지표의 의미가 절대적이지 않다는 점이다. 정상과 병적 행위의 경계에는 양적 문제, 질적 문제, 문화적 규범의 문제, 질병 과정 자체와는 별개인 이차적 반응[질병행동(illness behavior)]의 문제 등이 얽혀 있는데,[1] 상당 부분이 생물학적 기준만으로는 해결될 수 없다.

정상과 건강

정상이란?

미국정신의학회 진단 매뉴얼인 DSM-5는 정신의학적 정상성을 행위 패턴이나 성격특성이 "*전형적*인 것 또는 *적절하고 수용할 만한* 행위 및 존재 방식의 표준에 부합하는 것(*typical* or that conforms to some standard of *proper and acceptable* ways of behaving and being)"[1]이라 정의한다.[2] 강조된 두 가지 요소가 중요하다. "전형적"이란 어떤 타입을 상정하고 이것과 비슷해야 한다는 의미다. 생물계에서 전형(type)은 자연에 그대로 존재하는 유형인 자연종을 의미하지만, 인간에서 전형은 사회적 합의에 의해 결정되는 규범인 경우도 있다. "적절하고 수용할 만한"이란 용어는 규범적이고 가치판단적인 색채가 더 뚜렷하다. 이렇듯 정상과 이상은 가치와 규범이라는 인간의 이해가 반영된, 자연적이지 않은 구분이다. 곤충을 해충과 익충으로 나누는 것과 비슷하다. 정상을 정의하는 다른 규준들을 살펴보아도 규범의존성은 분명히 드러난다. Mowbray는 정상을 판단하는 규준으로 아래의 네 가지를 제시하고 있는데,[3] 자세히 살펴보면 각 규준이 모두 규범적 요소를 포함하고 있음을 알 수 있다.

1) 가치(value)규준

정상은 그 사회의 다수가 공유하는 가치를 반영한다. 세월이 흐르면 다수의 가치가 변해서 과거 비정상으로 간주되던 행태가 정상으로 받아들여지기도 한다. 동성애는 1980년 DSM-III가 발표될 때 질병 목록에서

1 기울임체는 저자의 강조.

제외되었다. 반대로 요사이 성희롱 범죄로 간주되는 성적인 발언은 성적 자기결정권에 대한 개념이 널리 받아들여지기 전에는 비정상으로 간주되지 않았다. 현 시점에서 다수의 가치를 대변하는 중립적 개인이 있다면 정상성에 대한 평가자가 될 수 있을 것이지만, 사회 내에 어떤 행위에 대한 가치규준이 복수로 존재해서 서로 대립한다면 가치규준에 의해 정상을 평가하기는 쉽지 않을 것이다.

2) 통계적(statistical) 규준

정상은 한 인구집단[일반 인구군, 또는 평가될 사람의 특성에 맞춰 층화된 아집단]에 속하는 개인의 측정치가 통계적으로 적절한 범위 안에 있는 상태로 정의된다. 자연적 분류에 가까운 방법 같지만, 준거집단을 어떻게 설정할 것인가, 어떻게 측정할 것인가 등 전제조건들이 이미 사회문화적 규범의 영향을 받기도 한다. 비만 여부는 현재 인구에서 통계적으로 정의되는 것이 아니라 이상적 인구군에 근거해서 평가되는데, 이상적 기준은 자연적인 것이 아니다. 주의력 수준이 사회적 요구를 수행하는 데 충분한지의 여부에 따라 주의력결핍과잉행동장애(ADHD)를 정의하는 경우도 비슷하다. 한편, '음식을 삼킬 때까지 몇 번 씹는가' 등의 행동특성은 통계적 정상성을 쉽게 구할 수 있는 문제지만 의학에서는 추구하지 않는데, 이런 문제에 가치를 부여하지 않는 사회적 관습 때문일 것이다.

3) 유형적(typological) 규준

일반 인구군이 대표할 수 없는 특정한 아집단 내에서 정상성은 별도로 정의될 수도 있다. 다수의 가치규준이나 일반 인구에서의 통계적 규준에 의거하면 비정상에 속하지만, 어떤 집단 내에서는 그것이 정상으로 받아들여지는 경우다. 패션모델 집단은 정상 체중에 대해 일반 인구군과 다른 규준을 가지고 있고, 이들의 체중은 일반 규준으로 비정상이더라도 패션모델이라는 유형 안에서는 정상이다. 이때, 별도의 규준이 통용되는 특정 아집단 자체가 정상인지 여부가 논의될 수도 있다. 만약 특정 아집단의 전형이 비정상이라 선언된다면, 한 개인이 그 아집단에 속한다는 사실만으로 개인 수준에서의 평가 없이 비정상으로 간주될 수도 있다. 특정 아집단을 비정상이라 선언하면 집단적 차별을 합리화하는 근거가 될 위험이 있다.

4) 개인적(individual) 규준

개인의 평소상태가 정상 여부를 판정하는 기준이 된다. 어떤 사건을 겪고 난 뒤 어떤 심리적 특성에 변화가 왔다면, 그 변화가 유의한 수준인지가 문제가 된다. 한 사람의 지능이 뇌손상 전에는 최우수 수준이었는데 손상 후 평균 수준이 되었다면, 그는 개인적 규준에서 비정상이 된 것이다. DSM 체계에서 경조증삽화(hypomanic episode)의 진단도 개인적 규준이 반영된다(19장 정동과 정동의 병리 참조). 그런데 평생 발달하는 인간에서, 시간에 따른 개인의 심리적 특성 변화는 질병과정뿐만 아니라 발달과정이라는 측면에서도 보아야 할 필요가 있다. 생물학적 발달과정이 사회적 규범에 의해 평가되는 ADHD는 청소년기가 되면서 증상이 완화되는 경향이 있다(26장 정신병리의 발달적 관점 참조). 개인적 규준에서는 일관된 발달과정을 밟은 것인데, 다른 규준에 의하면 특정 시기에 병이 생겼다가 특정 시기에 낫는 것으로 평가된다.

정상과 건강

건강하다는 것은 정상이라는 것과 다른 함의를 갖지만, 가장 단순하게 보면 정상을 곧 건강(health)이라 할 수 있다. 물론 정상의 정의가 다양하기 때문에 건강은 곧 정상이라는 개념도 단순하지는 않다. 통계적 규준에 의해 건강을 정의하는 경우에는 준거집단을 어떻게 설정하느냐의 문제 때문에 정상과 건강이 순환정의가 되기만 할 뿐 건강의 명확한 근거는 제시되지 못할 수도 있다. 건강이 인구 집단 내 다수의 수준을 넘어서 통상적으로 이룰 수 없는 이상적(理想的) 상태로 정의된다면, 통계적 규준으로 뚜렷한 이상(異狀)이 없는 정상인들도 건강한 것이 아닐 수 있으므로 건강을 더 증진할 여지가 있다고 간주된다. 이때 의학이 추구하는 것은 질병 치료(treatment)에서 건강 증진(enhancement)으로 확장된다(4장 진단의 의미 참조). 정상을 넘어서는 정신건강에 대해 한 정신의학 교과서는 다음과 같은 다양한 개념을 제시한다.[4] 긍정적, 성숙 등의 용어가 동원되는 것으로 보아 건강을 정의할 때 가치 또는 규범적 요소가 적용됨을 알 수 있다.

1) 초정상(above normal)
2) 긍정적 심리(positive psychology)
3) 성숙(maturity)
4) 사회정서적 지능(socioemotional intelligence)
5) 주관적 복지(subjective well-being)
6) 회복탄력성(resilience)

정신병리와 정상의 구분

정신병리학의 가장 기본적인 과제는 사람의 행위와 마음에서 정상과 이상을 구분하는 일이다. 어떤 정신기능에 정상과 유의한 차이(deviance)가 있어 고통(distress)이나 기능부전(dysfunction)을 일으킴으로써 안녕을 위협하는(danger) 경우를 정신병리라 정의할 수 있지만,[5] 실제 상황은 단순하지 않다. 아래에서 정상과 병리를 어떤 근거에 의해 구분하는지 살펴보자.

양적인 차이

어떤 정신병리는 한 정신기능이 정상 수준으로부터 양적으로 차이가 나는 것이다. 한 가지 기능에 대한 양적 측정은 객관적인 도구로 할 수도 있고, 평가자의 주관적 판단에 의할 수도 있다. 어떤 경우는 여러 개 항목점수의 합[리커트 척도(Likert scale)]이나 문제 있다고 평가된 항목의 개수를 양적 척도로 간주하기도 한다.

측정도구가 원하는 정신기능을 잘 수치화할 수 있는지가 중요한 문제지만, 그것이 이루어졌다고 하더라도 측정 자체만으로 문제가 해결되지는 않는다. 어느 수준의 측정치부터를 병적인 것으로 볼 것인가 하는 절단점(cutoff) 설정이 더 중요한 문제가 된다. 객관화하기 좋은 통계적 규준을 적용하려 할 때도, 일반 인구군에서 측정한 점수 분포에 의거해 병적인 범위를 찾는 것은 의미가 없다. 통계적 편이가 있다고 해서 기능부전이나 고통이 있는 것이 아니기 때문이다. 따라서 환자군과 대조군을 포함하는 샘플에서 표준화(standardization) 연구를 통해 임상적 의미를 부여할 절단점을 설정하게 된다. 이때 각 군에 어떤 사람을 포함시킬지부터 자연적 근거보다는 학계의 합의[황금표준(gold standard)]에 의해 결정되기도 한다. 측정은 객관적이더라도 어느 수준의 기능부전을 절단점으로 설정할지는 규범적이고 자의적인 측면에서 벗어날 수 없는 것이다. 절단점 문제에 대한 해결책으로 차원 모델(dimensional model)이 제시되면서, 굳이 절단점을 두어 정상-비정상을 마치 전혀 다른 것인 양 취급하지 않고 측정결과를 연속척도로 사용하기도 한다. 이 경우 자의적으로 절단점을 설정하는 문제에서 벗어나지만, 이번에는 측정치가 어떤 의미를 갖는지에 대한 질문이 제기될 수 있다.

질적인 차이

어떤 정신병리는 정상 인구 집단에 없는 새로운 기능을 갖거나 정상 집단이 갖고 있는 기능을 갖지 않은 것, 또는 기능이 질적으로 달라진 것으로 정의된다. 특정 기능은 다양한 표현형을 가질 수 있는데, 인구 집단의 다수에 나타나는 것을 정상으로 보겠지만, 다양성 중 어떤 것을 비정상으로 규정할지는 역시 규범의 영향을 받는다. 환청은 있다는 사실만으로도 비정상적으로 간주되지만, 왼손잡이는 소수임에도 불구하고 비정상으로 간주되지 않는다.

또한 비정상은 병적이라는 함의를 갖는 경우가 많지만, 변이된 비정상적 기능이 항상 고통이나 기능부전을 동반하는 것은 아니다. 따라서 그 기능변이가 갖는 임상적 의미도 고려해야 하는데, 이때도 규범이 개입하게 된다. 해리(dissociation)는 정신병리에 속하지만, 신내림 무당이 굿을 하기 위해서는 해리상태가 되어야 한다. 기능변이를 병적으로 볼지에 대한 객관적이고 자연적 규준은 진화론적 관점을 통해 얻을 수 있다고 주장되지만,[6] 진화론적 관점으로 평가하더라도 규범적 성격은 여전히 남는다. 인류에서는 진화적 적합도(evolutionary fitness) 자체가 문화적·규범적 요소를 가지고 있기 때문이다.

경향성

행위 중에는 특정 상황에 국한해서 또는 무작위적이더라도 가끔씩만 하는 것은 문제로 볼 수 없지만 자주 반복하는 경우에는 문제성이 있다고 간주되는 것들이 있다. 건강한 사람의 취미생활로서의 음주와 알코올의존(alcohol dependence) 환자의 일상화된 음주는 같은 행위더라도 정신병리학적 의미가 다르다. 이런 경우 한 번의 행위가 아닌 행위하는 상황이나 빈도 및 강도 등에 대한 경향성(propensity)이 양이나 질적 측면에서 평가받게 된다. 도구적 진단체계에서 경향성이 정량화되는 것[예: 1개월간 몇 번 이상]처럼, 경향성에 대한 평가도 자연적 조건이 아닌 규범에 의해 결정되기도 한다. 빈도뿐 아니라 '어떤 조건에서 그런 행위가 유발되는가'라는 질적 평가 역시 규범적인 경우가 많다. 경향성은 행위 자체보다 정상과 비정상의 구분이 더 불투명하다. 그런데 행위 경향성의 문제가 특히 중요한 질환은 인격장애(personality disorder)다. 도구적으로 정의된 인격이란 행위 경향성이기 때문이다. 그렇기 때문에 인격장애에 대한 평가는 임상질환에 대한 평가보다 미묘한 데가 있다(25장 성격과 인격장애 참조).

정신의학과 규범

정신의학의 규범성

정신상태 또는 심리적 특성이 정상인지 여부가 규범에 의해 결정되는 경향이 강하기 때문에, 반정신의학(antipsychiatry)의 대표주자 사스(Szasz, T. 1920-2012)는 『정신질환이라는 신화(The Myth of Mental Illness)』(1961)[7]에서 정상성의 정의는 정신의학 영역의 바깥에 있다고 주장하였다. 반정신의학은 정신의학이 의학으로서의 정당한 지위를 갖지 못하며 정신과적 치료란 개인의 가치관을 조작해서 집단의 규범에 맞추는 것이라 본다. 정신적 문제가 존재하지 않는다는 것이 아니라 문제의 범위가 의학 영역 바깥이라는 뜻이다. 이런 주장은 우리에게 중요한 통찰을 주기도 하지만, 그 기저에 있는 '의학의 근거는 생의학적인 것이어야 한다'는 관점의 한계도 분명하다.

규범 의존성(norm dependence)은 정신의학의 한계인 동시에 보존해야 할 특징이기도 하다. 정상이 자연과학적 방법만으로 정의되지 못한다고 해서 정신의학의 의학적 관점이 무너지는 것은 아니다. 비만에서 보았듯이 신체질환에서도 정상 여부가 자연과학적 방법만으로 정의되는 것은 아니다. 나아가 의학 자체가 자연과학만으로 정의되지는 않는다. 문화 속에서 살고 있는 인간에서 규범의 문제를 간과하고 자연과학적으로만 정의된 정상성은 엄밀한 과학의 외양을 띠더라도 의학의 목표인 생활인으로서의 인간에 대한 이해는 이루지 못할 수 있다.

가치규준에 의해 비정상이라는 것은 다수가 규범을 공유하는 사회에서 그 규범을 지키지 못하는 소수가 기능부전이나 고통을 겪는다는 것을 의미한다. 생의학이 치료로서 생물학적 변인을 정상화하려 하는 것은 궁극적으로 기능부전이나 고통에서 환자를 회복시키기 위해서다. 정신의학에서 치료는 환자를 사회적 규범에 맞게 행위하도록 만드는 것일 수도 있지만, 그렇게 하는 목표는 사회적 일탈자를 제거하는 것이 아니라 그가 기능부전이나 고통 없이 사회 속에서 조화롭게 살도록 하는 것이다.

종의 루프 효과

어떤 행동양상이 정신질환이라 선언되는 것과 개인의 실제 행동 사이에는 더 미묘한 문제도 있을 수 있다. 특정한 행동양상 또는 증상들에 대해 권위 있는 주체가 질병이라 제시하면, 그동안 그렇게 하지 않았던 사람들 중에 제시된 것에 맞추어 자신의 행동양상을 재평가하거나 행동양상이 실제로 변하는 사람이 나타나게 된다. 즉 제시된 정보가 진단적 규범이 되고 그 규범에 맞추어 행동함으로써 자신을 환자로 동정하는 사람들이 생기는 것이다. 질병이라는 선언이 명시적이지 않을 수도 있다. 예컨대 TV 드라마에서 정신적 문제가 있다고 상정되는 인물의 행동양상을 시청자가 자신에게서 찾아내거나 모방함으로써 결국 그 모델과 같은 환자가 새로 만들어진다. 실재가 아닌 모델에 불과한 극중인물과 실재인 자신을 동일시하는 것인데, 정신역동적으로 보면 스스로 의도하지 않더라도 그렇게 될 수 있다. 철학자 Hacking은 이런 현상을 "종의 루프 효과(looping effects of kinds)"라 명명했다.[8, 9] 이 효과는 대중 매체의 영향으로 큰 유행을 탈 수 있고, 그렇게 되면 그 진단이 단순한 모델이 아니라 매우 흔하게 나타나는 실재라는 증거로 제시될 수 있다. Hacking은 과거의 다중인격(multiple personality) 유행을 이 효과로 설명한 바 있다. 오늘날 우리나라에서는 성인 ADHD에서 일부 이런 효과가 나타날 가능성이 있어 보인다.

정신의학과 도덕

건강을 정의할 때 제시된 일부 개념, 특히 긍정적 심리, 성숙 등은 의학적이라기보다는 도덕적 함의가 큰 개념이다. 정상 또는 건강과 도덕성(morality)과의 관계가 드러나서, 정신적으로 건강한 사람은 도덕적인 사람이라는 함의가 생긴다. 사이코패스(psychopath)의 행위는 부도덕한 행위인 데 반해 반사회적 인격장애(antisocial personality disorder) 환자의 행위는 정신과적 증상으로 간주된다. 두 가지는 사실상 비슷한 것이므로,[2]

2 사이코패스라는 용어는 성격특성을 포괄적으로 기술하는 반면, 반사회적 인격장

부도덕 행위는 정신증상과 동일체가 된다. 정신의학은 도덕 문제를 다루는 것이 아니지만, 명시적이지 않은 경로로 도덕성은 정신의학적 정상을 평가하는 데 개입하고 있다. 규범 의존성을 넘어서, 옳고 그름으로 대상을 구분하는 도덕적 관점이 의학에 영향을 주는 것이다. 반정신의학 진영의 비판도 단순한 규범 의존성보다는 주류의 도덕관이 의학에 영향을 미친다는 점에 대한 것일 수도 있다.

그러나 정신의학과 도덕은 문제에 접근하는 기본적 태도가 다르다. 정신의학에서 정상인지 아닌지를 구분하는 것은 치료를 통해 대상자를 더 행복하게 할 수 있을지를 모색하기 위함이지만, 도덕에서 선악의 구분은 그 사람을 비판하거나 차별하는 근거가 된다. 정신의학 치료는 사람의 행복과 자율성을 증가시키기 위함이지 사람을 도덕적으로 고양된 삶으로 이끌려는 것이 아니다. 도덕적으로 고양된 삶이 행복이라고 볼 수도 있지만, 정신의학의 일반적 관점은 아니다. 그럼에도 치료와 도덕 추구의 구분이 애매한 경우도 있다. 익명의 알코올중독자(AA)는 임상적으로 알코올의존으로 진단될 사람들을 치료하는 조직인데, 대상자들은 환자로 간주되지 않으며, 알코올 문제에서 벗어나는 것은 의학적 치료보다는 도덕적·종교적 각성과 회개를 통해서다. 그러나 정신의학 교과서는 AA를 알코올의존이라는 질병에 대한 정신의학적 치료법으로 소개한다.

애는 특정 행동경향의 목록이므로, 전자가 후자보다 더 넓은 개념이다.[10] 그러나 사이코패스의 성격특성 중에는 반사회적 행위를 흔히 하는 것이 포함된다.

DSM 체계와 규범

DSM-5에서 정신장애를 정의하는 요소는 아래와 같다.[2]

1) 인지, 정서 조절, 행동 기능에서 임상적으로 중요한 지장(disturbance)
2) 심리적·생물학적·발달적 과정의 기능부전(dysfunction)을 반영하는 증상
3) 대개 사회적·직업적 또는 다른 중요한 활동에 유의한 고통이나 장해(distress or disability)
4) 정신질환에서 제외되는 조건들: (i) 흔한 스트레스에 대한 예측가능한 반응, (ii) 문화적으로 용인되는 반응[애도반응 등], (iii) 사회적으로 이탈한(deviant) 행위[정치적·종교적·성적], (iv) 일차적인 [정신병리의 결과가 아닌] 개인과 사회 사이의 갈등

항목 1) 은 정신의학이 대상으로 삼는다고 선언한 정신기능의 영역으로, 인지, 정서 조절, 행동이 지정되어 있다. 임상적으로 중요한 지장이 있는지를 결정하기 위해서는 정신의학 내재적 판단과 함께 규범적 고려가 필요하다. 어느 정도의 고통이 있어야 병이라 볼 것인지는 사회가 얼마나 극기(stoicism)를 강조하는가에 따라 달라질 수도 있다. 항목 2)는 기능부전이 심리-생물-발달과정의 이상에서 기인한다고 선언하고 있다. 흔히 거론되는 생물-심리-사회(bio-psycho-social) 모델과 달리 DSM-5에는 사회적 요인은 명시되어 있지 않다. 그러나 발달은 사회문화적 환경 속에서 이루어지기 때문에, 사회적 요인은 암시적으로 제시되는 셈이다. 발달단계 평가는 심리적·생물학적 성숙이 그 단계의 사회문화적 요구를 감당할 수 있을 정도인지를 평가하는 것이다. 항목 3)은 질

병의 결과로 나타나는 기능부전의 영역이 사회적 상황임을 명시하고 있으므로 역시 규범성과 직접 관련된다. 항목 4) 정신질환에서 제외되는 조건들로 "문화적으로 용인되는 반응", "사회적으로 이탈한 행위", "개인과 사회 사이의 갈등" 등이 기술되어 있는데, 이런 조건의 규범성은 자명하다. 이 예외 조항들은 질병이 규범에 의해 결정되어서는 안 됨을 선언하기 위한 것이지만, 그만큼 질병과 규범성이 가까이 있음을 보여 준다.

참고문헌

1 Kingma E. Chapter 25. Naturalist accounts of mental disorder. In: Fulford KWM, Davies M, Gipps R, Graham G, Sadler J, Stanghellini G, et al., editors. The Oxford Handbook of Philosophy and Psychiatry. Oxford: Oxford University Press; 2013.

2 American Psychiatric Association. Diagnostic and Statistical Manual of Mental Disorders. 5th ed (DSM-5). Arlington: American Psychiatric Publishing; 2013.

3 Mowbray RM, Ferguson RT, Mellor CS. Psychology in Relation to Medicine, 5th ed. Edinburgh: Churchill Livingstone; 1979.

4 Sadock BJ, Sadock VA, editors. Comprehensive Textbook of Psychiatry. 8th ed. Philadelphia: Lippincott Williams Wilkins; 2004.

5 Comer RJ. Abnormal Psychology. New York: Worth Publishing; 2010.

6 Wakefield JC. The concept of mental disorder. On the boundary between biological facts and social values. Am Psychol. 1992;47(3):373-88.

7 Szasz T. The Myth of Mental Illness. New York: Harper & Row; 1961.

8 Charland LC. Chapter 13. Why psychiatry should fear medicalization. In: Fulford KWM, Davies M, Gipps R, Graham G, Sadler J, Stanghellini G, et al., editors. The Oxford Handbook of Philosophy and Psychiatry. Oxford: Oxford University Press; 2013.

9 Hacking I. The looping effects of human kinds. In: Sperber D, Premack D, Premack AJ, editors. Symposia of the Fyssen Foundation Causal Cognition: A Multidisciplinary Debate. New York: Clarendon Press/Oxford University Press; 1995.

10 Hare RD, Neumann CS. Structural models of psychopathy. Curr Psychiatry Rep. 2005;7(1):57-64.

4

진단의 의미

질병을 정의하기

병과 병이 아닌 것의 경계

병과 병이 아닌 것의 경계 문제는 정신의학에만 있는 것이 아니다. 비만이나 고혈압 등 많은 만성 질환에서 질병은 인위적인 절단점에 의해 질병아님과 구분된다. 전신성 홍반성 루푸스(systemic lupus erythematosus) 등 생물학적 지표가 확립된 신체질환도 임상 진단기준은 정신의학의 DSM 체계처럼 도구적으로 정의되어 있다.[1] 한 증상이 생물학적으로 표상될 수 있고, 이 표상의 정상 여부가 자연적으로 결정될 수 있다고 하더라도, 그 증상들이 어떻게 배치(constellation)되어야 특정 질환[진단]으로 볼 수 있는지의 문제가 자연스럽게 결정되지 못하는 것이다. 정신의학에서는 진단기준을 구성하는 개별 요소인 특정 정신상태가 병적인지 여부부터가 사회문화적 기준에 의해 판단되는 경우도 있으므로, 진단 수준에서는 문제가 더 복잡해진다. 질병의 개념을 타당화하려 할 때 분류학적 타당도(nosologic validity)와 진단적 타당도(diagnostic validity)를 구분할 필요가 있다.

분류학적 타당도와 진단적 타당도

한 질병 개념을 분류학적으로 타당화한다는 것은 개념의 합리성과 관계된다. 합리성은 실용적(pragmatic, instrumental)인 것과 실재적(realistic, ontological)인 것의 두 측면에서 정의될 수 있다. 전자는 유용한 것이면 타당하다는 견해고 후자는 실재함이 증명되어야 타당하다는 견해다.[2] 실재한다는 것은 병인적·병태생리적 개념이 확립되어 자연종으로 동정됨을 의미한다.[3] 정신과 진단의 분류학적 타당도는 주로 전자와 관계된다. 정신질환에서는 병인에 중점을 둔 분류체계를 만들기 어려울 뿐만 아니라, 이것을 추구할 가치가 있는지도 의심스럽다.[4] 한편, 진단적 타당도는 도구적 진단기준이 그것이 표상한다고 생각하는 구성체를 얼마나 잘 묘사하고 정확하게 동정되도록 하는가의 문제다. 따라서 진단적 타당도는 측정의 문제와 관계 깊다.

분류학적 타당도와 진단적 타당도는 별개여서 분류학적 타당도가 없는 구성체에 대해 진단적 타당도가 높은 진단기준을 만드는 것도 가능하며, 분류학적 타당도는 높은 구성체지만 이를 평가할 타당도가 높은 진단기준을 개발하기 어려울 수도 있다. 도구적 진단체계는 분류학적 타당도보다는 진단적 타당도에 초점이 맞춰져 있다. 이는 DSM 기준에 의해 확실히 진단되는 조건이 곧 분류학적으로 질병의 지위를 확실히 부여받을 수 있는 조건은 아닐 수도 있음을 의미한다.

진단과 자연종

진단분류학의 전제로, 자연에 존재하는 대상에 대한 분류학 및 자연종의 개념에 관심을 가질 필요가 있다. 분류학은 원래 자연종을 구분하는 과학인데, 자연적·생물학적 근거로서 정신질환을 정의할 수 없다면 정신질환은 분류학의 정당한 대상이 되지 못할 수도 있다. 그러나 정신질환 분류학이 자연종에 대한 분류학과 다르다고 하더라도 충분한 실용성이 있다면 분류학적 타당도를 인정받을 수 있다는 견해도 있다.[5] 또한 자연종에 대한 관점을 조금 변화시키면 정신질환도 자연종으로 간주할 수 있다는 견해도 가능하다.[6] 자연종의 개념은 다음 장에 조금 더 자세하게 다룰 것이다(5장 자연종 참조).

도구적 체계에서 증상-징후와 진단

자연종은 몇 가지 표현형이 아닌 기본적 특성에 의해 정의된다. 자연종인 질병에서 이 특성은 고유의 병태생리(pathophysiology)이며, 증상(symptoms)과 징후(signs)는 질병을 정의하는 것이 아니라 병리과정이 환자에게서 일어나고 있음을 보여 주는 지표에 불과하다. 증상과 징후는 병태생리에 비해 특이성이 부족한 경우가 많다. 한 환자의 기침과 각혈은 다른 환자의 만성 설사 및 복통과 전혀 다르지만, 두 상태가 모두 결핵균 감염의 결과라 밝혀지면 결핵(tuberculosis)이라는 같은 진단을 받게 된다. 이와 반대로, 대개의 정신질환은 증상적으로 뚜렷하더라도 병태생리가 잘 밝혀져 있지 않거나 다양한 종류의 병태생리를 가질 수도 있다. 따라서 DSM 체계는 증상과 징후라는 표현형 군집(phenotype cluster)에 의존하는 분류를 하게 되는데, 이는 자연종 분류로서는 적합한 방법이 아니다. 더구나 표현형 군집이 특이도가 높아서 아래 설명할 HPC 모델에 의거해 자연종으로 인정받을 수 있는 수준이라고 하더라도, 진단은 표현형만으로 확정되지 않는 경우가 많다. DSM 체계에서 많은 질환의 진단기준에는 사회적·직업적 기능부전이 포함되는데, 이것은 자연적 근거에 의한 분류가 아니다.

개념과 도구

DSM 체계에서도 모든 진단기준들이 동일한 방법으로 설정된 것은 아니다. 신경성식욕부진증(anorexia nervosa)은 처음 기술될 때부터 임상양상이 독특한 질환으로 간주되었다.[7] 이 질환의 DSM-5 진단기준은 세 가지로, A. 신체적[섭식 제한으로 인한 저체중], B. 정동·행동적[체중증가에 대한 두려움 및 체중감소 행위], C. 인지적[신체상 인지오류] 증상들이다. 이 병의 임상양상은 상당히 특이적이어서 '체중과 식이 문제에 비합리적일 정도로 집착하여 극도로 절식하는 상태'라는 게슈탈트(Gestalt) 또는 개념을 상정하면 병태생리적 이해는 아니더라도 표현형 군집 수준에서 일관적인 이해가 가능하다. 진단 성립조건도 항목 개수, 절단점, 사회적 기능부전의 존재 등 자의적 규정이 없다. 진단은 개념적 전형(conceptual prototype)의 특성이 환자에서 나타나느냐의 문제가 되므로, 증상에 의거한다고 하더라도 자연종에 가깝게 정의될 수 있다. 플라톤(428?-347? BC)이 이야기한 "자연의 관절을 조각하는 것(carving nature at its joint)"이다.[8] 반면 주요우울장애(major depressive disorder)의 진단기준은 A 항목이 모든 증상을 포함하고 있는데, 증상들은 이질적이며 질병특유적(pathognomonic)이지도 않다. 진단을 위해 모든 증상이 다 발현될 필요도 없고 인위적으로 조작된 절단점이 진단에 필수적이다. 따라서 주요우울장애라는 진단은 몇 가지 증상을 한 개인이 동시에 갖는 상태를 의미할 뿐 어떤 뚜렷한 게슈탈트를 떠오르게 하지 않는다. 이런 진단은 자연종으로서의 특성이 부족하며, 전적으로 도구적 정의에 의존하게 된다. 우울증에 대해서도 좋은 개념적 정의를 할 수 있다면 도구적 정의의 한계를 극복할 수 있겠으나, 1980년 DSM-III에 도구적 정의를 도입한 이유는 이전 시대의 질병에 대한 개념적 정의가 일관적이지 못해 오히려 혼란을 초래했기 때문이었다.[9] 이제는 40년간의 발전을 기반으로 정신의학적 진단들을 새롭게 개념적으로 정립할 시기가 되었을지도 모른다. 생물학적인 정의는 이루어지지 못했지만, 현상학적 이해에 입각한 개념적 정의는 가능할 수도 있다. 이 책이 개념을 강조한 것은 이런 의미에서다.

정상과정과 질병

자연종인 질병은 병태생리에 의해 정의될 수 있지만, 어떤 상태는 임상적으로 질병이 분명함에도 불구하고 병태생리를 지적할 수 없다. 기능부전이 정상과정의 결과이기 때문이다. 컴퓨터의 비유를 들어 보자. 이 컴퓨터의 목적은 어떤 소프트웨어를 실행해서 필요한 결과를 산출하는 것이다. 그런데 컴퓨터는 결과를 얻지 못하고 다운되었다. 결과적으로 기능부전, 질병상태다. 그런데 이 질병상태는 무엇이 잘못되어 생긴 것일까? 하드웨어[뇌, 소인(predisposition)]가 비정상이면 소프트웨어를 제대로 동작[정신기능]시킬 수 없다. 병인에 대한 생물학적 관점에 해당한다. 그러나 하드웨어적으로 정상인 컴퓨터도 버그가 있는 소프트웨어[유인(precipitation)]를 실행하면 다운될 수 있다. 한편 하드웨어의 성능이 아주 좋다면 비효율적인 소프트웨어도 동작시킬 수 있지만, 취약한 하드웨어는 이 소프트웨어가 주는 부하를 이기지 못하고 다운될 수도 있다. 질병은 소인과 유인의 상호작용에 의해 발병하는 것이라 보는 관점이다. 그런데 소프트웨어까지 정상이라 하더라도, 소프트웨어에 설계되지 않은 입력을 넣는 경우에는 컴퓨터가 에러를 낼 수 있다. 진화를 통해 다듬어진 우리 뇌는 진화의 과정에서 겪어 보지 못했던 새로운 환경의 입력에 대비한 고장방지(failure-proof) 기능이 없다. 진화는 현재 주어진 문제를 해결하기에 급급한 과정이기 때문이다. 이것이 진화생물학에서 질병을 보는 관점이다. 질병은 병적 과정이 새롭게 발생하기보다는 기존의 하드웨어-소프트웨어가 새로 바뀐 환경의 요구를 따라가지 못할 때 발생한다. 이때, 자연종으로서의 질병을 동정하기 위해 정상과 구분되는 특이적인 병적 과정을 찾아야 한다는 분류학의 요구는 근거가 약해진다. 기능부전이 뚜렷하다면, 어떤 상태를 질병으로 정의할 때 꼭 뇌 회로 작동의 비정상이 전제될 필요는 없다.[1] 도구적 진단체계에서도 이런 문제에 대한 고려를 볼 수 있다. 애도(bereavement)는 통상적이지 않은 상황에 대처하는 정상 정신기능인데, 이것이 개인에게 어려움을 일으키는 경우, 정상적 기저에서 나왔기 때문에 굳이 병으로 진단할 필요가 없다는 관점도 있고 기능부전이 있기 때문에 병으로 진단해도 좋다는 관점도 있다. 전자는 DSM-IV의 입장이고 후자는 DSM-5의 입장이다.

정신질환을 자연종으로 보려는 관점들

정신질환은 자연종으로서의 지위가 불안정하다. 정신질환이 꼭 자연종이어야 할 필요는 없지만, 정신질환을 자연종으로 간주할 수 있다면 자연과학이 다루기 훨씬 좋은 대상이 된다. 따라서 다양한 관점들이 정신질환을 자연종으로 보려는 시도를 하고 있다.

1 이런 문제는 정신의학에 국한되지 않는다. 강력한 충격을 받았을 때 골절되는 것은 정상반응이지만 그 결과는 질병이 된다. 단, 골절이라는 결과는 정신질환보다는 더 자연종에 가까운 상태라는 차이가 있다. 정신질환인 중독의 경우에도, 정상 기능인 쾌락 추구는 정신병리의 형성과 밀접하게 관계된다(23장 의지력과 의도적 행위의 병리 참조).

반정신의학 및 생물정신의학

사스는 정신질환이라 부르는 상태가 존재하는 것은 맞지만, 본질은 질병이 아니라 생활상의 문제, 정신사회적·윤리적·법적 규범에서 벗어남이라고 본다.[10] 질병이라는 표현은 비유일 뿐으로, 진단은 의학적 개입을 정당화하는 허가증이 된다. 이 주장은 질병은 생의학적인 것이므로 정신 증상들도 생물학적 과정으로 환원 가능하여야 한다는 전제를 담고 있다. 생물학적 이상은 뇌의 이상으로 상정된다. 현대의 생물정신의학은 정신질환이 실재함을 의심 없이 믿는다는 점에서 반정신의학과 반대의 입장이지만, 생물학적 이상이 정신질환의 본질이라고 보는 관점 자체는 반정신의학과 상통한다. 이때 정신질환은 생물학적 자연종이어야 한다고 선언된다. 그러나 이런 기준에 의해 정의될 수 있는 정신질환은 거의 없다.

생물통계적 관점

Boorse가 제안한 생물통계 이론(biostatistical theory)은 (1) 준거집단 및 (2) 정상 기능이 정의된 상태에서, 특정 개인을 (1)과 비교하였을 때 (2)에 문제가 있다면 질병이라 본다는 개념이다.[11] 통계적 규준에 의거해 자연종으로서의 질병을 찾으려는 시도라 할 수 있다. 그러나 통계적 비정상이 반드시 자연종을 동정하는 것은 아니다. 준거집단을 어떻게 설정하느냐부터 문제가 된다. 준거집단을 구성할 때 관습적 기준으로 병으로 간주되고 있었던 사람들을 미리 빼 버린다면, 생물통계적으로 정의되었다는 질병은 실제로는 관습적인 정의를 그대로 담게 된다. 한 사회에서 다수라는 이유로 오른손잡이를 준거집단으로 한다면, 왼손잡이는 준거집단에서 벗어나게 된다. 우리 사회의 많은 도구와 관습들은 오른손잡이 기준으로 되어 있으므로 왼손잡이는 기능적 어려움을 겪을 수도 있다. 그렇다면 왼손잡이는 질병이 된다. 이때 문제가 되는 것은 오른손잡이를 준거집단으로 할 근거가 부족하다는 점이다.

진화적 관점

준거집단의 문제와 함께 정상 기능이 무엇인가도 질병을 정의할 때 문제가 된다. Wakefield는 해로운 기능부전 분석(harmful dysfunction analysis)을 제시하면서 정상 기능의 준거를 진화론이라 하였다. 진화의 역사를 탐색하면 기능부전에 대한 무작위적이 아닌, 그러면서도 가치 개입이 없는 자연적인 기준을 구할 수 있다는 주장이다.[12] 그런데 진화가 어떤 목적을 위해 디자인되었다면 어떤 기능이 이 목적에 맞는지를 분석하는 것이 정상 여부를 판정하는 방법이겠지만, 실제 진화는 목적 없이 결과적으로 그렇게 되었을 뿐이다.[13] 진화에 어떤 목적이 있는 것처럼 생각하는 자체가 인위적 가치를 부여하는 것이 된다. 따라서 '진화의 목적에 맞다'는 것도 자연적이 아닌 인위적 분류기준이다.[14] 특정 행위 자체가 아닌 그 행위의 근거가 되는 진화된 심리기전(EPM)이 정상성을 판정할 수 있는 근거가 된다고 보는 진화심리학은 중요한 시사점을 주지만, EPM은 실재로서 증명되는 것이 아니라 연구자가 가정하는 것일 뿐이다. 따라서 진화적 관점도 질병을 자연종으로 정의하기에 충분하지 않다(6장 정신병리의 진화적 관점 참조).

항상성 특성 군집 모델

Boyd의 항상성 특성 군집(HPC) 개념에 의하면, 자연적 과정은 안정된 표현형 특성들을 만들어 내는데, 이 특성들은 서로 군집을 이루게 되므로 여기에 근거해서 종 분류가 가능하다.[15] 종의 특성을 안정되게 유지해 주는 자연적 기전이 있다고 상정하므로 항상성이라 명명한 것이다. 군집된 특성은 게슈탈트로서 한 덩어리로 쉽게 인지될 수도 있다. HPC

모델은 질병에 적용할 수 있다. 이때, 질병의 종 소속[진단분류]을 결정할 근거가 되는 군집된 특성[특이적 증상 및 증후 군집]이 나타나는 것은 그 배경에 자연종으로서의 특이적 병태생리가 존재하기 때문이라 가정한다.[16] HPC 개념은 다소 순환정의되는 측면도 있지만, 엄밀한 개념을 적용하면 자연종이 될 수 없는 질병들에 자연종으로서의 자격을 부여하는 시도다. HPC 모델은 원래 신체질환에 대한 것이지만 신경성식욕부진증 등 일부 정신질환에도 적용할 수 있을 것이다.

진단하는 것의 함의

이 주제는 진단분류 체계와 직접 관련된 것은 아니지만, 임상적으로 중요하기 때문에 몇 가지 문제에 대해 일별한다.

실재화

Britannica 백과사전에 의하면, 실재화(reification)란 추론 오류를 일으키는 조건 중 하나로, 추상적이고 가설적인 대상을 물리적으로 존재하는 구체적인 사물[실재]로 다루는 것을 의미한다. 구체적 실재가 있는 경우라도, 실재에 대한 모델을 실재 자체로 취급하는 것은 실재화 오류에 속한다. 일상생활 언어나 문학에서 실재하지 않는 대상을 실재화하는 경우가 매우 흔하므로, 논리적으로 오류임에도 불구하고 우리가 오류라고 인지하지 못하는 경우가 많다. 더구나 그 대상의 실재를 주장하는 사람의 권위가 강한 경우에는, 받아들이는 사람은 그것이 단순한 가설이거나 비유라는 생각을 하지 못하고 실재로서 받아들이게 된다. 정신의학에서는 도구적 진단체계가 이런 역할을 한다. DSM에 등재된 진단들은 분류학적 타당도보다는 진단적 타당도에 의해 검증된 것들이다. 그런데 실재하지 않는 구성체에 대해서도 진단적 타당도는 충족할 수 있다. DSM이 갖는 권위는 정신의학자가 진단적 타당도를 분류학적 타당도로 잘못 받아들이게 만들고, 분류학적 타당도를 갖는다는 것은 그 진단이 자연종이라는 것이 보장되었음을 의미한다고 착각하게 만든다. 특정 진단뿐만 아니라 진단 간의 경계에 대해서도 실재화 오류가 일어나지만, 대개의 정신의학자는 인지하지 못한다. 그것이 실재가 아닐 수 있음을 생각하도록 해 주는 다른 준거의 틀이 학계에 제시되지 않았기 때문이다. 그런 상태에서 환자는 진단을 받고, 진단받은 환자는 종 수준에서 정상과 구분되는 존재가 된다. 그러다가 DSM 체계의 판이 바뀌면, 질병이었던 실재가 아무것도 아닌 것이 되기도 하고, 전혀 달랐던 두 가지 실재들이 이제는 한 가지가 되어 버리는 혼란이 일어난다.

진단의 의미

우리는 우리와 다른 것에 대한 본능적인 두려움을 갖는다. 그에 대한 반응은 차별하고 따돌려서 우리 집단에서 배제하는 것이다(27장 공격성, 성행동, 애착 참조).[17] 질병은 대상자가 우리와 다른 종이라는 것에 대한 징표가 된다. 어떤 징표는 진단 과정 없이도 드러나 보인다. 한센병(leprosy)이 대표적인 경우다. 한센병 차별의 역사는 중세부터 근대까지 이어졌다. 그러나 외양을 통해서는 알 수 없는 다름의 경우, 진단을 붙이는 것이 징표가 될 수 있다. 이때 진단은 다수와 다른 것을 비정상, 잘못으로 규정하는 근거를 제공함으로써 낙인과 차별을 조장할 수 있다. 특히 한 개인 또는 상태에 대해 정신질환이라 진단하는 것은 중요한 의미를 갖는다. 한 사람이 정신적 어려움을 겪는다고 하는 것과 정신질환자라고 하는 것 사이에는 큰 차이가 있다. 물론 환자의 지위를 부여받는 것은 긍정적 측면도 있어서, 질병이라 진단되면 환자는 일상생활의 책임을 면제받고 특권을 누리기도 한다[병자역할(sick role)]. 그러나 그 대가로 그는 자율성을 제한받고 차별당하기도 한다.

개인의 차원을 넘어서, 진단과 관계된 사회적 이슈들도 있다. 먼저 범죄 책임성의 문제다. 충동성이나 반사회성이 큰 역할을 한 범죄나 약물 급성중독(intoxication) 상태의 폭력에 대해서 범죄자의 행위를 병의 증상으로 보느냐 판단에 따라 책임 여부가 달라질 수 있다(25장 성격과 인격

문제

자신의 얼굴이 비뚤어졌다는 믿음을 가진 20대 중반의 남성으로 실제 얼굴에는 결함이 없다. 신체망상에 근거해서 조현병 진단을 받았다. 자신의 얼굴 때문에 사람들이 자신과 친해지려 하지 않으므로, 돈을 벌어서 성형수술을 하면 자신의 대인관계 문제가 해결되리라 그는 믿고 있었다. 정신의학적 치료에도 불구하고 이 생각은 바뀌지 않았다. 그는 실제로 돈을 벌기 위해 다양한 시간제 노동을 하고 있었다. 그의 망상에 도전하기로 마음먹은 주치의가 "어느 성형외과 의사도 당신에게 수술이 필요하다고 하지 않을 것이다"라고 말했다. 그는 순간 격노하여 주치의에게 주먹을 휘두르면서 "당신이 성형외과 의사들에게 내 이야기를 했느냐?"고 말했다.

❶ 이 환자의 분노폭발은 망상에 근거한 것인가? 그렇게 판단한다면 그 근거는?
❷ 조현병을 진단받은 바 없는 '성형중독자'가 의사의 언급에 그렇게 반발한다면 정신병리라 할 수 있는가?
❸ 두 경우 모두 공격성은 비합리적이라 할 수 있을 것이다. 이런 비합리성은 증상인가 성격특성인가?
❹ 자신의 대인관계 문제를 성형수술로 해결할 수 있으리라는 성형중독자의 기대와 이 환자의 신체망상은 어떤 차이가 있는가?

장애 참조). 의료산업계나 학계에서도 어떤 상태가 진단명을 갖게 되는지는 중요하다. 그 상태가 질병으로 등재되어 실재화되는 순간부터 의료산업이 이윤을 추구하는 대상이나 연구자가 연구계획서 주제로 삼기 좋은 대상이 되기 때문이다. 폐경기 이후의 골다공증(osteoporosis)이 자연적 노화과정이 아닌 질병으로 간주되면서 생긴 변화 등이 대표적 예다.

부권주의

한 사람에게 정신병을 진단하는 것은 내과에서 폐암을 진단하는 것과 다르다. 중요한 차이는 정신병 진단이 그가 향후 다른 사람들과 관계를 맺는 양식에 기본적 변화를 가져올 수 있다는 점이다. 질병행동으로 인한 대처방식의 변화가 아니라 인간의 기본적 존재가 바뀌는 것이다. 정신의학자에게도 정신병에 대한 선입견이 있다. 스스로 자각하지 못하면서도 흔한 것은, 환자가 제공하는 정보는 믿을 수 없다는 생각, 그리고 환자는 자율성 또는 자신을 책임질 능력이 떨어진다는 생각 등이다. 이런 암묵적인 편견은 환자가 아닌 환자 가족과 소통하려 시도하는 것으로 나타난다. 증상을 경험하는 것은 환자인데 가족을 통해 그것을 파악하려 한다. 중요한 치료적 결정이 환자가 아닌 가족과의 의논을 통해 내려지기도 한다. 이런 발상의 기저에는 부권주의(paternalism)[2]가 있다. 환자에게 최대의 선(善)을 행하기 위해서는 판단력이 부족한 환자보다는 환자에게 선의를 가지고 있는 다른 사람의 판단이 더 적절하다는 관점이다. 환자를 도와주려는 의도지만 결과적으로는 환자의 자율성

2 Paternalism에 대한 표준적 우리말 번역은 온정주의(溫情主義)인데, 이 용어는 paternalism의 핵심을 짚지 못하는 것 같다. 따라서 이 책에서는 직역해서 부권주의(父權主義)라 할 것이다.

(autonomy)을 제약하는 것인데, 정신병이라는 진단이 이를 매개한다. 부권주의를 정당화하는 것은 선을 목적으로 한다는 점이지만, 선은 가치와 관계된 문제이므로 무엇이 선인지가 명백하지 않을 수 있다. 사실에 대한 판단이 아닌, 삶을 대하는 기본적인 가치관이 가족과 환자 간에 차이가 있다면, 가족 및 그 대리인인 치료자에 의한 부권주의 집행은 도덕적으로 타당하지 않을 수도 있다. 정신병이 환자의 가치관을 침해하는 것은 아니기 때문이다.

치료와 증진

정상이 질병은 아니지만 이상적 건강상태에는 못 미치는 것이라면, 정상인도 의학적 처치를 통해 이상에 더 가까운 초정상 상태로 만들 수 있다. 증진(enhancement)이라는 개념이다.[18] 실제 하는 것은 치료(treatment)와 같지만, 치료는 질병을 전제로 하는 용어이므로 증진이라는 다른 용어를 사용한다. 진단을 붙이는 것이 차별과 낙인이라는 원치 않는 효과를 가져오는 경우, 환자를 위해 진단을 내리지 않고 증진이라는 명목으로 같은 처치를 할 수 있다. 치료 제공자의 입장에서는 의학적 치료에 대한 보건당국의 규제를 피해서 재량껏 처치할 수 있는 기회를 얻기도 한다. 진단이 사회적 낙인이나 차별을 유발할 수 있는 정신의학에서, 질병을 내세우지 않고 증진 처치를 하는 것은 '정상으로 볼 수 있는 상태를 의학화(medicalizing)하고 있다'는 비판을 우회할 수 있는 방법이기도 하다. 처치의 내용뿐만 아니라 대상자의 복지를 증진한다는 결과 또한 같기 때문에 치료와 증진을 구분할 이유가 없다는 주장도 성립할 수 있다.[19] 정신분석은 이미 환자를 치료하는 방법이 아닌 정상인의 정신건강을 증진하는 방법으로 적용되고 있다.

그러나 증진, 특히 약물을 사용하는 증진에 대해서는 비판적 시각도 있다. 증진을 약물남용으로 볼 수도 있기 때문이다. 선택적 세로토닌 재흡수 억제제(selective serotonin reuptake inhibitor)가 등장하였을 때 이 문제가 제기된 바 있다.[20] 만성적인 우울성향을 가졌던 사람의 성격이 약물남용을 통해 밝아진 것이 정당하느냐는 관점이다. 물론 약물남용이 나쁘다는 것은 도덕적 선입견에 불과할 수도 있다. 또한 약물에 의해 성격이나 능력이 바뀌었다고 하더라도, 이것이 그의 자유로운 선택에 따른 것이라면 가짜가 아니라 진정한 것으로 볼 수도 있다.[21] 그러나 스포츠에서 약물을 사용한 증진, 즉 도핑(doping)을 정당한 것으로 보지 않는다는 점에서 알 수 있듯이, 사회 전반적 합의는 증진에 대한 부정적인 견해가 많다. 진단을 우회해서 증진 처치를 하는 것은 진단의 정당성 문제에서는 벗어나게 하지만, 증진 자체가 정당한 것인가라는 새로운 문제를 제기한다.

광기 속의 정상성(sanity in insanity)

정신병 급성기 상태에 부권주의적 치료가 정당화된다고 해서, 정신병 환자의 사고와 판단, 나아가 가치관이 잘못되는 것은 아니다.[3] 증상과 관련된 주제가 아닌 영역에서 환자의 마음은 정상적으로 작동할 수 있다. 어떤 환자는 그 정상적인 부분으로 자신의 현재 병적인 부분을 관찰하는 능력도 갖는다. 정신병은 환자의 생각과 정동과 욕구를 표현하는 방식을 왜곡할 수 있지만, 병적인 것은 그것이 어떻게 표현되는가의 문제지 그 안에 담긴 내용 자체는 병적이 아닐 수 있다. 특히 환자의 삶에 대한 기

3 잘잘못(right or wrong)가리기는 사실 판단에 대한 것일 수도 있지만, 가치판단적 뉘앙스가 강하다.

본적 태도, 가치관은 정신병리학의 영역이 아니다. 환자에 대한 정신병리학적 탐구는 이를 구분하여야 한다.

정신병은 인간의 마음을 다양하게 침범하지만 그래도 마음의 많은 부분은 침범당하지 않는다. 만성 조현병 환자가 적극적인 사회생활을 하지 않는다면 음성증상이 심한 병적 상태라 볼 수도 있지만 환자 스스로 그렇게 지내는 것을 좋아하기 때문일 수도 있다. 환자의 마음이 정상적임, 면담자와 같음을 상정하는 것은 공감적 이해(empathic understanding)의 기본이 된다. 정신과 주치의와 환자 사이에 동조(attunement)가 이루어지기 위해서는 같은 주파수로 교신해야 한다. 그러기 위해서는 면담할 때 정신병리를 찾아내는 것뿐만 아니라 병적으로 보이는 환자에게 남아 있는 정상성을 찾아내는 것도 중요하다. 정상성은 환자와 교신하기 위한 주된 채널이 된다.

참고문헌

1 Rekvig OP. Systemic lupus erythematosus: Definitions, contexts, conflicts, enigmas. Front immunol. 2018;9:387.

2 Pouncey C. Diagnosis, classification, and validity: Reliability and sensitivity as test cases. WPA Section on Classification, Diagnostic Assessment and Nomenclature Newsletter (Dec 9-11). 2003.

3 Kendell RE. Clinical validity. Psychol Med. 1989;19:44-55.

4 Schaffner KF. Clinical and etiological psychiatric diagnoses: Do causes count? In: Sadler JZ, editor. Descriptions and Prescriptions. Baltimore: Johns Hopkins University Press; 2002.

5 Kingma E. Chapter 25. Naturalist accounts of mental disorder. In: Fulford KWM, Davies M, Gipps R, Graham G, Sadler J, Stanghellini G, et al., editors. The Oxford Handbook of Philosophy and Psychiatry. Oxford: Oxford University Press; 2013.

6 Cooper R. Chapter 56. Natural kinds. In: Fulford KWM, Davies M, Gipps R, Graham G, Sadler J, Stanghellini G, et al., editors. The Oxford Handbook of Philosophy and Psychiatry. Oxford: Oxford University Press; 2013.

7 Doerr-Zegers O, Pelegrina-Cetran H. Chapter 7. Anorexia nervosa: Historical, clinical, biological and phenomenological considerations. In: Stanghellini G, Aragona M, editors. An Experiential Approach to Psychopathology. Heidelberg: Springer; 2016.

8 Slater MH, Borghini A. Chapter 1. Introduction: Lessons from the scientific butchery. In: Campbell JK, O'Rourke M, Slater MH, editors. Carving Nature at Its Joints. Cambridge: MIT Press; 2011.

9 Kendell RE, Cooper JE, Gourlay AJ, Copeland JR, Sharpe L, Gurland BJ. Diagnostic criteria of American and British psychiatrists. Arch Gen Psychiatry. 1971;25(2):123-30.

10 Szasz T. The origin of psychiatry. The alienist as nanny for troublesome adults. Hist Psychiatry. 1995;6:1-19.

11 Boorse C. Concept of health. In: Gifford G, editor. Philosophy of Medicine. Oxford: Elsevier; 2011.

12 Wakefield JC. The concept of mental disorder. On the boundary between biological facts and social values. Am Psychol. 1992;47(3):373-88.

13 박창중, 강웅구. 진화정신의학 I-진화심리학의 개념 및 진화적 정신병리학. 신경

정신의학. 2018;57:157-72.
14 Fulford KWM, Van Staden CW. Chapter 26. Value-based practice: Topsy-turvy take-home messages from ordinary language philosophy (and a few next steps). In: Fulford KWM, Davies M, Gipps R, Graham G, Sadler J, Stanghellini G, et al., editors. The Oxford Handbook of Philosophy and Psychiatry. Oxford: Oxford University Press; 2013.
15 Boyd R. What realism implies and what it does not. Dialectica. 1989;43:5-29.
16 Williams NE. Chapter 10. Arthritis and nature's joint. In: Campbell JK, O'Rourke M, Slater MH, editors. Carving Nature at Its Joints. Cambridge: MIT Press; 2011.
17 박창증, 강웅구. 진화정신의학 II-진화적 관점에서 본 정신기능 및 정신질환. 신경정신의학. 2018;57:173-89.
18 Foddy B, Kahane G, Savulescu J. Chapter 69. Practical neuropsychiatric ethics. In: Fulford B, Davies M, Gipps R, Graham G, Sadler J, Stanghellini G, et al., editors. The Oxford Handbook of Philosophy and Psychiatry. Oxford: Oxford University Press; 2013.
19 Kamm FM. Is there a problem with enhancement? Am J Bioeth. 2005;5:5-14.
20 Kramer PD. Listening to Prozac. London: Penguin Press; 1997.
21 Degrazia D. Prozac, enhancement, and self-creation. The Hastings Center Report. 2000;30:34-40.

5

자연종

자연종과 과학

자연종

마주치는 대상을 분류하는 것은 인간의 기본적인 생존양식이다. 분류를 통해 대상과 나의 관계[먹이 또는 포식자]에 대한 정보가 체계화되면, 정보에 대한 접근성이 높아져 대상과의 관계에 기반한 행위[사냥 또는 도망]를 더 잘할 수 있으므로 진화적 적합도는 높아질 것이다. 과학도 대상을 정의하고 분류하는 데서 시작한다. 그런데 나의 생존양식으로서 대상을 분류하는 것과 과학이 대상을 분류하는 것은 중요한 차이가 있다. 전자는 나의 관심이 반영된 것이지만 후자는 그렇지 않다는 점이다. 과학은 인간의 관심과 관계없이 자연에 존재하는 그대로 대상을 분류하는 것이라 상정된다. 분석철학에서는 이를 자연종(natural kind, natural species)이라 한다.[1] 자연종이란 특정한 자연적 특성을 공통적으로 갖는 개체들의 집합이다. 자연종에 속하는 모든 개체(particular, instance)들은 종을 정의하는 특성을 공유하므로, 특정 개체가 이 종에 속하는지는 그 특성을 갖고 있는지 여부에 따라 결정된다. 이 특성은 선험적으로 존재하는 것이며, 인간은 특성들을 구분할 능력이 있어서 종을 분류할 수 있을 뿐이지 인간이 이해관계에 따라 특성을 만들어 내는 것은 아니다.

자연종이라는 개념 자체가 과학철학에 필요한지부터가 논란이 되기도 하지만, 본질주의(essentialism)는 자연종을 강하게 옹호한다. 본질주의는 자연종에 대한 세 가지 기본 교의를 제시한다. (1) 모든 구성원은 본질적 특성들(essential properties)을 공유하고, (2) 본질적 특성들은 원인적 역할을 하며, (3) 본질적 특성에 의거해 표현형을 설명할 수 있다(explanatorily relevant).[2] 본질주의는 자연종의 특성이 내재적·불변적·비역사적이라 규정한다.[3] 자연종은 오래전부터 변함 없이 그 자체로서 존재하였던 것으로, 특성은 인간이 찾아내기 전에 이미 존재하던 일반법칙이다. 자연종 A는 '일반법칙 B를 따르는 것(nomic predicates)'이라 정의될 수 있다.

입자물리학이나 화학 등에서는 자연종에 대한 논란이 별 의미가 없다. 우리가 눈으로 볼 수는 없지만 원자핵, 전자, 물 분자 등은 인간의 관심과 관계없이 실재하며 그것을 규정하는 특성들은 명확하게 정의될 수 있다. 과학자가 자신이 다루는 대상에 대해 잘 이해하지 못하더라도 그에 대한 정의가 정합적임은 인정할 수 있다. 한 종에 속하는 개체들은 모두 똑같은 성질을 지니며 심지어는 한 개체와 다른 개체를 구분하는 것이 원리적으로 불가능한 경우도 있다. 반면 생물학 분류체계에서는 자연종이 논란거리가 되는데, 한 종에 속하는 개체들 간에 공통점뿐만 아니라 차이점도 나타나기 때문이다. 그 종의 전형(prototype)은 잘 개념화되어 있더라도, 각 개체들은 전형과 비교하면 차이점이 분명히 있다. 그런데 이 공통점과 차이점은 절대적이지 않아서 판별할 때 인간의 관심이

관여하게 될 수도 있다. 그러므로 생물학적 종을 자연종이라고 할 수 있는지는 논란이 되기도 한다.[4]

생물학적 자연종

과학적으로 어떤 현상을 이해한다는 것은, 그것이 특정한 법칙이나 이론적 원리에 따른다는 것을 아는 것이다.[5] 따라서 과학적 현실주의(scientific realism)는 일반법칙을 따르는 자연종만이 자연과학이 정당하게 접근할 수 있는 대상이라 주장한다. 역으로 다루는 대상이 자연종이라면 과학적 작업은 정당화된다.[6] 그렇다면 어떤 대상에 자연종의 지위를 부여할 수 있을까? 선험적인(*a priori*) 일반법칙을 알고 있다면 그 법칙을 따르는 것으로 자연종을 정의할 수 있다. 자연종에 대한 본질주의적 기준이다. 이런 엄격한 관점에서 보면 생물학적 종은 자연종 조건을 만족시키지 못한다. 그렇다면 의학을 포함한 '생물에 대한 자연과학'은 성립하지 못할 것이다.

그러나 본질주의를 포기한다면 인간의 관점을 반영할 수밖에 없는(*a posteriori*) 귀납적 방법으로도 자연종에 도달할 수 있다는 견해도 있다.[1] 생물학적 자연종은 본질주의적 조건을 엄격하게 만족하지 않아도 가능하다고 주장된다. 생물학적 종은 내재적(intrinsic) 특성을 주장할 수 없지만, 개체들 간의 관계적(relational) 특성만으로도 자연종으로 간주할 수 있다는 것이다.[7] 린네(Linné, C. 1707-1778)의 생물종 분류는 내재적 특성을 요구하는 본질주의 기준에는 부족하지만 관계적 특성을 명확하게 부여하므로 자연종 분류로 간주될 수 있고, 여기 기반하여 생물 분류학이라는 자연과학도 성립하였다.

자연종은 두 가지 중요한 속성을 갖는다.[8] 한 가지는 그 종을 정의하는 데 동원되지 않았으면서도 종에 특징적인 표현형이 있다는 점이다.

한 종이 본질적 특성이 아닌 몇 가지 표현형에 의해 정의되었다고 하더라도, 그 기저에 자연적 본질이 실재한다면 여기서 파생되는 표현형들은 일정할 것이고, 이들 중에는 종을 정의하기 위해 사용되지 않았던 것들도 있으리라는 것이다. 자연종인 금(金)을 정의하는 특성에 금의 색깔은 들어 있지 않았더라도 금이라면 금의 색깔을 띤다. 생물학적 종인 개를 정의하는 특성에는 짖는 소리가 들어 있지 않지만 개라면 특유의 짖는 소리를 낸다. 또 한 가지 속성은 종을 정의하는 특성들이 무작위적이지 않게 군집을 형성한다는 것이다. 역시 기저에 본질적 과정이 실재하기 때문에 일어나는 현상이라 간주된다(4장 진단의 의미의 HPC 가설 참조). 이런 조건들은 생물학적 종들도 충족할 수 있다.

추상적인 자연종

같은 생물학적 종의 개체들은 공통적인 특성뿐만 아니라 개체 간의 차이도 있지만, 생물학적 종은 자연종으로 간주될 수 있다. 그런데 생물학적 개체들은 눈에 보이는 구체적인 것들이다. 질병에 대해서도 특정 진단을 받은 개인들 간의 공통점과 개인 특이성들을 모두 주장할 수 있지만, 이것은 질병을 앓는 환자라는 실재에 대한 것이다. 반면 진단[질병] 자체는 자연에 존재하며 눈에 보이는 실재가 아닌 추상적인 개념으로, 자연이 아닌 인간의 마음속에 위치한다. 이런 추상적 대상에 자연종 개념이 적용될 수 있는지는 논란이 된다.[9] 그런데 구체적으로 실재하는 것이 자연종이 되기 위한 대전제는 아니다. 한 종을 정의할 때 동원되는 특성[설명적 중요성(explanatory significance)]은 추상적 개념일 수 있는데, 설명적 중요성들에 의거해 자연종을 정의할 수 있다면 자연종은 인간의 마음이 아닌 자연계에 독립적으로 실재해야 한다는 본질주의를 피할 수 있다.[10, 11] 인간의 인지력이 만들어 낸 추상적인 것이라도 자의

적이지 않은 분류학적 타당도를 갖는 구성체라면 자연종과 같은 지위를 얻을 수도 있다는 견해다. 자본주의, 빈곤, 민주주의 등은 인간이 만들어 낸 추상적 개념이지만 자연종처럼 취급되어 과학의 연구대상이 된다. 이들이 인위적 종이더라도 개념적 네트워크를 형성하면 자연종들의 네트워크처럼 취급될 수도 있다.[8] 도구적 진단체계에서 정신질환 진단들이 자연종처럼 추구되기 위해서는, 이상적으로 이런 수준의 정당화가 필요할 것이다.

자연종 찾기

자연종이 있다고 하더라도 인간에게 자연종이나 일반법칙을 발견할 능력이 있는지는 또 다른 문제다. 이런 노력의 원형은 물리학이다. 물리학에서 자연을 기술하는 법칙은 미분방정식으로 표현된다. 행성의 움직임에서 원자 내 전자의 확률 분포까지가 모두 이 방정식들을 따른다. 이 사실은 인간이 일반법칙을 찾아낼 능력이 있음을 보여 주는 사례이며, 이 법칙을 따르는 행성과 전자는 자연종이다. 그러나 인간이 몇 가지 자연종과 일반법칙을 찾아낼 수 있었다는 사실이, 다른 모든 자연종도 찾을 능력이 있다는 일반화로 이어지지는 않을 수도 있다. 적어도 몇 가지 정신기능이나 정신질환은 자연종으로 충분히 간주될 수 있음에도 불구하고, 우리의 능력이 부족해서 그 종의 일반법칙을 찾지 못하는 것일 수도 있다. 일반법칙은 단순히 보이는 것을 관찰해서 얻는 것이 아니라, 보아야 할 것을 찾아내고 분석하고 모델을 만들고 검증하는 과정을 통해서 얻는 것인데, 오늘의 정신의학이 답보상태인 것은 무엇을 관찰해야 하는지도 모르고, 어떻게 새로운 모델을 만들어야 할지도 모르는 상태에서 다른 분야의 방법론을 모방하는 데 그치기 때문일 수도 있다.

자연종으로서의 정신기능

정신기능과 정신질환은 자연종인가?

정신기능이 뇌 상태와 같은 것[유형동일성]이며 뇌 상태가 자연종이라면 정신기능도 자연종으로 볼 수 있을 것이다. 그러나 정신기능과 뇌 상태를 동일한 것으로 보는 입장은 무리가 있다. 더구나 특정 뇌 상태들도 그 자체를 자연종이라 할 수 있는지 의문이다. 종 구분을 하기 위해서는 종의 특성을 찾아내야 하는데, 기능적 뇌영상 등의 도구로 다양한 뇌 상태들을 유형화하여 각각에 대해 고유의 특성들을 밝혀내거나 고유의 설명적 중요성을 부여하는 것이 불가능하기 때문이다. 따라서 뇌와의 관계를 떠나 추상적 정신기능 자체에 자연종의 지위를 부여할 수 있는지를 검토하는 것이 더 유망하다. 추상적 대상도 자연종으로 간주될 수 있음은 앞에 논한 바 있다.

우리는 일상생활에서 믿음, 바람, 추론 등의 개념을 자연스럽게, 당연히 실재하는 것인 양 사용하고 있다. 일상언어에서 우리는 직관적으로 이 개념들을 이해하고 사용하지만, 사실 이들은 엄밀하게 정의조차 되어 있지 않다. '바람'이라는 추상적 개념을 자연과학이 다룰 수 있도록 정의하여 다른 정신기능과 구분하는 것은 불가능할 수도 있다. 전자는 정해진 질량과 전하와 스핀을 가진 점으로 정의되어 물리학 방정식에 포함되었으므로 전자의 행동을 설명할 수 있는 일반법칙도 찾아낼 수 있었다. 그러나 바람을 정량화해서 시간적 변화에 대한 방정식을 구성할 수는 없다. 통속심리학에서 구분되는 각 정신기능들은 엄밀한 의미의 자연종이 아니거나 자연종이더라도 일반법칙을 찾기 어려운 상태에 있다. 정신기능들을 자연종으로 보고 분류하려 하는 것은 히포크라테스의 체액설처럼 과학이 아니라는 주장도 있다.[6]

그러나 직관적 통속심리학 개념들을 사용한 의사소통에 별 문제가 없고 다양한 문화권에서 사람의 마음상태를 비슷하게 구분하는 것을 보면, 마음상태들을 분류하게 하는 공통적 특성군들이 있음도 시사된다. 그렇다면 여러 문화권의 상식을 반영하여 분류된 정신상태들에 HPC 개념의 자연종의 지위를 부여할 수 있을지도 모른다(4장 진단의 의미 참조). 물론 이런 공통점이 자연종이 아닌 인간 고유의 편견을 보여 주는 것일 수도 있다.[12] 이렇듯 정신기능 분류학은 린네의 생물학적 종 분류만큼 명확하지 못하다. 그런데 정신기능이 과연 자연종인가라는 의문을 갖는다면, 정신기능에 근거한 정신병리학, 정신병리학에 근거한 정신과적 진단체계 및 개별 진단들에 대해서도 자연종 지위를 부여할 수 있는 대상인지에 대한 의문을 가질 수밖에 없다. 진단적 종이 자연종이 아니어서 인간의 관심사에 따라 구분되는 것이라면, 분류는 발견되는(discovered) 것이 아니라 발명되는(invented) 것이다.[12] 실제로 도구적 진단체계는 관찰을 통해 발견한 것들을 중립적으로 정리하는 체계라기보다는 편의를 위해 발명된 체계다. 하지만 정신의학은 여기에 자연종의 지위를 부여하고 싶어 한다. 자연종 문제에 특별한 관심이 없는 정신의학자들은 DSM에 제시된 진단들을 너무나 당연히 자연적 실재로 간주하는데[실재화], 당장은 편리하지만 바람직한 것은 아니다.

자연종 지위를 갖는 것의 의미

질병을 자연종으로 간주하면 과학의 대상으로 다루기가 좋아진다. 진단, 치료, 예방 등 실용적 측면에서도 질병을 안정된 특성을 지닌 독립체(entity)로 보는 것이 필요한데, 그러려면 자연종인 것이 유리하다. 질병에 본질적 자연종의 지위를 부여하는 특성은 병인(etiology)이라 상정된다.[13] 그러나 병인 본질주의를 적용 가능한 질병은 감염 등 몇 가지를 제외하면 신체질환에서도 별로 없다. 반면 본질주의를 벗어나면, 본질적 특성에서 모든 현상을 도출해 내야 한다는 강박관념에 사로잡힐 필요가 없다. HPC 개념은 특정 질병에서 관찰되는 임상적 양상들이 종 특성을 결정하는 군집을 형성할 것이라고 봄으로써[14] 본질주의를 우회한다.

자연종만이 과학적 탐구의 대상이 되는가?

순수과학은 자연종을 설명하는 일반법칙을 얻는 것을 목표로 한다. 이 법칙은 그 종에 속하는 개체들의 행태를 예측하는 데 응용될 수 있다. 그러나 일반법칙의 중요성은 응용 가능성이 아닌 종의 본질 또는 고유의 특성에 대한 개념을 담고 있다는 점에 있다. 자연종은 인간의 이해관계와 무관하게 정의되는 것이기 때문에, 본질이나 특성에는 인간적 관점이 적용되지 않는다.

정신질환은 단위진단들 자체가 자연종으로서의 지위가 불안정하다. 진단을 구성하는 정신병리들부터가 자연종인지 의심스러운 경우가 많다. 만약 특정 정신병리나 진단이 자연적인 구분을 반영하는 것이 아니라 학자들이 인위적으로 만들어 낸 것이라면, 정신병리에 대한 연구도 생물학적 본질보다는 학자들이 분류한 의도를 반영할 수밖에 없을 것이다. 이에 의거한 연구결과가 진단을 자연적 분류라 정당화하는 데 사용된다면 선결문제의 오류(begging the question)가 될 수 있다. DSM 진단체계는 자연종 분류가 아니기 때문에, DSM에 정의된 진단들의 생물학적 본질을 찾으려 하는 것이 얼마나 의미 있는지는 분명치 않다. 수많은 생물정신의학 연구결과들에도 불구하고 DSM-5는 생물학적 기반에 의한 분류라는 애초의 목표 달성에 실패할 수밖에 없었는데, 이것은 인위종과 자연종을 혼동하였기 때문일 수도 있다

그런데 인위종은 정의할 때 이미 인간의 관심사가 반영되어 있기 때

문에 본질에 대한 논의가 의미 없다. 본질은 자연적 특성이 아닌 사람이 부여한 것이다. 따라서 인위종에 대한 과학은 본질 규명이 아닌 예측에 있으며 실용적 용도를 갖는 응용과학이 된다. 인위종 분류의 예로 해충을 들 수 있다. 해충은 자연적으로 구분된 곤충들을 일컫는 것이 아니다. 해충을 자연종으로 보고 모든 해충에 적용되는 일반법칙에 대한 연구를 하는 것은 의미가 없다. 그러나 실용 학문인 의학은 곤충 분류학과 달라서, 인위종인 해충들의 인간과의 관계를 연구함으로써 해충이 매개하는 질병의 방지에 기여할 수 있다.[1] 인위종 분류도 충분한 유용성을 갖는 것이다. 자연종에 대한 과학이 아닌 정신의학 연구도 이런 의미에서 충분히 가치를 갖는다.

이 책의 입장

정신기능들이 자연종인지에 대한 몇 가지 논의를 하였지만, 주제 자체가 명쾌한 결론을 얻을 수 있는 것은 아니다. 분명한 것은 정신기능을 아무 의심 없이 자연종으로 볼 근거는 부족하다는 사실이다. 더구나 정신기능이 자연종이라 하더라도 변이된 기능인 정신병리와 정상 기능이 자연적으로 구분될 수 있다는 근거도 부족하다. 따라서 정신병리학이 자연종만을 다루어야 한다는 입장을 갖는 것은 불가능하다. 그럼에도 불구하고

1 물론 이때 실제 연구대상은 해충이라는 인위종이 아니라 해충이라는 집합적 개념의 하부 요소인 파리, 모기 등의 자연종이다. 그렇지만 각 해충에 대한 연구가 자연종에 대한 연구라도, 연구의 목적은 본질을 밝히는 것이 아닌 인간의 실용적 관심사를 충족하는 것이다.

타당도를 갖는 정신의학적 분류체계는 필요하다.

정신병리학의 이런 한계는 자연종을 찾아내는 방법론을 넘어선 인식론적 문제지만, 제한점을 분명히 한다면 자연종이 아닌 것에 대한 탐구도 유용하다. 조현병이라 부르는 상태가 본질적으로 무엇인지에 대한 해답은 찾을 수 없다고 하더라도, 조현병이라 진단되는 환자가 겪는 고통을 해결해 주는 데는 인위종인 조현병에 대한 지식이 도움이 된다. 정신의학적 분류체계는 실용성만으로도 분류학적 타당도를 가질 수 있다.[15]

정신병리학 체계는 정신현상들을 중립적으로 관찰해서 자연적으로 분류했다기보다는 임상에 응용되기 편리한 일관된 설명력을 갖도록 만들어진 것이다. 궁극적 목표는 실용성이다. 이 발명품은 잠정적·가설적 구성체여서 시대가 지나면서 변한다. 도구화를 잘 적용하기 위해서 어떤 인위종의 특성은 매우 부자연스럽게 정의되기도 한다. 이런 제한점을 기본적 전제로 받아들이고 향후 논의가 이루어질 것인데, 논의를 하다 보면 이 전제를 잊고 정신병리들을 자연스럽게 자연종처럼 간주하기도 할 것이다. 이때 우리는 겸손하게, 우리의 목표가 정신세계의 본질에 접근하는 것이라기보다는 환자들의 고통을 해결하는 데 도움이 될 만큼의 지식만을 추구하는 것이라는 입장을 갖는 것이 좋겠다.

참고문헌

1 Quine WV. Ontological Relativity and Other Essays. New York: Columbia University Press; 1969.

2 Nanay B. Chapter 9. Three ways of resisting essentialism about natural kinds. In: Campbell JK, O'Rourke M, Slater MH, editors. Carving Nature at Its Joints. Cambridge: MIT Press; 2011.

3 Boyd R. Homeostasis, species, and higher taxa. In: Wilson R, editor. Species: New Interdisciplinary Essays. Cambridge: MIT Press; 1999.

4 Wilkerson TE. Natural Kinds. Aldershot: Avebury; 1995.

5 Hempel C. Aspects of Scientific Explanation. New York: Free Press; 1965.

6 Hawley K, Bird A. What are natural kinds. Philos Perspect. 2011;25:205-21.

7 Griffith P. Squaring the circle: Natural kinds with historical essences. In: Wilson R, editor. Species: New Interdisciplinary Essays. Cambridge: MIT Press; 1999.

8 Rodrigues ACT, Banzato CEM. Chapter 3. Reality and utility unbound: An argument for dual-track nosologic validation. In: Zachar P, St. Stoyanov D, Aragona M, Gablensky A, editors. Alternative Perspectives on Psychiatric Validation. Oxford: Oxford University Press; 2015.

9 Ellis B. Scientific Essentialism, Cambridge Studies in Philosophy. Cambridge: Cambridge University Press; 2001.

10 Kitcher P. Species. Philos Sci. 1984:51:308-33.

11 Devitt M. Chapter 8. Natural kinds and biological realisms. In: Campbell JK, O'Rourke M, Slater MH, editors. Carving Nature at Its Joints. Cambridge: MIT Press; 2011.

12 Slater MH, Borghini A. Chapter 1. Introduction: Lessons from the scientific butchery. In: Campbell JK, O'Rourke M, Slater MH, editors. Carving Nature at Its Joints. Cambridge: MIT Press; 2011.

13 Putnum H. Mind, Language and Reality. New York: Cambridge University Press; 1975.

14 Boyd R. What realism implies and what it does not. Dialectica. 1989;43:5-29.

15 Pouncey C. Diagnosis, classification, and validity: Reliability and sensitivity as test cases. WPA Section on Classification, Diagnostic Assessment and Nomenclature Newsletter (Dec 9-11). 2003.

6

정신병리의 진화적 관점

진화(evolution)란 생물 집단에서 세대를 지나면서 유전되는 특성의 변화를 말한다. 진화는 분자, 개체, 종 등 다양한 수준에서 생물학적 다양성을 갖게 한다. 진화는 새로운 종의 생성 및 멸종을 설명한다. 한 종 안의 개체들이 갖는 유전형(genotype) 및 표현형(phenotype)의 다양성은 진화론의 중요한 주제가 된다. 진화론을 대중화한 사람은 19세기 중반에 활동한 다윈(Darwin, C. 1809-1882)이었다. 그는 『종의 기원(On the Origin of Species)』(1859)[1]에서 자연선택에 의한 종의 진화를 주장하였다. 그의 주장은 다음 세 가지로 요약된다.[2]

1) 형질 즉 겉모습, 생리적 기능, 행동 양식은 개체마다 다르다.
2) 다른 형질을 가진 개체들은 생존 및 번식할 때 성공할 확률[적합도(fitness)]이 다르다.
3) 번식에 성공하면 그 개체의 형질은 다음 세대로 대물림된다.

이 과정이 반복되면 적합도가 높은 개체들이 집단의 다수를 차지하게 되어 종을 대표하는 형질의 변화, 즉 진화가 이루어진다는 것이다. 적합도는 절대적인 것이 아니라 환경의 영향을 크게 받으므로 결국 진화를 일으키는 주된 동인은 환경의 변화다. 그런데 이 과정은 어떤 목적이나 방향을 따라 사전에 계획되는 것이 아니다. 진화는 환경이 부여한 현재의 문제를 해결하는 방향으로의 변화일 뿐 향후의 환경 변화를 예측하는 것이 아니다. 그래서 과거에 문제를 잘 해결하여 진화되었던 특성은 시대가 바뀌면서 질병을 유발하는 특성이 되기도 하고, 사소한 환경의 변화에 종이 대응할 능력을 전혀 가지고 있지 않았음이 드러나기도 한다. 질병에 대한 진화생물학적 이해는 여기서 출발한다.

진화생물학과 진화심리학

진화생물학이 주는 통찰

진화론은 다양한 생물학적 및 사회문화적 현상들을 설명할 때 응용되어 새로운 통찰을 제공한다. 의학에서 진화론적 시각은 '어떤 조건을 병적으로 볼 것인가'를 고찰할 때 준거가 될 수 있다. 이런 고찰을 통해 병적이라 간주되는 현상의 상당수가 아무런 근거 없이 우리에게 주어져서 삶을 무너뜨리는 이질적인 것들이 아니라, 인류가 진화하면서 겪었던 환경에 대한 적응과정과 밀접하게 관계된 것이라는 통찰을 얻기도 한다. 질병을 근접원인(proximate cause)이 아닌 궁극원인(ultimate cause) 관점에서 보는 것이다. 또 하나의 중요한 통찰은 인간의 행위를 이해하기 위해서는 자연환경뿐만 아니라 사회문화적 환경에 대한 고려가 필수적이라는 점이다.[3] 정신의학 진단분류 체계는 내재된 문화의존성, 즉 규범성 때문에 비과학적이라는 비판을 받기도 한다. 그러나 인간이 문화적 존재고 인간의 진화는 문화 환경과 상호작용 속에서 일어났음을 생각하면, 문화의존성은 인류 생존의 기본적 특성으로 볼 수 있다. 따라서 이에 대한 과학적 탐구는 충분한 가치를 갖는데, 진화적 관점은 이 탐구의 좋은 기반이 될 수 있다. 아래에 진화생물학적 관점의 심리학, 즉 진화심리학 개념 몇 가지를 간단히 설명한다.[3]

근접원인과 궁극원인

진화적 관점에서 인과관계를 이해하려고 할 때, 근접원인과 궁극원인을 구분할 필요가 있다. 근접원인은 특정 상태를 유발한 직접적인 원인이다. 궁극원인이란 근접원인에 선행하는 것으로, 결과가 되는 상태와 생물학적 기전으로 직접 연결되어 있지는 않더라도 그 상태에 대한 더 근본적인 원인으로 볼 수 있다. 개체가 왜 그 상태가 될 수 있도록 만들어졌는지에 대한 이해를 추구하는 것이다. 진화적 이해는 근접원인이 아닌 궁극원인을 추구한다. 행위의 궁극원인은 그 행위의 진화적 기반인 진화된 심리기전(EPM)과 관계되는 것이지 그 행위를 유발한 직접적인 유인이 아니다. 예컨대 비만의 근접원인은 과식하는 것이지만, 궁극원인은 인간이 고칼로리 식품을 선호하고 잉여 에너지를 체내에 잘 저장하도록 진화되었기 때문이다. 근접원인은 개체 수준에서 병태생리를 설명할 수 있지만 그 배경에는 궁극원인인 종 수준의 진화적 기전이 있다.

질병의 생의학적 탐구는 대개 근접원인에 대한 것으로, 신체변인이 어떤 생리학적 기전에 따라 변해서 정상에서 벗어나는 상태가 되는가를 다룬다. 정신의학에서는 뇌 과정에서 어떤 변화가 일어났기에 그 결과로 이상행위가 나타나는가의 문제가 된다. 그런데 이런 방식의 탐구로는 왜 인류에서 그런 행위를 하려는 경향이 생겼는지를 알 수는 없다. 더구나 병태생리적 설명이 잘 이루어지기 위해서는 원인과 결과가 같은 설명적 수준에 있어야 하므로, 행위를 주관성의 반영이 아닌 뇌 과정으로 환원해야 하는 난제가 있다. 반면 질병에 대한 진화적 설명은 궁극원인을 추구함으로써, 근접원인에 대한 탐색만으로는 이해할 수 없었던 것들을 이해할 수 있게 해 준다. 원인과 결과는 자연스레 같은 설명적 수준이 된다.

동물행동학자 틴베르헌(Tinbergen, N. 1907-1988)은 궁극원인을 이해하기 위해 왜[why, 기전], 언제[when, 개체발생, 즉 발달], 어떤 원래의 기능이[what original function, 적응적 기능], 어떻게 진화하였나[how does it evolve, 계통발생, 즉 진화]에 대한 설명이 필요하다고 하였는데,[4] 이들은 진화생물학 또는 진화심리학 탐구의 주제들이다.

진화된 심리기전(EPM)

진화심리학에서는 심리·행동적 진화가 일어나는 단위를 개개의 행위가 아닌 특정 '역할'을 담당하는 기전(mechanism)으로 보는데, 이를 EPM이라 한다. EPM은 진화의 역사에서 생존과 번식의 문제를 담당하였던 기전들로, 그것이 실제 어떤 행위들로 구현되는지는 종 및 환경에 따라 다르다. 서로 다른 종에서 전혀 달라 보이는 행위가 같은 EPM의 발현인 경우도 있다[행동적 동형(behavioral isomorphism)]. 종 특이적 구애 행위를 예로 들 수 있는데, 번식 파트너의 주목을 끌어서 번식 성공률을 높이는 기전이 어떤 종에서는 춤추기로, 다른 종에서는 둥지짓기로 나타난다. 인간의 경우, 특정 역할을 담당하는 행위는 문화에 따라서도 다를 수 있다. 그러나 그 행위의 기반이 되는 EPM은 문화적으로 학습되는 것이 아니라 종 발달의 역사를 담고 있는 유전자의 작용에 의한다. 따라서 EPM은 행위의 근접원인이 아닌 궁극원인을 설명할 수 있는 틀이 된다.

EPM은 특정 행위가 아닌 가상적 기전이므로 자연종이라 하기 곤란하고, 도구적으로 정의하거나 실증적인 증거를 찾아내는 것도 쉽지 않다. 따라서 어느 정도 넓은 범위의 기전을 하나의 EPM으로 간주할 것인가에 대한 논란이 있다. 즉 몇 개의 광범위한 다용도 EPM이 다양한 행위들과 관계된다고 볼지 아니면 하나의 EPM을 좁게 보아 소수의 역할-행위와 특이적으로 관계된 기전이라 할지의 문제인데, 후자의 입장은 체계성은 떨어지더라도 진화적 설명을 위해 더 유용하다. 한 개체가 개별적인 특정 적응 문제를 마주하고 있을 때 특정 EPM이 작동한다고 보는 것이다.

EPM은 생리적 활성, 다른 심리기전으로의 정보제공, 특정 행위를 일으킴 등의 방식으로 문제 해결을 지향한다.[5] 예로서 새로운 문제(novelty)에 대처하는 EPM들은 새 자극을 익숙한 자극보다 우선해서 지각하고, 거기에 접근해서 탐색하고, 반응한 결과를 학습하는 기전 등을 포함한다. 같은 문제에 반복적으로 접하는 경우, 이전의 학습 결과에 따라 더 이상 심리적 자원을 쓰지 않고 무시하거나[습관화(habituation)] 더 선택적으로 집중해서 효율 높게 반응하는[민감화(sensitization)] 등의 EPM 기반 행위가 나타날 것이다. Tooby 등은 EPM의 몇 가지 특성을 다음과 같이 정의하였다.[6]

1) EPM은 마음의 진화된 구조를 구성하는 자의적이지 않은 기준을 제공한다.
2) EPM은 매우 많으며, 이들은 인간 행위의 유연성에 기여한다. 즉 소수의 범용 도구가 아니라 다수의 특화된 도구들이다.
3) 어떤 EPM은 영역 특이적인 반면[종이 진화과정에서 지속해서 겪었던 문제들에 대응], 어떤 것은 그보다 일반적이다[새롭게 발생하는 문제를 다루기 위해 진화].

EPM과 행위

특정 행위가 적응적인지 여부를 진화적 관점에서 평가하기 위해서는 개별 행위 자체보다는 그 배경이 되는 EPM에 주목할 필요가 있다. 즉 '그 행위가 어떤 역할을 담당하는 것이었을까'에 대한 분석이 필요하다. EPM은 종의 적합도를 높였기 때문에 진화된 기전이지만, EPM의 발현으로 나타나는 개별 행위들은 한 종에서도 다양할 수 있다. 환경에 따라 어떤 행위는 적응을 방해할 수도 있고, 새로운 환경에 적응하기 위해 새로운 행위가 개발될 수도 있다. 새로운 환경이 선택 압력으로 작용하면 결국 그 EPM과 관계된 행위 목록의 진화가 일어날 것이다.

그런데 문화 속에서 살고 있으며 행동적 가소성이 큰 인류에서는 EPM이 생물학적 진화와만 배타적으로 관계된 것은 아니다. 인류의 EPM에는 사회적 역할과 관계된 기전이 포함되어 있다.[4] 인류 진화의 맥락은 이미 사회문화적 환경을 포함하고 있는 것이다. 이런 EPM의 발현인 행위의 적합도는 행위가 평가받는 문화적 환경과 관계될 수도 있다. 또한 집단에서 주도적인 행동양식의 변화도 유전자 진화가 아닌 문화적 진화에 의해 일어날 수도 있다. 예컨대 이성을 유혹하는 것은 EPM에 기반하겠지만, 이 기전의 발현인 개별 행위들은 시대와 문화별로 달라진다. 이 중 어떤 것은 그 시대 그 문화에서 비정상적인 행위라 간주되는데, 생물학적 요인보다는 사회문화적 규범이 적합도 평가의 기준이 된다.

물론 모든 행위가 EPM을 구현하는 것은 아니다. 어떤 행위는 EPM의 부산물일 수도 있고 어떤 행위는 돌연변이에 의해 발생한 새로운 잡음일 수도 있다.[7] 이런 요소들은 행위의 진화심리학적 이해를 복잡하게 하는 요소가 된다.

진화적 적응 환경

진화적 적응 환경(EEA)이라는 용어는 발달 및 애착형성을 진화적 관점에서 파악한 보울비(Bowlby, J. 1907-1990)가 처음 사용하였는데, 인류 진화 중 현재와 같은 EPM들이 형성된 시기, 즉 현대인과 같은 심리기전 세트를 갖춘 인류가 형성된 시기를 말한다. EEA는 시간적으로 수렵채집인의 플라이스토세(Pleistocene Epoch, 홍적세 또는 최신세), 즉 200만 년 전부터 1만 2천 년 전까지의 기간을 넓게 일컫는다. 이때 형성된 EPM은 현재까지 큰 변화 없이 유전되었다고 보는데, 일부 질병의 궁극원인은 EEA 이후에 발생한 급격한 환경 변화를 EEA에 고정된 EPM[정확하게는 EPM의 발현으로 나타난 행위들]이 따라잡지 못해서 생긴 진화적 지체(evolutionary lag)로 볼 수 있다고 해석된다.

EEA가 가깝게는 1만여 년 정도밖에 되지 않으므로 이후 현재까지 인류는 눈에 띄는 진화를 겪었을 것 같지 않지만, 이 기간은 인간에서 300-500세대에 해당하는 시간으로, 진화에 의한 유전자 풀 변화가 일어나기에 부족한 시간은 아니다. 가축의 경우 수십 년이면 선택적 교배를 통해서 새로운 품종이 만들어질 수도 있다. 물론 인류의 한 세대가 가축들보다 훨씬 길고 선택 압력이 가축을 교배할 때보다 훨씬 적을 것이라는 점을 감안하면 진화의 속도가 그보다는 느리겠지만, 인간 집단에서 목축 문화에 따라 유당분해효소 대립유전자 분포가 바뀌는 데는 5천 년이면 충분하였다.[8] 따라서 EEA 이후 EPM이 변하지 않았다는 가설은 다소 무리가 있다. 그러나 인류가 환경 변화에 적응하는 것은 유전자 변이뿐만 아니라 비유전자, 즉 문화적 진화를 통해서도 가능하다는 것을 생각하면, 문화 발전에 의한 환경 적응성의 증가가 선택 압력을 낮추어 유전자 및 EPM 진화의 속도를 늦추었을 가능성도 있다. 인류가 한대지방에서 살 수 있게 된 것은 유전자 진화가 아닌 문화 진화의 덕분인데,

그 결과 추위에 대응하는 유전자의 능력은 진화적 지체를 안은 상태가 되었을 것이다. 예컨대 한대지방 거주자들은 난방 시스템의 도움이 없다면 자신의 현재 환경에서 살아남을 수 없을 것이다.

질병과 진화

진화적 모델의 정신병리학적 함의

정신의학에서 병적인 것과 정상인 것의 구분이 애매한 이유는, 병적이라 지칭되는 행위의 기반에 진화를 통해 인류가 획득한 EPM들이 있기 때문이다. EPM의 발현으로 나타나는 행위들은 어떤 조건하에서는 정상으로 간주되고 다른 조건하에서는 비정상으로 간주되는데, 이 조건은 생물학적 상태일 수도 사회문화적 환경일 수도 있다. 발현된 행위를 어떻게 평가하는지에 대한 사회문화적 규범 역시 중요하다. 규범에 비추어 보아야만 특정 행위가 질병인지를 판단할 수 있게 되는 상황에서, 진화론은 행위들의 '질병성(disease-ness)'을 이해하는 데 도움을 준다. 정신질환을 진화론적으로 정의할 것을 주장한 Wakefield의 이론에서 정신질환은 '해로운 것'과 '자연적 기능의 파괴'라는 두 요소를 포함한다. 무엇이 해로운지를 결정하기 위해서는 사회적 규범이 동원되어야 하는 경우가 있으므로 정신질환은 자연적이 아니라 규범적으로 정의된다고 볼 수 있지만, 자연적 기능이란 '진화에서 선택된 대로 기능하는 것'이므로 기능의 파괴에 대해서는 자연적 정의가 가능하다는 주장이다.[9] 물론 진화적 관점을 동원한다 하더라도 규범의 개입 없이 온전히 자연적 입장에서 기능 파괴를 정의할 수는 없다는 반론도 있다.[10] 진화를 통한 선택은 결과적인 것일 뿐이지 어떤 선험적 의도에 의한 것이 아니다. 우리는 진화가 어떤 의도에 의한 것처럼 해석하지만 그것은 규범적 해석일 뿐이다. 또한 진화가 일어난 환경 자체는 자연적인 것뿐만 아니라 사회문화적 환경도 포함하는 것이다(4장 진단의 의미 참조).

DSM-5에 예비적 진단으로 등재된 인터넷 게임장애(internet gaming disorder)[11]를 보자. 중독은 적합도와 관계된 대상을 강력하게 추구하는 EPM들의 발현이라는 진화적 가설을 세울 수 있다. EPM들이 형성되던 EEA 시기에는 인류의 추구 대상이 생존-번식에 직접 관계된 것들밖에 없었고, 인류가 취미생활을 추구할 여유 시간도 없었을 것이다. 그러나 문명의 발달로 생산성이 높아져서 여가를 가질 수 있게 된 뒤에는 필수적이지 않은 대상을 향해서도 이 EPM이 발현되었을 것이다. 이 EPM은 '무엇을'이 아닌 '어떤 역할을 하는[만족을 주는]' 대상을 '어떻게[강력하게]' 추구하는가와 관련된 기전으로, 대상이 인터넷 게임인지 대마초인지 록밴드인지는 EPM 자체가 아닌 문화 의존적이다. 이 강력한 추구가 얼마나 인간의 기능을 떨어뜨리고 고통이 되는지도 문화 의존적이다. 대마초가 합법인 사회와 불법인 사회에서 대마 사용에 의한 사회적 기능장애는 크게 다르다. 이런 관점에서, 인터넷 게임이라는 새로운 병인이 나타나서 숙주를 공격하여 새로운 병이 생겼다고 보는 근접원인에 대한 설명으로는 인터넷 게임장애라는 상태를 제대로 이해할 수 없다. 반면 인간의 마음은 생존에 필수적인 대상을 집중 추구할 수 있도록 진화되었는데, 어떤 필수적이지 않은 자극은 이 기전을 무임승차하여 집중적 추구를 일으키고, 2020년대 우리나라의 청소년 문화에서 이런 대표적인 밈(meme)은 인터넷 게임이라는 것이 인터넷 게임장애의 궁극원인에 대한 진화적 설명이다(23장 의지력과 의도적 행위의 병리 참조). 이때 '이 상태를 질병이라 부를 것인가'라는 논란과 별개로, '이런 상태가 일어난다는 것'은 EPM에 근거해서 이해될 수 있다.

진화적 적응기능으로 설명할 수 없는 병리

질병에 대한 진화론적 이해는 '질병은 정상과 구분되어 새롭게 발생하는(*de novo*) 병태생리과정에 의한다'는 견해에 이의를 제기하지만,[10] 반대로 '모든 질병 현상은 원래 적응적 가치를 가졌다'는 또 다른 극단도 타당하지 않다.[4] 진화가 찾는 것은 이상적인 최적이라기보다는 당면한 문제를 해결하는 데 적절한 개별적 해답들이다.[12] 따라서 한 문제에 대한 진화적 해답은 다른 문제를 해결하는 데도 동원될 수 있거나 환경이 바뀌더라도 그대로 잘 적용될 수 있는 슈퍼 정답이 아닌 경우가 많다. 우리의 척추는 4족 보행 시절에 맞추어 진화되었다. 인간이 2족 보행을 하면서 추간판은 압력을 받게 되고 결국 추간판탈출증(herniated intervertebral disc)이라는 병이 생기는데, 추간판이 수직 압력에 약한 것은 과거 그것이 적합도가 높았기 때문은 아니다. 4족 보행 시는 추간판이 큰 압력을 받지 않기 때문에, 추간판이 압력을 잘 견디도록 진화될 필요가 없었던 것이다. 이런 경우 질병은 과거 적응적이었던 표현형이 변화된 환경 때문에 낮은 적합도를 갖게 된 것이 아니라, 변화된 환경이 그동안 겪지 못했던 새로운 과제를 제기했고, 진화는 여기에 대한 해답을 미리 가지고 있지 않았기 때문에 발생하는 현상이다. 2족 보행 이후 추간판의 내성은 선택 압력이 되었으므로, 향후 인류의 진화가 진행된다면 추간판탈출증이라는 질병은 없어질지도 모른다. 이런 질병을 이해하기 위해서는 '왜 추간판이 터지도록 진화했는가?'가 아닌 '어떤 조건에서 추간판이 터지는가?'라 묻는 것이 더 적절하다. 즉 근접원인을 탐구하는 생의학적 모델이 더 유용한 해답을 줄 수 있다.

문제

우울증(depression)은 진화심리학적 설명이 자주 시도되는 질환이다. 우울증 환자의 활동성 및 대인관계 감소에 대해, 해결할 수 없는 문제에 부딪혔을 때 포기함으로써 에너지를 절약하는 것, 나쁜 결과를 얻을 수 있는 사회적 상황에 노출될 확률을 줄이는 것, 다른 사람의 도움을 유도하는 것 등의 가설적 역할이 제시된다.[13] 이 가설들은 병적 행위가 EPM에 기반함을 주장하는 것이다.

우울증에 대한 또 다른 진화적 가설들은 다른 사람에게 감염 가능성을 떨어뜨리는 것[감염질환 시의 쇠약감과 우울감], 생산성 높은 젊은 개체에게 자원을 양보하는 것[노인 우울증으로 인한 자살] 등을 제시한다. 이 행위들은 개체 자신의 생존이나 번식을 도모하는 것이 아니다. 그런데 왜 진화적 가치를 갖는다고 학자들이 보게 되었을까?

참고문헌

1 Darwin C. On the Origin of Species. London: John Murray; 1859.
2 Lewontin RC. The units of selection. Ann Rev Ecology Systematics. 1970;1:1-18.
3 박창증, 강웅구. 진화정신의학 I-진화심리학의 개념 및 진화적 정신병리학. 신경정신의학. 2018;57:157-72.
4 Brüne M. Textbook of Evolutionary Psychiatry. Oxford: Oxford University Press; 2008.
5 Buss DM. Evolutionary Psychology: The New Science of the Mind. Boston: Pearson Education, Inc.; 2004.
6 Tooby J, Cosmides L, Barrett HC. Resolving the debate on innate ideas: Learnability constraints and the evolved interpenetration of motivational and conceptual functions. In: Carruthers P, Laurence S, Stich S, editors. The Innate Mind: Structure and Content. New York: Oxford University Press; 2005.
7 Keller MC, Miller G. Resolving the paradox of common, harmful, heritable mental disorders: Which evolutionary genetic models work best? Behav Brain Sci. 2006;29(4):385-404.
8 Bersaglieri T, Sabeti PC, Patterson N, Vanderploeg T, Schaffner SF, Drake JA, et al. Genetic signatures of strong recent positive selection at the lactase gene. Am J Hum Genet. 2004;74(6):1111-20.
9 Wakefield JC. The concept of mental disorder. On the boundary between biological facts and social values. Am Psychol. 1992;47(3):373-88.
10 Fulford KWM, Van Staden CW. Chapter 26. Value-based practice: Topsy-turvy take-home messages from ordinary language philosophy (and a few next steps). In: Fulford KWM, Davies M, Gipps R, Graham G, Sadler J, Stanghellini G, et al., editors. The Oxford Handbook of Philosophy and Psychiatry. Oxford: Oxford University Press; 2013.
11 American Psychiatric Association. Diagnostic and Statistical Manual of Mental Disorders. 5th ed (DSM-5). Arlington: American Psychiatric Publishing; 2013.
12 McGuire M, Troisi A. Darwinian Psychiatry. Oxford: Oxford University Press; 1998.
13 박창증, 강웅구. 진화정신의학 II-진화적 관점에서 본 정신기능 및 정신질환. 신경정신의학. 2018;57:173-89.

7

현상학적 정신병리학

현상학

과학에서 마음을 다루기

사람의 마음은 주관적인 것이기 때문에 객관적인 실재[자연종]를 대상으로 하는 자연과학에서 다루기 어렵다. 이 문제에 대해 크게 두 가지 해결책이 가능하다. 하나는 주관적인 마음을 객관적으로 관찰과 측정이 가능한 것으로 환원하는 방법이며, 다른 하나는 주관성(subjectivity)에 대한 과학을 새롭게 설정하는 방법이다.

첫 번째 접근법이 행동주의(behaviorism)다. 이상적으로는 주관성의 객관적 동일체를 찾는 것이 마음의 문제를 자연과학적으로 다루기 위한 해결책이겠지만, 이것이 불가능하므로 행동주의는 심리학에서 주관성을 아예 제외한다. 행동주의는 객관적으로 정의되고, 측정되고, 실험적으로 조작될 수 있는 좁은 의미의 행위만을 다룬다. 심리학은 수치화된 자극-반응 간의 관계를 자연과학의 보편적 방법론을 적용하여 탐구하는 것이 된다. 인지신경과학은 행동주의에 기반한다. 관심의 대상이 되는 것은 도구적으로 정의되고 객관적 방법으로 측정되는 인지기능이다. 도구적으로 잘 정의되면 인지기능은 자연종은 아니더라도 자연종처럼 다루어질 수 있다. 인지적 유연성을 위스콘신 카드분류검사(Wisconsin card sorting test) 점수로 정의하고 이 점수와 기능적 자기공명영상(fMRI)에서 얻은 국소 뇌혈류 변화 데이터에 대해 통계적 방법론을 이용하여, 인지적 유연성은 뇌 특정 부위와 관련된다는 결론에 도달하게 된다. 대상자는 자신의 마음을 동원하여 고민과 판단을 하면서 카드 분류를 했겠지만, 행동주의자에게 가치 있는 데이터는 검사 성적일 뿐이다.

이와 대비되는 접근법은 주관적 마음 자체를 대상으로 삼고, 자연종 연구법과는 다른 새로운 방법론을 수립하는 것이다. 이것이 현상학(phenomenology)이다. 철학으로서의 현상학이 형이상학(metaphysics)과 다른 점은 자체 내에서 정합적인 방법론을 제시하고 있다는 것이다.[1] 현상학은 자신의 주관성에서 출발하지만, 외부 대상, 특히 자신과 같은 주관성을 갖는 다른 사람의 존재와 공존하는 세계를 탐구의 대상으로 삼는다. 그러므로 나의 주관성 이외에는 아무것도 실재를 확인할 수 없다는 유아론(solipsism)과 다르다.

현상학과 정신의학

환자의 마음을 이해하기 위해 정신의학에서 흔히 사용하는 방법은 공감이다. 나의 마음이 있기 때문에 상대방의 마음을 이해할 수 있다. 즉 나의 주관성에 대한 체험을 상대방에 연장하여 적용함으로써 그의 주관성에 대한 이해가 이루어질 수 있다. 이 과정은 추론의 일종으로 볼 수도 있지만, 삼단논법과 같은 명시적 논리의 적용을 받는다기보다는 동작주의(enactivism)[1]적인 다소 직관적 과정이다. 상대방의 주관성을 이해할 수 있다는 것은 두 사람의 주관성 간에 공통점이 있음을 의미하는데, 이를 상호주관성(intersubjectivity)이라 한다. 상호주관성을 통해 나 개인을 넘어선 인간의 마음에 대한 이해를 추구하는 것이 현상학이다.[1]

칸트(Kant, I. 1724-1804)에 이르기까지 현상(phenomenon)이라는 용어는 사물 세계의 드러나는 면으로 불변의 본질과는 구분되는 비본질적 요소라는 의미를 가졌으나, 19세기 말 후설의 현상학은 겉보기 세계로서의 비본질적 현상이 아닌 인간의 마음, 주관성 또는 지향성을 탐구하는 학문이다. 철학자이자 정신병리학자인 야스퍼스는 후설 현상학에 기반한 정신병리학 탐구체계를 수립하였고, 이후 현상학은 정신병리학을 풀어 가는 중요한 키워드가 되었다.

후설의 현상학

후설 현상학의 근간이 되는 개념을 몇 가지 소개하면 다음과 같다.[1]

1) 지향성

후설에게 영향을 준 브렌타노가 처음 사용한 용어다. 의식이 지향성을 갖는다는 것은, 의식이 항상 어떤 대상에 대한 것이라는 뜻이다. 그런 의미에서 'aboutness'라 지칭되기도 한다. 일상언어에서 의도(intention)란 주체가 어떤 행위를 해서 외부대상에 영향을 미치려 하는 태도를 의미하지만, 현상학에서 지향성(intentionality)은 행위 의도뿐만 아니라 느낌,

1 Enactivism은 우리가 환경과 동적인 상호작용을 통해서 대상을 인지하게 된다는 입장인데, 이때 가장 중요한 대상인 환경 자체는 우리에게 주어지는 것이 아니라 상호작용을 통해 우리가 스스로 구성해 내는 것이라 본다.[2] 우리말로 동작주의라 번역되는데, 용어가 갖는 의미를 충분히 반영하지 못하는 듯하다.

사고, 지각 등 현재 의식에 올라와 있는 대상 전체를 향한다(13장 의식 참조).

2) 직관

대상이 현재의 의식에 제시되는 방법 중 가장 직접적인 것이 직관(intuition)이다. 성찰을 통한 추론이 필요 없이 즉각적으로 어떤 내용이 나의 마음에 제시되는 것이다. 직관을 생활세계(lifeworld)를 파악하는 중요한 양식으로 보는 현상학은 자연과학과 접근법이 다르다.

3) 구성

현상학은 분석의 과정에서 환원적 방법[부분들로 나누어 전체를 파악]을 사용하기도 하지만, 근본적으로는 반(反) 환원적이고 전일적(holistic)인 것을 추구한다. 내가 대상을 파악할 때 대상의 다양한 속성들을 서로 관계없는 별개의 부분들로 파악할 수도 있지만, 의식에는 이들이 통합되어 일관성 있는 전체로서의 대상이 제시되는데, 이때 그 대상이 나의 의식 안에서 구성(constitution)되었다고 한다. 자연과학적 접근법은 완전한 환원을 목표로 하지만, 현상학은 통합의 단계까지가 목표다.

4) 수동적 종합

수동적 종합(passive synthesis)은 후설이 중요시한 개념이지만 정확한 의미에 대해서는 논란이 있다. 수동적이라는 의미는 논리적 성찰이 아닌 직관적·무의식적·자기조직적인 과정이라는 의미고, 이를 통해 대상의 양상들이 통합되어 나의 지향성 안에 일관된 대상으로 구성된다. 성찰을 거쳐서 완성되는 자아-대상 사이의 관계 수립에 선행한다.

5) 노에시스와 노에마[2]

간단히 말하자면, 노에시스(noesis, 형용사 noetic)는 의식 주체가 대상에 대해 지향성을 갖게 되는 것이다. Noetic 행위에는 지각, 의지, 믿음, 상상 등의 정신작용이 모두 포함된다. 노에마(noema, 형용사 noematic)란 noetic 행위가 지향하는 대상이 되는, 즉 의식에 제시되는 대상 세계를 의미한다.

6) 상호주관성

주관적 현상을 다루는 현상학이 유아론적 독선이 되지 않고 객관적인 과학이 될 수 있는 것은, 상대방의 주관성과 나의 주관성이 별개가 아닌 공통적 근거를 갖는 일반적인 현상이기 때문이다. 객관성의 근거는 주관성이 상호주관적으로 검증될 수 있다는 것에 기인한다. 이때 나는 자신이 다른 사람의 지향성의 대상이 될 수 있음도 알게 된다. 상호주관성은 공감의 근거라 할 수 있다.

7) 생활세계

내가 살아가는 환경을 말한다. 나라는 주체는 생활세계 속에 매몰되어(embedded, absorbed) 있으므로 생활세계는 내가 겪는 모든 체험의 배경이 된다. 생활세계에 매몰되어 있기 때문에, 주체로서의 나는 대상을 체험하는 순간에 '나'라는 주체감을 별도로 느끼지 못한다[망아(忘我, Selbstverlorenheit)]. 단, 능동적 성찰을 통해 나와 생활세계를 분리해서 보는 것은 가능하다. 생활세계는 개인적이지만 상호주관성을 통해 공적(公

2 후설 현상학의 중요한 개념들인데, 우리말 번역 없이 그대로 노에시스 및 노에마로 사용한다.

的)이 되기도 한다.

8) 구현

구현(具現, embodiment)은 생활세계 속에 매몰된 내가 존재하는 방식을 일컫는다. 나는 세계 속에 있는 존재로서 세계와 분리되어 생각할 수 없다. 구현됨은 내가 생활세계와 상호작용하는 지각과 행위의 조건이 되며, 원초적인 자기중심적 공간을 구성하는 근거가 된다.

9) 판단중지

판단중지(epoché) 또는 괄호치기(bracketing)는 현상학이 의식을 탐구하는 기법이다. 일상적으로 당연하게 받아들여 왔던 온갖 가정과 전제들을 모두 접어 두고[괄호쳐서 격리해 두고] 나의 체험에 대해 순수하게 접근하는 것이다. 이때는 수동적 종합을 넘어서 능동적·성찰적 접근이 필요하다.

10) 초월

구체적이고 체험적인 자아를 뛰어넘어 의식의 핵심적 구조에 접근하게 되며, 이 초월(transcendence)을 통해 세계는 의식 앞에 투명해진다. 초월적 현상학은 한 개인의 마음을 넘어서 순수한 의식의 구조에 대한 연구다.

후설 현상학은 난해하고, 정신의학자가 굳이 이해해야 할 필요가 있는 것은 아니지만, 한마디로 요약하자면 인식하는 주체[노에시스]로서의 의식이 인식 대상이 되는 객체[노에마]로서의 의식에 접근하는 것에 대한 연구다. 후설 현상학의 중심적인 방법인 판단중지는 관찰자가 선입견을 접어 두고 자신과 타인의 의식을 포함한 대상 세계를 파악하려는 시도다. 이런 과정에서 타인이 객체일 뿐만 아니라 주체임을 느끼게 되고

[상호주관성] 정신의학적 용어로 공감에 이르게 되는 것이다.

오늘의 정신의학에서 현상학적이라는 용어는 관찰된 행위를 객관적으로 기술한다는 의미로서만 사용되고 있다. 행위의 배후에 있는 주관적 체험을 공감적 방법으로 찾아내는 작업이라는 의미가 사라진 현상학적이라는 용어는 따라서 원래 의미와 전혀 다른 것이 되어 버렸다. 정신병리학에 현상학적 방법을 제시한 야스퍼스에게, 기술은 현상학적 탐구를 위한 첫 단계일 뿐이었다. 판단중지를 거친 현상학적 관찰과 기술은 다음 단계 탐구를 위한 왜곡되지 않은 자료를 제공한다.

현상학적 정신병리학

환자에 대한 현상학적 접근

환자의 마음에 공감적 접근을 하기 위해 필요한 중요한 전제는 나와 환자의 마음이 동작하는 방식이 비슷하다는 것이다. 즉 환자가 정신병리를 보이더라도 그 기반이 되는 마음에는 나[또는 인간 일반]와 같은 정상성이 남아 있다는 믿음이다. 환자의 병적인 행위들을 '나와 다름'이라는 시각으로 멀리 떨어져서 관찰하는 것이 아니라 환자의 마음속에 일어나는 일을 내 마음으로 이해해 보려 애쓰는 것이다. 이때 현상학적 관점이 필요하다.

주관적 체험을 다루는 정신병리학은 관찰자의 추론과 해석 문제를 동반한다. 추론은 환자가 발언한 내용을 그대로 받아들이는 것에서부터 반응이 없는 긴장증(catatonia) 환자의 눈빛에서 극도의 양가감정을 추정해 내는 것까지 다양하다. 추론은 항상 오류의 가능성이 있다. 그러나 오류의 가능성은 행동주의자가 기계로 환자의 행위를 측정한다고 줄어들지 않는다. 특정 검사수치가 특정 정신기능을 표상한다는 기본적 가정 자체가 인위종을 자연종처럼 다루는 오류를 일으킬 수 있다. 어떤 환자는 심지어 의도적으로 검사 결과를 왜곡하기도 하는데, 이때 좋은 추론은 환자가 굳이 결과를 왜곡하려 한 이유까지도 파악할 수 있어야 한다. 이 경우 현상학적 접근이 더 유용하다.

원인에 대한 설명과 이유에 대한 이해

현상학적 정신병리학은 주관성에 대한 접근을 시도한다. 주관적 체험은 자연종이 아니므로 과학의 주제가 될 수 없을 듯하지만, 정신병리학은 원래부터 주관성에 대한 학문이었다. 정신의학자가 관찰하는 것은 환자의 행위지만, 그가 추구하는 것은 행위의 기술을 넘어서 현상학적 탐구를 통해 '환자가 무엇을 체험했기에 이런 행위를 했을까'라는 질문에 대한 대답, 행위의 이유를 이해하는 것이다. 한 사람이 왜 그 행위를 했는지를 탐구하기 위해서는 행위와 기전적으로 연결된 뇌 활성을 찾는 방법[인과론적 설명]이나 행위와 연관성이 강하면서 측정이 쉬운 지표를 찾는 방법[동일성 또는 동형성 탐색]도 있지만, 상식적으로 가장 적절한 방법은 행위자에게 왜 그랬는지 이유를 물어보는 것이다. 상대방이 자신을 모욕한다고 느꼈기 때문[이유(reason)]에 공격했다는 설명은 편도체 특정 부위의 혈류가 증가했기 때문[원인(cause)]에 공격했다는 설명보다 훨씬 더 합리적(reason-able)이다.

주관적 이유는 신경생물학적 원인과 다르다. 개인의 주관적 체험과 뇌 활성은 설명적 수준이 다르다. 특정 유형의 정신현상과 특정 유형의 뇌 활성 사이에 유형동일성을 수립할 수 없는 것은 두 가지가 상호 번역이 불가능한 코드로 작성되었기 때문이다. 그래서 인간의 행위와 체험은 인과적인 설명(explanation)이 어렵다. 설명은 자연종인 원인과 결과 사이의 물리적 과정을 이어 주는 논의로, 대상들 사이에 일반법칙을 적용하는 것이다. 반면 현상학의 과제인 이해(understanding)는 행위를 하는 이유에 대한 것으로, 다른 사람의 주관적 체험을 파악하는 것이다. 후설에 의하면 내 마음속의 대상은 '체험된 특성'으로서 나에게 다가오는 것[동기적 인과율(motivational causality)]이지 '물질 자체'로서 내게 제시되는 것[자연적 인과율(natural causality)]이 아니다.[1] 동기적 인과율을 이해하는 것은 그 사람이 사물을 보는 관점을 알고 그가 겪은 것들이 어떻게 다음 단계의 행위나 지각으로 이어지는지를 파악하는 것이다. 이 모든 일은 물리적 세계가 아닌 그를 감싸고 있는 생활세계에서 일어난다. 동기적 인과율은 행위의 신경생물학적 원인을 설명하는 것은 아니더라도, 자체의 귀결을 가지고 있어서 이해할 수 있으며 예측 가능한 행동과 체험 모드로 진행된다.

물론 신경생물학적 인과론을 추구하는 것도 고유의 역할을 가질 수 있다. 그러나 행위에 대한 만족스러운 신경생물학적 설명[자연적 인과율]은 주관성에 대한 이해[동기적 인과율]와 모순되어서는 안 된다. 현상학적으로 타당하지 않으면 그 생물학적 이론은 설명력을 가질 수 없다는 것이다. 따라서 현상학은 신경생물학적 설명을 제한하는 조건이 된다.[3] 더 나아가면 현상학은 신경생물학이 설명해야 할 중요한 요소를 제공한다.[4]

실용적 삼단논법

그런데 이유를 행위의 원인으로 볼 수 있을까? 실용적 삼단논법은 이유가 원인의 일종이라고 보는 논리다. 삼단논법(syllogism)은 전반적 진리에 대한 대전제, 특정 사실에 대한 소전제, 그리고 이 두 가지 전제에서부터 이끌어지는 결론의 세 가지 명제로 구성된다. 삼단논법은 명제 간의 관계에 대한 일반법칙이다. 반면 아리스토텔레스(384-322 BC)의 『윤리학(Nicomachean Ethics)』에서 기원한 실용적 삼단논법(practical syllogism)은 삼단논법 형태의 대전제, 소전제를 갖지만, 결론은 전제들에서 논리적으로 유도되는 제3의 명제가 아닌 어떤 행위다. 이 논법은 새로운 명제를 도출하는 것이 아니라 소전제를 결론적 행위의 실질적인 원인으로 자리매김하는 것이다. 실용적 삼단논법은 아래와 같이 구성된다.[5]

1) 대전제: 물을 마시면 갈증이 해소된다[일반적 진리].
2) 소전제: 나는 갈증을 느낀다[특정 사실].
3) 결론: 나는 물을 마신다[설명될 행위].

많은 철학자와 인지과학자는 이것이 행위의 심리적 '원인'을 설명하는 유일한 방법이라 본다. Nordenfelt는 이를 확장하여 '의도의 실용적 삼단논법(practical syllogism of intention)'을 제시한다.[6] 여기서 의도(intention)는 행위의 '이유'로, 삼단논법상의 '원인'이라 간주될 수 있는 것이다.

1) A는 P를 원한다[의도]: 나(A)는 이태리 음식(P)을 먹고 싶다.
2) A는 자신이 C라는 조건하에 있다고 믿는다[사실에 대한 믿음]: 나(A)는 길모퉁이에 이태리 식당이 있음(C)을 알고 있다.
3) A는 자신이 F를 해야만 P를 얻을 수 있다고 믿는다[사실에 대한 믿음]: 나(A)는 그 식당에 가야(F) 이태리 음식(P)을 먹을 수 있다고 믿는다.
4) A는 조건 C하에 자신이 F를 할 수 있다고 믿는다[조건적 믿음]: 나(A)는 그 식당으로(C) 갈(F) 수 있다고 믿는다.

2)-4)의 조건들이 만족되면 A가 F를 한, 내가 이태리 식당에 식사하러 간 원인 또는 이유가 1)로서 설명된다. 이런 조건하에서 정신의학자는 환자와의 면담을 통해 얻게 된 환자의 설명이, 행위의 신경생물학과는 관계없더라도 행위에 대한 원인적 설명이라고 받아들일 수 있다.

설명적 수준

현상학은 이유에 대한 이해로 사명을 다 하고 있지만, 그래도 자연과학은 인과적 설명을 좋아한다. 인과적 설명은 생물학적 시스템에 잘 적용되지만, 심리사회적 상태로 정의되는 정신질환은 생물학적 요인에 의한 인과적 설명을 하기 어렵다. 설명적 수준이 다르기 때문이다(2장 뇌와 마음 참조).

슈나이더가 언급한 "체험에 대한 반응"으로서의 정신질환[7]은, 심리적 요인이 병의 원인이라는 관점을 담고 있다. 체험은 생물학적인 구성체가 아니라 심리사회적인 구성체로, 증상과 동일한 설명적 수준에 있다. DSM에서 체험이라는 심리적 원인 요소에 의해 질병이 정의되는 경우는 거의 없지만 한 가지 예외가 외상후스트레스장애(PTSD)로서, 병명에서부터 심리적 병인이 시사되고 있다. 이 경우에는 병인과 증상이 모두 심리적이라는 같은 수준에 있다. 설명하는 것(explanans) 즉 원인과, 설명되는 것(explanandum) 즉 결과의 차원이 같기 때문에 직관적으로 이해가 되는 강한 설명력을 가질 수 있다. 설명을 위해 생물학적 수준으로 환원할 필요도 없다.

하지만 심리사회적 요소도 모두 한 수준에 있는 것은 아니다. 예컨대 가난이 우울증의 원인이 된다는 연구결과[8]를 이해하려 할 때, 가난이라는 사회적 요소와 우울증이라는 주관적 요소는 생물학적 요소가 아니라는 사실만으로 같은 수준이라 볼 수는 없다. 더구나 다양한 수준의 사건들은 상호작용한다. 생물학적 취약성이 있는 사람에서 가난이 우울증에 미치는 영향이 더 크다면, 가난과 취약성이라는 수준이 다른 요소들 간의 상호작용이 있는 것인데, 이를 명쾌하게 설명하려면 다양한 사건들을 한 수준으로 환원하는 쉽지 않은 작업이 필요할 수도 있다.

정신병리학의 궁극적 목표

정신병리학의 궁극적인 목표는 인간 행위를 이해하는 것이다. 이때 궁극적인 이해를 인과론적 설명이라 본다면 '이성으로 돌파 가능한(penetrable by reason)' 것만으로 정신병리학을 구성할 수 있어야 한다. 그런데 정신의학이 물리학과 다른 점은 다양한 설명적 수준의 대상을 동시에 다룬다는 점이다. 정신의학에서 설명은 사회문화적 조건[사회학], 개인의 체험[현상학], 뇌의 특정 회로의 활동[신경과학], 뉴런의 발화[세포생물학], 세포 내 분자 간의 상호작용[분자생물학] 등 다양한 수준에서 이루어질 수 있다. 궁극적 이해를 하려면 다양한 수준 간에 간극을 뛰어넘는 인과적 설명이 가능해야 한다. 항불안제를 투여하면 분자적 작용의 결과로 특정 뉴런 활성의 변화가 생기고 그 결과로 뇌 회로의 활성이 변하며 그 결과로 개인이 불안의 감소라는 심리적 체험을 하게 된다는 설명이 가능해야 한다. 그러나 수준 간의 설명은 충분하지 못한 경우가 많다. 설명력을 높이기 위해 한 수준의 사건을 다른 수준의 사건으로 환원하는 것도 쉽지 않다. $GABA_A$ 수용체 활성이 증가된다는 신경생리적 소견과 불안이 감소된다는 주관적 체험 간의 인과관계가 어느 정도까지 이성으로 돌파 가능할지는 불분명하다.

그러나 현상학적 정신병리학이 추구하는 이해는 이런 의미의 궁극적인 것은 아니다. 주관적 체험을 분자적 변화 수준으로 환원하거나 분자 수준의 인과론을 찾는 것도 아니다. 현상학적 정신병리학이 추구하는 것은 정신의학자가 환자의 마음에서 일어나는 일을 자신의 마음에서 일어나는 일인 것처럼 이해하는 것이다. 이때 설명적 수준의 차이 때문에 생기는 장벽은 없다.

참고문헌

1 백명재, 강웅구. 현상학적 정신병리학. 신경정신의학. 2011;50:97-115.

2 Thompson E. Chapter 1. The enactive approach. In: Mind in Life: Biology, Phenomenology, and the Sciences of Mind. Cambridge: Harvard University Press; 2010.

3 Gallagher S. Mutual enlightenment: Recent phenomenology in cognitive science. J Conscious Stud. 1997;4:195-214.

4 Mishara AL. Missing links in phenomenological clinical neuroscience: Why we still are not there yet. Curr Opin Psychiatry. 2007;20(6):559-69.

5 Aristotle. The Ethics of Aristotle. Project Gutenberg; 2005.

6 Nordenfelt L. Rationality and Compulsion. Oxford: Oxford University Press; 2007.

7 Schneider K. Klinische Psychopathologie. 14th ed. Stuttgart: Georg Thieme Verlag; 1992.

8 Mendenhall E, Kohrt BA, Norris SA, Ndetei D, Prabhakaran D. Non-communicable disease syndemics: poverty, depression, and diabetes among low-income populations. Lancet. 2017;389(10072):951-63.

2부

측정과 진단

2부에서는 환자를 면담하여 정보를 얻고, 그에 근거해서 정신병리를 추론하고, 그에 근거해서 진단을 내리는 과정 및 방법론과 관계된 문제를 다룬다. 앞에서 정신기능이나 정신병리적 현상들이 자연종으로서의 지위가 불안정할 수 있음을 알게 되었다. 그럼에도 불구하고 정신의학의 개념들은 임상적으로 여전히 유용하지만, 정신의학이 다루는 대상들의 특성을 잘 이해하지 못하고 신체의학적 대상과 동일하게 취급하는 것은 좋은 방법이 아니다. 초보 내과의사가 이학적 검사를 하면서 외운 순서대로 심잡음을 듣고 호흡음을 듣는 것과 초보 정신과의사가 정신상태 검사를 하면서 환자의 태도 이상을 관찰하고 기분상태를 평가하는 것은 겉보기에는 비슷해 보이지만, 정보의 기본적 특성과 정보를 얻고 해석하는 방법에 차이가 있다. 심잡음과 호흡음은 기계로 녹음할 수도 있는 실재지만 태도와 기분상태의 이상은 실재라기보다는 정신의학 내의 관행으로 합의된 것일 수도 있다.

2부의 첫 번째 주제는 정신기능을 분류하는 문제다. 정신병리학은 정신기능들의 변이에 대한 탐구인데, 그러기 위해서는 정상 정신기능들이 정립되어 있어야 한다. 과거의 광증을 현대 정신의학에서 정신병적 장애, 기분장애, 불안장애 등으로 구분하는 것은, 증상의 기반이 되는 정상 정신기능에 따른 분류라 할 수 있다. 그러나 실제로는 내가 한 어떤 행위를 분석하여서 '인지가 80% 기여하고 정동이 15% 기여하였다'는 식의 결과를 내놓을 수는 없다. 인지와 정동의 구분이 자연적이라는 근거 자체가 충분치 않은 것이다. 그러나 학문으로서의 정신병리학이 성립하기 위해서는 정신기능들을 심잡음이나 호흡음처럼 객관적 실재로 가정하고 체계적으로 분류하려는 시도가 필요하다. 물론 이 주제는 '사람의 마음이 어떻게 구성되어 있는가'라는, 고대 철학부터 현대 정신병리학까지 이어지는 기본적 질문이기도 하다.

두 번째 주제는 어떤 방법으로 정신병리 또는 정신기능을 관찰하고 측정할 것인지의 문제다. 타인의 주관적 체험을 직접 측정할 수 없다는 것은 명백하지만, 그래도 통속심리학과 정신의학은 다른 사람의 마음을 기술하는 용어집을 가지고 있고 이에 따라 다른 사람의 마음을 탐색하고 기술한다. 이것이 어떻게 이루어지는지의 문제를 다룬다. 측정은 대상의 성질이 무엇인가에 영향을 받을 수밖에 없어서, 자연종을 측정하는 것과 전문가의 합의에 의해 정의된 문제를 측정하는 것은 다르다.

세 번째 주제는 정신병리와 질병행동(illness behavior)을 구분하는 문제다. 정신의학자가 적절한 방법을 사용하여 환자를 진찰하고 이러이러한 이상이 있음을 알았더라도, 그 이상이 항상 질병과정 자체에 기인하는 것이라 단정할 수는 없다. 질병행동은 정신질환의 표현형인 정신병리와는 다른, 정신질환에 대한 심리적·행동적 반응이다. 그러나 정신증상과 질병행동이 구분되지 않을 수도 있고, 질병행동이 정신병리의 영향을 받기도 하며, 역으로 질병행동이 이차적으로 정신병리를 일으킬 수도 있는 등, 다양한 방식으로 질병행동은 정신병리와 연결된다. 그렇지만 정신병리와 문제성 질병행동은 해결하기 위한 방법이 다르므로 두 가지를 구분하는 것은 중요하다.

환자의 정신병리를 파악하였으면 다음 단계로 파악된 것에 근거하여 진단을 내려야 한다. 이와 관계되어, 정신과적 진단체계 및 진단적 추론 과정이 논의된다. 현재의 정신의학이 금과옥조로 생각하는 도구적 진단체계는 일견 합리적·과학적으로 보이지만 나름대로의 심각한 문제를 가지고 있다. 진단체계를 받쳐 주는 기본적 전제들이 옳은지에 대한 검증조차 확실히 이루어지지 못한 상태다. 반대로 정신의학자의 직관이라고 비과학적인 것은 아니다. 잘 살펴보면 직관 뒤에는 큰 데이터베이스에 근거한 과학성이 숨어 있기 때문이다.

마지막 주제는 정신병리의 생체지표 및 행동적 지표다. 생물정신의학이 발전하면서 생체지표로 정신병리를 측정하거나 진단 성립 여부를 평가하려는 시도가 이루어지고 있는데, 만족스러운 성과를 거두지 못하고 있다. 정신의학에서 생체지표의 적용이 제한적일 수밖에 없는 이유에 대해 논의하고, 정신과적 면담 및 정신의학자의 관찰 결과를 정신병리에 대한 지표라는 새로운 관점에서 제시한다.

8

정신병리학의 대상 및 측정

정신병리학 탐구의 대상

행위와 체험

정신병리학적 탐구의 대상은 크게 두 가지다. 하나는 관찰되는 행위이며 다른 것은 주관적 체험이다. 행위와 체험은 형식 및 내용에 의해, 또는 일어나는 상황이나, 빈도, 강도, 경향성 등에 의해 병적인지 여부가 평가된다. 행위는 의도적(intentional)인 것과 비의도적(non-intentional)인 것 및 불수의적(involuntary)인 것이 있다. 정신의학은 주로 의도적 행위에 관심을 갖는데, 의도적 행위는 무엇을 의도한다는 지향성 체험을 동반하므로 행위와 주관적 체험은 배타적인 것이 아니다. 비의도적 행위 또는 지향성이 떨어지는 행위들도 직접적이지는 않지만 역시 환자의 체험상태를 반영할 수 있다(24장 지향성이 감소한 행위 참조). 예컨대, 제스처나 표정 등은 행위에 대한 주관적 의도 없이 나타나지만 그 사람의 정동 등 체험상태를 반영한다(22장 의사소통행위 참조). 반면 불수의적 행위는 신경학적 조건에 의한 것으로, 체험상태를 반영하지 않는다.

사람의 주관적 체험을 파악하려 할 때 언어적이든 비언어적이든 행위의 관찰에 근거하는 것이 유일한 방법이기 때문에, 정신의학자가 탐구하는 대상은 환자의 행위일 수밖에 없다. 그러나 정신병리학의 궁극적 목표는 이를 통해 환자의 마음, 주관적 체험을 이해하는 것이다. 행위와 체험은 밀접한 관계가 있다. 두 접근법의 차이는 이해를 시도하려는 수준에 있다. 환자가 혼잣말이라는 행위를 할 때, 행위 관찰을 중시하는 정신병리학은 그것을 그대로 기술하거나 환청이나 강박적 반추 등 이미 잘 알려져 있는 정신병리 현상들과 관계 짓는다. 그 결과 특정 형식의 정신병리를 추론할 수 있다면 환자는 이해된 것이다. 반면 체험에 중점을 두는 접근은, '환자가 무엇을 체험하기에 혼잣말을 하는 것일까' 하는 체험의 내용에 대해 추론하려 한다. 이때 정신병리학 용어집은 중요한 근거가 되지 않을 수도 있다. 기존의 정신병리학 체계는 접어 두어야 할[판단중지] 선입견(7장 현상학적 정신병리학 참조)일 수 있으므로, 이를 근거로 삼기보다는 더 직접적으로 환자의 체험에 접근하려는 것이다. 이를 통해서 특정 정신병리가 관찰된다는 것을 넘어, 환자가 처한 실존적인 상황과 환자가 무엇을 지향하는가를 이해하고자 한다. 이것이 현상학적 방법이다. 더 나아가 정신분석 등의 정신역동적 평가(psychodynamic evaluation)를 통해서 행위의 숨은 의미를 추론하는 경우도 있는데, 이것은 현상학적 이해보다 한 단계 더 투기적(speculative)이다. 행위의 지향성이 행위자 스스로가 체험하는 영역 바깥인 무의식에 있다고 보는 것이다.

주관적 체험

감각 및 지각, 연상적 사고, 상상, 욕구, 행위하려는 의도, 자아의 존재감, 대상에 대해 느끼는 감정, 그 기저에 있는 정동상태 등 정신병리학의 대상인 다양한 정신기능이 주관적 체험을 동반한다. 체험은 의식의 현재 상태인 감각질(qualia)로서, 그 자체에 대해 타인과의 교류가 불가능한 사적인 것이다. 체험은 언어적·비언어적 의사소통행위를 통해 다른 사람에게 간접적으로만 전달 가능하다. 외부 대상에 의해 유발되는 지각의 경우도, 같은 대상을 지각한 개인 사이에 지각 대상에 대한 정보가 교류될 수는 있지만 대상에 의해 유발된 감각질 자체는 교류될 수 있는 것이 아니다.

행동주의적·도구적 정신병리학은 전달하기 어렵고 정량화하기도 어려운 주관적 체험을 대상에서 배제하려 한다. DSM 조현병 진단기준에는 주관적 체험인 환청이 언급되지만, 실제로는 환청을 체험하는 사람들에게서 흔히 관찰되는 행위[환청이 들린다는 보고]라고 보는 것이 정확하다. 환청이 들리느냐는 질문에 환자가 그렇다고 대답한다면, 기록지에는 환청이 있는 것으로 체크되겠지만, 실제로 환자가 어떤 체험을 했기에 그렇다고 대답한 것인지는 분명치 않을 수 있다. 도구적 체계는 비체계적으로 정의된 정신병리 개념이 가져온 혼란에 대한 해결책으로 제시되었지만, 변별을 명확하게 하기 위해 주관성에 대한 정신병리학을 포기한 측면이 있다.

주관적 체험을 공유하고 객관화하기

주관적 체험을 다른 사람에게 직접 전달할 방법은 없다. 이 한계를 도저히 극복할 수 없다는 주장이 유아론이다. 내가 아는 것은 나의 체험뿐이며 다른 사람이 어떻게 체험하는지는 내가 알 수 없다. 심지어 다른 사람도 나름대로의 체험을 하고 있는지조차 나는 알 수 없다. 나는 상대방이 인간인지 좀비인지 구분할 수 없다는 것이다. 그런데 우리의 문화와 언어에는 주관적 체험을 묘사하는 용어가 많이 있고 개인들은 그 용어들을 나름대로 이해하고 있으며, 이런 용어를 사용해서 각자의 체험에 대해 의사소통하면서 한 사회 내에서 조화를 이루고 살고 있다. 그것이 어떻게 가능할까?

다른 사람의 마음을 어떻게 알 수 있는지에 대해 몇 가지 설명이 있다. 하나는 이론 이론(theory theory)인데, 우리의 마음은 다른 사람의 마음상태들에 대한 이론을 미리 가지고 있다는 이론이다. 내가 다른 사람의 행위를 지각해서 얻은 표상을 이 이론들에 대입함으로써 그의 마음상태를 추론하게 된다는 것이다. 또 하나는 모의 이론(simulation theory)으로, 내가 지각한 표상을 나의 마음에서 시뮬레이션해 봄으로써 그의 마음상태를 알게 된다는 것이다.[1] 두 이론은 배타적인 것은 아니며, 다른 사람의 행위를 관찰한 것에서부터 시작해 인지적인 추론을 거쳐 이해에 도달하게 된다는 관점을 공통적으로 가지고 있다. 반면 동작주의(enactivism) 이론은, 저수준[예: 다른 사람의 표정에서 정동을 읽음] 또는 고수준[예: 다른 사람의 태도에서 그의 의도를 알아냄]에서, 인지적 추론보다 더 직접적 직관으로 다른 사람의 마음을 알 수 있는 선천적인 능력을 우리가 진화의 과정에서 얻었다고 주장한다.[2, 3] 그러나 인지적 판단 또는 선험적 직관 둘 중 하나만으로 모든 것을 설명할 수는 없다.

예를 들어 보자. 통증은 누구나 다 느끼는 일반적인 체험이며 뇌의 기본적인 구조에 의한다. 통증에 동반되는 부정적 정동 역시 선험적인 것으로, 진화를 통해 우리 마음에 형성된 회로의 작동에 의한다. 아플 때 비명지르거나 우는 것, 즉 통증이라는 주관적 체험이 관찰 가능한 행위와 강력하게 연결된 것도 사회적 학습의 결과가 아니라 진화를 통해 우리 유전자에 기록된 속성이다. 이렇게 가장 기본적인 체험에서, 주관성과 표출되는 행위는 인지적 개입 없이 하드웨어적으로 매우 강력하게 연결되어 있다. 그렇기 때문에 어떤 사람이 비명을 지른다는 행위에서 나는 그의 통증이라는 체험을 특별한 추론 없이 직관적으로 이해할 수 있다. 언어나 인지 단계 이전의 선험적 공감이다. 그리고 이런 배경 아래서 언어를 통한 체험의 교류도 가능해진다. 걸음마 하던 아기가 책상 모서리에 부딪힌 뒤 울기 시작했다면 엄마는 아기의 아픔을 직관적으로 알기 때문에 "아프니?"라 물어보고, 아기는 이를 통해 자신의 이 불쾌한 상태를 '아프다'고 지칭한다는 것을 배우게 된다. 관찰된 행위에 근거한 의사소통이지만 실제 교류된 것은 주관적 체험이며, 언어는 체험을 객관화하고 공유 가능하게 만드는 역할을 한 것이다. 이후 아기는 울지 않으면서도 엄마뿐만 아니라 다른 사람에게도 아프다고 말할 수 있게 된다. 이 단계에서는 직관이 아닌 언어적 교류와 인지적 추론을 통한 다른 사람의 마음 이해도 가능해진다(그림 8-1).

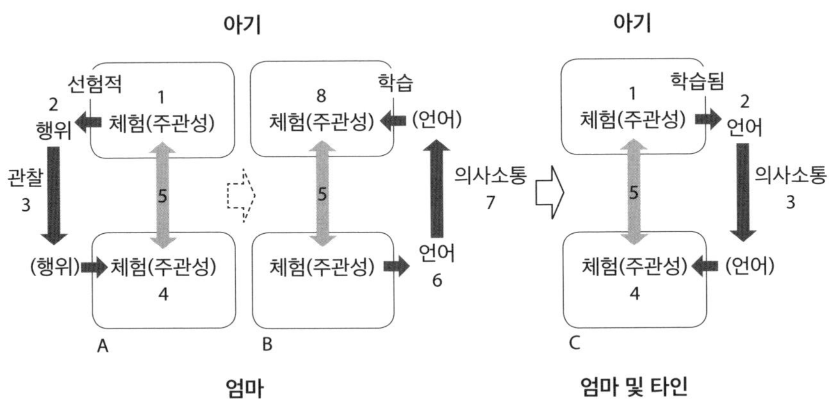

그림 8-1. 주관적 체험의 언어적 교류

A: 아기는 체험에 대해 본능적으로 반응한다. 엄마는 그 행위를 관찰하고 본능적으로 주관적 체험을 이해한다.

B: 엄마는 그 체험에 대한 언어적 표현을 아기에게 한다. 아기는 자신의 체험과 언어표현의 연관을 학습한다.

C: 언어를 배운 아기는 체험을 본능적 반응이 아닌 상징적 언어로 표현할 수 있고, 그 표현은 엄마뿐만 아니라 언어를 공유한 다른 사람에게도 전달되어 체험의 공유가 가능해진다.

두 사람이 동시에 한 대상을 체험하는 경우에는 언어를 통한 교류 및 객관화의 양상이 조금 다를 수 있다. 뻐꾸기 소리를 들었을 때의 감각질은 개인마다 다르더라도, 두 사람이 '뻐꾸기 소리를 들었다'는 명제를 서로 확인할 수 있으므로 뻐꾸기 소리를 객관화하는 것이 가능하다.[1] 물론 감각질의 개인 차이 때문에 뻐꾸기 소리를 들었다는 데 동의하는 두 사람 중 어떤 사람은 아름답다, 어떤 사람은 추하다고 느껴서 체험에 대한 정동적 주장은 다를 수도 있다.[4]

그런데 체험 중에는 일상생활 속에서 겪기 힘든, 대개의 사람들은 겪지 못하는 것들이 있다. 이인증(depersonalization) 및 탈현실감(derealization) 등이 대표적이다. 이런 체험 역시 진화적 근거가 있겠지만, 아플 때의 비명처럼 하드웨어 기반의 행위로 표출되는 것이 아니어서 다른 사람과 직관적 교류가 되지 않는다. 정신의학자들은 그런 체험을 보고하는 사람들을 많이 만났고 그들의 체험을 정리하여 만들어진 정신병리학 교과서를 학습하였기에, 환자가 어떤 체험을 하는지 인지적 추론이 가능하지만 직접적·직관적인 이해는 아니다. 정신의학자 자신은 그런 체험을 실제로 해 본 적이 없기 때문이다. 또 한편으로, 이인증을 체험한 환자들도 자신의 체험을 설명할 때 어려움을 겪는다. 그 체험에 해당하는 용어나 개념이 일상언어에 없어서 설명 모델을 만들 수 없기 때문이다. 따라서 듣는 사람이 공감할 수 있도록 설명하기가 매우 어렵다. 이때 정신의학자가 환자의 상태를 추론하고, 자신의 지식을 통해 학습한 설명들을 환자에게 해 주면, 환자는 '바로 그것이다'라고 공감한다. 스스

1 뻐꾸기 소리는 내가 느끼는 아픔과 달리 공적(public) 자극이지만, 이때도 객관화는 실재에 대한 비개인적(impersonal) 증명이라기보다는 상호주관성에 근거한 합의라 볼 수 있다.

로는 설명을 못하더라도 간접 서술에 동의한다는 사실에서, 환자가 바로 그 체험을 하고 있다는 것을 정신의학자는 추측할 수 있다. 정신의학자들이 정신병리에 대해 공부해야 하는 이유 중 하나는 이렇게 미묘한 환자의 체험을 잘 이끌어 내기 위해서다.

정신병리의 형식, 내용과 맥락

형식화

경험과학은 개개의 사례들을 종 분류하는 데서 시작한다. 귀납을 통해 개체 특이적 차이를 넘어서는 공통점을 찾음으로써 대상은 과학이 다룰 수 있는 일반적인 현상인 종(species, kind)으로 환원된다.[2] 정신의학에서도 개인의 체험들은 형식화(formalization)를 통해 특정한 형식 또는 유형으로 환원되어 정신병리학적 명칭을 얻게 된다. 야스퍼스는 지각, 사고 등 특정 체험 양식인 정신병리의 형식과 구체적 내용을 구분하였다.[5]

선대의 정신의학자들이 환자의 병적 체험을 형식화하여 종 분류한 결과들이 정신의학 교과서에 정신병리로 정의된 것들이다. 망상(delusion)은 내용에 관계없이 망상이라 부르는데, 이렇게 환원함으로써 그 현상을 더 잘 이해하고 치료적으로 응용할 수 있게 된다. 메스암페타민(methamphetamine) 과다 사용 이후에 어떤 사람은 경찰이 자신을 잡으러 온다고 생각하게 되고 어떤 사람은 우주인이 자신에게 전파를 쏜다고 믿게 되는데, 이것은 내용이 다름에도 불구하고 망상이라는 한 가지

2　물론 이렇게 얻어진 종은 자연종이 아닐 수 있다.

형식으로 환원되고, 망상에 대한 정신의학적 이해에 근거해서 진단 및 치료적 조치가 내려진다. 조현병 환자가 윗집 사람이 도청하고 있다고 믿는 경우도 마찬가지로 망상이라 형식화된다. 증례들을 귀납하여 망상이라는 정신병리의 형식이 제안되는 것은 생물분류학에서 개체들의 공통적 특성에 의거해 종을 동정하고 정의하는 것과 비슷하다. 이렇게 되면 그 현상은 과학의 대상이 되어 과학적 탐구 방법론을 적용할 수 있게 된다. 탐구가 성공적이면, 대상은 자연종으로서의 지위에 가까워진다.

개별 환자의 주장이나 행위에서 정신병리의 형식을 추출해 내는 것은 임상 정신병리학의 일차적 작업이다. 경찰이 나를 잡으러 올 것이라는 내용의 생각은 형식적으로는 망상일 수도 있고 강박사고(obsessive thought)일 수도 있는데, 형식화를 위해 중요한 것은 경찰에 대한 두려움이라는 내용의 공통점보다는, 표현되고 행동화되는 양상의 차이다. 형식주의 입장에서 볼 때, 정신병리의 내용은 겪었던 사건과 우연적으로 관계될 뿐이며, 질병과정을 반영하는 것은 정신병리의 형식 또는 유형이다.

형식화의 함정

형식화는 정신병리학을 위해 꼭 필요하지만, 조심스럽게 하지 않으면 한 가지로 묶일 수 없는 상태를 하나로 묶거나 그 반대가 되어 오히려 혼란을 초래할 수도 있다. 충동성(impulsivity)이라는 정신병리를 보자. 충동성은 '결과에 대한 숙고 없이 빨리 결정내리는 경향'으로 정의되는 행동특성 또는 정신병리의 한 형식이다(23장 의지력과 의도적 행위의 병리 참조). 그러나 이런 정의 아래 같은 충동적 행위로 분류된 비슷해 보이는 상태들은 실제로는 전혀 다른 것일 수도 있다. 다음의 예들을 보자.

1) 한 사람이 시장을 돌아다니다가 어떤 좌판에서 문득 눈에 띈 천

원짜리 빨간 양말을 갖고 싶은 '충동'을 느껴서 몰래 훔친다. 병적 도벽(kleptomania) 환자의 충동성이다.

2) 얼룩말을 좋아하는 자폐증(autism) 청년은 엄마와 함께 지하철을 기다리다가 얼룩말 무늬 치마를 입은 여성의 엉덩이를 '충동적'으로 만진다.

3) 자신만만한 조증삽화(manic episode) 상태의 사업가가 냉철하게 따져 보면 도저히 이익을 남길 수 없는 계약을 자세히 살펴보지도 않고 '충동적'으로 서명한다.

세 증례는 모두 형식적으로 충동성을 정의하는 조건을 만족하는 것처럼 보이므로 내용은 다르더라도 같은 충동성이라 표현된다. 그러나 이들의 주관적 체험을 살펴본다면, 각자의 체험양식이 같은 것이라 할 수 없다.

1) 병적 도벽 환자의 마음은 대상에 강력하게 사로잡힌다. 교감신경이 항진되면서 흥분이 고조된다. 이미 '꽂힌' 마음을 다른 데로 돌릴 수 없다는 것을 스스로 안다. 오직 실행하는 것만이 유일한 해결책이다. 실제 행위는 충동적이 아니라 발각되지 않도록 주의하는 면밀함 아래 시도된다. 작전을 시작하여 드디어 물건을 손에 넣으면 순간적인 쾌감이 오지만, 긴장이 풀리며 안심이 되는 것도 잠시, 곧 후회가 밀려온다.

2) 자폐증 환자의 주관적 체험을 추적하는 것이 쉬운 일은 아니지만, 그는 마음의 갈등과 고조된 긴장감을 느끼지는 않았을 것이다. 좋아하는 대상이 눈앞에 있으면 거기에 접근하는 것은 너무 당연한 일로, 강력하게 억제받는 상황이 아니면 그는 항상 그런

상황에서 그렇게 행동해 왔다.

3) 조증 환자는 그 사업이 충분히 승산이 있고 자신이 그것을 할 능력이 충분히 있다고 생각할 것이다. 성공할 미래를 생각하고 미리 행복해 할 것이다. 그래서 머뭇거림 없이 계약서에 서명한다. 물론 계약을 추진하려는 와중에 더 매력적인 사업이 떠올랐다면 그의 충동성은 그 새로운 대상으로 향하고 이전의 계약은 의미가 없을 것이다.

이렇듯이 서로 다른 체험들의 차이점은 충동성이라는 한 유형으로 형식화하면서 사라진다. 형식화할 때 중요했던 것은 바람직하지 않은 행위를 참지 않고 해 버린다는 겉보기의 공통성이다. 이런 상태들을 치료하기 위해 정신의학자는 도파민 D_2 수용체 차단제인 항정신병약물(antipsychotics)을 시도할 터인데, 이 약물은 행동화라는 최종 단계를 억제한다. 심리 작용에 의한 운동 활성[정신운동성(psychomotor) 활성]은 도파민계의 영향을 받기 때문이다.[6] 겉보기가 비슷하고[표면타당도(face validity)], 치료반응이 같으므로[예측타당도(predictive validity)] 이들은 같은 것으로 간주될 수 있지만, 내적 체험에서는[구성타당도(construct validity)] 서로 다르다. 정신병리의 형식화가 세밀하지 못해서 서로 다른 것을 구별하지 못하게 된 경우다. 세 조건에 대해 행동치료를 한다면, 접근법이 같을 수 없을 것이다.

내용의 중요성

우리가 치료하는 개별 환자들에서는 정신병리의 형식만큼 내용이 중요하기도 하다. 정신의학에서 맞춤치료는 정신병리 형식의 세분보다는 환자의 체험 내용을 파악하는 데서 시작한다. 환자의 이야기(narrative)에는 환자가 체험하는 특유의 내용이 담겨 있다. 환자의 고통이나 갈등은 어떤 형식의 정신병리를 갖는가보다는 거기 담긴 내용과 더 밀접한 관계를 갖기도 한다. 정신병리학 수련을 받지 않은 면담자도 상식을 동원해서 환자의 이야기에 접근할 수 있겠지만, 정신의학적 면담은 환자가 이야기하는 내용을 그대로 받아들이는 것이라기보다는 면담을 평가하여 환자의 체험을 재구성하는 정교한 추론 작업이다. 정신의학자는 이런 이해를 통해 환자의 고통을 더 쉽게 공감하게 된다. 정신병리의 형식이 약물치료적 판단을 위해 중요하다면, 내용은 정신치료(psychotherapy)를 위해 중요하다고 볼 수도 있다. 형식은 의미(meaning)를 부여할 수 없지만 내용은 의미가 부여되는 것이고, 정신치료는 의미를 다루기 때문이다. 망상이건 강박이건 경찰이 자신을 잡으러 올 것이라는 생각을 가지고 있다면, 환자는 두려워하고 조심스레 주위를 경계하고 때로는 도망가려 할 것이다. 이런 환자에게는 안심시켜 주고, 나쁜 일이 실제로 일어나지 않음을 믿도록 해 주는 것이 필요하다. 이는 내용에 근거한 정신치료적 접근이다. 물론 망상 또는 강박이라는 정신병리의 형식과 그에 의거한 진단이 다르기 때문에 약물치료 방침은 서로 다를 것이다. 그러므로 환자를 대할 때는 두 가지 모두 중요하며 내용과 형식은 실제 임상에서 분리할 수 없다.

정신과적 진단은 정신병리의 내용보다는 형식의 영향을 많이 받지만, 내용이 진단에 도움을 줄 수도 있다. 예컨대 환청은 주요우울장애에서도, 조현병에서도 나타난다. 환청의 내용에 대한 평가가 없다면 환청이라는 정신병리 자체는 감별진단적 가치를 크게 갖지 않는다. 반면 내용을 고려한 질적인 평가가 도입된다면 감별진단에 도움을 받을 수 있다. 조현병의 환청은 현재에 대한 것으로, 현재의 상황에 대한 내용이 외부에서 들려오는 경우가 많다. 반면 우울증의 환청은 과거에 벌어진 사

건 및 미래에 예상되는 사건과 관계되는 경우가 많다.[7]

맥락적 정보[상황, 상태, 질적 요소 등]

어떤 정신병리적 체험은 형식이나 내용상 일상생활에서 겪는 정상적 체험과 구분할 수 없다. 환자는 자신의 체험을 잘 설명할 수 있지만 자신의 체험이 병적이라는 데 대한 인식은 없다. 정상 청각 체험과 구분되지 않는 환청을 겪는 환자는 자신이 진짜 소리를 들었다고 다른 사람들에게 설명할 수밖에 없다. 이것이 병적인지 여부는 체험의 형식적 특성이나 내용보다는 체험이 일어난 상황[실제 말하는 사람이 있는지] 등에 의해 판단된다. 즉 형식과 내용뿐만 아니라, 체험이 일어난 상황이나 맥락(context)에 대한 정보도 정신병리 평가를 위해 중요하다. 알코올의존 환자의 음주와 애주가의 음주도 음주행위 자체보다는 맥락에 의해 구분되어야 할 것이다.

환각은 흔히 명확하게 정상과 구분되는 비정상 체험으로 생각되지만, 입면시 환각(hypnagogic hallucination)은 매우 생생한 환각임에도 불구하고 그 자체만으로 병적 현상으로 간주되지는 않는다. 이때 정상성을 구분하는 것은 그 현상이 발생한 신체상태다. 입면시 환각처럼 상태를 명확하게 규정할 수 있는 경우에는 정상성 판정에 큰 문제가 없다. 그러나 이런 구분이 어려운 경우도 있다. 우울한 기분은 대상 상실 후 애도(bereavement)[정상]에서도 나타날 수 있고 내인성 우울증(endogenous depression)[멜랑콜리아]에서도 나타난다. 형식적으로 두 가지 모두 우울 기분인데, 구분을 하려면 정신의학자는 환자가 어떤 사건을 겪었는지에 대한 맥락을 알아야 할 뿐만 아니라 멜랑콜리아의 독특한 주관적 느낌이라는 미묘한 질적 요소를 이해할 수 있어야 한다.

정신병리를 측정하는 방법들

행위 관찰

환자 행위에 대한 관찰은 다양한 상황에서 이루어지지만, 가장 중요한 것은 면담을 통해서다. 정신과적 면담을 하는 것은 환자에게 언어행위를 유발하는 검사를 하는 것이다. 유의한 소견은 발언의 의미론(semantics)에서 얻을 수도 있고, 몸짓과 태도 등을 포함한 화용론(pragmatics)에서도 얻을 수 있고, 어떤 경우에는 발언하는 문장구조, 구문론(syntax)에서 얻을 수도 있다. 관찰된 소견에서 정신병리학적 결과를 추출하기 위해서는 추론이 필요하다. 언어로 제시된 내용은 그 자체로 의미가 있지만, 더 중요한 것은 '환자가 어떤 체험을 했기 때문에 또는 어떤 의도에서 그런 내용의 발언을 하는지[지향성]'이므로 내용 그대로가 아닌 추론을 거쳐서 이해되어야 한다. 면담을 매개로 한 정신상태 평가라는 점에서 정신과적 면담은 카운슬링과 질적으로 다르다.

언어 이외의 행위에 대한 관찰도 원리적으로는 같다. 행위들은 비언어적인 의사소통으로서의 가치가 있고, 의미 있는 정보를 얻기 위해서는 단순 관찰을 넘는 추론이 필요한 경우가 많다. 정량적 관찰을 통해 과잉행동(hyperactivity)이라 평가하는 데 머문다면 더 이상의 추론은 필요 없다. 그런데 과잉행동은 양극성장애(bipolar disorder)에서도 나타나고 ADHD에서도 나타나지만 두 상태는 치료적 접근법이 다르다. 따라서 이를 구분해야 하는데, 이때 단순 관찰을 넘어선 추론이 필요한 것이다(22장 의사소통행위 참조). 물론 추론은 오류의 위험성을 안을 수밖에 없다.

주관적 체험에 대한 추론

"주위에 아무도 없는데도 말소리를 듣습니까?"라는 질문은 환청에 대한 정의를 포함하고 있지만, 환자가 그렇다고 대답했다고 해서 환자가 환청이라는 체험을 한다고 단정할 수는 없다. 그가 질문의 의미를 제대로 파악하고 한 대답인지, 청각적 심상(imagery)을 소리를 듣는다고 비유적으로 이해한 것인지, 환청이 있다고 거짓 보고해야 더 좋은 상황인지 등을 고려한 뒤에야 환자가 환청을 겪을 것이라는 결론을 얻을 수 있다. 언어적 소통은 주관적 체험을 교류할 수 있는 매우 중요한 방법이지만, 환자의 언어반응은 주관적 체험 자체가 아닌 체험을 반영하는 지표의 하나일 뿐이다. 정신의학자는 더 자세한 질문과 다른 보조적 자료 및 이들을 아우르는 추론을 통해 실제 의미, 즉 환자의 체험을 찾아내어야 한다. 어떤 경우에는 왜곡되기 쉬운 언어적 소통보다는 행위를 관찰하는 것이 주관적 체험을 추론하는 데 더 정확하다. 주의집중 과제 수행 능력의 급격한 저하에서 불안을 추론할 수 있고 귀 기울여 듣다가 대답하듯이 혼잣말을 한다면 환청을 추론할 수 있는 식이다.

주관적 체험에 대한 정신병리학적 추론을 위해서, 정신의학자는 면담 기술, 행동관찰 기술, 사람의 행동에 대한 전반적 지식, 정신병리학적 지식 및 임상 경험 등 다양한 자원을 동원할 수 있어야 한다. 궁극적인 도구는 현상학적 공감 기법이 될 것이다. 그리고 이렇게 얻어지는 추론은 오류 가능성이 있을 수밖에 없다는 제한을 정신의학자는 인식하고 있어야 한다.

수치화 · 객관화된 측정

정신약물학의 무작위 임상시험 등 이미 진단된 환자에서 특정 정신병리의 강도 및 양적 변화를 파악하는 것이 목적이라면 관찰만으로 충분한 경우도 있다. 이때는 해당 정신병리를 잘 반영하는 행동양상을 정의하고 이에 대한 객관적 측정 및 수치화된 접근법을 사용하게 된다. 여기서 측정되는 것은 정신병리 자체라기보다는 그것을 잘 표상하는 대리지표(surrogate marker)라 할 수 있다. 대리지표를 정확하게 측정하기 위해서는 임상 정신의학 훈련과 별도로 지표에 특화된 훈련이 필요할 수도 있다. 이 경우 추론 없이 측정결과 그대로를 사실로 받아들여야 하는데, 측정이 유용하기 위해서는 도구의 신뢰도 및 내적 타당도가 사전에 확립되어 있어야 한다. 그러나 이 척도의 신뢰도와 타당도가 보장되어서 임상시험에 적용된다고 하더라도, 그 점수가 실제로 무엇을 의미하는지는 분명치 않을 수 있다. 그 정신병리에 대한 표준적 측정결과와 공존타당도(concurrent validity)가 있다면 이 척도가 정신병리를 반영한다고 볼 수 있겠지만, 측정된 것에 부여할 수 있는 의미에는 한계가 있다. 측정치의 변화량에 관심을 갖는 수치적 접근은 임상시험 등 인공적 환경에 특화된 방법으로, 환자의 전반적 양상을 파악하기에는 부족하다(12장 정신질환과 지표 참조).

특정 정신병리가 아닌 진단적 평가를 위해서는 정신상태의 다양한 측면 또는 진단기준이 되는 정신병리 항목들을 여러 개 측정하고 그 프로파일의 조합으로 환자를 파악하는 방법이 사용되기도 한다. DSM 체계를 진단적 도구로 구현한 DSM 구조화된 임상면담(SCID)은 이렇게 구성되어 있다. 진단적 도구들은 특정 진단체계에 입각하여 만들어져서 체계에 맞는 진단을 산출하며, 알고리듬화 되어 있어서 평가자의 추론이 개입할 여지가 적다. 따라서 객관적인 측정도구로 볼 수 있지만 이 진단은 체계 내에서의 내적 타당도만이 보장된다. 그런데 진단적 타당도가 있다고 해서 분류학적 타당도가 보장되는 것은 아니다.[8] 더구나 일반 시스템(general system)에서 부분적 양상을 단순히 더하는 것만으로는 시스템 전체를 제대로 표상할 수 없다.[9] 부분이 결합한 시스템은 부분으로 환원되기 어려운 창발된 특성(emergent property)을 갖게 되기 때문이다. 이를 놓치지 않으려면 전일적(holistic) 접근이 필요하다. 전일적 접근은 막연해 보이고 알고리듬이나 도구로 만들기 어렵다. 전일적 접근은 질적인 평가를 포함하는데, 주관적 체험은 질적 방법에 의해서 더 잘 평가될 수 있다.

다른 사람의 보고

환자가 보이는 이상행위들이 모두 병의 증상은 아니다. 더구나 어떤 행위가 이상한 것인지는 판단하는 사람에 따라 달라질 수 있다. 환자의 증상 또는 문제행동이 정신의학자에게 제시되는 것은 가족이나 다른 의사 등 제삼자의 보고를 통하는 경우가 많다. 동거하는 가족이 환자의 병적 행위를 보고할 때, 정신의학자는 비전문가인 가족의 추론 결과에 대한 추론을 통해 실제 무엇이 있었는지를 알아맞춰야 하는 어려움을 겪게 된다. 환자 가족은 교육을 통해 정신병의 일차적 병리는 망상과 환청이지 공격성이 아니라 배우지만, 여전히 쉽게 관찰 가능한 공격성으로 환자의 상태를 평가하게 된다. 질병행동으로서의 공격성과 정신병 병리로서의 공격성을 구분하지 못하는 것이다(28장 병식 또는 통찰 참조). 외래 진료 시, 바쁜 외래의는 소통 동기가 부족한 환자의 체험을 확인하기보다는 가족의 보고를 정신병리에 대한 객관적 평가로 간주하여 왜곡된 판단을 할 수 있다.

신경학적 평가

다양한 신경학적 문제들이 정신적 문제와 섞여서 환자들에게 나타난다. 어떤 경우는 이 문제가 정신과적인지 신경과적인지를 구분하기 어렵거나 구분이 의미가 없는 경우도 있다. 따라서 정신의학자는 기본적인 신경학적 검진을 할 수 있어야 한다. 의식의 수준, 주의력, 지남력, 기억력 등의 문제는 신경학적 징후면서 정신병리기도 하므로 이에 대한 정확한 평가는 임상 정신의학에서 중요하다. 또한 운동장애(movement disorder)는 정신과적 증상으로 또는 항정신병약물의 부작용으로 또는 정신과적 합병증을 갖는 신경과적 질환의 증상으로 중요하므로 잘 알아 두어야 한다. 신경정신의학(neuropsychiatry)의 영역에 속하는 실어증, 실행증 등 증상은 그 자체가 정신병리학의 주제기도 하며, 기능적 함구증(mutism), 와해된 언어, 와해된 행동 등 기능적 정신병리와 구분이 어려울 수도 있으므로 정신의학자는 이들에 대한 충분한 지식을 가져야 한다(29장 뇌손상과 관계된 정신증상 참조).

참고문헌

1 정성훈, 손정우, 김용식. 정신의학 문헌에서 살펴본 "조현(Attunement)"의 의미: 현상학적-인류학적 시각에서 바라본 조현병. 신경정신의학. 2013;52:279-91.

2 Hutto DD. Chapter 18. Interpersonal relating. In: Fulford KWM, Davies M, Gipps R, Graham G, Sadler J, Stanghellini G, et al., editors. The Oxford Handbook of Philosophy and Psychiatry. Oxford: Oxford University Press; 2013.

3 Gallagher S. Chapter 19. Intersubjectity and psychopathology. In: Fulford KWM, Davies M, Gipps R, Graham G, Sadler J, Stanghellini G, et al., editors. The Oxford Handbook of Philosophy and Psychiatry. Oxford: Oxford University Press; 2013.

4 강웅구. 자아의 탄생. In: 렉처 사이언스 KAOS 02 뇌. 서울: 휴머니스트; 2016.

5 Stanghellini G, Fuchs T, editors. One Century of Karl Jaspers' General Psychopathology. Oxford: Oxford University Press; 2013.

6 강웅구. 도파민 시스템과 항정신병 약물의 작용에 대한 이해. 신경정신의학. 2011;50:1-22.

7 Cutting J. Chapter 16. Hallucination. In: Stanghellini G, Aragona M, editors. An Experiential Approach to Psychopathology. Heidelberg: Springer; 2015. p. 313.

8 Rodrigues ACT, Banzato CEM. Chapter 3. Reality and utility unbound: An argument for dual-track nosologic validation. In: Zachar P, St. Stoyanov D, Aragona M, Gablensky A, editors. Alternative Perspectives on Psychiatric Validation. Oxford: Oxford University Press; 2015.

9 von Bertalanffy KL. General System Theory: Foundations, Development, Applications. New York: George Braziller; 1976.

9

정신기능의 분류

자연종으로서의 엄밀한 자격을 갖추지 못하였을지도 모르지만, 정신기능들은 고대부터 철학의 중요한 주제였고, 철학의 한 분파였던 심리학은 이 주제를 다루는 과학으로 독립하였다. 마음의 과학은 정신기능들을 실재로 보고 분류하려 시도하는데, 이는 마음을 모듈(module)의 집합으로 보려는 관점으로 이어진다.

역사적 관점들

인지, 정동, 의지력

18세기 능력심리학(faculty psychology)은 마음을 선험적으로 주어진 정신능력(mental faculty)들의 집합체로 보았는데, 대표적인 능력은 인지(cognition), 정동(affect), 의지력(volition)이었다.[1] 이 세 가지는 인간 마음의 기본적인 능력들이면서 서로 독립적으로 작동하는 것이다. 삼요소 가설은 동서양을 막론하고 오래된 것이며 정신의학에서도 정신병리를 이해하는 틀이 될 수 있다. 동양에서는 전통적으로 지-정-의(知-情-意)를 마음의 세 가지 덕목으로 보았는데 각각 인지, 정동 및 의지력에 해당한다. 지-정-의 간에 도덕적 우열이 있는 것은 아니다. 서양에서는 플라톤이 영혼의 능력을 셋으로 나누어 logistikon(λογιστικόν, logical), thymoeides(θυμοειδές, spirited) 및 epithymetikon(ἐπιθυμητικόν, appetitive)이라 하였는데, 역시 인지, 정동, 의지력에 해당한다.[2] 그런데 플라톤이 제시한 능력들은 도덕적 서열이 있어서 logistikon이 가장 우월한 능력이며 epithymetikon은 통제되어야 할 열등한 것으로 보았다.[1] 정신능력을 이렇게 구분하는 것은 중세 성 토마스 아퀴나스(St. Thomas Aquinas, 1225?-1274)를 거쳐 근대 칸트의 철학에서도 이어진다. 인지의 우월한 지위는 서양의 전통에서 계속 유지되었다. 현대의 정신의학에서도 인지는 정동이나 욕동(drive) 등 다른 능력들을 조절할 수 있는 궁극적인 힘이라는 의미로 우월성이 유지되고 있다. 그러나 인지를 중심으로 하는 마음의 모델은 마음에 대한 적절한 이해를 이루는 데 방해가 될 수도 있다.[3] 마음을 이해하려는 연구를 할 때 인지적·합리적 도구를 사용하는 것이 가장 좋다는 것과 우리의 마음을 움직이는 제일 원리가 인지적 합리성이라고 보는 것은 다른 문제다.

1 Epithymetikon은 전반적인 의지력이라기보다는 의지력 중 본능에 의해 추진되는 측면, 이 책에서 욕동이라 부르는 능력에 가깝다. 프로이트의 이드(id)와 비슷하다고 볼 수도 있다. 인지 중심의 철학에서는 열등한 기능으로 보았다.

실재론과 골상학

정신능력[2]에 대한 논의에서 중요한 논점은 소수의 기본 능력들이 상호 작용하여 복잡한 정신기능들을 이루는가 아니면 다수의 정신기능들이 서로 독립적이면서 영역 특이적으로 동작하는가 하는 점이다. 실증적인 것이라기보다는 철학적 논점일 수도 있는데, 후자의 관점은 골상학(phrenology) 및 마음의 모듈성(modularity of mind) 등의 모델로 구체화되며 현대의 인지과학과 진화론도 이런 입장에 가깝다.

골상학으로 유명한 18세기 생리학자 갈(Gall, F. J. 1758-1828)은 사람의 성격, 사상, 정서와 관계된 27개의 정신능력들을 뇌를 감싸고 있는 두개골의 특정 부위에 각각 매핑하였다. 갈이 매핑한 능력들은 기본적 감각기능들에서부터 자존감(self-esteem) 등 요사이도 독립적 정신기능 또는 특성으로 취급되는 것들뿐만 아니라 사랑에 잘 빠짐(amativeness), 자식 사랑(philoprogenitiveness) 등 현대적 관점에서 독립적 정신기능으로 간주하기 곤란한 것들도 있었다.[4] 골상학은 당대 유럽에 널리 유행하였는데, 특정 운동을 통해 특정 근육을 발달시킬 수 있듯이, 특정 정신훈련을 통해 특정 정신능력을 발달시킬 수 있으리라는 실용적인 관심을 반영하였다(그림 9-1).[5]

골상학은 정신능력들을 특정 뇌 부위와 동일시함으로써 정신능력을 자연적 실재로 보려 했다는 함의를 갖는다. 골상학은 자연종인 뇌 부위의 물리적 측정을 통해 마음을 설명 내지 이해하려 한 것인데, 결국은 동어반복적 설명[두개골 조심성 영역이 큰 사람은 조심성이 많다는 식] 이상을

2 정신능력(mental faculty)과 정신기능(mental function)은 비슷한 개념일 수도 있으나, 여기서는 능력은 추상적인 것, 기능은 구체적인 것을 의미한다고 보면 될 것이다.

Phre-nol′o-gy (-nŏl′ō-jȳ), *n.* [Gr. φρήν, φρενός + *-logy.*] **1.** Science of the special functions of the several parts of the brain, or of the supposed connection between the faculties of the mind and organs in the brain. **2.** Physiological hypothesis that mental faculties, and traits of character, are shown on the surface of the head or skull; craniology. — **Phre-nol′o-gist,** *n.* — **Phren′o-log′ic** (frĕn′ō-lŏj′ĭk), **Phren′o-log′ic-al,** *a.*

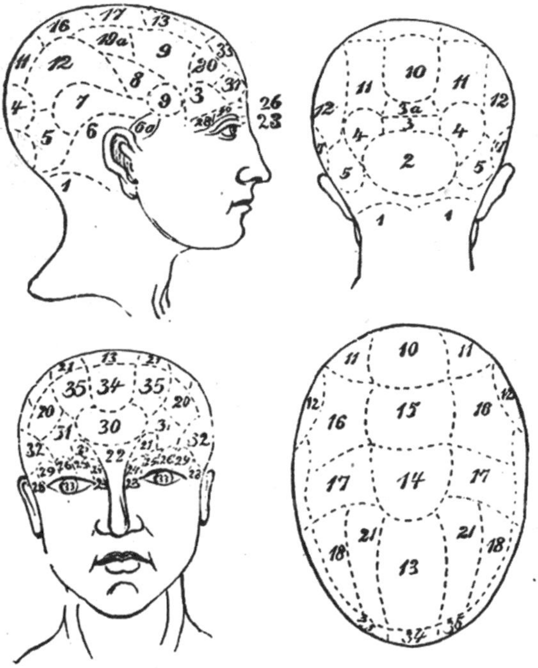

A Chart of Phrenology.

1 Amativeness : 2 Philoprogenitiveness ; 3 Concentrativeness ; 3 *a* Inhabitiveness ; 4 Adhesiveness ; 5 Combativeness ; 6 Destructiveness ; 6 *a* Alimentiveness ; 7 Secretiveness ; 8 Acquisitiveness ; 9 Constructiveness ; 10 Self-esteem ; 11 Love of Approbation ; 12 Cautiousness ; 13 Benevolence ; 14 Veneration ; 15 Firmness ; 16 Conscientiousness ; 17 Hope ; 18 Wonder ; 19 Ideality ; 19 *a* (Not determined) ; 20 Wit ; 21 Imitation ; 22 Individuality ; 23 Form ; 24 Size ; 25 Weight ; 26 Coloring ; 27 Locality ; 28 Number ; 29 Order ; 30 Eventuality ; 31 Time ; 32 Tune ; 33 Language ; 34 Comparison ; 35 Causality. [Some raise the number of organs to forty-three.]

그림 9-1. 골상학차트

갈의 원래 제안은 27개 능력이었으나 이 차트에는 35개의 능력이 표시되어 있다.

출처: Webster's Academic Dictionary (1895).

제시할 수 없었기 때문에 과학적 시도로는 성공적이지 못하였다. 그러나 정신의 다양한 기능을 실재하는 자연종으로 간주하고 접근하려는 소박한 입장은 오늘날 정신병리학 및 인지과학에서도 유지되고 있다. 반면 19세기 심리학자 분트는 정신능력들이란 정신기능들을 구분하여 기술하기 위해 편의적으로 만들어진 개념일 뿐 독립적인 실재가 아니라 하였다.[6] 정신능력들을 자연종이 아닌 인위적으로 구분된 실용적 도구로 본 것이다.

현대의 이론들

마음의 모듈성

마음이 다수의 독립적인 능력 또는 기능들로 구성되어 있다는 관점은 현대 Fodor의 마음의 모듈성 모델에서 다시 나타난다. 정신기능은 특정 과제에 특화된 연산도구인 모듈들로 구성된다. 모듈은 뇌와 함께 진화적 배경을 갖지만, 뇌의 특정 해부학적 부위에 깃들어 있는 것이라기보다는 기능주의적 개념에 가깝다. 그러나 모듈들은 가상적 구성체보다는 실재로 취급된다.

모듈들은 영역 특이성(domain specificity)이 있어서 해당 자극이 주어지면 선택적이 아닌 필수적으로 동작한다. 즉 몇 개의 범용 모듈들이 적절하게 과제를 분담하는 것이 아니라, 다수의 특이적 모듈들이 중복이나 빈틈없이 우리 마음을 채우고 있다가 과제가 주어지면 각자가 담당하도록 되어 있는 기능만을 수행한다. 각 모듈들은 다른 모듈의 영향을 받지 않고 독립적으로 작동한다.[7] 예로서 시지각 모듈은 망막의 2차원 정보에 기반한 복잡한 연산을 거쳐 3차원 영상을 만드는데, 이 결과는 객관적 지식 모듈의 영향을 받지 않아서, 원근감 관련 착시가 일어나는 경우 착시임을 알더라도 지각되는 것은 착시된 상태 그대로다. 이렇게 한 모듈은 다른 모듈과 독립적으로 동작하므로 모듈별로 기능을 분리해서 관찰하고 측정하는 것이 가능하다. 이런 모델은 모듈들을 자연종으로 보는 과학적 현실주의를 전제로 삼고 있다.

그런데 마음의 모듈들이 서로 구분되고 독립적으로 동작한다고 하더라도, 나 자신의 체험은 통합된 전체이며 이는 각 모듈들의 기능을 더한다고 구성되는 것이 아니다. 통합된 나는 독립적 '자아 모듈'이 동작한 결과로 나타나는 것도 아니다(13장 의식 참조). 착시의 예에서 나는 착시가 일어난다는 사실을 신기해 하면서 착시의 또 다른 예들을 인터넷에서 검색할 수도 있는데, 이런 통합적 체험을 모듈들이 독립적으로 작동한 결과 나타나는 현상으로 보는 것은 무리가 있다. 특정 기능을 담당하는 모듈들의 정보처리 자체는 독립적으로 하더라도, 그 최종 결과는 개인의 체험 전체[감각질]를 구성하며 의식 안에서 통합되므로 결국 모듈들은 가장 높은 수준에서 상호작용할 수밖에 없다. 의식은 정보를 통합하는 원인적인 작용은 아니더라도, 정보의 통합과 밀접한 관계가 있다.

진화심리학과 마음의 모듈성

마음의 모듈성 이론은 진화심리학에 부합한다. 진화심리학은 행위의 기저에 있는 진화된 심리기전(EPM)에 주목하는데, EPM들은 정신적 과정을 동작시키는 단위 모듈들이다. 각 모듈은 특이적 문제를 해결하는 과정에서 진화한 것이므로 영역 특이적이다. 진화가 필요한 만큼 일어나는 국지적 과정이므로 EPM들도 국지적으로 형성되었을 것이고, 따라서 몇 개의 범용 EPM보다는 주어진 문제에 특화된 다수의 EPM이 동작한다고 보는 관점이 더 유용하다.[8] 고위 정신기능을 범용 모듈들의 상호작용으로 보는 견해도 있지만,[9] 일반적으로 진화심리학은 고위 정신기능들도 독립적 모듈들로 간주한다. 그 결과 마음은 수많은 모듈들로 구성되었다는 대량 모듈성(massive modularity) 모델이 성립한다.[10] 이때 특정 신경회로와 영역 특이성을 강조하는 것은 진화심리학도 모듈을 자연종으로 간주한다는 함의를 갖는다.[11] 기능은 추상적인 것이어도 그것이 동작하는 조건과 동작한 결과를 객관적으로 특징지을 수 있으므로 연구자의 자의적 발명품이 아닌 실재에 가깝다고 보려는 것이다. 그러나 EPM들을 실재하는 모듈로 보는 관점은 무리가 있어 보인다(6장 정신병리의 진화적 관점 참조).

모듈의 크기

범용 모듈들의 상호작용으로 보건 특이적인 단위 모듈의 독립적 작용으로 보건 고위 정신기능들은 쉽게 정의할 수 없다. 어떤 기능은 그 전제로 다른 기능이 작용해야 하는 경우도 있다. 그러므로 각 모듈이 독립적이라 하더라도, 특정 모듈만의 기능을 추려내기(single out)는 쉽지 않다. 다른 기능들이 다 같다면 도구적으로 정의된 특정 기능단위[예: 선택주의력]만을 두 조건에서 측정하여 비교함으로써 그 기능을 특징지을 수 있고, 이를 통해 그 기능을 담당하는 모듈의 기능적 실재를 주장할 수 있다는 관점도 가능하다. 그러나 기능단위는 연구자 임의로 세분할 수 있는 것이므로 모듈의 크기[입자성(granularity)]가 문제시된다. 정신기능을 어느 정도까지 세분하는 것이 '자연스러운가(carving the nature's joint)'에 대한 근거가 분명치 않다면, 특성들이 잘 구분되는 것처럼 보이더라도 연구자가 정의한 기능에 자연종의 지위를 부여할 근거는 부족하다.

모듈의 크기 또는 모듈 간 경계를 뚜렷한 근거에 의해 결정지을 수 없다는 것은 정신병리학에서 구분하려 시도하는 정신기능들이 매우 취약한 기반 위에서 정의되었음을 보여 준다. 환자의 정신병리를 파악하거나 정신기능의 객관적 지표를 얻기 위해 수행하는 측정법, 나아가 이런 측정에 의거한 분류학의 자연과학적 기반도 확고한 것은 아니라는 뜻이다.

연구영역기준(RDoC)

미국 국립정신보건원의 RDoC는 현재의 도구적 진단체계가 과학적 탐구를 위해 적절한가라는 의문에서 출발하였다. DSM 및 ICD 체계의 질병단위들이 잘못되었음에도 불구하고[12] 이 진단들은 이미 사실로 인정[실재화]되고 있다. 그 결과 DSM 매뉴얼 사용자들은 매뉴얼에 제시된 진단들을 선험적으로 실재해 왔던 자연종으로 착각하는 오류에 빠지게 되었다.[13] DSM에 정의된 한 질환[진단]은 다양한 증상 및 징후[기능 변이]들의 조합으로 구성된 인위적 종이므로 진단은 기본이 아닌 이차적인 것이다. 따라서 질병에 대한 연구는 더 일차적인 대상, 즉 진단을 구성하는 개별 요소인 기능들에 대한 연구로 환원되어야 한다는 것이 RDoC의 입장이다.

RDoC는 여섯 가지의 큰 도메인(domains)[3]을 상정하고 각각에 속하는 구체적 기능들[구성체(construct) 및 아구성체(subconstruct)]을 설정하는데, 각 아구성체별로 유전자, 분자, 세포, 회로, 생리학, 행위, 자가보고 등 분석단위(unit of analysis) 또는 패러다임을 지정하고 있다. RDoC의 구조는 린네의 분류법과 같은 자연종 체계를 이상으로 삼는 것 같다. RDoC의 도메인은 분류상 종(species)보다 더 상위개념인 과(class)에 속

3 음성 가치(Negative Valence) 시스템, 양성 가치(Positive Valence) 시스템, 인지(Cognitive) 시스템, 사회적 과정(Social Processes) 시스템, 각성/조절(Arousal/Regulatory) 시스템, 감각운동(Sensory-Motor) 시스템.

하고 아구성체는 종에 해당한다고 보면 될 것이다. 분석단위는 각 종을 동정하기 위한 방법론을 제공한다. 미국 국립정신보건원 홈페이지[4]는 다음과 같이 선언하고 있다.

> RDoC는 정신질환 연구에 대한 새로운 접근법을 제시하는 틀이다. 이것은 정상부터 비정상까지 인간 행위 전 영역의 *기본적인 기능적 차원*을 이해하기 위해 다양한 수준의 정보[유전학부터 자가보고까지]를 통합한다(RDoC is a research framework for new ways of studying mental disorders. It integrates many levels of information [from genomics to self-report] to better understand *basic dimensions of functioning* underlying the full range of human behavior from normal to abnormal).[5]

그러나 RDoC가 주장하는 기본인 기능 차원들 역시 자연종으로 인정받을 수 있는지는 의문이다. 물론 모듈의 크기에 대한 문제만 해결된다면, 증상의 조합보다는 개별 정신기능들이 더 자연종에 가깝다고 할 수 있을 것이다. 그런 의미에서 RDoC는 진단에서 한 단계 더 나아가 진단의 기반이 되는 기능들에 주목한 점에서 진보된 접근법이지만, 이 기능 분류체계가 자연종 체계라고 무비판적으로 받아들이게 된다면 이것 역시 DSM 체계가 받았던 비판을 받을 것이다.

4 https://www.nimh.nih.gov/research-priorities/rdoc/index.shtml.
5 기울임체는 저자의 강조.

이 책의 입장

정신기능의 분류는 이 책의 기본적 골격과 관계된다. 그러나 이 장은 정신기능을 분류하는 것과 관계된 개념적 문제를 논한 것일 뿐, 이러이러하게 분류하겠다는 내용을 담고 있는 것은 아니다. 이 책은 가장 기본적인 인지, 정동, 의지력의 대분류에 따라 장을 설정하였지만, 그렇다고 이 책이 세 가지를 독립적인 메타 모듈 또는 분류학상의 계(kingdom)로 보고 다양한 정신기능들은 이것의 하부단위로 실재한다고 간주하는 것은 아니다. 대분류는 단순히 기술의 일관성과 편의를 위한 것일 뿐이다. 정신기능의 종 분류는 애매하므로, 세세하게 종을 구분하고 각 종별로 다양한 변이형들을 하나씩 기술하는 방법을 취하지는 않을 것이다. 더 큰 단위들에 대해 개념적으로 접근하다 보면 임상에서 흔히 보는 정신병리 중 논의에서 빠지는 것도 생기겠지만, 이 책은 정신병리에 대한 포괄적 기술이 아닌 개념에 대한 탐구를 표방한다.

정신병리는 그 자체로 논점을 충분히 제공해 주지만, 어떤 경우 정신병리 자체보다는 진단분류와 관련지어 논의할 때 비로소 개념적 문제가 드러난다. 예컨대 기분장애를 구성하는 각각의 정신병리들은 그 자체에 대한 기술보다는 기분장애로 진단분류되는 다양한 상태들과 어떤 관계를 갖는가가 중요할 수 있으므로 관련된 진단분류 문제도 논의될 것이다.

또한 이 책은 정신병리 자체와 조금 다른 측면에서, 정신병리학의 화용론이라 할 수 있는 몇 가지 측면도 다루려 한다. 정신병리의 발달적 측면이나 통찰의 문제 등은 특정한 정신기능으로 환원하기 어려운 복합적 기능들과 관계된다. 이들 주제는 환자를 진료할 때 고려하여야 할 매우 중요한 요소면서, 개념적으로도 깊이 있는 분석이 필요한 부분이다.

참고문헌

1 Berrios G. The History of Mental Symptoms. Cambridge: Cambridge University Press; 1996.

2 박창증, 강웅구. 진화정신의학 I-진화심리학의 개념 및 진화적 정신병리학. 신경정신의학. 2018;57:157-72.

3 Hezel DM, McNally RJ. A Theoretical review of cognitive biases and deficits in obsessive-compulsive disorder. Biol Psychol. 2016;121(Pt B):221-32.

4 Tomlinson S. Head Masters: Phrenology, Secular Education, and Nineteenth-century Social Thought. Alabama: University of Alabama Press; 2005.

5 Rippa SA. Education in a Free Society. 2nd ed. New York: David McKay Company; 1971.

6 Wundt WM. Principles of Physiological Psychology. Scholar's Choice; 2015.

7 Fodor JA. Modularity of Mind: An Essay on Faculty Psychology. Cambridge: MIT Press; 1983.

8 Cosmides L, Tooby J. Origins of domain specificity: The evolution of functional organization. In: Hirschfeld LA, Gelmen SA, editors. Mapping the Mind: Domain Specificity in Cognition and Culture. Cambridge: Cambridge University Press; 1994.

9 Panksepp J, Panksepp JB. The seven sins of evolutionary psychology. Evol Cognit. 2000;6:108-31.

10 Frankenhuis WE, Ploeger A. Evolutionary psychology versus Fodor: Arguments for and against the massive modularity hypothesis. Philos Psychol. 2007;20:687-710.

11 Confer JC, Easton JA, Fleischman DS, Goetz CD, Lewis DMG, Perilloux C, et al. Evolutionary psychology: Controversies, questions, prospects, and limitations. Am Psychol. 2010;65:110-26.

12 Kozak MJ, Cuthbert BN. The NIMH Research Domain Criteria Initiative: Background, issues, and pragmatics. Psychophysiology. 2016;53(3):286-97.

13 Hyman SH. The diagnosis of mental disorders: The problem of reification. Annu Rev Clin Psychol. 2010;6:1-25.

10

진단체계 및 진단적 추론

진단체계

진단체계는 감별하여야 할 진단들을 어떤 근거에 의해 분류하느냐에 대한 것이다. 이 근거 중에는 체계(system)라 부를 수 없는 것도 있지만, 진단분류학이 추구하는 바는 체계를 세우는 것이므로 체계라는 제목하에 논한다. 이 장에서는 각 체계별로 한 진단이 어떻게 정의되는지 살펴본다.

질병특이적 임상상

임상양상이 매우 특이적인 경우 몇 가지 조건만 감별해 내면 바로 특정 질병을 진단할 수 있다. 그런데 특이적 임상상(pathognomonic features)만으로 구분할 수 있는 정신질환이 많지 않으므로 정신의학의 전 영역에 걸쳐 체계화할 수 없다는 것이 문제다. 질병특이적 임상상이 있다면 우울감, 사고장애 등 범용 정신병리들을 조합하지 않고도 진단을 특이적이고 구체적으로 기술할 수 있다. 질병은 전형(prototype)으로서 정의되며, 개별 환자는 이 전형에 얼마나 비슷한지에 따라 진단 여부가 결정된다. 대표적인 예는 신경성식욕부진증이다. 이 질환의 DSM-5 진단기준은 각 정신기능 영역의 특이적 증상들을 기술하고 있다(4장 진단의 의미 참조). 한편, 일급증상(first rank symptoms)은 정신의학사에서 매우 유명한 정신병리로 조현병에 특이적인 것으로 생각되었지만, 현재는 질병특이적 수준에 도달하지 못한다고 간주되어 DSM-5의 조현병 진단기준에 전혀 반영되지 않았다.

비체계적인 증후군

임상양상의 조합에 의해 정의되는 질병은 증후군(syndrome)이다. 정신의학의 초기에는 개별적으로 정의된 증후군들로 구성된 비체계적인 분류학을 가졌다. 그런데 정신의학에서 한 증후군을 구성하는 증상들 중 그 진단에 특이적인 것은 오히려 예외적이므로, 이런 비특이적 증상의 비특이적 조합인 증후군들을 자연적 질병단위(disease entity)로 보는 것은 좋은 방법이 아니다. 그러나 질병의 병태생리에 대해 잘 모를 때는 이렇게 출발할 수밖에 없으며, 여기서부터 병태생리적으로 균일한 자연종인 질병단위들을 동정할 수 있으리라 기대되기도 한다. 정신질환 중에는 진행마비 증후군이 이런 과정을 통해 뇌 매독이라는 질병단위로 정립된 바 있다.[1] 최근 알츠하이머병(Alzheimer's disease)에서도 이런 접근이 이루어지고 있지만, 그 배경에는 일찍이 발견된 조직병리학적 소견이 있었다. 이런 성공은 다른 정신질환에서는 재현되지 않았고, 비체계적 분류학은 한계에 부딪힌다.

역동적 진단체계

역동정신의학에서 정신병리학은 심리적인 병태생리 가설에 근거해서 이루어진 체계다. 신체는 다양한 장기들의 조화로운 기능에 의해 건강을 유지하는데, 어떤 장기의 기능부전이 생기면 증상이 나타나고 질병이 된다. 이때 증상은 그 자체의 의미도 있지만 특정 장기 기능부전의 지표(marker)로의 중요성도 갖는다. 비슷하게 마음은 다양한 심리기전들의 상호작용으로 발현되는 개인의 정신적 총체성인데, 어떤 기전이 손상되면 그 손상의 지표로서 어떤 정신증상이 나타난다는 것이 역동정신병리학(dynamic psychopathology)적 모델이다. 역동정신병리학은 증상의 표현형이 아니라 그것의 원인이 되는 심리기전의 이상, 즉 증상의 역동적 의미로서 정신질환을 설명하려는 시도이며,[2] 이 기전은 질환의 원인이 되므로 여기에 대한 심리적 개입으로 병을 치료할 수 있다는 관점을 제시한다. 정신역동 기반의 정신치료는 이런 모델에 의거한다. 역동적 체계는 자연과학이 요구하는 반증 가능성[3]의 요건을 충족하지 못하였으므로, 정신의학이 자연과학 패러다임을 쫓아가면서 효용성을 잃었다. 신체질환에서 장기와 같은 역할을 하는 정신기전들이 실재하는 자연종이라는 증거를 찾을 수 없었던 것이다. 이후 정신병리학은 보다 실증적인 다른 모델들에 근거하게 되었지만, 역동정신병리학과 같은 체계성을 가지고 정신질환을 설명하려 한 모델은 없다.

도구적 진단체계

도구적 진단체계(instrumental diagnostic system) 또는 조작적 진단체계(operational diagnostic system)는 무이론적(atheoretical) 입장을 표방한 1980년 DSM-III[4]에서 시작되어 오늘날까지 이어지고 있다. 도구적 체계에서 진단기준은 일차적으로 증상 목록이다. 증상 목록은 필드 연구에 의해 실증적으로 결정되는 것이지만, 결국은 전문가 합의인 황금 표준에 의존하므로, 자연종의 특성 목록과는 인식론적으로 다르다. 또한 개별 환자가 모든 증상을 갖지는 않으므로, 진단기준에는 절단점을 두어 목록 증상 중 몇 가지 이상만 가지면 그 병으로 진단하게 된다. 따라서 같은 진단을 받은 두 환자가 보이는 증상들에 공통점이 적을 수도 있다. 유병 기간, 나이 등 동반되는 임상적 조건은 진단을 제한할 수 있다. 진단별 우선순위가 명시되어 있어서 한 환자가 동시에 여러 진단기준을 통과하는 경우의 지침이 된다. 이런 구조는 DSM에 제시된 모든 진단은 아니더라도 상당수에 적용된다. 또한 이런 구조는 도구적 체계가 '진단'을 정의하는 기본적 관점을 보여 준다. 어떤 질병에 대한 개념을 제시하는 것보다는, 한 개인이 처한 상태를 특정 진단에 편입시킬 수 있는지 여부를 일관되게 구분하는 것, 즉 진단적 타당도에 초점이 맞춰져 있는 것이다.

처음 도입되었을 때, 도구적 진단체계는 비체계적 분류학의 불분명함을 해결함으로써 임상적으로 균질한, 나아가 병태생리적으로 균질한 질환들을 구분해 내고, 그에 따라 정신의학 발전에 크게 기여하리라 기대되었다. 그러나 40여 년이 지난 지금은 도구적 진단체계에 대한 비판들이 심각하게 대두되고 있다. 기술 측면에서는 균질성을 얻었더라도 개념 측면에서는 오히려 혼란이 가중되었다는 것이다. 무엇보다 진단기준으로 등재된 증상들이 특이적 질병과정을 반영한다고 볼 근거가 부족하기 때문이다(4장 진단의 의미 중 HPC 모델 참조). 다양한 병태생리가 비슷한 '진단기준 증상'을 일으킬 가능성뿐만 아니라, 어떤 증상들은 혼란 상태의 뇌 또는 마음이 보이는 비특이적 반응일 가능성도 있다. 도구적 진단체계를 적용하면 병태생리적으로 균일한 자연종 진단들을 얻을 수 있으리라는 DSM-IV의 가정[5]은 DSM-5가 발표되면서 옳지 않았음이 드러났다. DSM-5는 생물학적 병태생리에 의한 분류를 제시하지 못하였다. 진단적 타당도가 높은 것이 분류학적 타당도가 높음을 보장하는 것은 아니라는 예가 되겠다. Robins와 Guze는 정신과적 진단이 분류학적 타당도를 갖기 위한 다섯 가지 요건으로 임상적 기술, 실험적 연구, 다른 질환으로부터의 경계 설정, 추적 연구, 가족 연구 등을 통과해야 한다고 제시한 바 있다.[6] 도구적 진단체계는 이런 인식하에 개발된 것임에도 불구하고 현재의 많은 진단은 이 기준을 맞추지 못하고 있다. 예컨대 조현병에 대한 추적 연구들은 관해가 잘 되는 조현병과 치료저항성 조현병을 구분할 수 없었다.

도구적 체계하에서 진단은 단순하고 직선적인 과정이다. 체크리스트에 따라 환자 증상을 점검하고, 여기에 감별 및 배제해야 할 몇 가지만 고려하면 진단이 성립되기 때문이다. 이때 임상양상과 진단은 거의 동어반복(tautology)이 되므로 정신병리학을 통해서 질병의 정체 또는 개념에 대한 통찰을 얻을 수 없다.[7] 환청과 망상이 있으므로 조현병이고 조현병이므로 환청과 망상이 있는 것이다. 더구나 정신병리 측정의 정밀도는 조악한 수준이어서, 증상에 대한 현상학적 이해를 시도한다면 잘 세분할 수 있는 영역조차 반영되어 있지 않다. 따라서 단순 기술을 넘어선 다른 방법론이 필요한데, 진단을 증상의 집합이나 체크리스트가 아니라 하나의 구조, 즉 의미 있는 전체(게슈탈트)로 정의하려는 시도가 있어야 할 것이다. 이를 위해서는 인지신경과학보다는 정신병리학적 탐구가 더 중요할 수도 있다.

도구적 진단체계가 학계의 표준이 되면서 나타나는 중요한 문제는 합의에 의해 정의된 진단이 실재화되어 자연종으로 오인된다는 점이다. 이 체계의 배경을 모르는 학계 신참자는 특히 이런 위험에 쉽게 빠진다. 십여 년 주기로 DSM의 판이 바뀌면서 특정 질병의 진단기준이 바뀌면 학계는 새 체계에 적응할 때까지 혼란을 겪는데, 질병이 자연종이라면 있을 수 없는 일이다. 새로운 과학적 발견에 의해 새로운 종이 동정[발견]되는 것이 아니라 학자들의 합의에 의해 종이 탄생[발명]된다.[8] 또한 가지 중요한 문제는 진단 이전의 것으로, 진단기준에 등재되지 못한 미묘한 정신병리들은 아예 존재하지 않는 것으로 무시된다는 점이다. 이것은 관찰의 발견적 가치를 떨어뜨리고 진단적 추론을 왜곡한다.

도구적 진단체계와 동반이환

도구적 진단체계하에서는 수많은 동반이환(comorbidity)이 발생한다. 동반이환이란 정의상 두 가지 독립적 질병과정이 한 개인에게 동시에 발생한 것을 말하지만, 도구적 진단체계에서는 두 가지 진단기준을 동시에 만족하는 상태로, 두 진단기준 간 진단적 서열이나 배제기준이 없는 경우에 적용된다. 이런 동반이환은 두 가지 질병과정의 동반이라기보다는, 한 질병과정이 복합적인 임상상을 갖는데 이 중 특정 부분은 한 진단에 다른 부분은 다른 진단에 배정된 상태로 보는 것이 더 타당하다. 예컨대 기분부전장애(dysthymic disorder)와 주요우울장애가 병발한 상태[소위 중첩 우울증(double depression)]를 두 독립적 질환이 우연히 같이 발생하였다고 보는 것은 상식적으로도 문제가 있다. 가벼운 만성적 우울상태에 있었던 환자의 우울증상이 급성으로 악화된 상태라는 설명이 더 합리적이다. 우울증이라는 한 가지로 전체를 다 설명할 수 있으므로 단순성의 원리, 즉 오컴의 면도날(Occam's razor) 원리에도 더 잘 맞는다.

서로 관계있는 질환들의 진정한 동반이환을 이해할 수 있는 관점은 네트워크 구조 모델(network structure model)이다.[9] 이 모델은 한 질환의 정신병리가 다른 질환의 정신병리를 유발하는 경우 동반이환이 일어난다고 본다. 양방향성의 영향도 있을 수 있다. 예컨대 불안이 수면장애를 일으키고, 수면장애가 피로를 일으키고, 피로가 불안을 증가시킬 수 있다. 이 모델에서 동반이환은 도구적 진단체계에서처럼 여전히 두 질환 사이의 공통점을 기반으로 한다. 그런데 이 공통점은 증상의 공통점이 아닌 병태생리적 네트워크가 서로 간에 영향을 미침으로써 생기는 공통점이다. 환자의 질병상태를 증상들의 단순한 중첩이 아닌 상호작용하는 병리들의 네트워크가 만들어 내는 총체적 양상으로 파악하는 것이므로 도구적 진단체계의 동반이환보다는 더 깊은 이해가 될 것이다.

기능에 근거한 도구적 체계

도구적 진단체계는 증상을 기반으로 하는데, 증상 자체는 정신의학의 오랜 역사를 통해서 비체계적으로 등장한 것들이므로 균질하게 잘 정의되어 있지 않을 뿐더러 증상의 기반이 되는 정신기능이 무엇인지에 대해서도 뚜렷한 개념이 없었다. 따라서 증상에 근거한 진단체계는 도구적으로 정밀하게 만들어졌다고 하더라도 높은 타당도를 가질 수 없다. RDoC는 증상이 아닌 신경과학을 통해 정의된 정신기능들에 근거하여 도구적 정신병리학 체계를 수립하고, 이를 통해 새로운 정신질환 진단분류 체계를 세우겠다는 목표를 가지고 있다. 기능에 의한 질병 분류는 증상에 의한 분류보다 더 자연적이겠지만, 현재 RDoC는 진단체계가 아닌 정신기능들을 연구하는 지침이다. 따라서 어떤 기능 변이들이 조합된 프로파일을 동정한다고 하더라도 이것을 임상 진단으로 다시 번역해야 하는 문제가 있으며, 왜 그런 조합이 일어나는지에 대해서는 별도의 이해가 필요할 수도 있다(9장 정신기능의 분류 참조).

생물학적 지표에 의한 진단체계

다른 신체질환에서처럼, 생물학적 지표에 의한 진단을 정신의학이 추구해야 할 목표로 생각하는 정신의학자들도 있다. 그러나 신체의 문제를 신체적 지표로 측정하는 것과 신체와의 동형성이 확실치 않은 마음의 문제를 신체적 지표로 측정하는 것은 차원이 다른 문제다. 이 문제는

12장 정신질환과 지표에서 다시 논한다.

진단적 추론

정신의학자는 환자를 진찰한 뒤 개인적으로 어떤 인상을 갖게 된다. 그러나 진단은 환자를 관찰하여 정보를 얻는다고 바로 내려지는 것은 아니다. 획득한 정보에서 진단에 이르기 위해서는 진단적 추론(diagnostic inference)이 필요하다. 관찰한 사항에서 정신병리를 추론하는 것보다 한 단계 더 나아간 추론인데, 추론 과정은 명확하게 설명하기 어려운 암묵적인 것일 수도 있고 도구적 체계를 따라가는 경우처럼 명시적인 것일 수도 있다.

진단적 인상

정신의학자는 훈련받은 배경과 경험에 따라 나름대로 자신의 진단체계를 갖추고 있다. 연구 목적이 아니라면 도구적 진단체계를 정확하게 적용하는 것은 번거로우며 흔하지 않다. 환자를 진찰한 뒤 진단은 거의 직관적으로 붙이는 것이다. 진단적 인상(diagnostic impression)이다. 이것은 과학적 방법은 아니지만 나름대로의 가치가 있다. 도구적 진단은 칵테일 같은 것으로, 구성성분에 따라 이름이 결정된다. 초보 바텐더[정신의학자]는 칵테일을 한 모금 마시고[정신과적 면담] 그 안에 들어 있는 구성 성분을 분석하여[정신병리 평가] 레시피를 재구성하고[진단도구 적용] 칵테일의 이름을 알아맞춘다[진단]. 과학적 방법이지만, 칵테일의 전체적인 맛은 구성 성분으로 환원할 수 없는 부분이 있다. 시스템에서 전체는 부분의 합 이상의 것이기 때문이다.[10] 한 성분의 맛이 너무 강하면 다른 성분의 맛을 못 느끼게 되고, 몇 가지 성분이 조합되면 개개 구성 성분으로 짐작할 수 없는 새로운 맛이 나기도 한다. 그런데 숙련된 바텐더라면 전체적인 맛[게슈탈트]에서 바로 칵테일의 이름을 댈 수 있다. 성분을 엄밀히 분석한 것이 아니기 때문에 과학적 태도는 아니지만, 이 방법은 성분의 합으로 환원할 수 없는 맛에 대한 직접적 접근이 가능하기 때문에 가치가 있다. 더구나 임상 진단은 칵테일보다는 와인에 더 가까울 수도 있다. 한 와인을 그것이게 하는 것은 도구적으로 정의된 성분 함량표가 아니다. 노련한 소믈리에는 와인을 음미하고 정체를 알아맞추는데, 판단의 근거를 다른 사람이 이해할 수 있도록 설명하지는 못한다. 이 과정은 비과학적 직관으로 보이지만 실제적으로는 복잡한 추론의 결과다. 다만 추론 과정을 다른 사람들에게 명시적으로 설명할 수 없다는 문제가 있다. 실제로 이 과정은 베이지언 추론(Bayesian inference)에 가까울 수도 있다.

베이지언 추론

도구적 진단체계는 체크리스트로서, 한 환자의 정신병리 프로파일이 기준을 통과하느냐에 따라 진단 성립여부가 결정된다. 결론은 '진단되거나 아니거나'이다. 모든 질병의 진단기준을 환자에게 다 적용해 보았는데도 기준을 통과하는 것이 하나도 없으면 이 사람은 정상[환자 아님]이 된다. 기준을 통과하는 것이 여러 개 있다면 매뉴얼의 진단서열 기준에 의해 서열이 높은 것을 최종 진단으로 하거나 몇 개 질환을 동시에 앓고 있는 환자로 진단한다. 그런데 현실에서 정신의학자가 진단적 인상을 갖게 되는 방식은 이와는 다르다. 환자를 처음 대했을 때의 인상에서 시작해서, 병력 청취와 관찰을 통해 얻게 된 정보가 추가되면서 감별해야 되는 특정 진단의 가능성에 대한 평가는 수시로 변화하고, 진단적 작업을 끝냈을 때 그중 가장 가능성이 높다고 판단되는 것을 정신의학자는 환자의 최종 진단적 인상으로 삼는다. 이런 추론은 일상생활에서도 흔한데, 이를 정식화한 것이 베이지언 추론이다.[11]

베이지언 추론은 몇 개의 경쟁하는 가설들을 놓고 그중 어느 것이 옳을 가능성이 가장 높은지에 대해 추론하는 방법이다. 추론의 근거로 사용되는 것은 각 가설에 대한 초기의 믿음과 검증 과정을 통해 얻게 된 정보 및 그에 대한 평가다. 진단 과정에 이를 적용하면 아래와 같다.

정신의학자는 환자의 첫인상을 보고 가능한 모든 진단(i = 1 to n)을 열거한 뒤, 현재 상태에서 이 환자에게 각각의 진단이 옳을 확률을 평가한다. 진단에 대한 초기 가설이다. 가능한 진단은 '정상'을 포함할 수도 있다. 정상을 포함하는지 여부는 매우 중요하다. 수식으로 표현하면 아래와 같다. 각 진단별 확률을 어떻게 생각하든지, 모든 확률을 더하면 1이 되도록 정규화한다. 환자의 첫인상만 보고 각 진단이 옳을 확률을 평가한다는 것은 매우 자의적이지만, 초기 확률이 0이 아니라면, 즉 가능한 진단 목록에서 처음부터 제외시키지 않는다면, 최종 결과에는 큰 영향을 미치지 않는다. 확률은 계속 수정되기 때문이다.

$\Sigma_{i=1}^{n} P_0(H_i) = 1$

- H_i: 가능성 있는 진단들 중 i번째의 것
- $P_0(H_i)$: i번째 진단에 부여하는 초기 확률

면담 및 정신상태검사에서 찾아낸 개개의 증거 E(정신병리)에 따라 각 진단별로 옳을 확률은 변한다. E가 진단 H_j보다 H_i를 더 시사하는 소견이면[상대적 확률(likelihood ratio) > 1] 진단이 H_j일 확률은 낮아지고 H_i일 확률은 높아진다. 또 다른 E를 찾아내면 이 추론 과정을 다시 적용한다. 아래 수식에서 첨자 m은 m번째 추론을 한다는 의미다.

$P_m(H_i|E_m) = P(E_m|H_i) \times P_{m-1}(H_i)/P_m(E_m)$

- $P_m(E_m)$: m번째 관찰에서 정신병리 E_m을 찾아낼 확률. 이미 찾아낸 것이므로 1
- $P(E_m|H_i)$: 정신병리 E_m이 진단 H_i인 환자에서 나타날 확률로, 학계에 축적된 지식, 개인의 경험 등에 근거한다. 각 정신의학자는 이에 대한 자신의 데이터베이스를 가지고 있다. 추론 과정에서 변하지 않는 일반적 지식을 반영하는 상수다.
- $P_{m-1}(H_i)$: E_m을 찾아내기 전[m-1회 추론한 뒤] 환자의 진단 H_i에 부여되었던 확률
- $P_m(H_i|E_m)$: 정신병리 E_m이 있음을 알고 m번째 추론을 하여 수정된 진단 H_i의 확률. 이번 추론으로 결정된 값이다. 정규화된 뒤 다음 번 추론에서는 조건부 확률이 아닌 $P_m(H_i)$가 되며, 위 식의 $P_{m-1}(H_i)$를 대체한다.

새로운 정보를 얻을 때마다 H_1부터 H_n까지 모든 진단에 대해 위의 작업을 하여 각 진단별 확률을 업데이트한다. 이후 이 확률들의 총합이 1이 되도록 정규화해 준다. 이때 진단 H_j에 비해 H_i가 옳을 상대적 확률은

$$P_m(H_i|E_m)/P_m(H_j|E_m)$$
$$= [P(E_m|H_i) \times P_{m-1}(H_i)/P_m(E_m)]/[P(E_m|H_j) \times P_{m-1}(H_j)/P_m(E_m)]$$
$$= [P_{m-1}(H_i)/ P_{m-1}(H_j)] \times [P(E_m|H_i)/P(E_m|H_j)]$$

즉 정신병리 E_m이 관찰되면 가능한 두 진단이 옳을 상대적 확률은 이전보다 $P(E_m|H_i)/P(E_m|H_j)$만큼 변한다. 직관적으로, 정신병리 E_m이 진단 H_j에서보다 진단 H_i에서 더 흔히 나타나는 것이라면 m번째 추론

에서 진단 H_i가 더 선호되고, 이런 정신병리가 여럿 관찰될수록 H_i에 대한 선호도는 높아진다. 이 과정을 반복하다 진단적 평가가 언제 끝나든, 마지막에 가장 높은 확률을 부여받은 진단이 그 시점에서의 최종 진단이 된다.

이런 방법으로는 도구적 체계처럼 진단되거나 아니거나 식의 결론을 내릴 수 있는 것은 아니며, 경쟁하는 다양한 진단 중 어느 쪽이 옳을 확률이 높다는 추론만 가능하다. 반면 진단 간의 상대적 확률 추론이므로 절단점을 설정하거나 두 질환의 진단기준을 동시에 만족할 경우의 배제기준이나 진단적 서열을 결정하는 등의 인위적 조작은 필요 없다. 베이지언 추론에서 중요한 것은, 첫인상 $P_0(H_i)$들에 가능성을 얼마나 부여하는가와 큰 상관없이 파악된 정신병리 E의 수가 늘어날수록 옳은 진단으로 간다는 점이다. 그러나 정신병리 파악이 부족한 경우에는 첫인상이 최종 진단을 좌우할 수 있다. 한편 초기 $P_0(H_i)$에 포함되지 않은 진단은 이 추론 과정을 통해 절대로 도달할 수 없다. 즉 정상일 가능성을 처음부터 배제하고 시작하면 정상이라는 결론을 얻을 수 없다.

베이지언 추론은 합리적 과정이며, 이 추론을 위해 필수적인 정보인 $P(E|H_i)$ 즉 진단 H_i인 환자에서 정신병리 E가 나타날 확률에 대한 정보 데이터베이스는 표준 환자군에 대한 연구를 통해 객관적으로 수치화할 수 있는 값이다. 그러나 다양한 질환에서 모든 증상들의 발현율을 임상 정신의학자가 파악할 수는 없으므로 실제로 이 값은 정신의학자 개인의 경험에 의존하게 된다. 더구나 전체 과정은 정신의학자 스스로가 의식함 없이 암묵적으로 이루어지는 것이므로 추론이 아닌 직관으로 보인다. 때문에 베이지언 추론은 과학적이지 못하다는 공격을 받기도 하며 매뉴얼에 의한 도구적 진단체계가 더 합리적인 것으로 받아들여지게 되었다.

빈도주의 추론

베이지언 추론과 대조하여, 귀무가설(null hypothesis)을 기각함으로써 원하는 바를 입증하는 통상적 통계 추론을 빈도주의 추론(frequentist inference)이라 한다. 추론의 결과 한 가설은 받아들여지거나 기각된다. 빈도주의 추론을 통해 진단하려 한다면 각 감별진단별로 별도의 가설 검정을 해야 한다. 그런데 각각의 검정은 독립적이기 때문에 동시에 여러 개의 가설이 받아들여질 수도 있고 하나도 받아들여지지 않을 수도 있다. 빈도주의는 주로 집단의 특성을 검정하는 통계 기법이기 때문에 개인의 진단을 위해 빈도주의적 추론을 하는 경우는 별로 없다. 그러나 특정 환자 집단에 빈도주의 통계 기법을 적용한 결과는 도구적 진단체계의 진단기준을 만드는 데 사용됨으로써 개인적 진단을 위한 근거를 제공할 수 있다.

매뉴얼에 의거한 진단[도구적 진단]

도구적 진단체계에서 진단은 알고리듬이나 매뉴얼 형태로 구현된다. 기본적 정신의학 지식을 갖고 매뉴얼에 대해 훈련을 받은 정신의학자는 환자를 매뉴얼에 의거해 면담한 뒤 진단에 도달할 수 있다. 많은 환자를 단시간에 보아야 하는 임상 상황에서는 매뉴얼에 따른 구조화된 면담이 번거롭지만 그래도 임상에 적용은 가능하며, 연구의 목적으로는 이런 진단법이 필수적이다. 진단적 타당도가 높은 도구를 사용하는 것이므로 이 도구에 의해 진단된 환자들은 진단적 관점에서 균일하다는 장점이 있다. 그러나 진단기준에 맞는 환자를 모으니 진단적으로 균일하다는 의미일 뿐 자연종으로서의 균일성이 보장된다는 것은 아니다.

DSM 체계를 진단도구로 구현한 SCID로 대상자를 측정하면 DSM의 특정 진단명이 신뢰도 높게 얻어진다. 신뢰도 높게 진단된다는 것은 그것이 실재한다는 것에 대한 증거가 된다. 이렇게 신뢰도 높게 측정되는 것들을 모아 놓은 것이 DSM 체계이므로, 이 체계는 타당하고 여기 기재된 질병들은 실재라 간주된다. 또한 실재하는 것을 신뢰도 높게 찾아내는 SCID는 타당한 도구가 된다. 이를 통해 진단도구와 그것이 기반하는 진단체계가 '선결문제의 오류' 관계임을 알 수 있다.[12]

체크리스트 진단의 타당성

도구적 진단은 흔히 증상 체크리스트로 구성된다. 그런데 증상의 개수에 의해 진단이 확정되는 체크리스트 방식은 수학적으로 정확하지 않다. 한 진단을 예로 들어 보자. 표준 환자군에서 일련의 증상들을 조사하면, 각 증상들이 환자군에서 발현되는 확률을 얻을 수 있다. 이것은 체크리스트를 작성할 때 기본 자료가 될 것이다. 각 증상들이 표준 환자군에서 p의 확률로 발현되고, 진단기준이 N개의 증상 목록과 T개의 진단 문턱(diagnostic threshold)을 갖는다면, 이 환자군에 속한 환자가 T개 이상의 증상을 가질 확률을 계산할 수 있다. 각 증상이 독립적이어서 이항분포(binomial distribution)한다면 아래와 같다.

$$\text{진단적 확률} = \Sigma^{N}_{i=T}\ {}_{N}C_{i}\ p^{i}(1-p)^{N-i}$$

주요우울장애의 경우 증상 목록에 9개 증상이 있고, 진단 문턱이 5개인데 열거된 각 증상들이 환자의 70%에서 나타나는 것들이라면(p = 0.7), 진단적 확률은 90%가 된다. 증상이 환자의 60%에서 나타나는 것들이라면 진단적 확률은 73%가 된다. 즉 진단적으로 100% 확실한 표준 환자군의 10-27%는 진단 문턱에 못 미치는 증상을 갖는다. 따라서 체크리스트에 의한 진단은 이 환자군을 놓치게 된다.

유형과 개체

개체에서 종으로

진단분류학은 질병들을 자연종으로 정립하려 한다. 개체들의 구체적 양상이 완전히 같지 않더라도 모든 개체에 공통적인 속성을 찾아냄으로써 그렇게 하는 것이다. 자연종은 과학적 탐구의 대상이 되기 위한 좋은 조건이다. DSM-III가 무이론적임을 강조한 것은, 기존 분류체계들이 실증적 근거가 부족한 특정 학파의 가설 또는 개념에 근거함으로써 자연종으로서의 정신질환을 정립하는 데 지장을 주었다는 자각에 기인한다. 가설들에 의한 선입견을 없애기 위해서 DSM은 증상을 관찰 가능한 행태들로 목록화하고 항목 개수로서 진단의 절단점을 설정하는 방법을 취했다. 이렇게 함으로써 '어떤 조현병 환자'들이 아닌, '조현병 환자의 평균'을 정의하고자 한 것이다. 그러나 절단점을 설정하고 해당하는 항목 개수를 세는 것은 자연종을 정의하는 좋은 방법은 아니다. 다만 사람의 관심을 정확하게 제시한다면 신뢰도 높은 인위종도 분류도 가능한데, DSM은 자연종처럼 다룰 수 있는 인위종을 정의하려 한 것이다. 인위종도 충분히 실용적 용도를 가져서 임상 연구나 환자 치료에는 도움이 된다. 그러나 이를 종의 자연적 특성을 연구하기 위한 토대로 삼는 것은 문제가 될 수 있다.

종에서 아종으로

최근 차세대 유전자 서열분석(next generation sequencing) 등 분자의학이 발달하면서, 유형으로 일반화되어야 질병을 다룰 수 있다는 생각을 벗어나 한 유형 내에서의 개체 특이성을 강조하게 되었다. 정밀의료(precision medicine)의 등장이다. 동일한 진단으로 묶여 있던 다양성들을 정밀한 측정을 통해서 다시 세분하는 것이다. 그 결과 일부 악성종양에 대해서는 분자적 진단에 근거한 맞춤치료가 가능하게 되었다. 이전 시대에는 개개의 증례들을 모아 유형화함[조직학적 진단]으로써 질병에 대해 이해하게 되었지만, 이 이해를 바탕으로 연구한 결과 이제는 유형을 세분하는 것이 가능해졌다. 질병단위의 크기[입자성]가 작아져서 자연종은 자연아종(natural sub-kind) 수준이 되었다.

그런데 정신의학에서 다루는 질병들은 자연종 지위가 불안정하므로 여기서 출발해서 진단적으로 세분하는 것, 특히 분자적·생물학적 지표에 따라 세분하는 것의 근거가 뚜렷하지 않다. 우리가 다루는 질병단위들을 얼마나 더 잘게 나눌 수 있는지에 대해서도 잘 모르고 있거나 그에 대한 학계의 합의가 이루어지지 않은 상태다. 예컨대 DSM-IV는 조현병을 몇 가지 아형으로 구분하였으나 DSM-5는 이 구분을 포기하였다.

더 가능성 있는 접근은 역방향으로 가는 것일 수 있다. 어떤 방법으로든 균일한 생물학적 특성을 갖는 소수의 정신질환[자연아종]들을 찾아내고, 이것이 현재 체계상 어느 진단에 속하는지 검토함으로써 임상 진단을 자연아종들의 모자이크로 만드는 방법이다. 예로 들 수 있는 질환이 연구개-심장-안면 증후군(VCFS)으로 불리는 염색체 22q11 부분결실이다. 몇몇 연구자는 이 상태를 임상적으로 조현병이라 간주하며,[13] 조현병 모자이크를 구성하는 자연아종 타일 하나를 찾았다고 생각한다. 그런데 VCFS는 심장기형 등 다양한 신체적 장애를 동반하며, 정신지체가 있고, ADHD, 불안장애, 기분장애 등 다양한 진단을 받기도 한다.[14] 따라서 VCFS는 비특이적인 정신병적 증상이 있다는 것 외에는 우리가 알고 있는 조현병과 많이 다르다. 이 상태를 조현병의 아종으로 보려는 것은 조현병 개념에 잘 맞지 않는 VCFS를 억지로 끼워 넣는 것이다. VCFS를 포함한 다양한 자연아종 정신병들을 모아서 새롭게 유형화[진단명을 제안]하는 것이 가능할 수도 있지만, 그 진단은 우리가 알고 있는 조현병과 많이 다를 것이고, 자연종으로서의 조현병이 무엇인가에 대한 해답은 되지 않는다.

정신의학에서 정밀의료의 적용

그런데 자연종을 세분하는 것과 관계없이, 정신병리학은 유형적 진단에서 벗어나 개인화에 근거한 치료를 가능하게 해 줄 수 있다. 정밀의료 시대의 정신병리학은 질병을 분자 수준이 아닌 개인의 주관성 수준에서 이해하는 것이다. 체험의 유형 또는 정신병리의 형식[종]에 대한 이해와 개인 특유적 이야기[개체]에 대한 이해를 동시에 가지게 되면 개인화된 접근을 할 수 있다. 개인화된 접근은 정신의학이 도구화되기 이전에는 당연시되었던 것이었다. 정신치료가 전형적 환자가 아닌 개인 고유의 체험에 대한 탐구라는 사실은 정신의학이 정밀의료의 선구에 있음을 보여준다. 물론 정신치료를 위해서는, 정신의학자에게 사람의 마음이 작동하는 기본적인 방식이나 체험의 유형에 대한 이해가 갖추어져 있어야 한다. 정신치료는 유전자 진단을 위한 첨단 의료장비만큼의 전문성과 섬세함을 필요로 한다.

과학성

심리주의(psychologism)에 대한 불신, 과학성을 유물론적 환원주의와 동일시함, 분자생물학을 적용하여 이해의 지평을 넓힌 다른 의학분야의 발전 등 다양한 환경이 정신의학을 평균적 환자에 대한 객관적 측정이라는 쪽으로 변화시켰고, 그 결과 정신의학은 아노미 상태에 빠졌다. 생물학적 연구성과는 많이 나오지만 몇 가지 리모델링된 약물들의 도입을 제외하고는 환자에 대한 이해와 치료를 개선하기 위한 방법은 수십 년

간 개발된 바 없다. 환자의 마음을 이해할 수 있는 정신병리학이라는 창문은 닫히고, 젊은 정신의학자들은 공감적 면담보다는 실험실 검사결과 및 척도 점수를 통해서 환자들을 이해할 수 있으리라고 믿게 되었다.

그러나 환자의 체험으로서 정신병리를 정의하는 한, 기계를 사용한 측정이 정신의학자의 면담보다 더 나은 결과를 가져올 가능성은 없다. 면담이라는 낡은 방법이 첨단 의학의 시대에 아직도 최선의 방법이라는 데 불편함을 느끼는 정신의학자도 있을 것이다. 정신의학이 발전하기 위해 다른 분야의 방법을 받아들여 객관화하는 것이 중요할 수도 있다. 그러나 면담을 통해 정신병리와 이야기를 파악하는 정신의학자의 기본적인 기술은 객관화할 수 있는 것이 아니다. 환자는 진단분류상 어떤 종에 속하는 질병을 갖는다고 하더라도, 유형이 아닌 특유적 개체다. 그리고 일반법칙을 찾는 과학은 유형에 접근하는 방법이지 특유적 개체에 접근하는 방법이 아니다.

참고문헌

1 Pearce JM. Brain disease leading to mental illness: A concept initiated by the discovery of general paralysis of the insane. Eur Neurol. 2012;67(5):272-8.

2 Stanghellini G. Chapter 23. Philosophical resources for the psychiatric interview. In: Fulford KWM, Davies M, Gipps R, Graham G, Sadler J, Stanghellini G, et al., editors. The Oxford Handbook of Philosophy and Psychiatry. Oxford: Oxford University Press; 2013.

3 장대익. 과학에는 뭔가 특별한 것이 있다. 서울: 김영사; 2008.

4 Association AP. Diagnostic and Statistical Manual of Mental Disorders. 3rd ed (DSM-III). Washington D.C.: APA; 1980.

5 American Psychiatric Association. Diagnostic and Statistical Manual of Mental Disorders. 4th ed (DSM-IV). Text revision. Washington D.C.: APA; 2000.

6 Robins E, Guze SB. Establishment of diagnostic validity in psychiatric illness: Its application to schizophrenia. Am J Psychiatry. 1970;126(7):983-7.

7 Stanghellini G. The puzzle of the psychiatric interview. J Phenomenol Psychopathol. 2004;35:173-95.

8 Slater MH, Borghini A. Chapter 1. Introduction: Lessons from the scientific butchery. In: Campbell JK, O'Rourke M, Slater MH, editors. Carving Nature at Its Joints. Cambridge: MIT Press; 2011.

9 Borsboom D, Cramer AO. Network analysis: An integrative approach to the structure of psychopathology. Annu Rev Clin Psychol. 2013;9:91-121.

10 von Bertalanffy KL. General System Theory: Foundations, Development, Applications. New York: George Braziller; 1976.

11 McGrayne SB. 불멸의 이론. 서울: 휴먼사이언스; 2013.

12 Keeley JW. Chapter 6. The background assumptions of measurement practices in psychological assessment and psychiatric diagnosis. In: Zachar P, St. Stoyanov D, Aragona M, Gablensky A, editors. Alternative Perspectives on Psychiatric Validation. Oxford: Oxford University Press; 2015.

13 Bassett AS, Hodgkinson K, Chow EW, Correia S, Scutt LE, Weksberg R. 22q11 deletion syndrome in adults with schizophrenia. Am J Med Genet. 1998;81(4):328-37.

14 Kates WR, Mariano MA, Antshel KM, Chandra S, Gamble H, Giordano M, et al. Trajectories of psychiatric diagnoses and medication usage in youth with 22q11.2 deletion syndrome: A 9-year longitudinal study. Psychol Med. 2018:1-9.

11

정신병리와 질병행동

심각한 병에 걸렸다는 사실은 환자의 삶에 해결해야 할 중요한 과제를 부여한다. 환자는 이 과제에 어떻게든 대처하게 된다. 문제를 무엇이라 파악하고 어떻게 대처하느냐에는 질병의 특성뿐만 아니라 환자의 성격과 경험이 큰 영향을 미치며, 환자가 처한 환경도 대처방법을 제한하는 요소가 된다. 질병이라는 과제에 대한 대처과정을 질병행동(illness behavior)이라 한다.

질병에 대한 대처

환자에게 병이 갖는 의미는 중대한 기능부전이 생긴 것, 향후 생활이 무너진 것, 안전 및 생명이 위협받는 것, 가족 및 친한 사람들과의 관계에 문제가 생긴 것 등 다양하며 여기에 따라 다양한 행동 변화가 나타난다. 그런데 정신질환의 경우, 질병의 증상과 질병 체험에 대한 반응으로서의 행동 변화를 구분하기 어려울 수도 있다. 그러나 자각된 정신병리에 대한 반응이나 주위 사람들이 자신을 대하는 태도에 대한 반응으로서 나타나는 심리적·행동적 문제들은 일차적 정신병리와는 별개의 것이다. 질병행동이 정신병리의 영향을 받기도 하지만, 정신질환 환자의 질병행동은 원리적으로는 마음의 병든 부분에 대해 마음의 건전한 부분이 대처해 가는 과정으로 볼 수도 있다. 따라서 증상과 질병행동을 구분하는 것은 환자를 이해하는 데 매우 중요하다.

질병행동들은 정신질환에 국한된 것이 아니므로 다른 분야의 임상의들도 많이 경험한다. 타과 임상의는 환자가 보이는 비합리적 행동들을 정신질환이라 판단하여 정신과의사에게 자문을 의뢰하게 되는데, 이때 정신과의사의 역할은 어떤 정신질환을 진단하고 치료하는 것이라기보다는 질병행동에 개입하는 것이다. 질병행동에 대한 이해 및 개입은 좁은 의미의 의학보다는 임상적 행동과학(behavioral science) 영역에 속한다고 할 수 있으며, 자문정신의학(consultation psychiatry)의 중요한 주제다.

병자역할

병자역할(sick role)[1]이란 병을 가짐으로써 한 개인에게 허용되는 또는 요구되는 역할에 대한 사회의 암묵적 규약이다. 병자역할의 주된 요소는 병이 있기 때문에 통상적인 사회적 역할에서 면제받는다는 점이다. 아울러 병에 걸렸다는 사실에 대해 환자는 책임질 필요가 없다. 그러나 성병, 중독 등 '부도덕' 질환은 병에 걸렸다는 사실 때문에 환자가 비난받기도 하며, 급성 정신병적 상태인 환자의 행위가 주위에서 이해받지 못하여 악행으로 간주되고 환자가 비난받는 경우도 있다. 한편 병자역할을 하는 환자는, 병에 걸렸다는 것에 대한 책임을 면제받는 대신 회복되기를 원하고 도움받기 위해 노력해야 한다는 의무를 지게 된다. 이를 게을리하면 비난을 받는데, 중독이나 병식이 없는 정신질환 등은 이 측면에서도 환자가 비난받게 되는 질환이다. 이런 문제들이 정신질환에 대한 사회적 낙인을 만들어 낸다. 정신질환자들은 병자역할을 게을리하는 불량 환자인 것이다.

병자역할은 원래 사회적인 개념이지만, 한 가족 내에서는 가족 특유의 병자역할이 환자에게 부여된다. 가족 내에서 병자역할은 그 사회의 전형적인 병자역할과 크게 다를 수도 있다. 이 특이성은 환자 개인 또는 가족의 특이적 질병행동을 이해하기 위한 배경이 될 수 있다. 더 나아가면 특이적 질병행동의 배경에는 가족역동의 특이성이 있을 것이다.

질병행동

질병행동은 개인이 자신의 상태가 비정상-질병이라 인지하였을 때 그에 대한 반응으로 나타나는 행동들을 일컫는다. 자신의 신체를 모니터링하고, 자료를 찾고, 그 결과를 증상으로 정의하거나 해석하고, 회복하기 위한 자가 조처를 취하고, 의료 혹은 의료 외 영역에서 도움을 찾는 행동(help-seeking behavior) 등을 포괄한다.[2] 정신역동의 관점에서 보면 질병행동은 질병이라는 큰 불안에 대한 심리적 방어기제(defense mechanism)들을 포함한다. 병자역할이나 질병행동이 구체적 행위로 나타나는 것은 사회문화적 조건, 가족 환경, 개인의 성격 및 과거 경험, 질병 자체의 특성, 치료받는 조건 등 다양한 요소의 영향을 받는다. 환자뿐만 아니라 가족이 환자의 병에 대해 갖는 대처전략(coping strategies)도 환자를 이해하고 치료하는 데 고려할 요소가 된다. 가족 시스템 안에서 살아가는 환자라는 관점에서 보면, 환자뿐만 아니라 가족 시스템이 보이는 질병행동을 이해하는 것이 중요하다. 질병에 대한 대처전략들은 치료에 긍정적으로도 부정적으로도 영향을 미칠 수 있으므로 치료자가 잘 파악하여 대응하여야 하지만, 질병행동은 도구적 진단으로 파악할 수 있는 것이 아니다.

정신질환에서는 정신병리와 질병행동 모두 행위의 차원으로 표출되므로, 둘 사이의 구분이 잘 안되거나 질병행동이 질병의 일차적 정신병리로 오인되는 경우도 있다. 또한 정신병리가 문제성 있는 질병행동을 낳는 경우도 있고 역으로 질병행동이 이차적으로 정신병리를 일으키는 측면도 있으므로 정신병리와 질병행동 간 관계는 단순하지 않다. 특정 질환에서 특히 두드러진 질병행동, 예컨대 알코올의존 환자가 자신의 문제를 부정하는 것 등은 아예 정신병리의 일종으로 간주되기도 한다. 그러나 두 문제는 치료적 접근법이 전혀 다를 수도 있으므로 처음부터 이 구분을 염두에 두고 환자의 정신병리를 평가할 필요가 있다. 질병에 대한 부정, 치료 거부, 발병 후 생긴 가족관계의 문제 등은 정신병리 자체라기보다는 질병행동이라는 측면에서 이해해야 하는 경우가 많다. 아래에 몇 가지 대표적인 질병행동을 소개한다.[3]

1) 부정(denial)과 분노(anger)

심한 질병에서 대표적인 대처 전략은 부정이다. 그 정도는 완전한 부정부터 질병을 최소화하여 일부분만 인정하는 것까지 다양하다. 조현병 환자가 질병을 부정하는 것은 병식의 부족이나 망상의 결과가 아닌 질병행동 때문인 경우도 있다.[4] 질병이 주는 두려움과 부담감을 줄이고 자존감을 지키려는 시도로서 자신이 정신병에 걸렸음을 부정하는 것이다. 부모가 자녀의 병에 대해 부정하는 것은 환자의 발병에 대한 죄책감과도 관계된다. 부정의 다음 단계로 왜 내가/우리 아이가 이런 병에 걸렸는지를 생각하면서 대상 없는 분노가 생기는데, 이 분노는 다른 가족 구성원이나 섣불리 직면(confrontation)시켜서 죄책감을 건드리는 사람, 특히 치료진에게 향하게 된다. 치료진에 대한 환자 가족의 비난과 비협조는 자신의 죄책감을 투사하는 것과 관계되므로, 자녀의 발병이 가족의 책임이 아님을 잘 설명해 주고 죄책감에서 벗어나게 하는 것이 필요하다.

2) 퇴행(regression)

병자역할은 역할 부담을 면제해 줌으로써 퇴행을 조장한다. 환자기 때문에 퇴행이 허용되는 것이다. 조현병 환자의 퇴행된 행동은 황폐화라는 병의 증상일 수도 있고 질병행동일 수도 있다. 치료진이 환자와의 직접 의사소통을 피하고 가족을 통해 의사소통하는 것은 환자의 퇴행 및 의존성을 증가시킨다. 보호자의 질병행동인 과보호도 퇴행을 조장하는데, 이 과보호의 기저에는 역시 죄책감이 있을 수 있다.

3) 정보수집을 통한 통제

질병에 대한 원초적 불안을 지식을 통해 억제하려는 대처법이다. 인터넷이 발전함에 따라 정보 원천은 많은데 환자는 자신이 생각하는 바의 증상이나 진단에 대해, 치료 약물에 대해, 치료자가 별 뜻 없이 한 말에 대해 검색하여 나름대로의 결론을 얻는다. 이렇게 얻는 정보는 맥락을 고려하지 못한 단편적인 것인데, 환자가 이것과 자신을 동일시하면 오히려 증상의 악화를 겪을 수도 있다. 이를 종의 루프 효과라 한다(3장 정상과 이상 참조).[5] 환자가 스스로 정보를 수집해서 얻게 된 나름의 견해와 치료자의 견해에 차이가 나면 라포 형성에도 문제가 될 수 있다. 치료자와 환자 간 정확하고 원활한 의사소통이 필요하다. 병에 대해 학습하려는 환자 및 가족의 노력 자체는 치료에 긍정적으로 작용할 수도 있을 것이다.

4) 우울

다양한 정신질환의 경과 중에는 우울증상이 흔히 나타난다. 질병 자체의 생물학적 과정으로 우울증상이 보일 수도 있지만, 급성기 자신을 괴롭히는 증상에 대한 반응으로서의 우울이나 관해 후 급성기삽화에 대한 병식이 생긴 뒤 보이는 절망감과 우울은 질병행동으로서의 우울이라 할 것이다. 이 우울은 자살로 이어질 수 있는 위험한 상황이 되기도 한다.

5) 병에 대한 환상

병이 있음을 부정하지는 않지만, 병에 대해 자신의 희망이 반영된, 사실이 아닌 믿음을 가지고 그에 따라 대처하려 한다. 약물 유지치료가 중요함을 충분히 교육받은 뒤에도 '그래도 나는 재발하지 않을 것이다'라는 생각을 하거나, 치료진이 정상생활로 돌아가 학업이나 직업을 계속하라고 권했을 때 '병이 다 나은 다음에 하겠다'고 미루거나 하는 등의 행위로 나타날 수 있다.

질병행동과 정신병리

환자의 증상에서 질병행동과 병리과정의 직접 결과를 구분하는 것은 중요하다. 질병행동은 뇌의 신경생리학적 이상으로 환원이 시도되는 환청 등의 정신병리와는 차원이 다른 복잡한 행위 및 태도다. 환청과 관계된 뇌 영역은 기능적 신경해부학 회로에서 찾을 수 있을지도 모르지만, '정보수집을 통한 통제'라는 질병행동을 신경생물학적 과정들의 복합체로 구분해 내고, 여기 해당하는 신경회로들을 찾아낼 수는 없다. 또한 질병행동은 살면서 마주치는 문제인 질병에 대처하는 정상적인 심리과정들의 결과기도 하다. 따라서 환청을 체험하는 것처럼 보이는 환자가 '이제는 환청이 없다'고 주장할 때, 일차적 병리과정에 대한 생물학적 이해보다는 그의 질병행동에 대한 정신역동적 또는 현상학적 이해가 필요할 수도 있다.

환자가 호소하는 증상이 질병행동에 의해 변형되어 표현된 것이라면, 질병과정의 직접 결과인 실제 정신병리를 파악하기 위해서는 간접적인 추론을 하는 수밖에 없다. 이 추론의 결과는 환자가 보여 주는 행동과 다를 수 있고 오류를 포함할 가능성도 있지만, 그렇더라도 진단이나 치료의 방침을 결정하는 데 필수적인 정보가 된다. 적절한 심리사회적 치료를 위해서도 정신의학자는 환자의 질병행동을 이해하여야 한다. 질병행동은 방어기제를 포함하기 때문이다. 심리사회적 치료가 정신병리가 아닌 질병행동의 변화를 일으키는 것을 목표로 삼을 수도 있다. 예컨대 자신이 술을 많이 마시지 않는다고 주장하는 알코올의존 환자에서 치료자가 찾아야 하는 것은, 통제되지 못하는 음주라는 일차적 병리 이외에 부정이라는 방어기제를 질병행동으로 사용하게 하는 낮은 자존감일 수도 있다. 적절한 치료를 위해서도 통제력을 회복시키기 위한 약물치료 및 행동치료뿐만 아니라 부정 및 자기 비하라는 질병행동을 더 유연한 방식으로 바꾸기 위한 적극적인 심리적 개입이 필요할 것이다.

참고문헌

1 Parsons T. The Social System. New York: Free Press; 1951.

2 Mechanic D. The concept of illness behaviour: Culture, situation and personal predisposition (editorial). Psychol Med. 1986;16:1-7.

3 조두영. 임상행동과학. 서울: 일조각; 1985.

4 Roe D, Davidson L. Self and narrative in schizophrenia: Time to author a new story. Med Humanit. 2005;31:89-94.

5 Hacking I. The looping effects of human kinds. In: Sperber D, Premack D, Premack AJ, editors. Symposia of the Fyssen Foundation Causal Cognition: A Multidisciplinary Debate. New York: Clarendon Press/Oxford University Press; 1995.

12

정신질환과 지표

생체지표

질병의 생체지표

생체지표(biological marker)는 질병의 증상이나 징후는 아니지만 그 질병과 관련성이 깊으면서 쉽고 정확하게 측정이 가능한 생물학적 변인이다. 관련성은 지표가 질병의 원인이나 병태생리 등과 직접 관계되었기 때문에 나타날 수도 있고, 어떤 매개변인을 거치는 간접적 관계를 반영할 수도 있고[대리변인(surrogate variable)], 기전적 연결과 상관없는 단순히 통계적인 것일 수도 있다.[1] 지표로 측정되는 것이 생물학적 과정이므로, 생체지표는 그것으로 표상되는 질병과정 역시 생물학적 과정이라는 함축을 갖는다. 그렇다면 생물학적 자연종으로 간주되기 어려운 질병에서는 생체지표의 의미가 불분명할 수도 있다.

정신의학에서 질병을 정의하는 것은 행위로 표출되는 임상양상 즉 정신병리인데, 임상양상과 직접 관계없는 지표를 사용하려는 이유는 (1)

진단을 위해 임상양상을 직접 평가하는 것이 어렵거나, (2) 임상양상만으로 병을 세부적으로 감별하기 어렵거나, (3) 질병의 경과를 잘 반영하면서 쉽게 측정 가능한 지표가 있거나, (4) 임상양상이 아직 나타나지 않은 위험한 질병의 발생을 예측하는 데 지표가 도움이 되기 때문 등이다. 물론 믿을 만한 지표가 있다는 사실이 전제되어야 한다. 이러한 이유와 관련하여 아래와 같이 생체지표를 분류할 수 있다.

1) 진단을 위한 지표

정신질환에서 지표를 찾으려는 것은 대개 (1)의 이유와 관계되는데, 여기 해당하는 실용적 지표는 아직 없다. 지표를 탐색하는 기술의 한계 때문일 수도 있지만, 더 근본적으로 정신질환들은 자연종으로서의 지위가 잘 확립되지 않았다는 문제에 기인한다. 행동양상으로 정의되는 정신질환에서 생물학적 지표는 질환과 설명적 수준이 다른 문제도 있다. 예컨대 최근 주목받는 아밀로이드 양전자 단층촬영(position emission tomography) 영상은 뇌질환인 알츠하이머 병에 대해서는 진단적 지표지만, 이 조건에 동반되는 정신질환인 인지증(dementia)에 대한 지표는 아니다.

2) 종을 세분하거나 아종을 정의하게 하는 지표

이런 지표는 감별진단하거나 치료 방침을 결정하는 데 도움이 될 수 있다. 같은 종양이라도 변이가 일어난 유전자형에 따라 표적 치료제가 결정되는 식으로, 정밀의료가 지향하는 점이다. 이런 지표는 환자에게 진단이 이미 확립된 경우에만 의미를 갖는다. 유전자 변이를 찾았더라도 환자에게 임상적으로 종양이 발견되지 않는다면 그 변이는 의미가 없을 것이다. 정신질환에서도 약물 반응성을 예측하게 하는 유전자지표를 검색하려는 노력들이 있었다.[2] 약물에 대한 생체의 반응은 진단과는 달리 자연적 현상이기 때문에 이와 관련된 생물학적 지표를 찾을 가능성이 높을 것이라는 기대에 근거한다. 그러나 아직 약물 반응성에 대해서도 실용적인 지표는 없다. 정신질환 치료지침 또는 알고리듬들이 다양하게 발표되고 있지만, 생체지표에 의거한 치료적 판단이 제시되는 경우는 거의 없다. 아직까지도 정신질환에서 개인별 맞춤치료 방침을 결정할 때 도움이 되는 정보는 자세한 병력과 면담 평가를 통해 얻는다. 정신질환이 자연종 모델에 잘 부합하지 않기 때문이기도 하지만, 더 중요한 이유는 맞춤치료의 맥락이 되는 상황들 중에는 자연종 개념으로 다룰 수 없는 것들도 있기 때문이다. 예컨대 한 조현병 환자를 치료할 때 경구제제를 사용할 것인지 주사제를 사용할 것인지는 생체지표가 아니라 환자의 태도에 의해 결정된다. 이때 임상적 평가를 통해 얻는 태도에 대한 정보는 생체 계측은 아니지만 치료적 결정을 위한 지표로서의 지위를 갖는다.

3) 질병의 경과를 반영하는 지표

어떤 지표는 이미 진단받은 환자에서 치료반응이나 경과를 확인하는 데 유용하다. 특성(trait)이 아닌 상태(state)지표다. 질병의 현재 상태를 반영하는 지표를 쉽게 측정할 수 있다면, 그 변화를 통해 질병의 경과나 치료반응을 모니터링할 수 있다. 주요우울장애 치료에 대한 연구를 하면서 정기적으로 해밀턴 우울척도(Hamilton depression scale)를 시행한다면, 우울증 경과에 대한 상태 지표를 측정하는 것이다. 해밀턴 우울척도는 생체지표는 아니지만, 우울증의 심각도와 높은 공존타당도를 갖는다고 인정되는 비교적 객관적인 지표다. 물론 이 점수는 우울증 진단이 성립한 이후에야 임상적 의미를 갖는다. 또한 점수 하강은 치료반응을 평가하는 좋은 지표는 될 수 있어도 그 자체가 치료의 목표인 것은 아니다. 엄밀하게 말해 점수는 우울증의 심한 정도와 관계된 대리변인일 뿐이다. 질병의 정의와는 관계없으면서도 좋은 예측력을 갖는 지표도 있다. Gamma-Glutamyl Transferase 생체지표는 최근 수개월간의 음주량을 반영하는데, 알코올의존 환자가 절주 상태를 유지하는지를 평가하는 데 도움이 된다. 물론 이 지표의 정상화가 알코올의존 치료의 목표는 아니다.

4) 질병을 정의하는 지표

어떤 질병은 임상양상이 아닌 생체지표에 의해 정의된다. 고지혈증(hyperlipidemia)에서 중성지방이나 콜레스테롤 측정치는 질병과 관계된 지표가 아닌 질병을 정의하는 요소다. 그러면서 동시에 뇌졸중의 위험인자 지표로서의 의미를 갖는다. 이때 고지혈증이라는 질환 자체는 그 자체가 환자에게 고통이 된다기보다는 뇌졸중 등 임상적으로 유의한 다른 질환을 예측하는 지표로서의 의미를 갖는다. 고지혈증을 치료하는 궁극적 목표도 혈중 지질 저하라기보다는 뇌졸중 방지가 된다.

생체지표의 진단적 가치

생체지표(Marker, M)와 그 지표가 표상하는 질환(Disease, D) 사이의 관계를 논리함수로 생각해 볼 수 있다.

1) M → D

통상적인 진단적 지표로 M은 D의 충분조건이다. 이 지표가 양성이면 진단은 확립된다. 그러나 D가 M에 의해 의해 배타적으로 결정되지 않는다면, 즉 이 지표가 양성이 아니면서도 진단되는 경우가 있다면($\sim M \wedge D \neq \emptyset$) 위음성이 가능하다. 따라서 이런 지표는 스크리닝용으로 쓰기에는 곤란하다.

2) D → M

M은 D의 필요조건이다. 놓쳐서는 안 될 질환 D의 스크리닝용 지표로서의 가치를 갖는다. 단 M이 D에 의해 배타적으로 결정되는 것이 아니라면 위양성이 가능하다. M의 극소수에서만 D인 경우는 스크리닝을 위한 가치도 높지 않다.

3) (M → D) ∧ (D → M)

진단과 지표가 서로 필요충분 조건인 경우로, 두 가지는 동형(isomorphic)이다. 지표가 질병 자체를 정의하는 것이라면 이런 관계가 성립된다. 이상적이지만 특히 정신질환에서는 실제로 구현하기 힘들다. 지표와 질병이 동형이기 위해서 반드시 설명적 수준이 같아야 할 필요는 없지만, 직접적인 기전적 연결 없이 필요충분조건이 이루어지기는 힘들다. 한 가지 지표가 아니더라도, 필요조건의 지표와 충분조건의 지표가 각각 하나씩 있으면 이론적으로는 완전한 진단이 가능하겠지만 실제로 이런 경우는 거의 없다.

4) 통계적 연관성은 있지만 필요조건도 충분조건도 아닌 지표

통계적 연관만을 갖는 지표는 대상자가 특정 진단에 해당할 가능성을 높이는 소견에 불과하다. 베이지언 추론 모델을 따르면 가능성이 높은 지표가 여러 개 양성일수록 진단이 옳을 확률이 높아진다. 따라서 진단이 애매한 경우 복수의 지표를 탐색하게 된다. 그러나 결과는 여전히 통계적일 뿐이다.

5) 이미 확정된 진단을 세분하는 지표

진단적 가치보다는 이미 진단된 환자에서의 세분류나 질병 경과와 관계되는 지표는 일단 그 질병의 진단이 성립된 이후에야 의미를 갖는다. 이를 진단적 지표로 착각하면 부적절한 임상적 판단을 할 수 있다.

생체지표와 진단체계

증상의 조합으로 진단을 내리는 체계에서, 생체지표와 진단 간의 관계는 복잡하다. 지표가 질병과정과 관계되는지 아니면 표현형과 관계되는지부터 문제가 된다. 지표의 진단적 의미는 두 조건에서 서로 다르다. 표현형보다는 질병과정을 반영하는 지표가 질병에 대한 이해를 얻기 위해 더 좋을 것 같지만, 현재 질병과정이 잘 알려져 있지 않고 진단체계도 질병과정을 따르는 것이 아닌 한 이런 지표의 진단적 가치는 높지 않을 수도 있다. 예컨대 충동성을 일으키는 질병과정을 특이도 높게 측정하는 생체지표가 있다고 하더라도, 이 지표로 측정되는 충동성이 ADHD와 양극성장애라는 진단에 모두 나타나는 것이라면 감별진단적 가치는 높지 않을 것이다. 물론 이 지표는 두 질환 사이의 기전적 공통점을 시사할 수 있고, 기존 진단체계를 지지하는 역할을 넘어서 새로운 진단체계를 위한 근거를 제공할 수도 있다. DSM-5 개발자들이 미래에 대해 가졌던 기대도 이런 것이었지만 결국 실현되지 못하였다. DSM 체계를 비판하면서 등장한 RDoC는 진단명이 아닌 기능 도메인 수준에서 정신기능에 접근하려는 시도인데, 각 기능을 탐구할 수 있는 방법론들을 같이 제시하므로 생체지표 개발을 더 기대할 수 있게 한다. 그러나 여기 제시된 서로 다른 정신기능들이 서로 다른 기전에 의한다는 근거는 아직 부족해 보인다. 따라서 탐구 방법론들의 특이성도 아직 가설적일 뿐이다.

정신의학과 지표

정신의학에서 생체지표의 한계

정신의학에서 아직까지도 실용적 생체지표가 없는 이유는 무엇일까? 조현병에서의 기능적 뇌영상이라는 생체지표와 당뇨병(diabetes mellitus)에서의 혈당이라는 생체지표는 인식론적 차원에서 다르다. 후자는 질병의 지표라기보다는 그 질병을 정의하는 바 자체, 즉 필요충분조건이므로 이 지표는 진단에서 가능도(likelihood)가 무한대다. 반면 조현병의 뇌영상은 특정 증후군과 통계적으로 연관되어 있는 지표를 측정하는 것이다. 조현병을 정의하는 것은 뇌혈류 변화가 아닌 정신병이라는 주관적 체험과 행위다. 역으로 신체적 변인에 의해 정의되는 질환인 당뇨병을 행동적 지표인 다음, 다식, 다뇨로 평가한다면 이 지표의 진단적 효용성은 혈당 측정보다 낮을 수밖에 없을 것이다.

결국 질병과 지표의 설명적 수준이 문제가 된다. 정신질환 또는 정신병리가 환자의 체험이나 행위에 의해 정의되는 상태가 지속되는 한, 정신의학자의 면담이나 관찰이 생물학적 지표보다 더 정확할 수밖에 없다. 대상과 지표의 설명적 수준이 같기 때문이다. 정신질환에서 생체지표는 대리변인일 수밖에 없다. 이 지표는 진단 자체보다는 그 질병과 관련된 신체적 현상을 평가하거나 이를 통해 그 진단 중 특정 조건을 감별하는 가치 정도는 가질 수 있을 것이다. 예컨대 신체증상 측면에서 구분이 되는 멜랑콜리아와 비정형 우울증(atypical depression)을 덱사메타손 억제검사(dexamethasone suppression test)로 구분하는 식이다.[3] 앞서 제시한 생체지표의 분류 항목 2)나 3)에 해당하는 경우다. 만약 주관적 체험이나 행위가 아닌 생물학적 기준으로 정신질환이 정의된다면, 생체지표의 진단적 가치는 매우 높아지겠지만, 정신의학은 자신의 영역을 잃어버릴 수도 있다. 그러므로 현 체제의 정신의학에서는 생체계측이 아닌 행위와 주관적 체험에 대한 지표가 더 중요할 수밖에 없다.

생체지표에 의해 동정된 정신질환의 예

정신질환에서도 생체지표에 의해 질병이 동정된 예가 있는데 이미 100여 년 전의 일이다. 질병을 생물학적으로 동정하는 과정은 증례보고, 증후군 동정, 임상적 연관지표(correlate) 즉 생체지표의 동정, 병태생리 및 병인 규명 등의 단계를 거친다. 급성 발병양상, 신경학적 증상, 인지적 증상, 경과 등에서 비교적 특이적 소견을 가진 진행마비는 정신질환 중에서는 예외적으로 일찍부터 증후군 수준에서 질병단위로 인정받았다. 이 병은 파과증(hebephrenia) 등 증후군으로서 제안된 다른 정신질환의 모범 사례로 인용되기도 하였다. 그런데 진행마비는 처음 임상상에 의해 정의되었지만, 만성 뇌수막염이라는 부검소견이 진단적 가치가 높은 생체지표가 되었고, 결국 매독균(*Treponema pallidum*)이 병소에서 발견됨으로써 생체지표에 의해 진단되는 자연종인 병이 되었다.[4] 질병을 자연종으로 동정하는 전형적 경과를 밟은 것인데, 부검 소견에서 특이적 생체지표가 있기 때문에 가능하였다.

반면 크레펠린에 의해 조기치매에 편입된 파과증은 증상학이나 경과 등에 대해 제법 잘 기술되어 있어서 이에 의거해 파과증을 질병단위로 볼 수 있다고 주장되었지만, 그렇게 동정됨 없이 오늘날 조현병을 구성하는 한 상태에 머물고 말았다. 파과증은 다른 만성 정신병과 구별되는 임상적 양상이 부족하여 증후군적으로도 특이성이 없을 뿐더러, 부검소견을 포함한 어떤 생체지표도 찾을 수 없었기 때문에 결국 독립적 진단의 지위를 인정받지 못한 것이다.[5]

체험을 표상하는 지표

주관적 체험은 환자를 고통스럽게 하는 증상이지만 동시에 질병과정이 발생했음을 보여 주는 지표기도 하다. 환자의 체험은 확실히 파악된다면 진단을 위한 중요한 자료로 사용될 수 있지만, 행위를 통해 간접적으로 추론할 수밖에 없다는 한계가 있다. 좋은 행위지표란 직접 측정이 불가능한 환자의 체험을 잘 표상하면서 체험에 특이적이고, 정신의학자가 명확하게 관찰할 수 있는 것들이다.

예컨대 "혼자 있는데 나를 욕하는 소리가 들려요"라는 환자의 자발적 보고 행위는 환청이라는 주관적 체험을 표상하는 지표로 간주될 수 있는데, 이때 면담자의 세심한 추론은 크게 요구되지 않는다. 따라서 이런 보고는, 배척해야 할 특별한 증거가 없다면, 환청이라는 주관적 체험에 대한 좋은 지표가 된다. 그러나 한 환자가 혼자 있을 때 조용히 혼잣말을 한다면, 이 행위지표가 환자의 어떤 체험을 반영하는지를 알기 위해서 불확실한 추론을 하는 수밖에 없다. 혼잣말은 환자가 어떤 대인관계를 상상하고 리허설하는 것일 수도 있고, 환청에 대답하는 것일 수도 있다(16장 지각의 병리 참조). 따라서 혼잣말이라는 행위지표는 환자의 직접 보고보다는 환청에 대한 지표로서 좋지 않다.

체험에 대한 지표로서 자가보고의 타당성

환자가 자신의 체험을 직접 보고하는 것은 그 체험에 대한 가장 신뢰성 있는 행위지표인 경우가 많겠지만, 이것이 항상 보장되는 것은 아니다. 다음의 예를 보자.

1) 혈당이 올라가면 환자는 자주 목마르다고 보고한다.
2) 우울증 환자는 삶이 무가치하다고 보고한다.

3) 신체망상이 있는 환자가 성기가 움직인다고 보고한다.

1)과 2)는 신체질환과 정신질환이라는 차이는 있지만, 실제 병리와 환자가 보고하는 주관적 체험 사이의 관계라는 측면에서 보면 동등하다. 주관적 체험은 병리현상의 직접적인 결과로 설명될 수 있다. 의사는 주관적인 상태에 대한 환자의 보고를 듣고, 거기서 단순한 추론을 해서 병태생리나 진단에 대한 가설을 갖고, 이것을 확인하기 위한 실험실 검사나 심층 면담을 시행할 수 있다.

그러나 3)은 다르다. 이 보고의 배후에 있는 것은 이상한 신체적 체험[체감증(cenesthopathy)]으로, 자신의 신체에서 일어나는 일에 대한 주관적 체험의 변화다(16장 지각의 병리 참조). 자신의 신체에 대한 체험양식 자체가 이전에 겪은 바 없는 전혀 새로운 것으로 바뀌었는데, 이것을 어떻게든 스스로 이해하기 위해 나름대로의 설명을 만들다 보니 환자가 결국 이렇게 표현하게 된 것이다. 이 결론에 도달하기 위해서는 환자의 발언을 그대로 받아들이는 단순 추론이 아닌, 정신병리학적 지식에 의거한 고도의 추론이 필요하다. 즉 '성기가 움직인다'는 보고는 성기 움직임이 아닌 체감증의 지표임을 알아야 한다.

참고문헌

1 Filiou MD, Turck CW. General overview: Biomarkers in neuroscience research. Int Rev Neurobiol. 2011;101:1-17.

2 Uher R, Perroud N, Ng MY, Hauser J, Henigsberg N, Maier W, et al. Genome-wide pharmacogenetics of antidepressant response in the GENDEP project. Am J Psychiatry. 2010;167(5):555-64.

3 Stewart JW, Quitkin FM, McGrath PJ, Klein DF. Defining the boundaries of atypical depression: Evidence from the HPA axis supports course of illness distinctions. J Affect Disord. 2005;86(2-3):161-7.

4 Pearce JM. Brain disease leading to mental illness: A concept initiated by the discovery of general paralysis of the insane. Eur Neurol. 2012;67(5):272-8.

5 박종석, 강웅구. 조현병의 역사. 신경정신의학. 2015;54:1-35.

3부

정신병리 각론

3부에서는 정신건강의학과를 찾는 환자들에서 실제 볼 수 있는 증상들을 다루었다. 1, 2부를 통해 이 책에서 다루는 주제의 기본적 특성과 그에 대한 접근법을 논의하였는데, 그 결과 정신과적 증상들은 신체증상처럼 객관적 실재로 간주하기 어려운 부분이 있음을 알게 되었다. 그럼에도 불구하고 환자들은 마음의 고통을 호소하며 정신건강의학과를 찾아오고, 정신과의사는 그 환자를 진찰하여 문제를 찾아내고 해결책을 제시한다. 이런 임상적 과정들은 유용하며 고통받는 이에게 도움이 된다. 정신병리는 과학적 대상으로서는 애매한 것들이지만, 실용적 측면에서 탐구할 가치가 충분하다. 3부의 주제들은 저자의 생각에 따라 특정 순서로 제시되었지만 순서에 특별한 의미가 있는 것은 아니다. 두 장의 주제가 연속적인 경우도 있지만 각 장들은 독립적이므로 독자가 어느 장부터 읽더라도 문제가 없다. 한 주제가 여러 개의 장에서 언급될 때는 상호참조할 수 있도록 하였다. 아래에 각 장의 주제를 간단히 설명하였다.

3부의 첫 주제는 의식(consciousness)이다. 의식은 개인의 주관적 체험 전체이며, 주관적 체험은 정신병리의 핵심이다. 거의 모든 정신병리는 의식과 관계된다. 그러나 의식의 문제는 접근이 쉽지 않다. 정신병리학 교과서들은 의식 자체보다는 병적으로 변이된 의식에 대해 집중한다. 이 책은 미흡하지만, 의식 자체를 다루는 장을 마련하였다(13장). 의식이 무엇인지는 알 수 없더라도, '의식이 어떤 특성을 갖는가'를 이해하는 것은 다양한 정신병리를 더 넓은 관점에서 조망할 수 있도록 해 줄 것이다. 의식의 병리는 그다음 장에서 다루었다(14장). 의식 병리의 큰 부분을 차지하는 것은 의식의 양적인 감소인데, 이것은 정신의학보다는 신경학(neurology)에서 주로 다루는 문제다. 그러나 정신의학자도 이 문제를 자주 접하게 되며, 정신의학 고유의 주제인 의식의 질적인 변화를 이해하기 위해서도 의식의 양적인 변화에 대한 이해가 필수적이다. 이 장에서 다루는 다른 주제인 주의력, 지남력 등도 역시 정신의학과 신경학에서 같이 다루지만, 전공에 따라 관점이 조금 다를 수도 있다.

15장은 자아(self)의 병리를 다루었다. 자아의 병리는 사고, 정동, 의욕 등 특정 정신능력의 문제에 소속시키기 어려우므로 독립적인 장으로 두었다. 이 주제를 잘 이해하기 위해서는 현상학적 정신병리학(7장)을 참조하여야 할 것이다.

16장에서는 감각(sensation)과 지각(perception)에 대한 기초적 논의를 한 뒤 지각의 병리를 다루었다. 이 장의 많은 부분은 환각에 할애하였다. 다양한 종류의 환각 및 역사적 의미를 가진 특이적 환각에 대해 나열하기보다는, 감각 양식별로 환각의 특성에 대해 논의하였다. 같은 환각이더라도 그 양식에 따라 임상적 의미가 크게 다를 수 있기 때문이다. 환각 이외의 지각의 병리도 환각과 비교하는 관점에서 간단히 기술하였다.

이어지는 주제는 사고(thougt)의 병리로, 두 개 장에 나누어 기술하였다. 먼저 사고형태 및 언어의 병리를 다루었다(17장). 사고형태의 병리와 언어의 병리는 개념상 구분이 되고 정신병리학 교과서들도 두 가지를 구분하고 있다. 그러나 언어와 사고가 밀접한 관계에 있음을 고려하여 이 책은 두 병리를 같이 취급하였다. 일부 사고장애는 언어학적 개념인 화용론의 병리로 보는 관점을 취하였다. 그러나 언어의 병리와 사고형태의 병리가 구분되는 점에 대해서도 논의하였다. 그다음(18장) 다양한 종류의 사고를 사고자의 사고내용에 대한 태도라는 관점에서 조망하였다. 뒤이어 '망상과 망상이 아닌 사고는 어떻게 다른가'라는 일견 단순해 보이지만 실제로 매우 미묘한 문제를 논의하였다. 망상의 생성적 관점, 망상과 구분해야 될 몇 가지 다른 형태의 사고들에 대해서도 다루었다.

다음으로는 두 장에 걸쳐 정동(affect)의 문제를 다루었다. 먼저 정동이라는 개념에 대한 탐구로 시작하였다(19장). 이후 정동의 특성, 정동과 다른 정신기능과의 관계 등에 대해 살펴보았다. 정동의 병리는 기분장애와 관련된 병리와 불안장애와 관련된 병리로 구분하여 논의하였다. 이 논의를 하면서 정동의 단면적 병리만으로는 기분장애를 잘 정의할 수 없음을 알게 되어서, 다음 장(20장)에서 기분장애의 진단분류를 별도로 다루었다. 기분장애로 분류되는 상태들의 특성과 여기 속하는 각 진단들의 역사적 변천을 소개한 뒤, 현재의 도구적 진단체계가 초래한 기분장애의 분류학적 문제점을 논하였다. 특히 2형 양극성장애에 대한 저자의 견해는 학계 주류의 견해와 많이 다를 수 있다.

21장에서는 과거 신경증(neurosis)이라 불렸던 다양한 비정신병적(nonpsychotic) 상태들을 다루었다. 정신의학의 공식적 역사 뒤로 사라진 신경증 및 관련된 용어들의 역사적 개념을 살펴보고, 진단체계의 변천에 따라 각 신경증들이 어떤 경로를 거쳐서 어떤 진단명을 갖게 되었는지를 추적하였다. 과거 넓은 의미의 히스테리아(hysteria)에 속하였던 해리(dissociation), 전환(conversion) 및 신체형장애(somatoform disorders)에 해당하는 몇 가지 상태에 대해서는 주로 진단적 개념의 분화라는 측면에서 살펴보았다.

22장은 정신병리에 대한 직접적 논의가 아니라 환자의 일상적 행위에서 정신병리 정보를 얻는 문제에 대한 것이다. 정신병리의 측정과 진단 부분에서 다루었어야 할 문제일 수 있지만, 측정 방법론보다는 측정되는 내용에 대한 것이므로 여기서 논의하였다.

다음 두 장은 의지력(volition)과 관계된 것이다. 현대의 정신병리학이 지나치게 인지(cognition)에 중점을 두면서 의지력의 병리로 보아야 할 조건들이 다른 영역의 병리로 간주되는 경향이 생겼다. 저자는 의지력을 인지 및 정동과 같은 비중의 능력으로 간주하였다. 다른 정신병리학 교과서들도 의지력을 별도의 장으로 다루기는 하지만 제한적이다. 먼저 저자는 의지력 및 의지력에 의거한 행위를 개념적으로 넓게 조망하고, 관계된 병리현상을 다루었다(23장). 충동성, 강박행위, 중독 등도 여기 포함되었다. 의지력에 의거한 행위와 대조되는 병리는 의지력 또는 지향성이 감소된 행위인데, 이 주제에 대해서는 24장에서 다루었다. 무의식 상태에서의 자동증(automatism)에서부터 긴장증(catatonia), 무심코 하는 행위 등을 포함한다.

25장은 성격(character) 및 인격장애(personality disorder)에 대한 것이다. 이 장은 인격장애들을 분류하고 각각의 특징을 기술하는 것을 목표로 하지 않았다. 인격 또는 성격의 개념, 성격 분류체계 및 평가도구, 특정 양상의 성격을 질병으로 간주하는 근거 등이 이 장의 주된 논점이다. 인격장애 환자가 한 행위의 법적인 책임 문제도 연관된 주제로 다루었다.

26장에서는 아동의 발달(development)과 관계된 문제를 다루었다. 자폐증, 정신지체 등 소아기 정신질환의 정신병리도 다루었지만, 임상적 함의가 더 큰 것은 정신과적 문제를 가진 아동과 가족 간의 갈등 등 질병행동과 관계된 주제일 것이다.

27장에서는 공격성, 성행동, 애착과 관계된 정신병리를 진화론 또는 동물행동학(ethology)적 관점에서 탐색하였다. 새로운 정신병리에 대해 기술하기보다는 임상 증상이라 간주되는 현상들의 진화적 근거를 보여주는 데 주안점을 두었다. 병을 정상과 질적으로 다른 현상으로 보는 고착된 관점이 타당하지 않을 수 있음을 제시한 것이다.

28장에서는 병식(insight)의 문제를 다루었다. '나에게 병이 있다'는 단순한 인식을 넘어 '내가 살아가는 생활세계 속에서 나와 질병과의 관계'라는 관점에서 병식 또는 통찰을 설명하려 하였다. 병식의 문제는 흔히 정신병에 국한하여 생각하지만, 관점을 넓히면 정신병이 아닌 다른 상태들에서도 병식의 문제를 논할 수 있다.

마지막 장(29장)의 주제는 신경정신의학(neuropsychiatry), 즉 신경학적 근거를 갖는 정신증상이다. 신경인지기능의 개념을 잠시 살펴보고, 실인증, 실행기능장애, 실행증, 기억상실, 실어증 등에 대해 간략하게 다루었다. 신체손상 후의 신체상 및 신체도식 장애도 논의하였다. 일견 기괴한 정신병적 증상으로 보이는 현상들이 실제로는 중추신경계 손상의 결과일 수 있음을 보여 주려 하였다.

13

의식

의식(consciousness)은 개인이 체험하는 바 전체를 의미하고 모든 정신증상이 환자의 주관적 체험과 관계된다는 점을 생각하면, 의식의 문제는 정신병리학의 핵심에 있다. 이 장에서는 정신증상이 발현되는 가장 기본적 바탕인 의식의 특성을 알아본다. 의식과 관련된 정신병리는 다음 장(14장 의식 및 주의력의 병리)에서 논한다.

의식과 무의식

의식

의식은 각성(wakefulness)과 환경에 대한 인식(awareness)의 두 요소로서 정의된다. 각성은 인식의 전제조건이고, 인식은 의식의 내용을 결정한다. 임상 상황에서 의식을 양적으로 측정하는 대표적인 도구는 글래스고 혼수척도(GCS)인데, '외부 자극에 대해 얼마나 선택적 반응을 하는가'로 점수를 부여한다. 그런데 자극에 대해 선택적인 반응은 인식 없이도 가능한 부분이 있으므로, GCS로 측정되는 의식은 인식보다는 각성에 더 중점을 둔 것이다. 물론 GCS 만점을 받기 위해서는 환경에 대한 인식이 분명해야 한다.

이 장은 각성상태로서의 의식이 아닌 주관적 체험양식, 즉 인식으로서 의식의 특성을 주로 다룬다. 의식의 지향성은 정신병리의 주관적 체험 및 정신병리가 행위로 표출되는 것과 직접 관계된다. 주관적 체험은 일찍이 자연과학보다는 철학의 주제여서 존재론 및 인식론, 20세기 들어서는 현상학에서 다루고 있다. 자연과학은 이 주제를 회피해 왔지만 최근의 신경과학은 의식의 문제를 다루려 하며, 현상학과 자연과학을 융합하려는 시도들도 있다.[1]

무의식

임상 의학에서는 각성이 현저히 감소한 혼수(coma)를 무의식(unconsciousness) 상태라 한다. 청명한 의식과 혼수 사이의 의식이 감소한 정도는 수치화해서 평가한다. 그러나 심리학에서는 정보가 인식됨 없이 처리되는 경우도 무의식이라는 용어를 사용한다. 뇌가 받아들이는 많은 정보는 초기 단계에서 인식됨 없이 처리되며, 의식은 그 정보 처리의 최종 결과만을 인식할 뿐이다. 통상적으로는 의식적으로 처리되어야 할 성질의 정보가 무의식적으로 처리되기도 한다. 무의식이 유명해진 것은 프로이트 덕분이다. 프로이트는 행위자 자신도 모르는 행위의 결정인으로서 무의식을 제안하였고, 이를 기반으로 정신분석 체계를 세웠다. 정신분석으로 무의식을 탐구하면 병적 행위들의 숨은 원인을 찾을 수 있으리라 기대한 것이었다. 무의식이 있다는 것을 보여 주는 대표적인 예는 최면후 피암시성(posthypnotic suggestibility)이다. 최면(hypnosis)은 의식의 질적 변화가 온 상태인데, 최면상태에서 어떤 행위를 하라고 지시받은 사람은 일상적 의식으로 돌아온 뒤 그 지시대로 행위한다. 2주 뒤의 행위를 지시받고 그날 그대로 시행한 예도 보고되었다.[2] 그런데 행위자에게 행위한 이유를 물어보면 최면 시 지시받았다는 것은 인식하지 못한 채 나름대로의 이유를 댄다. 최면과정을 보았던 관찰자에게는 행위의 이유가 명백하지만 본인은 모르는 것이므로 무의식이라 할 수 있다.

의식에 대한 평가

튜링(Turing, A. M. 1912-1954)이 제안한 튜링 검사(Turing test)는 어떤 시스템이 사고하는 존재인지를 알아보는 것인데, 한 시스템의 반응을 사고하는 인간이 하는 반응과 구분할 수 없다면 그 시스템을 사고하는 것이라 간주한다.[3] 사고한다는 것은 단순 반응이 아니라 판단을 해서 선택적으로 반응한다는 것인데, 의식이 있어야 가능하다고 본다. 영화 〈스타워즈〉의 쓰리피오(C-3PO)처럼 의도를 가지고 판단을 하는 로봇은 튜링 검사를 통과할 것이다. 그러나 이런 방식도 결국은 반응을 평가하는 것이지 의식의 핵심인 주관적 체험을 평가하는 것은 아니다. 철학자 Searle은 한자 방 사고실험(Chinese room thought experiment)에서 피험자 로봇이 논의 주제에 대한 사고능력이 없어도 튜링 검사를 통과할 수 있음을 보여 주었다.[4] 자동번역기도 언어에 대한 이해 없이 기호치환 알고리듬만으로 사람과 비슷한 번역을 할 수 있다. 결국 인공지능은 의식이 아닌 컴퓨터 알고리듬에 불과한 것이다. 이렇게 '주관성으로서의 의식'을 측정하는 것이 불가능하다면, 과학적 탐구로는 의식에 접근할 수 없다는 입장이 제시되기도 한다. 이 문제에 대한 해답을 찾으려 하는 것이 현상학이다. 현상학은 내가 주관성을 갖는 존재라는 가장 확실한 사실에서 출발하며, 현상학적 방법론을 적용하면 다른 사람도 나와 같은 주관성을 가진 존재라는 것을 이해할 수 있다고 본다.

의식의 속성

감각질

감각질(qualia)이란 '현재 내가 느끼는 체험의 전체'라는 의미로, 정확하게 정의하기는 힘들다. 철학자이자 인지과학자인 Dennett은 감각질을 "the ways things seem to us"라 하였고, 통증을 느낄 때, 붉은색을 볼 때, 장미 냄새를 맡을 때의 마음상태 등을 예로 들었다.[5] 감각질은 누구나 체험하는 것이지만, 이것을 객관적 실재로 간주할 수 있는지는 논란이 있다. 감각질 자체는 다른 사람에게 전달할 수 있는 것이 아니다. 언어로 교류 가능한 것은 체험 자체가 아니라 발언 내용일 뿐이다. 자신이 빨간색을 본 체험을 객관적으로 타인에게 전달하는 것은 불가능하다. 그러나 실제 상황에서는 같은 사과를 본 두 사람 A, B 중 A가 "저 사과는 빨간색이다"라고 말하고 B는 그 명제에 동의하는 일이 벌어진다. 이때 A가 체험하는 자신의 감각질 속 '빨강성(red-ness)'이 B의 감각질 속 빨강성과 같다는 것을 증명할 방법은 없다. 예컨대 빨강을 보았을 때 B의 체험은 A가 빨강이 아닌 파랑을 보았을 때와 같을지도 모른다. 그러나 빨강이라는 용어에 대해 A는 자신이 항상 체험하는 빨강을 떠올리고 B도 자신의 빨강을 떠올렸기 때문에 외부 대상이 빨강이라는 명제에는 동의가 이루질 수 있다.[6] 이 문제는 해결할 수 없는 난제다. 행동주의에서는 여기서 모든 것이 끝나고 의식에 대한 탐구는 불가능하다. 그런데 물리적 의미의 실재는 아니더라도, 상호주관성을 객관성이라고 가정함으로써 내가 저 사람과 같은 체험을 하고 있다고 간주하는 것이 현상학의 입장이다. A와 B가 실제로는 다른 체험을 할지도 모르지만 이것에 대한 탐구는 불가능하므로 빨강이라는 데 동의한다는 자체를 동일 체험이라고 인정하면 되는 것이다. 한계가 있어 보이지만, 이것이 타인의 의식에 접근할 수 있는 현실적인 방법이다.

지향성

일상적 언어에서 의도(intention)라는 말은 어떤 행위를 설계하는 것과 관계된다. 행위를 의도하는 것은 물론 의식의 중요한 역할이다. 그러나 의식이 환경으로부터 정보를 수용하는 경우에도 지향(intention)한다는 용어를 사용한다. 나에게 인식되는 세상은 물리적 자극 자체가 아니라 나의 의식 속에서 어떤 의미를 가지고 지향되는 것이다. 자신의 머릿속을 탐색해서 어떤 기억을 회상하거나 생각을 만들어 낼 때에도 의식은 특정한 내용을 지향하고 있다. 대상을 지향하는 의식의 속성을 지향성이라 한다. 지향하는 것은 항상 어떤 대상에 '관한' 것이므로 'aboutness'라는 용어를 쓰기도 한다. 이때 지향되는 대상에는 환경 속의 외부 대상, 대상으로서의 나뿐만 아니라 의식하는 주체로서의 나[내가 의식한다는 사실 자체, 메타의식(meta-consciousness)]도 포함된다(7장 현상학적 정신병리학 참조).

모듈 구조 및 층화된 단계

마음의 모듈성은 9장 정신기능의 분류에서 다룬 바 있다. 다양한 정신기능들이 의식에 참여한다. 의식의 복잡성은 다양하여 뇌의 진화에 따른 종 간 차이가 있고, 한 종에서도 발달단계에 따라 의식에 참여하는 모듈들이 달라질 수 있다. 의식이 모듈화 및 층화된 구조여서 다양한 수준의 복잡성을 갖는다면 '어느 수준으로 진화된 동물부터 의식을 갖는가?'라는 질문에 대한 해답은 의식을 어떻게 정의하는가와 관계 있다. 예컨대 자극에 대한 선택적 반응성을 기준으로 본다면 뇌가 발달하지 않은 하등동물들도 의식이 있다고 해야 할 것이며, 종 내 다른 개체의 마음을 읽을 수 있고 마음의 내용을 전달할 수 있는 기능을 의식의 조건으로 본다면 인간만이 의식을 가진다고 할 것이다.

통합성

나는 항상 나다. 외부세계를 지각하는 것, 어떤 행위를 하는 것은 나이며 내가 나의 기억을 떠올리는 것이다. 의식이 모듈들로 구성되는 모델에서, 의식을 구성하는 다양한 정신기능들은 독립적인 것으로 간주되지만 나는 항상 나를 하나로 느낀다. 모듈의 기능들이 통합된 결과로 단일한 의식이 만들어지는 것인데, 이 통합은 무의식이 작업한 결과이므로 나는 아무런 의식적 노력 없이 통합된 감각질을 인식하게 된다. 의식에 참여하는 핵심적 모듈 중 하나가 최소자아(minimal self)다. 나의 중심에 있는 최소자아는 병적인 경우에도 대개 보존된다. 심하게 혼돈된 환자가 말하면서 '나'라고 지칭할 때 그 '나'는 최소자아로, 그 순간 그가 겪는 모든 체험이 응축되어 있는 최소 단위의 자아다. 더 나아가면 자아는 지금 이 순간뿐만 아니라 과거부터 현재까지 시간의 흐름 속에서도 통합되어 있고 일관성을 유지하는데, 이것이 자전적 기억(autobiographical memory)을 갖는 서사적 자아(narrative self)다.

어떤 병적 상태에서는 의식의 통합성이 손상되는 것처럼 보인다. 한 환자는 '누군가가 내 머릿속에 생각을 강제로 집어넣는다'는 체험을 한다. 사고의 수행감(sense of agency)이 감각질에 통합되지 못하여 나 아닌 외부의 작용으로 소외된 상태로 느껴지는 것이다. 그러나 이때도 말하는 주체인 최소자아는 손상되지 않으므로, 환자는 생각이 '나의' 머릿속에 집어넣어진다고 보고한다.

신경계 활성

650 nm 파장의 빛을 보았을 때 우리는 빨강이라고 느낀다. 과학자들이 찾아낸 사실은 이 파장에 잘 반응하는 망막세포가 있다는 것이다. 이때 빨강이라는 특이적 체험이 신경계의 속성인지 아니면 주관적 느낌인지를 구분할 수 있을까? 이 논의는 과학이라기보다는 철학에 가깝다. 유형동일성 입장은 신경계 활성과 의식 체험은 같은 현상을 다른 시점에서 보는 것이라 간주한다. 관찰자[삼인칭] 시점에서는 신경계 활성인 것이 당사자[일인칭] 시점에서는 체험이라는 것이다.[7] 그러나 유형으로서의 특정 뇌 활성이 유형으로서의 특정 체험과 같다는 관점은 감각질 전체, 의식의 총체성에는 적용할 수 없다. 의식의 총체성은 유형화할 수 없기 때문이다. 그런데 유형화되지 않은 개개의 소견들은 과학이 다루는 주제가 될 수 없다. 따라서 감각질을 유형화해서 신경계 활성으로 환원함으로써 의식의 자연과학을 구성하는 것은 그다지 유망한 작업으로 보이지 않는다. 유형동일성 문제는 2장 뇌와 마음에 더 자세히 기술되어 있다.

지각의 지향성

의식과 지각

열린 시스템은 환경으로부터 영향을 받고 환경에 영향을 준다. 열린 시스템인 개인이 환경으로부터 영향을 받는 과정이 지각(perception)이며 환경에 영향을 미치는 과정이 행위(action)다. 환경과 개체의 양방향 상호작용은 의식이 발달하기 전의 원시적 생명체에서도 이루어진다. 단세포 생물도 환경과 영향을 주고받는다. 그러나 의식이 발생함으로써 이 상호작용은 질적인 도약을 이룬다. 지각하는 주체로서의 내가 감각기를 통해서

온 정보와 나와의 관계[aboutness]를 인식하는 과정에 의식이 동원된다.

그런데 다양한 지각 정보가 한꺼번에 개체에게 전달되고 처리되지만, 이 중 의식에 참여해서 감각질을 구성하는 것은 일부분에 불과하다. 어떤 자극은 절대로 감각질에 올라올 수 없고, 어떤 자극은 항상 감각질에 참여하며, 어떤 자극은 이러기도 저러기도 한다. 혈압에 대한 정보는 뇌에서 처리되어 실시간 혈압을 조절하지만, 절대로 의식에 나타나지 않는다. 공포반응을 일으키는 뱀 사진을 10밀리초 보여 준 뒤 곧 강아지 사진을 보여 주면[역행차폐(backward masking)], 피험자는 귀여운 강아지만을 인식하지만 그의 자율신경계는 공포반응을 나타낸다. 지향성을 갖지 않는 무의식적 정보도 행위에 영향을 미치는 것이다. 규칙적인 소음이 지속적으로 나는 환경에서 머물다 보면 곧 소음은 느껴지지 않는다. 그러나 그 소음이 갑자기 사라지면 소음이 사라졌다는 것이 바로 인식된다. 반면 내가 수학 문제를 집중해서 푸는 동안 그 문제에 대한 지향성은 끊이지 않고 지속된다.

지각결합

어떤 대상을 볼 때 다양한 정보들[모양, 색깔, 움직임 등]은 시각피질의 서로 다른 부분에서 독립적으로 처리되지만, 의식되는 순간에는 이 정보들이 한 대상에 대한 것으로 통합된다. 빨간 사과를 볼 때, 시각피질에서 대상의 모양에 반응하는 부분과 색깔에 반응하는 부분은 다르다. 더구나 사과가 굴러간다면, 움직임 관련 부위가 별도로 활성화된다. 그러나 우리의 의식에는 이런 속성들이 따로 느껴지지 않고 굴러가는 빨간 사과 하나로 보게 된다. 이것을 지각결합(perceptual binding)이라 한다. 지각결합은 뇌 하드웨어 구성에 의한 것으로, 후천적으로 학습되는 것이 아니다. 서로 다른 양식(modality)의 지각들도 결합된다. 극장에서 영화를 볼 때 주인공의 말소리는 벽의 스피커에서 나오지만 우리는 화면 속의 사람이 말하는 것으로 인식한다. 지각결합이 됨으로써 자극은 일관되고 의미 있는 통합된 대상으로 의식에 파악된다. 그런데 지각결합은 의식 이전의 작업이다. 의식은 무의식이 보여 주는 것을 보는 셈이다.

고위 시각피질 손상으로 지각결합에 장애가 오면 동시실인증(simultanagnosia)을 겪는데, 이를 겪는 사람은 시야에 한 대상만 주어지면 제대로 파악하지만 두 개 이상의 대상이 주어지면 각 대상의 특성을 제대로 파악하지 못한다(29장 뇌손상과 관계된 정신증상 참조).[8]

게슈탈트 형성

지각결합에서 한 단계 더 나아가 우리의 의식은 지각된 대상을 어떤 의미 있는 표상(representation) 또는 게슈탈트로 파악하려는 성질이 있다. 카메라가 사진을 찍듯이 단순 비트맵으로 보는 것이 아니라, 어떤 의미가 있는 기본 형태들이 결합된 형상으로 대상을 파악한다. 그래서 시계 그림을 볼 때 '동그라미와 막대 두 개가 조합된 형태'로 파악하게 된다. 신경계의 하방(top-down) 처리과정에 의하는데, 기본적인 게슈탈트들은 우리의 마음[뇌 하드웨어라기보다는 심리적 구성체로서의 마음]에 이미 있고, 우리는 눈으로 받아들인 자극을 이 게슈탈트에 맞춤으로써 결국 자극은 그대로의 모습이 아닌 정형화된 게슈탈트의 집합으로서 지각된다. 이런 작업은 정보의 양을 줄이면서도 검색을 쉽게 하는, 의미의 꼬리표를 붙이는 것이다. 사진을 OCR 스캐닝하여 문서파일로 바꾸어 저장하는 것과 비슷하다. 시지각의 게슈탈트 특성을 보여 주는 현상 중 하나가 착시(visual illusion)다. 우리는 망막에 맺힌 상 자체가 아니라 그것에 실용적 의미를 부여하는 게슈탈트를 지각하기 때문에 자극을 그 자체로 정확하게 인식하지 못하고 지각 왜곡이 생기는 것이다. 게슈탈트 형성도 무의식적·자동적 현상이므로, 우리가 의식적으로 교정하려 해도 착시는 착각된 그대로 지각된다. 그러나 게슈탈트 형성은 지각결합처럼 완전히 하드웨어에 의존하는 것은 아니어서, 반복 학습에 따른 가소성(plasticity)이 일부 있을 수도 있다.

행위의 지향성

지향성의 측면에서 위계적으로 다양한 행위가 있다.

반사

반사(reflex)는 즉각적인 자극에 대한 즉각적이고 단순하며 고정된 반응이다. 이후의 행위나 환경 등에 대한 고려는 없지만 반사는 즉각적인 위험에 가장 먼저 반응할 수 있게 한다. 반사는 뇌가 아닌 척수 수준에서 일어나기도 하고, 뇌를 거치는 경우도 저위 중추에서 일어나며 의식의 통제를 받지 않는다. 반사 회로는 출생 시에 이미 연결되어 있다. 무의식 수준에서 지향성이 없이 집행되므로 혼수상태에서도 반사는 일어난다.[1] 그러나 반사 반응 시 움직임에 대한 의식적 체험이 동반되기도 하며, 의식이 미리 준비하고 있다면 반사 반응을 일부 억제할 수 있는 경우도 있다[예: 눈에 벌레가 날아드는 순간에 눈을 감는다].

1 중추반사가 소실되면 혼수가 아닌 뇌사상태라 할 수 있다.

본능 및 항상성 조절행위

본능(instinct)은 반사보다 훨씬 복잡하고 조직화되었으면서도 고정적인 패턴을 갖는 행위로, 진화의 과정에서 획득되어 유전자에 프로그램된 것이다. 본능은 진화적 환경이 반복적으로 제시해 온 문제에 대한 해답이므로 강력하게 추진된다. 먹기, 마시기 등 항상성(homeostasis) 조절행위는 본능의 일종으로 볼 수 있다. 본능적 욕구는 의식적 작업의 결과로 생기는 것은 아니지만, 욕구 자체는 의식적으로 체험되며 행위를 수행할 조건이나 대상도 개체가 선택하게 되므로, 본능에 의거한 행위는 지향성을 갖는 의도적 행위(intentional act)에 속한다.[2] 따라서 행위자의 의지력에 의해 조절될 수 있다. 물병에 입을 댈 때마다 전기충격을 주는 학습을 하면, 쥐는 목마른 때에도 물병에 입을 잘 대지 않는다.[9] 프로이트는 문화가 본능적 욕구, 즉 이드(id)의 행위를 억제하는 역할을 한다고 보았다.[10] 진화생물학적으로 보면 본능적 행위는 유전자의 작용이지만 밈(meme)의 조절을 받기도 하는 것이다[예: 배가 고파서 음식을 먹는다 vs. 배고프지만 수업 중이어서 참는다].

의도적 행위

의도적 행위는 의식의 통제하에 있으며 행위의 기획 및 집행에 대한 체험이 동반된다. 내가 그 행위를 하려는 욕구를 스스로 만들어 내고 상황판단에 의거해서 집행하는 행위로, 비슷한 자극에 대해서도 매번 다른 행위로 나타날 수 있다. 의도는 본능적 욕구를 참게 하고, 자동적으로 하

2 그러나 욕구는 행위자가 자유롭게 선택했다기보다는 그에게 강요되는 것으로 볼 수 있다.

던 행위를 다시 의식의 조절을 받도록 만들며, 처음 접하는 자극에 대해 새로운 반응을 생성하도록 한다[예: 여행지에서 맛집 찾기].

자동적 행위

우리의 일상 행위 중 상당 부분은 자동적으로 이루어진다. 처음에는 의도적으로 주의력을 기울여 하였던 행위들[예: 초보 때의 운전, 익숙치 않은 외국어 말하기] 중 어떤 것은 반복 학습으로 익숙해진 뒤에는 의식이 거의 개입하지 않고서도 가능하다[예: 베테랑의 운전, 모국어 말하기]. 주의를 기울이면 의식적으로 통제하며 할 수 있지만, 무심코 하는 경우에는 지향성이 거의 없다. 이런 행위들에서 자동적 모드와 의도적 모드는 수시로 바뀔 수 있다. 진화적 관점에서 보면 자동화는 의도적 행위를 위한 자원을 절약하는 역할을 한다. 자동적 행위(automatic act)를 할 때 지향성은 다른 대상을 향하므로 멀티태스킹이 가능해지는 것이다[예: 걸어가면서도 스마트폰 동영상을 시청할 수 있다].

행위의 원인/이유와 지향성

상식적으로 생각하면 의식의 지향성은 의도적 행위의 원인 또는 이유다. 그런데 인간의 의도적 행위에서 의식의 역할에 대해 의문을 제기하는 유명한 실험이 있다. Libet의 실험장치는 시계바늘이 회전하는 원판과, 뇌파 측정기, 그리고 피험자가 누르는 버튼으로 구성된다. 피험자의 과제는 원판을 바라보고 있다가 스스로 결정한 어느 순간에 버튼을 누르는 것(3)이다. 그리고 버튼을 누른 뒤, 자신이 결심했던 그 순간은 시곗바늘이 몇 시를 가리키고 있을 때였다(1)라고 실험자에 보고하면 된다. 뇌파 측정기가 측정하는 것은 준비전위(readiness potential)라는, 특정 운동반응이 준비되었을 때 나타나는 뇌파(2)다. 이 실험에서는 세 가지

시점을 측정할 수 있다. 상식적으로 선후관계는 의식적으로 결심한 시점(1), 뇌가 행위를 할 준비가 된 시점(2), 실제 행위한 시점(3)의 순서여야 한다. 그러나 이 실험에서 밝혀진 사실은 시간적 순서가 (2)-(1)-(3)이라는 것이다. 즉, 뇌에서 준비(2)가 되는 것이 행위를 하겠다는 주관적 결심(1)에 선행한다. (2)는 일상생활에서 측정하거나 그 존재를 느낄 수 있는 것이 아니어서 우리는 오직 (1)과 (3)만을 경험할 수 있는데, (1)이 항상 (3)에 선행하기 때문에 (1)을 (3)의 원인으로 착각하게 된다는 것이다.[11, 12](그림 13-1)

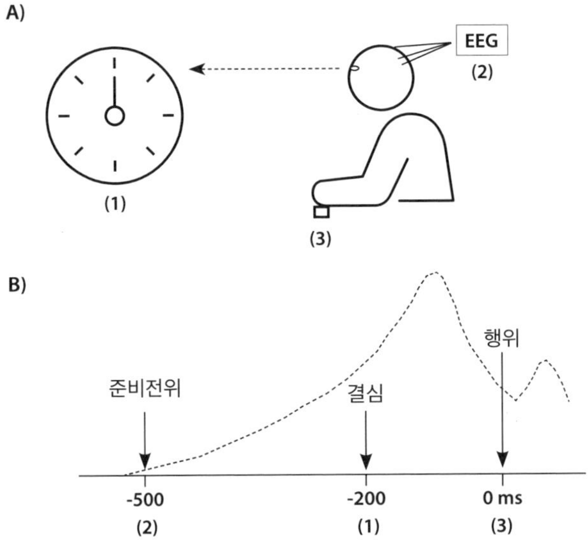

그림 13-1. Libet의 실험과 행위의 원인

A) 뇌파(EEG)를 실시간 모니터링하는 상태(2)에서 피험자는 시곗바늘이 돌아가는 원판을 주시하다가 자신이 원하는 순간 자유롭게 버튼을 누른다(3). 이후 시곗바늘이 몇 시에 있을 때(1) 버튼을 누르기로 결심했는지를 보고한다. 피험자의 의도가 버튼 누르는 행위의 원인이라면, 활성의 시간적 순서는 주관적 결심(1), 뇌파상 준비전위(readiness potential) 발생(2), 버튼 누름(3)이어야 한다.

B) 그러나 실험결과는 이와 달리 (2)-(1)-(3) 순서로, 뇌파 활성이 주관적 결심에 대한 자각에 선행한다. 이 결과는 행위를 하려는 주관적 결심이 실제 행위의 원인이 아니라는 식으로 해석될 수도 있으나, 다른 해석도 가능하다.

우리가 자명하게 느끼는 자유의지가 내 행위의 원인이 아니라고 해석할 수도 있지만, 이것은 옳은 해석이 아닐 수 있다. 무엇보다 연구에 참가한다는 나의 의지가 없으면 버튼을 누른다는 행위 자체가 일어나지 않았을 것이다. 연구에 참여하는 것은 버튼 누르기 등 단위 행위가 아닌 일련의 행위들이 유기적으로 결합된 목적지향적 행동으로, 의식의 지향성이 없다면 일어날 수 없다. 내가 연구에 참여하기로 결심한 원인이 특정 뇌파라는 해석은 매우 부자연스럽다. 따라서 이 실험 결과는 단지 내가 버튼을 누르겠다고 지향하는 것과 그 지향성이 감각질에 표상되는 것 사이에 시간 간격이 있음을 보여 주는 것일 수도 있다. 나의 지향성이 준비전위(2)와 결심에 대한 주관적 느낌(1)의 공통적 원인인데, 시간적으로 (2)가 더 빠르다는 해석이 더 적절할 수 있다.

의식의 진화

의식은 왜 발생했을까?

개체가 생존하는 기본적 목적은 자기 보존이고, 이를 위해서는 환경과 상호작용, 즉 자극 입력에 반응을 출력하는 것이 필요하다. 중추신경계(central nervous system)는 입출력 시스템이 정보를 통합해서 유기적으로 동작하도록 함으로써 시스템의 효율을 높인다. 통합적 정보처리가 진화적 적합도를 높임은 분명하다. 포식자가 나타났을 때 시각, 청각, 포식자에 대한 기억, 도망가는 행위의 계획 등의 기능이 모여서 통합된 반응을 이끌어 낸다면, 통합을 위한 비용[에너지 및 시간]이 추가로 필요할지라도 각 모듈들이 개별로 동작하는 일련의 반사 반응보다는 생존에 성공할 확률이 높아질 것이다. 자동차의 동작 원리는 처음 개발되었을 때나

지금이나 차이가 없지만, 현대적 자동차는 각종 센서와 조절기와 내장된 컴퓨터를 통해 정보를 모으고 출력을 조절함으로써 초기 자동차보다 훨씬 성능이 향상되었다.

그런데 정보 중앙화가 꼭 의식을 동반할 필요는 없다. 의식의 후기 에러 교정 모델(late error correction model)[3]은 우리의 행위에서 의식이 조절하는 많은 부분들은 실제로는 의식이 없는 신경망 활성만으로도 조절 가능하다고 주장한다.[13] 그렇다면 의식적 행위와 무의식적 행위의 차이는 감각질이 디스플레이 매체의 역할을 한다는 것뿐일 수도 있다. 더 나아가면 의식은 뇌 활성의 부산물에 불과하다는 주장도 나온다. 자동차는 계기판 없이도 완벽하게 동작하지만, 굳이 계기판을 단 것은 단지 작동 상황을 보여 주기 위한 것에 불과하다는 식의 논의다.

그러나 의식에 표상된다는 것은 아무런 의미도 없을까? 자동차 계기판은 통상적이지 않은 상황에 부딪히면 경고신호를 보내도록 설계되어 있다. 미리 설정된 자동화 루틴만으로는 문제 해결이 되지 않는 상황이다. 우리의 의식도 이런 상황에 대처하면서 진화된 것일 수 있다. 여러 개의 가능한 반응 중 선택이 필요한 경우에는 의식이 동원될 수밖에 없다. 의식의 개입이 꼭 필요한 작업은 다음과 같다.[14]

1) 지속적이고 명시적인 정보 유지
2) 조작들의 새로운 조합
3) 의도적 행위

3 의식의 개입이 필수적인 경우는, 자동적으로 수행되려는 행위를 직전에 교정하는 경우에 국한된다는 모델이다.

그런데 자동차 계기판의 경고신호는 주행 컴퓨터보다 우월한 판단 능력을 가진 운전자에게 보여 주어 더 나은 판단을 하도록 하기 위해 만들어진 것이지만, 의식의 감각질은 누구에게 보여 주기 위한 것일까? 우리 뇌에 소인간(homunculus)이 자리잡고 앉아서 의식을 통해 뇌에서 일어나는 일들을 모니터링하다가 필요 시 판단을 내려 주는 것인가? 그렇다면 그 소인간의 뇌는 누가 모니터링하는가? 이것은 무한 발산하게 된다. 따라서 의식이 감독자인 누군가에게 보여 주기 위해 발생한 것이라는 설명은 문제가 있어 보인다[소인간의 오류(homunculus fallacy)].[15]

진화적 관점

감각질은 무의식이 준비해서 나에게 제시하는 것이다. 최종 감시자는 나다. 내 마음 배후의 소인간이 아닌 내가 나의 감각질을 느끼는 것이다. 내가 감각질을 느끼게 된 것은 어떤 이유에선지 그렇게 진화되었기 때문이다. 그렇다면 감각질 디스플레이는 진화적 적합도와 관련되어 있을 것이다. 디스플레이를 꺼도 컴퓨터는 잘 동작하지만, 어떤 프로그램은 디스플레이에 보여 주는 것 자체를 목적으로 하므로 켜지 않는다면 프로그램 수행이 무의미하다. 내가 음악을 듣고 즐거워한다면, 감각질이 즐거움을 느낀다는 것 자체가 목적이지 뇌가 음악을 이용해서 어떤 정보처리를 하려는 것이 아니다. 즉 어떤 행위를 일으켜서 생존을 도모하는 것만이 뇌의 기능이 아니라, 음악을 듣고 '아름답구나' 하고 느끼는 것도 뇌가 맡은 기본적 역할이라 보는 것이다. 그리고 이런 아름다움을 느낄 수 있는 개체는 그것이 불가능한 개체보다 왠지 진화적으로 더 적합하였기 때문에 의식이 진화되었을 것이다. 그런데 의식은 인간이 행복을 느끼게도 하지만, 정신질환으로 고통을 받게도 한다.

의식의 모델

전반적 작업공간 이론

전반적 작업공간(GW) 이론에서는 뇌가 여러 개의 모듈로 구성된 것으로 본다.[4] 그런데 나는 한 개체로서 통합된 의식을 가지고 있다. 이 통합을 위해서는 뇌 모듈 간에 의사소통을 위한 프로토콜이 필요하다. 예컨대 행위 모듈은 지각 모듈과 직접 연결이 없지만 나는 외부 환경을 지각해서 거기에 맞는 행위를 하는데, 이는 모듈 간에 의사소통이 되기 때문이다. 정보 전달은 모듈 사이의 국소적 연결을 통해서도 일어나지만 다수의 모듈들이 모두 참여하는 공적(公的) 의사소통 네트워크를 통해 일어날 수도 있는데, 이때 생기는 현상이 의식이라는 것이 GW 이론이다.[16] 모듈 간 공적 의사소통의 프로토콜과 소통이 이루어지는 동적인 영역[또는 활성화 패턴]이 GW를 구성한다. 비유를 들자면 많은 사람들이 수시로 로그온하는 사회관계망의 단체방과 같다. 감각질은 현재 방에서 교류되는 정보로, 그 순간 로그온해 있는 다른 회원들에게 전달된다. 한 방에서의 정보의 흐름[thread]이기 때문에 때문에 일관성 있고 통합되어 있다. 회원 중에는 자신의 상태를 외부에 보고하는 모듈[좌뇌 해설가(left brain interpreter)][17]도 있어서 "당신은 지금 무엇을 생각하고 있습니까?"라는 외부인의 질문에 대해 "나는 지금 …를 생각하고 있었습니다"라며 흐름의 내용을 보고하는 것이 가능하다.[5] 그런데 회원 간에는 국

4 Baars의 GW 모델에서 모듈의 크기는 마음의 모듈성 이론이 제시하는 것보다 더 큰데, 모듈의 크기는 이 모델에서 개념적으로 큰 의미가 없어 보인다.

5 더 정확하게, 발화는 좌뇌 해설가 모듈이 직접 하는 것이 아니라, 해설가가 GW를 통해 발화와 관계된 모듈들과 교신함으로써 이루어진다고 보아야 할 것이다.

소적-오프라인으로도 정보가 교류될 수 있다. 이런 정보는 망 전체에 확산(globalize)되지 않으므로 감각질에 참여하지 못하여 무의식적인 것이 되겠지만, 정보 자체는 교류되므로 모듈들의 상호작용과 동작에 영향을 미친다. GW는 신경계의 실시간 활성으로서 존재하는 것이지 특정한 뇌 구조물에 깃들어 있는 것은 아니다. GW가 하드웨어에 의존하는 것이 아니라는 점도 사회관계망과 같다. 이 모델을 처음 제안한 Baars의 비유를 따르면, GW는 다수의 관객[모듈]들이 관람하고 있는 무대와 같다. 무대 중에서도 그 순간 조명이 비추어지는 일부분만이 관객들에게 보여서 공유되는 영역, 감각질이 된다.[16] 의식의 흐름이란 조명이 비추는 영역이 시간에 따라 어떻게 조절되는가의 문제가 되는데, 의식의 조명기사는 무의식에 소속되어 있다. 의식의 내용을 결정하고 조절하는 것이 무의식이라는 점은 하나의 패러독스다.

의식과 무의식의 관계

정보 중 어떤 것이 의식의 전경(foreground), 즉 감각질에 드러나는지를 결정하는 것은 무의식이다. 무의식이 감각, 욕구, 기억 등 다양한 정보를 지속적으로 스캔하고 있다가 가끔씩 조명을 비춰 주면 비로소 우리 의식은 그것을 감각질로 인식하게 된다는 모델이 성립할 수 있다. 프루스트(Proust, M. 1871-1922)의 소설에서 주인공이 마들렌을 홍차에 찍어 먹는 순간 어린 시절 기억이 떠오르는 것[18]도 무의식이 작업한 결과일 것이다.

의식이 무의식에 의존한다면 진정한 자유의지는 없다는 관점도 가질 수 있다. 무의식은 의지로 통제할 수 있는 것이 아니기 때문이다. 그러나 의식도 무의식에 영향을 미친다. 어렸을 때 마들렌을 홍차에 찍어 먹던 의도적 행위와 그 당시 체험했던 감각질이 없었더라면 무의식이 그 옛날 장면을 현재 의식에 떠올려 줄 수 없었을 것이다. 인지행동치료는 의식의 내용을 다루는 것이기는 하지만, 그것을 통해서 자동적 반응 양상을 찾아내고 반복 훈련을 통해 이를 교정함으로써 자동적·무의식적으로 집행되던 습관을 교정할 수 있다.

개인의 의식을 넘어서

의식은 한 개인에서 뇌의 모듈 간 의사소통을 위한 공적 도구다. 한편 인류에서 개인 간 의사소통을 위한 공적 도구는 언어(language)다. 개체의 의식과 인류의 언어는 비슷한 역할을 하는데, 단순한 비유 이상의 공통점을 찾을 수 있다. 더구나 언어를 통해 교류되는 중요한 정보는 개인의 의식의 내용이다.

개체의 뇌에서 모듈 간 의사소통 도구가 감각질이라는 독특한 특성을 갖게 된 것은 그런 특성을 갖는 것이 가장 적절하였기 때문이라고 가정할 수 있다. 인류에서도 개인 간 의사소통은 다양한 방법으로 가능하지만, 특정한 음절로 구성된 목소리를 특정 규칙에 의해 발성함으로써 의사소통하는 것이 가장 적절하였기 때문에 언어가 인류에 정착된 것으로 볼 수 있다. 같은 종의 개체들 사이에서 정보 공유를 위한 수단이 발달하는 것은 인간에만 국한된 현상은 아니다. 꿀벌의 비행 패턴 등도 인간의 언어처럼 진화의 과정을 거쳐 정착된 소통 도구라 할 것이다.

의식이 뇌 내의 소인간에게 보여 주기 위한 것이 아닌 것처럼, 언어 역시 인간 집단을 관장하는 초인간이 배경에 있는 것은 아니다. 언어는 어떻게든 만들어진 뒤 문화의 진화의 과정에서 살아남은 것인데, 그 산물을 평가하는 언어학자들은 언어를 어떤 의도적 존재가 만들어 낸 생산품인 것처럼 분석한다. 그러나 문법은 언어를 만들어 낸 원리가 아니라 언어 현상을 설명하기 위해 학자들이 인위적으로 만들어 낸 개념에 불과하다. 마찬가지로 감각질의 특성은 어떤 의도에 의해 디자인된 것이 아니라 자연발생-진화를 겪으면서 살아남은 것이다. 그러나 인지신경과학자들은 언어를 설명하는 언어학자처럼 감각질의 특성을 설명하기 위해 그것이 누군가 만들어 낸 기성 생산품인 것처럼 간주하고 생산자의 의도를 분석하는 것처럼 보인다. 학자들은 의식이 왜 발생했는지 연구하지만, 의식은 그냥 발생했을 뿐이다. 그래서 소인간은 없다.

참고문헌

1 Gallagher S. Philosophical conceptions of the self: Implications for cognitive science. Trends Cogn Sci. 2000;4:14-21.

2 LeBlanc A. Thirteen days: Joseph Delboeuf versus Pierre Janet on the nature of hypnotic suggestion. J Hist Behav Sci. 2004;40(2):123-47.

3 Harnard S. The annotation game: On Turing (1950) on computing, machinery and intelligence. In: Epstein R, Peters G, editors. Parsing the Turing Test: Philosophical and Methodological Issues in the Quest for the Thinking Computer. Springer; 2008.

4 Searle J. Consciousness. Annu Rev Neurosci. 2000;23:557-78.

5 Dennett DC. Consciousness Explained. New York: Little Brown & Co; 1991.

6 강응구. 자아의 탄생. In: 렉처 사이언스 KAOS 02 뇌. 서울: 휴머니스트; 2016.

7 Velmans M. Understanding Consciousness. 2nd ed. East Sussex: Routledge; 2009.

8 Jackson GM, Shepherd T, Mueller SC, Husain M, Jackson SR. Dorsal simultanagnosia: An impairment of visual processing or visual awareness? Cortex. 2006;42:740-9.

9 Commissaris RL. Conflict behaviors as animal models for the study of anxiety. In: van Haaren F, editor. Methods in Behavioral Pharmacology. Amsterdam: Elsevier; 1993. p. 443-74.

10 Freud S. Das Unbehagen in der Kultur. Wien: Internationaler Psychoanalytischer Verlag; 1930.

11 Libet B. Unconscious cerebral initiative and the role of conscious will in voluntary action. Behav Brain Sci. 1985;8:529-66.

12 백명재, 강응구. 현상학적 정신병리학. 신경정신의학. 2011;50:97-115.

13 Grey J. Consciousness. Oxford: Oxford University Press; 2004.

14 Jack AI, Shallice T. Introspective physicalism as an approach to the science of consciousness. Cognition. 2001;79(1-2):161-96.

15 Gregory RL. The Oxford Companion to the Mind. Oxford: Oxford University Press; 1987.

16 Baars BJ. A Cognitive Theory of Consciousness. Cambridge: Cambridge University Press; 1988.

17 Gazzaniga M. The Social Brain. Discovering the Networks of the Mind. New York: Basic Books; 1985.

18 Proust M. 잃어버린 시간을 찾아서. 서울: 민음사; 2012.

14

의식 및 주의력의 병리

임상 신경학에서 흔히 문제되는 의식의 병리는 각성의 양적 감소, 즉 혼수와 관계된다. 그러나 정신의학에서는 각성의 감소 없는 인식의 질적 변화와 관련된 정신병리도 추구한다. 이 장에서는 두 주제를 차례로 다루며, 환경에 대한 전반적 반응능력과 관계된 지남력(orientation)과 주의력(attention)의 병리에 대해서도 기술한다.

의식 저하

각성상태로서의 의식은 자극에 대한 반응성으로 정의된다. 글래스고 혼수척도는 눈뜨기, 언어 반응 및 통증 자극에 대한 신체 반응으로 의식을 정량한다. 의식이 가장 낮은 상태가 혼수이며, 가장 높은 상태를 명료하다고 한다. 의식의 명료성은 연속적이지만 편의상 몇 단계로 나누어 기술한다. 흔히 아래와 같이 분류한다.

1) 명료(clear)

충분히 각성된 상태로, 자발적으로 눈을 뜨고, 환경의 정보를 받아들여 언어 또는 행위로 적절한 목적지향적 반응을 보인다. 지남력이 유지된다.

2) 기면(lethargy) 또는 졸림(drowsiness)

주의력이 떨어지고 자발적 행위가 줄어들며 잠들려고 하는 상태다. 적절한 자극에 의해 단기간 명료해질 수 있다. 탈진되거나 잠을 못 잤을 때 정상적으로 생기며 수면을 취하면 회복된다. 우울증 등 정신과적 질환이나 소모성 신체질환에서 기면 경향이 증가한다.

3) 둔감(obtundation)

각성이 감소되어 주의력과 반응성이 많이 떨어진 상태이며, 강한 자극을 주어야 주의력을 잠시 회복시킬 수 있다.

4) 혼미(stupor)

강한 통증 자극에 반응은 하지만 일시적으로도 명료에까지 이르지는 못한다. 뇌손상, 뇌기능을 저하시키는 신체질환, 약물 등 기질성 조건에 의한 경우가 많으나 일차적 정신질환에서도 혼미와 구분하기 어려운 상태가 나타날 수 있다.

5) 혼수(coma)

각성이 심하게 저하된 상태로, 눈을 뜨지 않고 자발적인 움직임이나 발성이 없으며 강한 통증 자극에도 반응이 없다. 수면과 각성상태가 구분되지 않는다. 호흡 중추가 억제된 상태가 아니라면 스스로 호흡하며, 뇌간 반사는 남아 있고, 뇌파에 전기적 신호가 나온다. 이 상태가 장기 지속되면 식물상태(vegetative state)라 한다.

의식 저하와 감별해야 할 상태들

폐쇄증후군

폐쇄증후군(locked-in syndrome)은 외안근과 안검 이외의 모든 수의근이 마비되어 의식이 내리는 운동 명령이 근육으로 집행되지 못하는 상태다. 각성은 정상이며 외부 대상을 정상 지각하지만 자신이 의식이 있음을 표현할 방법이 제한된다. 운동반응이 없으므로 검사자는 이 상태를 혼수로 착각할 수 있다. 복측 뇌교(ventral pons)의 병변으로 인한 피질척수(corticospinal), 피질뇌교(corticopontine), 피질연수(corticobulbar) 경로 손상에 의한다. 뇌간(brain stem) 상부에 있는 안구운동 중추는 마비되지 않으므로 눈 움직임은 가능하다.

무동성 무언증

무동성 무언증(akinetic mutism) 환자는 주위 환경을 지각하고 사고하는 것은 가능하지만 자발적 움직임이 없다. 수의적 운동 경로가 손상되지 않아서 실제로는 움직임이 가능하지만, 심한 무의지증(aboulia) 때문에 움직이려 하지 않는 상태로, 전두엽 기능부전에 의한다. 뇌의 기질성 이상이 없는 일차적 정신질환이 원인일 수도 있지만, 크로이츠펠트-야콥병(Creutzfeldt-Jakob disease) 등 뇌손상을 일으키는 질환에서도 나타난다.

긴장증

긴장증도 의식은 보존되면서 정신운동성(psychomotor) 활성이 심하게 저하된 상태인데, 무동성 무언증과는 달리 반향(echoing), 상동증(stereotypy) 등 이상행위들이 동반된다. 전형적 긴장증의 임상상은 비교적 특이적이지만, 긴장증은 독립적 진단보다는 일차적 정신질환에 동반되는 부가적 상태 정도로 간주된다. 일차적 정신질환이 아닌 기질성 상태에서도 긴장증이 나타날 수 있다(24장 지향성이 감소한 행위 참조).

무의식 상태에서의 가성(假性) 목적지향적 행위

앞의 경우들과 반대로, 외부에 대한 인식이 없지만 목적지향적으로 보이는 행위를 하는 경우도 있다. 일련의 복잡한 행위를 하더라도 행위자의 주관적 체험은 없이 이루어지는 자동증이다(24장 지향성이 감소한 행위 참조).

식물상태 및 뇌사

식물상태 및 뇌사(brain death)는 모두 심한 의식 저하 상태로, 환자는 주위 환경에 의미 있는 반응을 보이지 못한다. 식물상태와 뇌사를 구분하는 것은 신경학적으로는 뇌간 기능이 유지되는지 여부지만, 더 중요한 차이는 뇌사는 비가역적인 상태라는 점이다. 식물상태는 오래 지속되더라도[지속적 식물상태(persistent vegetative state)] 회복이 가능하다는 함의를 갖지만, 뇌사는 그렇지 않다. 혼수 환자가 식물상태인지 뇌사인지를 구분하는 것은 장기이식, 존엄사 등과 관련하여 중요한 의미를 갖는다.

식물상태

식물상태의 환자는 환경에 대한 인식이 없어서 의미 있는 반응을 하지 못한다. 그러나 뇌간 반사가 보존되며, 자발호흡도 가능하다. 따라서 인공호흡기 없이 영양 공급과 보존적 처치만으로 장기간 생존할 수도 있다. 완전 혼수인 경우도 있지만, 어떤 환자는 각성이 일부 남아 있어서 수면-각성 주기가 나타나거나 눈뜨기 등 단순한 행위가 가능할 수도 있다[각성혼수(vigilant coma)].

뇌사

뇌사는 뇌간을 포함한 모든 뇌기능이 비가역적으로 손상된 상태다. 자발호흡도 없다. 뇌사는 의학적 문제이자 법률적 문제로서, 우리나라에서는 장기등 이식에 관한 법률 시행령에 뇌사의 조건이 규정되어 있으며, 뇌사 판정은 개인이 아닌 의료기관의 뇌사판정위원회가 하게 된다. 뇌사를 판정하기 위해서는 먼저 원인질환이 확실하고, 치료 불가능한 뇌병변이 있으며, 자발호흡이 없어야 한다. 쇼크나 약물중독, 대사성 장애, 내분비성 장애[간성혼수, 요독성 혼수, 저혈당성 뇌증], 저체온증 등 가역적 원인으로 유발된 상태가 아니어야 한다. 판정기준은 아래와 같은데, 이 조건을 모두 충족해야 뇌사로 판정할 수 있다.[1]

1) 외부 자극에 전혀 반응이 없는 깊은 혼수
2) 자발호흡이 비가역적으로 소실
3) 두 눈의 동공이 확대 고정
4) 아래 뇌간 반사들의 완전한 소실
   광 반사(light reflex), 각막 반사(corneal reflex), 안구-두부 반사(oculo-cephalic reflex), 전정-안구 반사(vestibulo-ocular reflex), 모양

1 법조문 그대로가 아닌 저자의 요약임.

체-척수 반사(cilio-spinal reflex) 구역 반사(gag reflex), 기침 반사 (cough reflex)

5) 자발운동, 제뇌경직(decerebrate rigidity), 제피질경직(decorticate rigidity), 경련 등이 나타나지 않음
6) 무호흡검사 시 자발호흡이 유발되지 않음
   표준적 절차에 따라 산소 공급 후 $PaCO_2$ 50 torr 이상에서도 자발호흡이 유발되지 않아야 함
7) 나이에 따라 6-48시간 뒤 1)-6)을 반복하여 결과가 같음
8) 평탄 뇌파 30분 이상[검사시점 및 횟수는 나이에 따라 다름]

의식의 질적 변화

각성이 유지된 상태에서 인식의 질적인 변화가 일어날 수 있다. 기질성 장애인 섬망(delirium)의 경우에는 각성의 양적 저하도 동반되지만, 어떤 정신질환에서는 명료한 각성상태에서 의식의 질적 변화가 일어난다.

섬망

섬망은 노인환자의 전신질환, 수술 후, 중환자실, 알코올 금단 등에서 흔히 볼 수 있는 기질성 조건이다. 급성 혼란상태(acute confusional state) 또는 급성 뇌부전(acute brain failure)으로, 각성은 변화가 심하여 혼미상태일 때도 있고 명료해 보이기도 한다. 의식이 명료하지는 않더라도 자극에 대한 반응은 가능하다. 그러나 반응은 상황에 부적절한 경우가 많다. 대개 지남력장애를 동반한다. 자율신경계 등 신체적 증상을 동반하기도 한다. 기억, 사고과정, 실행기능(executive function) 등 인지기능장애 및 기분

불안정, 환각,[2] 망상,[3] 와해된 행동 등 다양한 영역의 정신증상이 나타난다. 심하게 저하 또는 항진된 정신운동성 활성을 보이기도 한다. 증상들은 시간에 따라 자주 변화한다. 야간에 악화되는 경향이 있다. 섬망이 해소된 뒤 환자는 이 기간에 대한 기억이 없다. 정신병으로 오진되는 경우도 있으나, 정신병에서는 의식의 명료성이 유지된다.

몽롱상태

몽롱상태(twilight state)라는 용어는 오늘날에는 환자를 기술하는 데 잘 사용되지는 않는다. 의식의 양적 저하를 동반하는 혼란상태의 일종으로 급격히 발생해서 급격히 회복된다. 의식이 저하된 것처럼 보이나 지남력은 보존되기도 하며 거의 정상적인 대화가 가능할 수도 있다. 주관적으로는 불안, 환각, 이인증, 혼란 등 정동적으로 불쾌한 상태를 체험하지만, 삽화가 끝난 뒤 환자는 이에 대한 기억이 없다. 정신병리의 행동적 표출이 특별히 없는 경우도 있고 과잉행동이나 난폭성을 보이는 경우도 있다. 전형적으로 측두엽 뇌전증(temporal lobe epilepsy) 발작 후 의식이 명료하게 돌아오기 전에 생기며 뇌파 이상도 동반된다.[1] 케타민 등 향정신성 약물 사용 시에도 이런 상태가 될 수 있으며, 소량의 음주 뒤에 과격한 행동을 보이는 병적 중독(pathologic intoxication)도 이런 임상상을 가질 수 있다. 기질적 원인 없이 심인성으로 나타나는 경우도 있다. 예컨대 갠서 증후군(Ganser syndrome)은 과잉행동 없는 몽롱상태의 일종으로 볼 수 있다(21장 신경증의 개념 및 분류 참조).

2 정신병에서는 환청이 주가 되지만 섬망에서는 환시와 환촉이 흔하다.

3 체계화되거나 지속적이지 않으므로, 혼란상태의 반영일 뿐 진정한 망상은 아니다.

해리 및 트랜스

해리(dissociation) 및 트랜스(trance) 상태에서는 의식의 양적 변화가 아닌, 의식을 갖는 자로서의 주체성(identity)에 변화가 일어난다. 쉽게 말하면 다른 사람이 되는 것이며, 이 상태에서 변화된 자아는 원래의 인격과는 전혀 다른 행동양상을 보일 수도 있다. 급격히 발생했다가 급격히 회복되며, 회복된 뒤에는 변화된 상태에서 겪었던 체험들에 대한 기억이 없는 경우가 많다. 21장 신경증의 개념 및 분류에서 자세히 다룬다.

최면

그리스어 수면(ὑπνος)을 어원으로 하는 최면(hypnosis)은 의식의 질적 변화지만 주체성 변화는 없다. 의식의 지향성이 특정 대상에 고도로 집중되어 그것에 대해서는 통상적 의식하에서 느끼지 못했던 것들을 지각하고 반응하지만, 동시에 통상적 의식하에서 접하던 대상에 대한 지각과 반응은 감소한다.[2] 이런 의미에서 최면은 인식의 질적 변화라 할 수 있다. 최면을 통해 잊혀진 기억을 찾는 것, 최면 마취로 통증을 없애는 것 등은 최면의 특성을 보여 주는 현상들이다. 최면 중 주체로서의 자아는 유지되더라도 피암시성이 증가하는데, 최면유도자의 지시를 따르는 자동적 행위가 나타나기도 하며, 의식이 지향하는 대상도 유도자의 지시를 따른다. 최면 중에 지시받은 행위를 의식이 원래대로 회복된 후 실행하기도 한다[최면후 피암시성].

최면은 해리 또는 전환(conversion), 즉 히스테리아(hysteria)와 관계 있다고 생각되기도 한다. 브로이어(Breuer, J. 1842-1925)는 환자 Anna O를 "말하는 치료(cathartic method)"로 치료하였다. 이 환자는 사지운동 마비, 감각 마비, 시력 상실 등 고전적 전환장애(conversion disorder) 증상을 가지고 있었는데, 브로이어는 환자가 자신의 증상을 설명한 뒤에 증상이 좋아짐을 발견하였다. 이 증례는 프로이트가 정신분석을 창안하도록 영감을 주었다. 두 사람은 『히스테리아 연구(Studien über Hysterie)』(1895)[3]에서 "수면양 상태(hypnoid state)"가 히스테리아의 근원이라 하였다. 히스테리아에 대한 브로이어의 치료법은 오늘날 관점에서 최면의 일종으로 볼 수 있다.[4]

지남력장애

지남력은 자신과의 관계에서 환경을 파악할 수 있는 능력이다. 지남력은 시간, 장소, 사람의 세 가지 중요한 환경 요소에 대해 평가한다. 지남력장애(disorientation)는 의식 저하나 기억장애를 동반하는 경우가 많고, 기질성 질환을 의심케 하는 징후다.

시간에 대한 지남력이 가장 잘 손상된다. 오래 입원한 환자들이 날짜나 요일을 며칠 틀리는 것은 병적이라 볼 수 없다. 나날이 똑같기 때문이다. 달력이 있다면 환자는 달력을 보면서 추측하려 할 것이다. 의식의 명료성이 떨어지는 사람이 하루 중 어느 때[아침식사 후, 저녁식사 후]를 헷갈린다면 지남력 자체보다는 의식의 문제라 하겠지만, 명료한 의식으로 생활하던 사람이 그렇다면 별도의 지남력 문제가 있다고 볼 수 있다. 장기 입원한 환자는 계절의 경과도 모르고 넘어가기도 하지만, 대개 계절을 잘 모르는 것은 지남력이 손상되었다는 소견이다.

장소에 대한 지남력이 손상되는 것은 더 심한 경우다. 입원 환자가 병동에서 자신의 병실을 찾지 못하는 것은 장소 지남력장애의 강력한 소견이다. 그러나 현재 있는 장소가 어디인지 모르는 것은 단순히 정보의 부족에 기인할 수도 있다. 의식이 저하된 상태에서 입원한 사람은 나중에 정보를 얻지 않는 한 자신이 입원한 곳에 대한 지남력이 없을 것이다. 망상 때문에 장소를 잘못 파악하는 것은 지남력장애에 속하지 않는다. 코르사코프 증후군(Korsakoff syndrome) 환자는 가짜 기억을 갖는데, 이 때문에 자신이 있는 장소를 잘못 이야기할 수도 있다[작화증(confabulation)].

가족 등 친근한 사람에 대한 지남력장애는 뇌손상이 더 심한 경우 나타난다. 정신병에서 망상적 오인(delusional misidentification)으로 주위 사람을 다른 사람으로 착각하는 경우는 지남력장애가 아니다. 해리상태에서 자신의 정체성이나 주위 사람의 정체를 잘못 보고하는 것도 지남력장애는 아니다.

섬망, 약물 급성중독(intoxication) 등에서 지남력은 자주 변한다. 섬망 환자의 지남력장애는 일중주기와 관련되기도 한다. 불면을 동반하면서 야간에 지남력장애가 심해지는 경우가 많다. 인지증 환자에서 지남력장애는 기억장애와 구분하기 어려우며, 두 가지를 구분하는 것이 큰 의미가 없을 수도 있다.

주의력의 병리

주의력은 환경 속의 특정 대상을 현재 나와의 관계에서 중요한 것으로 인식하는, 즉 대상에 현저성(salience)을 부여하는 정신기능이다. 한정된 작업기억(working memory) 자원을 어디에 배정할 것인지와 관계된다.[5] 주의력은 의식 수준에 의해 제한된다. 좋은 주의력을 위해서는 명료한 각성상태가 필수적이다. 심리적인 조건이나 환경요인도 주의력에 영향을 미친다. 정동이나 의지력은 환경을 파악하기 위해 얼마나 많은 정신적 에너지를 투자할지에 영향을 미친다. 흥미와 관심사는 어떤 대상에 더 우선적으로 주의력을 배분할지를 결정하는 데 영향을 미친다. 외부의 강력한 자극은 일시적으로 주의력을 그쪽으로 돌리게 만들어 그동안 주목하던 대상에서 멀어지게 한다.

작업기억의 내용을 유지하여 인지적 과제를 수행하기 위해서는 주의력이 지속적으로 공급되어야 한다. 따라서 적절한 주의력은 인지적 과제를 수행하기 위한 전제조건이다. 신경학적으로는 각성상태가 가장 높은 것을 정상으로 보는 반면, 정신병리학적 관점에서는 각성상태 또는 주의력이 지나치게 항진되는 것도 병적 조건으로 본다. 과잉각성(hyperarousal) 또는 과잉경계(hypervigilance) 상태인 사람은 반응할 필요가 없는 사소한 자극에 민감하게 반응하여 정신적 에너지를 소모하거나 환경과 불필요한 갈등을 일으켜 인지적 효율성이 떨어진다.

주의력은 한 대상에 집중될 수도 있지만, 상황에 따라 몇 개의 대상에 나뉠 수도 있다[분산 주의력(split attention)]. 그러나 주의력의 총량은 제한적이므로 너무 많은 대상에 주의력이 분산되면 그중 어느 대상에 대해서도 과제를 완수할 수 없는 비효율적 상태가 된다. 즉, 산만성(distractibility)이 높은 상태다.

유년기부터 청소년기까지 주의력은 발달한다. 적절한 사회생활을 하기 위해 요구되는 주의력 수준도 발달단계에 따라 높아진다. 특정 발달단계 개인의 주의력이 사회적 요구수준을 만족시키지 못하여[주의력결핍(attention deficit)] 기능부전을 보이는 경우가 ADHD다.[4] ADHD는 주

4 ADHD는 주의력결핍뿐만 아니라 충동성 및 과잉행동도 포함하는 세 종류의 정신병리로 정의된다. 따라서 주의력결핍은 ADHD의 일부만을 묘사한다.

의력에 대한 사회적 요구가 급격히 높아지는 학령기 시작 무렵에 흔히 진단된다. 그러나 주의력에 대한 사회적 요구는 성년 초기 이후에 더 높아지지는 않으므로, 청소년 초기까지는 주의력에 문제가 있었던 사람도 주의력 발달이 더 진행되어 따라잡으면 성년기에는 더 이상 질병상태가 아니게 될 수도 있다(26장 정신병리의 발달적 관점 참조).

주의력 부족 vs. 과잉

작업기억 및 주의력은 중뇌변연 도파민계(mesolimbic dopamine system) 활성과 관계된다.[6] 도파민 활성이 지나치게 낮으면 환경이 부여하는 주의력 과제를 제대로 수행하지 못한다. ADHD에서 주의력결핍의 병태생리에 해당한다. 이런 환자에서 도파민계 활성을 증가시키는 약물은 기능부전을 완화한다.[5] 반면 도파민 활성이 지나치게 높아 주의력이 부적절하게 항진되면 과잉경계 또는 산만성 상태가 되어 역시 주의력 과제를 제대로 수행하지 못한다. 이 상태는 도파민 길항제에 의해 완화될 수 있다. 그런데 상반된 두 조건에서의 수행능력 저하가 겉보기로는 구분이 어려운 경우도 있다. 특히 ADHD에 동반된 충동성과 과잉행동은 두 상태의 구분을 어렵게 한다. 정신의학자의 세심한 병력 조사와 정신과적 평가가 없다면, 반대방향의 잘못된 치료가 제공될 수도 있다.

5 도파민 효현제는 일정 범위 내에서 정상인의 주의력도 증진(enhancement)할 수 있다. 정상인의 기능을 더 좋게 만드는 증진 처치의 양면성에 대해서는 3장 정상과 이상을 참조하라.

참고문헌

1 Treiman DM. Generalized convulsive status epilepticus in the adult. Epilepsia. 1993;34(Suppl 1):S2-11.

2 Lynn SJ, Green JP, Kirsch I, Capafons A, Lilienfeld SO, Laurence JR, et al. Grounding hypnosis in science: The "new" APA division 30 definition of hypnosis as a step backward. Am J Clin Hypn. 2015;57(4):390-401.

3 Freud S, Breuer J. Studien über Hysterie. Leipzig & Wien: Franz Deuticke; 1895.

4 Weissberg M. Multiple personality disorder and iatrogenesis: The cautionary tale of Anna O. Int J Clin Exp Hypn. 1993;41(1):15-34.

5 Anderson JR. Cognitive Psychology and Its Implications. 6th ed. New York: Worth Publishers; 2004.

6 강웅구. 도파민 시스템과 항정신병 약물의 작용에 대한 이해. 신경정신의학. 2011;50:1-22.

15

자아의 병리

이 장의 주제인 자아(自我, self)는 다양한 의미로 쓰인다. 여기서는 '나의 몸, 마음 및 행위를 나의 것으로 인식하는 주체'라는 의미로 사용한다. 역동정신의학에서 논하는 정교한 심리적 구성체로서의 자아가 아닌, 자신에게서 일어나는 일을 체험하는 주체인 최소자아(minimal self) 또는 그보다 조금 넓은 범위로 보면 될 것이다. 이 장에서는 주로 조현병과 관련된 병리현상을 다룰 것이다. 특히 조현병의 전구기에 환자가 느끼는 자아 체험의 미묘한 변화들에 주목할 것이다. 이런 현상들은 조현병의 진단기준에 속하지 않거나 심지어 요사이의 기술정신병리학에서 잘 정의되지도 않은 상태들이다. 해리 등 주체성이 변하는 현상도 자아의 장애라 볼 수 있지만, 이는 21장 신경증의 개념 및 분류에서 다룬다. 이 장을 잘 이해하기 위해서는 7장 현상학적 정신병리학을 참고하면 좋을 것이다.

현상학적 정신병리학의 몇 가지 개념들

기본적 개념들[1]

1) Ipseity

Ipseity는 라틴어 *ipsum*(self)에서 유래된 말이다. 이 용어는 굳이 우리말로 번역하지 않고 그대로 사용한다. 현상학적으로, 나에 대한 두 종류의 지향성이 있다. 하나는 전성찰적(pre-reflective)·직관적인 것으로, '생활세계 속에 있는(embedded in the lifeworld)' 나에 대한 암묵적(tacit) 느낌이다. 이것이 ipseity이며, 추론이나 성찰을 하지 않아도 그냥 느끼게 되는 나 자신의 지각, 사고, 정동, 욕망 등에 대한 느낌이다. 암묵적이라는 형용사가 의미하듯, '이것이다'라고 명제적으로 의식되는 것은 아니다. 다른 지향성은 명시적 추론과 성찰을 통해 대상[noema]으로서의 나를 명제적으로 인식하는 것이다.

2) 최소자아

최소자아는 주관적 체험의 최소 수준으로, 순간적인 체험들의 연속체 즉 의식의 흐름이다. 의식의 흐름은 최소자아들이 진주목걸이처럼 늘어서 있는 것이다.[2] 의식이 있는 경우 최소자아는 항상 보존된다. 높은 수준의 자아가 붕괴된 환자라도 '나'라고 한다면 그때 지칭되는 것이 바로 최소자아다.

3) 자연적 증거 또는 상식

자연적 증거(natural self-evidence) 또는 상식(common sense)이라는 개념은 정신병리학자 블랑켄부르크(Blankenburg, W. 1928-2002)가 제시한 것으

로, 너무 당연해서 특별한 느낌이나 주목을 받지 못하는 배경세계에 대한 태도를 의미한다. 나는 내가 속해 있는 생활세계에 기반해서 대상 및 자신을 인식하게 되지만, 그 배경은 너무 당연하기 때문에 거의 의식화되지 않는다.

4) 내장된 자아

나는 환경을 떠나서 존재할 수 없다. 가장 넓은 의미의 환경은 내가 소속된 생활세계다. 나는 세계와 분리된 것이 아니라 그 속에 어우러져 있는 존재로서 생활세계와 교류한다[내장된 자아(embedded self)]. 내가 생활세계와 통합되어 있다는 관점을 무시하면, 나 자신도 세계도 파악할 수 없다. 그렇다고 생활세계와 나 사이의 경계가 없다는 것은 아니다.

존재감

나를 느끼는 것과 외부 대상을 체험하는 것 두 가지는 나뉠 수 없다. 나는 처음부터 생활세계에 내장되어 있기 때문이다. 나의 존재감(existential feeling)은 특정 대상에 대한 느낌이 아니라 나의 모든 체험의 기저에서 통합된 전체를 구성하는 배경이 된다. 존재감은 ipseity에서 기원한다. 전체성은 특정 대상에 대한 것이 아니므로 의식에 떠오르지는 않지만, 나는 이것에 대해 어떤 암묵적인 인식 내지 느낌은 가지고 있다.[3] 이 느낌은 대상을 성찰하고 추론해서 얻어지는 것이 아니므로 '이것은 무엇이다'라는 명제로 설명할 수 없고, 오히려 우리가 매일 숨쉬는 공기를 느끼지 못하듯이 뚜렷하게 느껴지지 않는다. 그러나 어떤 병적인 과정을 겪으면서 이 느낌에 변화가 온다면, 그 변화는 아주 낯선 느낌으로 명시적으로 의식에 감지된다. 이 장에서 다룰 자아 병리들은 주로 이와 관계된다.

신체상과 신체도식

나는 내 행위의 주체인 동시에 나에게 인식되는 대상이기도 하다. 양자 간의 관계에 접근하기 위해 신체상(body image)과 신체도식(body schema)이라는 개념을 적용하는 것이 유용하다. 신체상과 신체도식은 너무나 당연한 상식 체험의 배경이므로 일상생활 중에 명시적으로 느껴지는 것은 아니다.

1) 신체상

신체상은 정신분석 용어로 처음 사용되었지만, 현대 신경과학에서도 사용된다. 그러나 연구자에 따라 개념이 조금씩 다르다. 이 장에서 신체상은 개인이 환경과의 관계에서 자신의 신체를 인식 내지 해석한 것을 의미한다. 우리의 마음에 형성된 자기 신체에 대한 그림, 자기 신체가 느껴지는 방법, 대상(object)으로 파악된 신체를 말한다. 예로서 환각지(phantom limb) 현상은 잘라져 없어진 신체부위에 대한 신체상이 남아 있는 상태라 할 수 있다.

2) 신체도식

신체도식이라는 용어는 신체상과 비슷한 의미로 쓰이기도 하지만, 신체상과 구분되는 개념으로 사용될 때는 행위를 하는 주체(subject)로서 나에 대한 그림이라는 의미를 갖는다. 대개 신체상과 겹치지만 아닌 경우도 있다. 예컨대 테니스 라켓으로 공을 치는 경우, 라켓은 신체상의 일부는 아니지만 신체도식이 연장된 것으로 볼 수 있다. 따라서 나의 라켓이 공을 치는 것이 아니라 내가 공을 치는 것이 된다. 신체도식은 신체에 대한 구조적 관점을 갖고 접근함으로써 형성하게 된다.[4] 반신무시(hemineglect)는 병변에 대한 신체도식이 없어서 그쪽을 움직일 수 있음에도 불구하고 사용하지 않는 것이다. 눈으로 보아야만 대상[신체상]인 신체 일부가 거기 있다는 것을 알게 된다.

다른 관점으로 보면, 신체도식은 자기중심(egocentric)-절대적 공간좌표계에서 보는 나이며 신체상은 세계중심(allocentric)-상대적 공간좌표계에서 다른 대상들과의 상대적 위치로 파악되는 나다.[5]

소유감과 수행감

관련된 개념으로 소유감(sense of ownership)과 수행감(sense of agency)이 있다.[6] 소유감은 행위가 내 몸이라는 장소에서[내 몸을 매개로] 일어나고 있다는 느낌으로 Frith의 모델에 의하면 행위에 대한 피드백을 통해 느낄 수 있다.[7] 이때 내 몸은 내가 관찰하는 대상으로서 파악된다고 할 것이다. 즉 신체상과 관계된다. 수행감은 행위를 일으키는 원인이 되는 주체가 나라는 느낌으로, Frith의 모델에 의하면 원심성 복사본(efference copy)이 이 느낌의 근원이다. 이때 나는 자신을 주체로서 파악하는 것이므로 신체도식과 관계된다. 이 느낌들도 대개는 암묵적인 것이어서 내가 행위를 할 때 소유감과 수행감이 직접 느껴지는 것은 아니다. 더구나 일반적인 의도적 행위에서 두 가지는 겹쳐서 구분되지 않는다. 소유감이나 수행감을 명시적으로 느끼기 위해서는 나의 행위를 모니터링하는 성찰을 해야 한다.

누군가가 가만히 있는 내 팔을 잡고 움직여 준다면 소유감과 수행감은 구분된다. 이때 나의 팔이 움직이고 있다는 소유감은 특별한 성찰 없이도 명시적으로 느낄 수 있지만, 수행감 없음은 명시적으로 느껴지지 않는다. 그럼에도 내 팔의 움직임이 능동이 아닌 수동적이라 알게 되는 것은 수행감 없음을 암묵적으로는 느끼고 있기 때문이다. 물론 성찰을 한다면 수행감 없음을 명시적으로 느낄 것이다. 행위의 소유감 및 수행감 장애는 조현병의 증상으로 나타나는 슈나이더 일급증상(first rank symptoms)의 병리 기전으로 논의된다.[8]

현상학과 자아의 병리

존재감의 병리

수동적인 존재감[ipseity]은 일상적으로 느껴지지 않는 암묵적인 것이다. 그러나 존재감은 능동적인 성찰[판단중지(epoché)]을 통해서 접근할 수도 있는데, 이때 존재감은 명시적으로 지각된다. 주체로서의 내가 대상으로서의 나를 마치 외부 대상처럼 삼인칭 시점에서 의도적으로 탐색하는 것이다. 나에 대한 탐구지만 타인에 대한 탐구와 크게 다르지 않다.

그런데 어떤 병적인 조건에서 존재감은 의도적 성찰 없이도 나에게 명시적으로 느껴진다. 이 느낌은 명시적이지만 내가 의도한 바 없이 자동적으로 느껴지는 것이므로, 나는 인식된 것을 해석할 준비가 되어 있지 않다. 당혹(perplexity)스럽고, 뭔지 모르겠을 뿐 아니라 이 체험을 말로 표현하기도 어렵다. 일상생활 속에서 체험해 본 적도 없고 다른 사람과 공유할 수 없는 것이기 때문이다. 블랑켄부르크의 용어로 "자연적 증거"가 적용되지 않는 상황이 된다. 이에 대해 Sass와 Parnas는 체계적 설명을 추구한다.[9]

1) 과잉성찰

과잉성찰(HR)이란 일종의 과장된 자기 의식으로, 외부 대상을 지향해야 할 주의력이 대상화된 자신으로 향하는 것이다. 주체로서 암묵적으로 체험되어야 할 자신[ipseity]이 외부 대상처럼 명시적으로 체험된다. 명시적 대상으로서의 자아가 현상학적 성찰을 통하지 않고 자동적으로 체험되므로 병적이다. 대상화되는 것은 나의 특성이나 자아상 등 통상적으로도 대상으로서 체험되는 것이 아닌, 더 근본적인 존재감이다. 정상적으로는 의식의 배경에서 암묵적이어야 할 현상들이 자동적으로 의식에 튀어나와서 대상화되고 소외된 방법으로 체험된다. 이인증이나 걸어갈 때 자신의 일거수일투족이 의식적으로 느껴지는 것 등은 이런 현상의 예로 볼 수 있다.

2) 자아관심 감소

자아관심 감소(DSA)는 인식의 통합된 주체, 체험하는 주체로서의 나에 대한 배경적 느낌이 감소한 것이다. 존재감의 이 측면도 역시 평소 의식에서 느껴지지 않았던 것이지만, 이것이 감소되면 무언가 이상한 체험으로 의식에 느껴진다. 내 의식의 심각한 변화로 느껴지지만 정체는 잘 알 수 없고, 이 느낌을 언어로 표현하는 것도 불가능하다. 나는 숙고 끝에 이 상황에 대한 해석을 만들어서 설명하는데, 이 설명은 망상적인 것으로 평가될 수도 있다. 예컨대 수행감의 감소를 느낀다면 환자는 자신의 행위를 누군가 조작한다는 추론을 하게 될 것이다. 즉 수동체험(passivity experience)이 된다. 이 현상은 주체로서의 나에 대한 암묵적인 느낌이 감소하는 것이므로 내가 대상이 되어 명시적으로 느껴지는 HR과 동전의 앞뒷면 같은 것이다. 한편 이때 자아뿐만 아니라 외부 대상에 대한 인식도 변화가 나타난다.

3) 지각적 · 개념적 파악 상실

지각적·개념적 파악 상실(LPCG)이라는 상황은 외부 대상이 배경으로부터 구분되어 전경으로 드러나 인식되는 조건에 이상이 생긴 것이다. 특정 대상에 대한 특정 종류의 지각이상이나 혼돈된 지각이 아니라 나를 둘러싼 생활세계가 이제까지와 전혀 다르게 느껴지는 매우 당혹스런 느낌이다. 세계에 대해 내가 가져왔던 중요한 관심들이 사라지고 그동안 너무 자명해서 느껴지지 않던 것이 느껴진다. 탈현실감은 이런 현상과 관련된다.

뚜렷이 드러나는 정신병리인 환청이나 망상과 달리, 위와 같은 체험들은 명료하고 객관적으로 기술하기 어렵다. 또한 전통적인 기술정신병리학이 환자 스스로의 설명이나 환자에 대한 관찰을 통해 이상행위를 기술하는 것과는 달리, 현상학적 설명들은 단순한 기술이 아닌 해석의 요소를 많이 포함하고 있다. 그러나 설명하기 힘들었던 현상들에 대한 이해를 이런 해석을 통해 얻을 수 있다. 도구적 정신병리학이 질병을 정의하기 위해 '명료하게 기술될 수 있는 증상들의 집합'을 중요시하는 반면, 현상학적 정신병리학은 '환자의 내부에서 이러이러한 체험 이상이 있으리라 상정'하며, 관찰되는 증상보다는 체험 이상이 질병과정에 더 핵심적이라 본다. 조현병 DSM 진단기준의 급성기 증상들은 어떤 질병과정에 특이적이라기보다는 정신병의 비특이적 증상인 반면, 현상학적 증상들은 자아장애(self-disorder)라는 어떤 특이적 질병과정을 반영한다고 볼 수 있다. 그리고 조현병이라는 진단은 이 특이적 질병과정을 표상하는 것이라 상정된다. 독일어권 연구자인 후버(Huber, G. 1921-2012)는 조현병의 전구기 및 잔류기 환자들에서 이런 증상을 연구하여 체감성 조현병(coenästhetischen Schizophrenie, cenesthetic schizophrenia)이라는 개념을 정립하였고, 이와 관계 깊은 기본증상(Basissymptomen, basic symptoms)을 제시하였다.[10]

후버의 기본증상

기본증상이란 조현병 전구기부터 나타나 잔류기에도 남아 있으면서 급성기 정신병적 증상에 속한다고 볼 수 없는 증상들이다.[11] 여기에는 다양한 증상군들이 포함되지만, 현상학적 입장에서 특히 주목할 것은 다수의 증상이 자아 체험의 이상을 반영하고 있다는 점이다. 자신의 신체, 사고, 정동, 욕동 등에 대한 배경 체험에 이상이 생기는 것이 핵심이다. 그러나 후버의 주장은 영어권에는 큰 영향을 미치지는 않아서, 조현병의 증상으로서 자아 체험 이상은 미국의 DSM 진단체계에서는 고려되지 않고 있다. 후버는 기본증상 측정도구인『기본증상 평가를 위한 본 척도(Bonner Skala für die Beurteilung von Basissymptomen)』매뉴얼을 1987년 발표하였는데, 영문판 BSABS는 2008년에야 발표되었다.[12] BSABS는 증상군을 여섯 개의 섹션으로 나누었는데 다음과 같다.

A. Dynamic deficiencies with direct (and partly also indirect) minus symptoms
B. Increased impressionability, excitability and reflectivity. Obsessive-compulsive, phobic and (autopsychic) depersonalization phenomena
C. Cognitive thought, perception and action (movement) disturbances
D. Cenesthesia
E. Central-vegetative disturbances, including sleeping disturbances and intolerance against certain compounds
F. Coping strategies

주목할 것은 섹션 B, C, D다. 섹션 B에 속한 증상들인 Increased reflectivity: Loss of naivety, Carelessness and impartiality, Experience of weakened demarcation, Mirror image uncertainty[거울 속 자기 영상과 진짜 자기가 헷갈림] 등은 ipseity 장애에 해당된다. 섹션 C에는 Interference of thoughts[사고 수행감의 장애], Pseudomovement of objects[자기중심적 공간좌표계의 장애], Loss of automatic skills[과잉성찰] 등 현상학적 개념이 많이 포함되어 있다. 섹션 D 체감(體感, cenesthesia)의 병리, 즉 체감증(cenesthopathy)은 통상적인 신체지각과는 많이 다른 특이한 신체지각을 말하는데, 현상학적으로는 신체상에 대한 지각장애라고 볼 수 있다. 16장 지각의 병리에서 다시 다룬다.

Cermolacce 등은 조현병 증례들을 제시하면서, 일견 비특이적으로 보이는 증상들이 실제로는 ipseity의 장애 및 세계의 일상적 중요성을 파악하는 능력[상식]의 장애와 관계되는 특이적 증상들이라고 분석하였다.[13] 이들이 외부 대상과의 관계에서 보이는 이상은 마음이론(theory of mind)이나 상위 표상(meta-representation)의 이상이 아니라 자신에 대한 근본적 인식 변화 및 상식의 상실(loss of common sense)과 관계된다는 것이다. 이런 증상의 목록은 BSABS나 Parnas 등의 『비정상 자아체험 검사(Examination of Anomalous Self-Experience』[14]에 제시된 항목들을 포함한다.

현상학적 관점에서 본 조현병 병리

당혹감

Noetic 및 noematic 장애(7장 현상학적 정신병리학 참조)는 조현병에 특이적인 당혹감의 형성에 기여한다. 정상적인 ipseity는 생활세계를 욕구와 소망에 따라 암묵적으로 조직화하고, 그럼으로써 대상에 '대상으로서의 중요성(affordances)'을 준다. 대상으로서의 중요성을 얻으면 그 대상에는 의식적 주의력이 향할 수 있다. 이 중요성 부여에 문제가 생겼을 때 당혹을 느끼게 된다. 당혹감이란 무어라 설명할 수 없는 괴로운 존재감으로, 현실을 일관적으로 파악하거나 통상적인 상황적 요구에 대처하지 못하게 하며, 자신 내부로 위축되게 한다. 그 결과 공감 능력이 줄어들고, 활동이 감소하고, 점차 지각의 세계에서 격리되는 것을 느끼게 된다.[9]

이인증 및 탈현실감

이인증 및 탈현실감은 정상적 체험의 일종으로 간주되기도 한다. 이들은 조현병 진단기준에 포함되어 있지 않지만, 조현병 환자에서 두 현상의 발현 빈도는 매우 높다.[15] 두 현상은 후버 기본증상의 목록에도 올라 있다. 이 현상들 역시 명제적으로 표현할 수 있는 사실이 아닌 체험양식의 일종으로, 자아 및 세계에 대한 체험의 질적 변화를 나타낸다고 해석할 수 있다.[16] 즉 이인증이란 암묵적 존재감의 변화, 즉 HR 및 DSA로서 자기 소외가 나타난 현상이며, 탈현실감은 세계에 대한 친근한 느낌의 변화, LPCG로 해석할 수 있을 것이다. DSM-IV 및 DSM-5에서 두 현상은 해리장애의 일종으로 간주되지만, 해리장애에서는 명시적 자아에 변화가 오는 반면, 이인증 및 탈현실감에서 문제가 되는 것은 암묵적 자아다(18장 사고내용 및 태도의 병리, 21장 신경증의 개념 및 분류 참조).

슈나이더 일급증상

슈나이더는 조현병을 이상 체험양식으로 파악하였고, 감별진단을 위한 특이적 증상들을 일급증상으로 꼽았다.[17] 사고화성(思考化聲, thought echo), 논평하는 환청(commenting hallucination), 신체적 피동체험(somatic passivity), 사고탈취(thought deprivation), 사고의 피동체험(being-made thought), 사고전파(thought broadcast), 망상지각(delusional perception), 정동-욕동-동기가 타인에 의해 영향받음(being influenced) 등이 일급증상에 속한다. 일급증상들은 블로일러의 기초증상(fundamental symptoms)[18]처럼 이론적 배경을 갖는 것이 아니라 순수하게 기술적(記述的)인 것이므로 공통적 구조를 제시하는 것은 어렵지만, 그중 몇 가지는 자아 경계의 상실이라는 공통점을 갖는다.[17] 자아 경계의 상실은 망상과 같은 명제가 아니라 체험양식의 문제로서, 행위나 사고의 소유감 및 수행감 장애와 관계 깊다. 예컨대 행위 시 수행감이 형성되지 못하면 환자는 자신이 한 행위의 수행자를 타인으로 잘못 지목하는데, 이것이 행위의 수동체험이다.[16] 행위 소유감에 장애가 있으면 자신이 수행자로서 행한 사고의 소재지가 내 신체가 아닌 외부에 있는 것으로 느낄 것이다. 사고화성이나 논평하는 환청은 이런 기전으로 설명될 수 있다.

신체망상

신체지각은 주관적 체험의 주된 원천 중 하나다. Maher의 견해를 따른다면[19] 신체망상도 다른 망상과 마찬가지로 체험을 일관성 있게 해석하는 과정에서 발생한다. 신체망상(somatic delusion), 신체환각(somatic hallucination) 및 신체화(somatization) 증상을 구별하기가 애매한 경우가 있는데, 이는 신체에 대한 주관적 체험이 매우 개인적이고 다른 사람과 교류하기 힘들기 때문이다(16장 지각의 병리 참조). 일급증상 체험이 명제적 언어로 교류하기 힘들고 기괴한 망상으로 나타나는 것과 마찬가지로, 환자가 언어로 교류하기 힘든 개인특이적 신체체험의 변화를 겪는다면 제삼자에게는 기괴한 신체망상으로 보일 것이다. 설명하기 힘든 신체지각의 변화인 체감증은 후버의 기본증상에서도 핵심적이다. 이런 신체지각이 피동체험과 결합된다면, 환자는 '머릿속을 돌아다니는 무선수신기가 내 행동을 조종한다'는 식으로 표현할 것이다.

카그라스 증후군

카그라스 증후군(Capgras syndrome)은 자신에게 친근한 사람이 겉모습은 유지된 채로 다른 사람으로 바뀌었다는 망상적 오인(delusional misidentification)이다. 매우 특이한 증상 같지만, 조현병 환자에서 비교적 흔히 볼 수 있는 친부모가 아니라는 망상은 카그라스 증후군의 일종인 경우가 있다. 이에 대해서도 현상학적 설명이 가능하다. 뚜렷하게 기술할 수 있는 명시적 속성으로 보면 분명히 그 사람이 맞는데, 내가 그 사람에 대해 가지는 암묵적 느낌이 달라져서 그 사람이 매우 낯설게 보이는 상황에 대한 환자의 정합적 해석이 카그라스 증후군으로 나타난다는 것이다.[16] 대상에 대한 LPCG의 일종으로 볼 수 있다(18장 사고내용 및 태도의 병리 참조).

와해

와해(disorganization)는 환자가 상식을 잃은 상태, 배경세계에 대해 상호주관성에 입각한 타인과의 합의가 상실된 상태라 해석할 수 있다. 대화할 때 대화의 주제로서 명시적으로 주장되어야 할 것[전경]과 너무 당연해서 주장할 필요가 없는 것[배경, 상식] 간의 구별이 잘 되지 않는다면 환자의 발언은 일반인들이 이해하기 어렵다. 언어 화용론(pragmatics)의 병리라 볼 수 있다. 증상이 심하지 않아서 전경 주제 사이에 간간이 무의미한 배경 주제가 나타나는 정도라면 우원성(circumstantiality)이라 할 것이고, 청자가 전혀 구분을 할 수 없을 정도로 전경과 배경이 섞여 있으면 와해된 언어가 될 것이다(17장 사고형태 및 언어의 병리 참조).

음성증상

무쾌감증(anhedonia) 또는 무의지증 상태는 현상학적으로 존재감의 기초적 장애에 근거한다. 대상에 대한 관심(hetero-affection)은 자아에 대한 관심(self-affection)과 관계가 있는 경우에만 자연스럽게 구현될 수 있다. 체험이 나에게 일어나거나 나와 관계된다고 느낄 수 있어야 대상을 지향하는 동기가 생기는 것이다. 따라서 자아에 대한 관심이 실패하면[DSA] 대상에 대한 추구는 일어나지 않거나 자발성을 잃어서 부자연스러운 의지력이 동원되는 방법으로만 겨우 가능해진다. 평소에 자연스럽고 당연하게 하던 행위들을 이제 노력을 들여 억지로 해야 한다. 결국 탈진 상태가 되어 아무것도 못하는데, 블랑켄부르크는 이를 "조현병성 무기력증(schizophrenic asthenia)"이라 하였다.[9]

멜랑콜리아 특유의 느낌과 신체

주체로서의 나와 대상으로서의 나[신체] 사이의 관계 문제는 멜랑콜리아 또는 내인성 우울증을 특징짓는 신체적 느낌(20장 기분장애의 분류학 참조)을 이해하기 위해서도 적용된 바 있다. 멜랑콜리아의 느낌은 단순한 우울감이 아니라 나에게 강요되는 느낌이며, 왜 그렇게 되었는지 스스로 모르는 일종의 소외(estrangement)된 느낌이다. 멜랑콜리아의 느낌은 우울감과 신체증상이 복합된 것이 아니다. 환자는 우울증 자체의 위치를 신체에 귀속한다. 신체를 포함한 전체성으로서의 나는 생활세계에 내장되어 있는데, 신체는 세계에 접근하는 매체(medium)로서 암묵적으로만 느껴진다. 암묵적이 됨으로써 나의 신체는 초월(transcendence)된다. 그러나 멜랑콜리아에서 신체는 암묵적으로 초월되는 것이 아니라 그 자체가 실재(reality)로서 명시적이고 무겁게 느껴진다[corporialization].[20] 나의 신체에 대한 HR과 비슷한 개념이다. 동시에 주체로서의 나에 대한 느낌은 감소한다[hypopersonalization]. DSA와 비슷한 개념이다. 그렇게 되면 정신적인 힘(élan)이 상실되고 정신운동성 지체가 나타난다. 우울감이나 인지적 증상들은 이런 힘 상실의 결과다. 반응성 우울증과 달리, 멜랑콜리아에서 문제되는 것은 열악한 환경이 주는 스트레스가 아니라 내가 세상에 접근하는 매체의 질적인 변화인 것이다.

참고문헌

1 백명재, 강웅구. 현상학적 정신병리학. 신경정신의학. 2011;50:97-115.

2 Strawson G. The self and the SESMET. In: Gallagher S, Shear J, editors. Models of the Self. Thorverton: Imprint Academic; 1999. p. 483-518.

3 Ratcliff M. Emotions and bodily feelings. Feelings of Being. Oxford: Oxford University Press; 2008. p. 17-40.

4 de Preester H, Knockaert V. Introduction. In: de Preester H, Knockaert V, editors. Body Image and Body Schema, Interdisciplinary Perspectives on the Body. Amsterdam: John Benjamins B.V.; 2005.

5 Paillard J. Vectorial versus configural encoding of body space: A neural basis for a distinction between body schema and body image. In: de Preester H, Knockaert V, editors. Body Image and Body Schema, Interdisciplinary Perspectives on the Body. Amsterdam: John Benjamins B.V.; 2005. p. 89-109.

6 Gallagher S. Neurocognitive models of schizophrenia: A neurophenomenological critique. Psychopathology. 2004;37(1):8-19.

7 Frith CD. The Cognitive Neuropsychology of Schizophrenia. Hillsdale: Erlbaum; 1992.

8 Waters FA, Badcock JC. First-rank symptoms in schizophrenia: Reexamining mechanisms of self-recognition. Schizophr Bull. 2008;36(3):510-7.

9 Sass LA, Parnas J. Explaining schizophrenia: The relevance of phenomenology. In: Chung MC, Fulford KWM, Graham G, editors. Reconceiving Schizophrenia. International Perspectives in Philosophy and Psychiatry. Oxford: Oxford University Press; 2007. p. 62-95.

10 Somburg O, Steinberg H. Cenesthetic schizophrenia by Huber: 50 years of a concept. Fortschr Neurol Psychiatr. 2008;76(7):413-20.

11 Huber G. The concept of substrate-close basic symptoms and its significance for the theory and therapy of schizophrenic diseases. Nervenarzt. 1983;54(1):23-32.

12 Gross G, Huber G, Klosterkotter J, Linz M. BSABS: Bonn Scale for the Assessment of Basic Symptoms (English Edition). Aachen: Shaker Verlag; 2008.

13 Cermolacce M, Naudin J, Parnas J. The "minimal self" in psychopathology: Re-examining the self-disorders in the schizophrenia spectrum. Conscious Cogn. 2007;16(3):703-14.

14 Parnas J, Moller P, Kircher T, Thalbitzer J, Jansson L, Handest P, et al. EASE: Examination of anomalous self-experience. Psychopathology. 2005;38(5):236-58.

15 Gonzalez-Torres MA, Inchausti L, Aristegui M, Ibanez B, Diez L, Fernandez-Rivas A, et al. Depersonalization in patients with schizophrenia spectrum disorders, first-degree relatives and normal controls. Psychopathology. 2010;43(3):141-9.

16 Ratcliff M. Feeling and belief in the Capgras delusion. Feelings of Being. Oxford: Oxford University Press; 2008. p. 139-86.

17 Schneider K. Klinische Psychopathologie. 14th ed. Stuttgart: Georg Thieme Verlag; 1992.

18 Bleuer E. Dementia Praecox or the Group of Schizophrenias. New York: International Universities Press; 1950.

19 Maher B. Delusional thinking and cognitive disorder. Integr Physiol Behav Sci. 2005;40(3):136-46.

20 Kraus A. Melancholia from the Perspective of the Self. In: Stanghellini G, Aragona M, editors. An Experiential Approach to Psychopathology. Heidelberg: Springer; 2016. p. 189-220.

16

지각의 병리

감각과 지각

감각기에 자극이 주어지면, 그 정보는 뇌에 전달되고 처리된 뒤 반응을 일으킨다. 혼수 환자의 손가락을 핀으로 찔렀을 때 팔을 뒤로 물리는 것은 감각(sensation)에 의해 유발된 반응이다. 이 사람은 의식이 없으므로 자극을 느끼지 못하지만, 뇌사 상태의 사람과 달리 그의 뇌에서는 자극이 처리되고 운동계 반응이 유발된다. 한편 의식이 있는 사람에게 몰래 접근하여 핀으로 찌르는 경우에도 그는 팔을 뒤로 물릴 것이다. 그러면서 그는 통증을 느낄 것이고 소리를 지를 수도 있다. 이때 그는 자극을 인식하지만 자극의 의미는 모르며, 팔 반응은 의식과 관계없는 반사적인 것이다. 소리지르는 것은 반사는 아니지만 의도적 행위도 아니다. 감각은 있지만 지각(perception)이 형성되지 않은 상태다. 공격자가 핀을 들고 다가와서 자신을 찌르는 것을 본 경우에는 '누가 나를 핀으로 찔렀다'는 지각표상(perceptual representation)이 비로소 생긴다. 자극이 의미를 갖게 된 것이다. 지각표상이 생기면, 이에 근거한 의도적인 행위도 할 수 있다.

한편, 어떤 감각은 주체가 의식이 있더라도 느낄 수 없다. 내장성 감각(visceral sensation) 중 신체 항상성과 관계된 일부[혈압 등]가 그러하다. 이들은 지각표상을 형성하지 못하므로 이에 대한 의도적 반응도 일어날 수 없지만, 항상성 조절이라는 생리적 반응을 일으키므로 생체에는 충분한 의미가 있다.

감각의 양식

외부 대상에 대한 감각인 시각, 청각, 촉각, 후각, 미각의 오감 이외에, 자신의 신체가 원천이 되는 신체감각(somatic sensation)으로 몸의 움직임에 대한 느낌[운동감각(kinesthesia)], 신체부위의 위치에 대한 느낌[고유감각(proprioception)], 몸의 회전이나 중력과의 관계에 대한 느낌[전정성 감각(vestibular sensation)], 내장기관에서 오는 느낌[내장성 감각] 등 다양한 양식의 감각이 있다. 신체가 원천인 감각은 사적(私的)인 것으로, 관찰자도 같이 느낄 수 있는 공적(公的) 감각인 오감과는 다르다.[1] 사적 감각은 다른 사람과 같이 체험하는 것이 불가능하다. 상대방이 배가 아프다고 이야기할 때 나는 내가 배 아팠을 때의 체험에서 추론해서 간접적으로 느끼는 것인데, 두 체험이 같은 종류라 보장할 수 없다. 따라서 신체감각에 바탕을 둔 체험은 의사소통이 쉽지 않으며, 이런 감각 양식과 관계된 지각장애는 정신병리학적으로도 흥미롭다. 더구나 이 사적 감각이 흔히 체험해 왔던 것과 다른, 뭔가 이상한 느낌이라면 타인을 이해시키는 것은

1 오감 중에도 촉각은 신체감각, 즉 사적 감각에 가까운 측면이 있다. '피부 밑에 벌레가 기어가는 느낌'에서 자극의 원천을 본인 이외의 다른 사람은 지각할 수 없다.

거의 불가능하다. 정신의학자는 정신병리학적 지식 및 환자의 표현에 근거해서 지각 체험을 추론하는 수밖에 없다(8장 정신병리학의 대상 및 측정 참조).

지각

지각은 감각에 근거해서 체험하는 표상이다. 야스퍼스는 지각과 표상을 구분하여 전자는 대상이 만드는 것이고 후자는 개인의 체험 영역이라 하였지만,[1] 이 구분의 실질적 의미는 크지 않다. 지각 과정은 연속적이기 때문이다. 굳이 구분하자면, 지각은 감각기에 제시된 자극이 자동적 뇌 과정을 거쳐서 일관성 있는 구성체(construct)로 만들어진 것이며,[2] 표상은 거기에 지각자의 지향성이 작용하여 의미가 부여된 것이라 하겠다. 앞의 예에서 '핀으로 피부를 찌르는 장면'이 지각이고, '나를 공격하는 것'이 표상이 되겠다. 의미 있는 표상을 가짐으로써 사람은 자극에 대해 의도적 반응[팔을 뒤로 물리는 반사를 넘어서 공격자에게 그러지 말라고 항의하는]을 할 수 있게 된다. 물론 표상의 의미가 항상 명제적 내용은 아니어서 어렴풋한 느낌이나 특정한 정동 등으로 느껴질 수도 있다[예: 뭔가 매우 불쾌한 냄새를 느낌]. 그러나 이런 비명제적 표상들도 의도적 행위를 이끌어 낼 수 있다.

외부 사물뿐 아니라 자신의 신체와 마음도 중요한 지각 대상이다. 나는 지각하는 주체인 동시에 주체에게 지각되는 대상이기도 하다. 신체 지각과 관련된 다양한 정신병리는 일견 기괴해 보이기도 하는데, 이를

2 야스퍼스는 지각을 대상이 만드는 것이라 하였지만, 현대적 견해로는 지각 단계부터가 대상 자체의 속성보다는 체험자의 뇌 또는 마음에서 기원하는 것이다(13장 의식 참조).

이해하기 위해서는 현상학적 관점이 필요하다(15장 자아의 병리 참조).

대상이 실재하지 않아도 지각이 만들어질 수 있다. 다양한 감각 양식에서 모두 가능하며, 실재에 대한 지각만큼 생생할 수도 있다. 능동적 상상을 통해 심상(imagery)을 얻는 것을 예로 들 수 있다. 그러나 이 상상 행위가 능동적인 것이 아니라 대상을 보거나 듣도록 강요받는 것처럼 느껴질 수도 있다. 체험자의 의도와 관계없이 저절로 실재하지 않는 대상에 대한 지각이 나타나는 경우도 있는데[환각(hallucination)], 체험자는 이것을 실재하는 대상에 대한 지각과 구분하지 못할 수도 있다.

지각의 조직화

의미 있는 표상을 만들기 위해서 감각 정보는 조직화되어야 한다. 대상에서 나오는 다양한 양식의 감각 정보들은 지각결합에 의해 '일관성 있는 하나'로 조직된다.[3] 이것은 다시 게슈탈트 형성을 통해 '의미를 부여하기 좋은 구성체'가 됨으로써 체험자는 의미 있는 지각 표상을 실시간으로 갖게 된다(13장 의식 참조).[4] 감각기를 통해 들어오는 정보들이 대개 잡음이 많고 불완전하다는 것을 고려하면, 게슈탈트 형성은 대상에서 의미 있는 표상을 얻기 위한 효율적인 방법이다. 글을 읽을 때 오자나 탈자가 있더라도 느끼지 못하는 것은 게슈탈트 형성을 통해 오류가 자동적으로 교정되기 때문인데, 이때 감각 정보 자체는 왜곡되지만 결과적으로는 글 읽는 데 도움이 된다. 착시는 현실에 적용되기 좋은 시각표상을 얻

3 다양한 양식의 감각이 합쳐져 한 덩어리로 조직화됨으로써 지각야(perceptual field) 전반에 걸친 하나의 멀티미디어 객체가 구성되는 것이다.

4 이런 고도의 조직화는 주로 시각에서 일어난다. 가려움 등의 단순한 감각은 복잡한 단계를 상정할 필요 없이, 느낌 자체와 거기 부여하는 의미의 두 단계로만 파악해도 충분할 것이다.

기 위해 실제 감각 정보가 왜곡되는 것을 보여 준다. 게슈탈트 형성까지는 자동적이므로 지향성이 개입하지는 못한다. 지향성이 개입하는 것은 의미를 부여하는 마지막 단계다.

지각한 것에 대한 소통

지각표상은 감각질에 속하기 때문에 한 사람이 자신의 지각을 다른 사람에게 직접 전달하는 것은 불가능하다. 공적 감각의 경우에는 감각을 일으키는 원천을 공유할 수 있으므로 '상호주관적 객관성'에 입각한 교류가 비교적 쉽게 이루어질 수 있다. 그러나 감각의 원천이 분명치 않은 환각이나 사적 감각인 신체감각의 경우, 개인의 지각 체험은 발언이나 행위라는 형태를 통해 간접적으로 타인과 공유될 수 있을 뿐이다. 이때 정신의학자는 환자의 발언이라는 자극을 지각하고 자신의 지향성으로 해석하여 환자가 무엇을 지각하는 것인지를 추론할 수밖에 없다. 정신의학자가 환자의 지각을 이해하려 할 때 아래와 같은 복잡한 단계를 거친다.

(외부) 대상[환각의 경우에는 없음, 신체감각의 경우에는 타인이 접근 불가능] →
(환자) 감각 → 지각[자동적] → 의미 부여[의도적] → 소통계획[의도/비의도] →
(외부) 소통행위 →
(정신의학자) 감각 → 지각 → 의미 부여

면담 중인 환자가 갑자기 "선생님이 내 욕했지요"라고 말했을 때 정신의학자는 이 모든 단계를 평가하고 추론한 뒤에 환자가 어떤 체험을 했는지에 대한 가설을 갖게 되는 것이다.

감각 및 지각의 이상

감각의 이상

특정 감각을 못 느끼거나[감각마비(anesthesia)], 느끼는 강도가 너무 강하거나[감각과민(hyperesthesia)], 약하거나[감각둔화(hypoesthesia)], 특정 감각이 평소와 다르게 느껴지거나[이상감각(paresthesia)], 평소에 체험해 본 적이 없는 이상한 감각이 느껴지는 등 다양한 이상이 있다. 대개는 말초신경계 및 중추신경계의 문제에 의한다. 기질성 원인에 의한 감각이상은 정신의학적 의미는 별로 없지만, 환자는 그 감각이 정신적 문제와 관계된다고 생각하고 정신과를 찾을 수도 있다. 정신증상이 이차적으로 감각이상을 일으키는 경우도 있다. 불안상태에서 시각적·청각적 감각과민이 나타나기도 하며 우울상태에서는 감각둔화가 있을 수 있다. 공황발작에 따르는 과호흡의 결과 호흡성 알칼리혈증이 생기면 손끝의 둔감이나 저림 등을 느낀다. 전환장애(conversion disorder) 증상으로서 감각마비가 생기기도 한다.

지각의 왜곡

대마 복용 시에 발생하는 환각[주로 환시]은 대상이 없는 지각이라기보다는 대상에 대한 지각이 왜곡된 것으로, 대상의 정체는 유지된 채 상(像)이 왜곡되거나 평소와 다르게 지각된다. 항정신병약물을 사용하는 조현병 환자에서 드물게 발작성 지각변화(paroxysmal perceptual alteration)가 나타나는데, 시각상의 대비(contrast)가 과장되어 벽지의 무늬나 가구의 나뭇결 등이 너무 뚜렷하게 드러나 보인다. 물체의 색채나 모양이 왜곡되어 보이는 경우도 있다. 환자는 이 체험을 매우 괴롭게 느낀다. 이 현상은 주로 안진발작(oculogyric crisis)과 동반되므로 추체외로 증상

(extrapyramidal symptoms)의 일종으로 간주되지만,[2] 조현병 자체의 증상인 경우도 있다고 주장된다.[3]

착각

착각(illusion)은 한 대상을 실제와 달리 잘못 지각하는 것이다. 주로 시각에서 나타난다. 착시는 정상적 신경계에서 게슈탈트 형성을 위해 감각 정보가 하방(top-down) 처리되면서 일어난다. 게슈탈트 형성은 의식 이전의 자동적 과정이므로 착시는 지각자 지향성의 영향을 받지 않는다. 착시는 누구에게나 일어나지만, 게슈탈트 형성을 위한 데이터베이스는 개인의 경험과 문화적 배경 등에 의존할 수 있으므로 특정 자극이 누구에게나 같은 착시를 일으키지는 않을 수도 있다. Kanizsa의 삼각형 착시(그림 16-1)는 누구에게나 일어나지만, 오탈자를 느끼지 못하고 책을 읽는 것은 그 언어에 익숙한 사람들에게만 나타난다.

다른 종류의 착각에는 지각자의 지향성이 개입해서 지각자의 정동 상태, 인지, 기억 등의 영향을 받는다. 지각 자체보다는 표상 형성, 즉 의미 부여 단계의 문제다. 혼자 조용한 밤길을 걷는 사람이 바람 소리를 누군가가 다가오는 발소리로 듣는 착각은 불안 정동의 영향을 받은 것으로 볼 수 있는데, 정신병리학적 관심은 착각 내용보다는 정동에 향해야 할 것이다. 망상적 오인은 한 사람을 다른 사람으로 잘못 아는 것인데, 단순한 착각의 문제는 아니다(18장 사고내용 및 태도의 병리 참조).

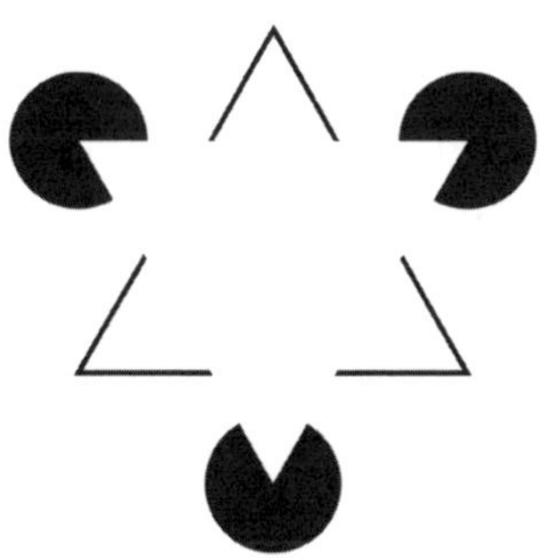

그림 16-1. Kanizsa의 삼각형

환각

환각이라는 용어를 처음 사용한 사람은 에스키롤(Esquirol, J.-É.D. 1772-1840)이다. 그는 정신병의 증상들 중에서 '대상이 없는 지각'을 환각이라는 용어로 명명하였다. 환각은 (1) 외부 자극이 없는 상황에서 생기는 지각과 유사한 경험이며, (2) 실제 지각과 동일한 정도의 충분한 강도와 영향력을 갖고, (3) 의도적이 아니라 저절로 생기며 지각하는 사람이 쉽게 조절할 수 없다는 특성을 갖는다.[4, 5] 환각 자체만으로 병적이라 할 수는 없다. 꿈은 생생한 환각이지만 정상 현상이며, 수면-각성의 경계에서 나타나는 입면시 환각 역시 병적으로 간주되지 않는다. 그러나 환각은 정신병을 구성하는 중요한 정신병리다.

환각 체험자는 환각을 실재에 대한 지각과 구분할 수 없다. '…인 것처럼(as if)' 지각하는 것이 아니라 '…을 그대로(as is)' 지각하는 것이다. 다른 양식의 지각을 통해 환각의 원천이 되는 대상이 없음을 확인하게 되면[목소리를 들었는데 방에 아무도 보이지 않았다] 지각자는 처음에는 지각 양식 간의 불일치에 당혹하다가, 결국 모순된 체험을 통합할 수 있는 가설을 찾아내게 된다. 환각을 환각이라 깨달을 수도 있지만, 모순된 상황을 설명할 망상을 개발할 수도 있다[몰래 설치된 스피커에서 나오는 소리이기 때문이다].

목소리 환청 등 환각이 특정한 내용을 갖거나 환자가 환각에 의미를 부여한 경우에는 그 내용 때문에 환자가 괴로워한다. 그러나 내용과 관계없이, 지각을 스스로 조절할 수 없고 어떤 때는 진짜 지각인지 환각인지 구분이 안 된다는 체험의 특성 자체 때문에 고통받는 환자도 있다.

가성환각

진성환각과 조금 달라 보이지만 구분하기 어려운 상태를 가성환각

(pseudohallucination)이라 하는데, 개념이 명확한 것은 아니다. 야스퍼스는 '특정 공간에 존재하는 실재'로서의 생생함 여부에 따라 가성환각과 진성환각을 구분하였다. 가성환각과 비슷한 심상은 자신이 스스로 만든 상상임을 알지만, 가성환각은 스스로 만들어 낼 수 없는 점에서 심상과 다르다.

심상

생각하는 힘을 집중하여 자신이 의도하는 시각적·청각적 영상을 떠올릴 수 있다. 지각으로서의 뚜렷함이 적은 이미지로 체험되지만, 실제 지각이나 환각처럼 생생하게 느껴지기도 한다. 심상이 실재처럼 뚜렷한 경우에도, 체험자는 자신의 정신활동이 만들어 내는 영상이라는 통찰을 갖는다. 심상의 형성에 체험자의 지향성이 개입하는 정도는 다양하다. 심상을 떠올리려는 적극적 의도가 있는 경우가 통상적이지만, 의도적 노력 없이 또는 떠올리지 않으려는 의지를 거슬러서 심상이 떠오르기도 한다. 환각제 체험 후의 플래시백(flashback)은 지향성의 개입이 거의 없이 나타나는 심상이다. 지향성과 무관하게 나타나므로 환각의 일종으로 간주되기도 한다. 강박장애(OCD) 환자 중에는 스스로 조절할 수 없는 심상 때문에 괴로워하는 사람들이 있다. 심상의 내용뿐만 아니라 조절 불가능하다는 사실 자체가 체험자에게 고통을 준다.

종합하면, 뚜렷한 내용이 있는 지각인 환각, 지각적으로 뚜렷하지만 내용이 애매한 환각, 가성환각 및 심상은 개념적으로 구분되지만, 주관적 체험의 질적 측면에 의해 이들을 확실히 구분하는 것은 쉽지 않을 수 있다.

감각 양식에 따른 환각들

환청

정신병에서 가장 흔한 환각은 환청(auditory hallucination)이다. 청각은 여러 원천에서의 자극을 한꺼번에 중첩된 상태로 지각하는 것이 가능하므로, 실제 지각의 장이 왜곡되지 않은 상태에서 추가적으로 환청이 들리게 된다. 따라서 진짜 소리와 환청 간의 구분은 그 자체로는 불가능하다. 환청 중 흔하며 중요한 것은, 의미 있는 내용의 말을 하는 목소리 환청(vocal hallucination)이다. 다른 환각과 달리, 목소리 환청에는 체험자가 이차적으로 의미를 부여할 필요가 없다. 환청의 내용은 체험자의 정동을 자극하는 것인 경우가 많다. 따라서 그것이 '환청에 불과함'을 알더라도, 강력한 정동으로부터 자신의 거리를 유지하기 어렵다. 기계음, 노래 등 그 자체로 특별한 의미가 없는 환청도 있는데[단순환각(elementary hallucination)], 이때는 체험자가 소리의 정체가 무엇인지, 왜 들리는지를 추론한 끝에 의미를 부여함으로써 환청이 정동적 의미를 갖게 된다. 환청의 특징을 몇 가지 측면에서 살펴본다.

1) 환청이 들리는 상황

어떤 환청은 실제 소리자극이 없는 조용한 곳에서 잘 나타나지만, 어떤 환청은 실제 소리자극과 섞여서 나타나기도 하며, 특정한 소리가 있을 때만 환청이 나타나기도 한다[기능성 환각(functional hallucination)]. 어떤 환자에서 환청은 주위의 소리자극과는 관계없이, 특정한 장소 또는 조건에 처한 경우에만 들린다.

2) 크기 및 빈도

환청의 크기는 내용을 알아들을 수 없을 정도의 소근거림부터 가까이서 외치는 소리로 느껴지는 것까지 다양하다. 빈도도 하루에 몇 번 정도부터 깨어 있는 동안 거의 지속적인 경우까지 다양하다. 한 번의 환청이 단순히 몇 초, 몇 마디의 말로 끝나는 경우도 있고, 한번 시작하면 십여 분 이상을 지속하는 경우도 있다. 환청의 빈도에 대한 단순한 질문에 정확한 대답을 하기 어려워하는 환자들이 많은 것으로 보아, 환청이 들리고 안 들리는 것은 라디오를 켰다 껐다 하는 것과는 다를 수도 있다. 어떤 환자는 환청에 대해 주목할 때 주로 환청을 듣는데, 자신의 지향성이 다른 것을 향해 있을 때는 환청이 들렸는지 안 들렸는지를 잘 모른다.

3) 환청의 내용

환청은 의미 있는 내용을 환자에게 전하는 목소리인 경우가 많다. 환자를 비난하거나 추켜세우거나 위협하거나 환자가 하는 행위를 논평하거나 환자에게 지시하는 등 정동을 유발하는 내용인 경우가 많고, 환자는 이에 대한 반응으로 이차적 정신병리를 겪기도 한다. 처음에는 알아듣기 힘들고 모호했지만, 시간이 지나면서 환자가 의미를 부여함으로써 내용을 갖게 되는 경우도 있다. 자신이 생각해 낸 의미를 환청이 이야기하는 것이라 믿는 것이다. 노랫소리 등 환자와 관계된 특별한 의미가 없는 환청, 환자를 언급하더라도 이름만 부르는 등 정동적 의미는 없는 환청도 있고, 목소리가 아닌 환청도 있는데, 이런 환청에도 환자가 의미를 부여하기도 한다. 망상 세계를 정당화할 수 있는 내용이다.

일급증상에 속하며 조현병에 비교적 특이적이라고 간주되는 환청은 환자가 하고 있는 행위에 대해 논평하는 환청(commenting hallucination)이나 서로 다투고 논쟁하는 환청(arguing hallucination) 등이다.[6] 이런 환청에서 환자는 삼인칭으로 언급된다. 현상학적으로 보면 일급증상성 환청들은 자신의 사고나 행위를 모니터링하는 무의식적·내적 과정이 외부 대상이 되어 체험의 장(場)에 명시적으로 나타난다는 공통점이 있다. 모니터링되는 나는 대상화되어 있으므로 삼인칭으로 불리며, 그렇게 모니터링하는 주체들도 내가 아닌 외부 사람들로 느껴진다(15장 자아의 병리 참조). 또 다른 일급증상인 사고화성(thought echo)은 자신이 하는 생각이 환청이 되어 외부에서 들려 오는 것인데, 사고의 소유감이 문제가 되는 자아의 병리라 볼 수 있다. 사고가 일어나는 장인 자신의 몸으로부터 스스로가 소외되는 것이다. 이 소리가 자신뿐만 아니라 다른 사람에게도 들린다고 믿는 경우 사고전파가 되는데, 지각의 병리라기보다는 믿음의 병리[망상]로 분류되지만 그 배경에는 환청이 있을 수 있다.

4) 목소리 환청의 주인공

목소리 환청의 주인공은 아는 사람/모르는 사람, 한 사람/다수 등 다양하다. 처음에 낯선 목소리였던 경우도 시간이 지나면 그 사람이 누구라는 것을 환자는 '알게' 된다. 목소리가 특정인과 같아서 알게 되는 수도 있고, 목소리는 실제 인물과 다르지만 뭔가 그 사람임을 알게 하는 다른 특성을 느끼는 경우도 있다. 환청을 통해 처음 알게 된 가상의 인물이 시간이 지나면서 실재하는 인물처럼 익숙해지는 경우도 있다. 사고화성의 경우 말하는 주인공은 자신이다. 목소리는 자신의 것과 다를 수도 있지만, 언급되는 내용이 자신의 생각임은 분명하다.

5) 환청이 들려오는 장소

소리가 어디서 들려오는지 대답하지 못하는 환자들도 있다. 다른 환자는 소리가 발생하는 곳으로 특정한 장소를 지목하는데, 이 장소는 실제 환자가 생활하는 공간일 수도 있고 망상체계에 등장하는 가상의 장소일 수도 있다. 실제 장소라도 합리적으로 보면 거기서 발생한 소리가 환자한테는 도달하지 못할 곳인 경우도 있다[감각영역외 환각(extracampine hallucination)]. 환청이 자신의 신체에서 기원한다고 보고하는 환자들도 있다. 귓속, 머릿속이 흔하지만 복강 내의 특정 장기 등 기괴한 곳이 지목되기도 한다. 이런 경우는 신체환각 등 다른 정신병리와 관계될 수도 있다.

6) 환청의 생생함

어떤 환청은 실제 소리 듣는 것과 전혀 구분되지 않는다. 그렇기 때문에 환자는 처음에는 환청임을 인식하지 못한다. 시간이 지나면서 주위의 피드백 등으로 환청이라는 단서를 자주 접하게 되면 환자는 '이 목소리는 환청'이라고 배우게 된다. 어떤 환자는 환청이 소리로 들리는 것은 분명하지만, 실제 소리와는 무언가 다르다는 느낌을 갖기도 한다. 어떤 환자에서 환청은 감각자극으로서의 성질이 실제 소리에 비해 떨어진다. 소리를 마음으로 듣는다고 하는 경우는 이런 상태일 가능성이 있다. 가성환청을 시사하는데, 환자에게 미치는 심리적 영향에서는 가성환청과 진성환청의 차이가 별로 없다.

혼잣말과 환청의 관계

혼잣말(soliloquy)은 지각의 병리는 아니지만 환청과 관계될 수 있는 현상이므로 여기서 논한다. 혼잣말은 정신병 환자에서 흔하므로 많은 임상의는 환자가 혼잣말을 할 때 환청과 대화하는 것으로 생각한다. 그러나 혼잣말은 정신병이 아닌 경우에도, 환청과 관계없이도 다양한 상황에서 나타난다. Ogura는 아래와 같이 조현병 환자의 혼잣말을 몇 가지로 구분하였다.[7, 8][5] 여기에는 정신병과 관계없는 혼잣말도 포함된다.

1) 사고 통제력을 지키기 위한 혼잣말

자신의 생각을 정리하거나 다짐하는 경우, 상상 속에서 리허설하는 경우 등에 혼잣말을 하게 된다. 강박행위의 일종으로 혼잣말을 하는 경우도 있다. 뚜렛장애(Tourette disorder)에서 외마디 외침보다 훨씬 긴 어구가 틱 또는 강박행위로 나온다. 이런 혼잣말을 통해, 발언자는 불안정한 상황에서 자신을 통제하려 한다. 정상이거나 병적이더라도 정신병과는 관계없는 조건들이다.

2) 자폐적 세계에서의 정신운동성 활동

혼자 있을 때 중얼거리는 상당수의 조현병 환자는 혼잣말이나 혼자 웃는 것을 자신의 머리에 떠오른 생각과 관련짓는다. 격리되어 혼자 지내는 환자가 자신만의 자폐적 세계에서 벌이는 정신운동성 활동으로, 심상에 대한 반응으로도 볼 수 있다. 이들의 혼잣말은 바로 옆에서도 알아듣기 어려울 정도로 웅얼거리는 식이다. 외부 자극에 대응해야 하는 상황이 되면 환자는 혼잣말을 않는다. 이런 혼잣말은 환청이 아닌 조현병성 자폐(schizophrenic autism)[9]와 관계된다고 할 수 있다.

3) 환청과 대화

환청에 대답하는 것은 환자가 선택해서라기보다는 어쩔 수 없이 하게 된다는 느낌을 동반한다. 능동적 대답이 아니라 대답하도록 강요받는다

5 이 내용은 저자가 다시 정리한 것이다.

는 느낌이다. 시간이 지나면서 환청이 하는 말을 환자 자신이 하게 되는, 환청과 혼잣말이 구분되지 않는 상태가 되기도 한다.

4) 지향성이 감소한 혼잣말

내가 말을 하려는 것은 아닌데 마치 누군가가 내 입을 빌려서 말을 하도록 만드는 것 같은, 피동체험(passivity experience)을 동반하는 혼잣말이 있을 수 있다. 일급증상의 일종이다. 지향성이 별로 없이 무심코 또는 매너리즘(mannerism)이나 상동증(stereotypy)으로서 혼잣말을 할 수도 있는데 정신병에만 있는 현상은 아니다.

환시

환시(visual hallucination)는 주로 기질성 질환에서 의식이 깨끗하지 않을 때 나타난다. 의식이 명료한 일차성 정신질환에서 환시는 환청보다 드물다. 환자의 의식이 명료하지 않으므로, 현재의 환시 체험에 대해 환자로부터 정확한 기술을 듣기 어려운 경우가 많다. 정신의학자는 행위 관찰을 통해 환자가 환시를 겪는다고 추론할 뿐이다. 진전섬망(delirium tremens) 환자가 환자복을 반복적으로 잡아 뜯는다면, 벌레 같은 것들이 몸 주위에서 기어다니는 환시를 겪고 있음을 추측하는 식이다.

청각과 달리 시각은 여러 원천에서의 자극이 자연스럽게 중첩되기 어렵다. 따라서 배경이 되는 정상적인 시지각과 환시 대상 간에 잘 어우러지지 않고 경합이 나타날 수도 있다. 그러므로 환시는 환청에 비해 대상이 선명하지 않고 애매한 체험인 경우가 많다. 많은 경우 환자의 의식도 깨끗하지 않다. 의식이 깨끗한 상태에서의 환시는 실재하지 않는 대상이 시야에 나타나는 것이라기보다는 실제 대상을 잘못 동정하는 정동성 착시에 가까울 수 있다. 시지각은 직접적인 메시지를 담기 어려우므로 환시의 정동적 가치는 지각된 것에 환자가 의미를 부여함으로써 생기게 된다. 경찰이 자신을 감시한다는 망상을 가진 환자가 변장한 경찰이 길 건너에서 자신을 미행하는 것을 보게 되는데, 이것은 환시일 수도 있지만 불특정인을 경찰로 잘못 동정한 것일 수도 있다. LSD등 환각제가 유발하는 환시에 대해서는 뒤에 다시 다룬다.

환촉 및 신체환각

정신병리학적으로 환촉(tactile hallucination) 및 신체환각은 매우 중요하다. 이것들은 사적 감각으로, 다른 사람이 환자와 자극원을 공유하기 어렵기 때문에 공적 감각인 청각 및 시각영역의 환각과 다르다.[10] 촉각은 표피적 신체감각인데, 감각을 일으키기 위해 특정 물체가 그 사람의 피부에 접촉하는 것을 다른 사람이 볼 수 있다는 점에서 공적인 성격을 띠므로, 비교적 정확하게 교류될 수 있다. 저 사람의 피부에 얼음이 닿았을 때의 느낌은 내 피부에 얼음이 닿았을 때의 느낌을 통해 추론할 수 있는 것이다. 그러나 감각을 일으키는 물체를 특정할 수 없는 촉각[피부 밑의 벌레가 기어가는 느낌 등]은 사적 감각의 특성이 강하다.

사적 감각들은 체험자 개인의 몸이 원천이므로 다른 사람과 공유가 되지 않는다. 따라서 자신의 지각 체험을 기술하려 할 때도 애매하고 비유적으로 할 수밖에 없다. 더구나 고유감각 등은 일상생활 중에는 거의 느껴지지 않고 주의를 기울일 때만 일부 지각되므로, 일상적 대화에서 교류되는 소재가 되지도 못하며 이를 기술하는 일상언어도 풍부하지 못하다. 감각을 일으키는 원천을 객관적으로 확인할 수 없기 때문에, '실재하지 않는' 자극에 대한 지각이라는 환각의 본래 의미가 신체환각에서는 불분명하다. 우리 신체는 평소에 다양한 감각을 만들어 내지만 많은 부분은 지각되지 못하다가 지향성이 그리로 향했을 때만 일시적으로 지각된다. 고유감각이 그러하며, 코끝에 걸친 안경의 촉감도 그렇다. 따라서 자극원이 있음과 지각됨의 관계는 단순하지 않다. 가려움이라는 표피적 신체감각은 모기에 물린 병변이 있는 경우에도 느끼지만 아무런 병변이 없을 때도 느끼는데, 그렇다고 이 가려움을 환각이라 보기는 곤란하다.

가려움을 느끼는 사람이 "피부밑에 벌레가 기어 다닌다"고 말한다면 정신의학자는 이 사람이 환촉을 겪고 있다고 판단할 수도 있지만, 이때 실제로 문제가 되는 것은 지각 자체가 아닌 그 느낌이 벌레와 관련되었다는 믿음일 것이다. 반면, 자신의 오른손이 점점 커지고 있다는 신체망상(somatic delusion)을 표현하는 환자의 병력을 들어 보면, 어느 날 갑자기 그 믿음이 생긴 것이 아니라 오른손에서 뭐라고 설명하기 어려운 이상한 감각이 느껴졌고, 이 감각의 정체를 이해하기 위해 고민하다가 결국 손이 커지는 느낌이라고 결론[표상 형성]을 내린 것이었다. 그렇다면 이 망상의 배경이 되는 근본적 병리는 신체체험의 미묘한 이상[체감증] 또는 신체환각이라 보아야 할 수도 있다. 감각을 일으킬 신체적 병변이 있다면 지각보다는 해석 단계에 문제가 있는 것이므로 망상, 병변이 없다면 객관적 자극이 없는데 느끼는 지각이므로 환각이라 해야겠지만, 이것을 구분하는 것은 대개 불가능하며 의미도 없다. 즉 신체환각과 신체망상은 같은 현상을 다른 관점에서 본 것일 수 있다.

더 나아가면 비정신병적 질환인 DSM-IV의 신체형장애(somatoform disorders)[DSM-5에서는 여기 속하는 상태들이 몇 개 장으로 분산되었음] 환자가 호소하는 '의학적 근거가 부족한 신체 불편감' 또는 '신체추형이나 질병에 대한 집착'과 정신병 환자가 호소하는 신체환각 또는 신체망상은 별개의 현상이 아닐 수도 있다. 신체증상장애(somatic symptom disorder) 환자들이 호소하는 신체증상들은 공적 감각영역이 아니기 때문에 사적인 언어로 설명하게 되고, 그러다 보면 매우 기괴해 보이기도 한다. 이때 정신의학자가 신체화 증상인지 신체환각/망상인지를 구분하기 위해서는, 환자가 설명하는 증상 자체보다는 주장하는 태도나 질병행동을 더 참조할 것이다.

신체증상장애와 달리, 질병불안장애(illness anxiety disorder)나 신체추형장애(body dysmorphic disorder)는 정의상 신체증상에 대한 지각과는 직접 관계가 없다. 그러나 병이나 추형에 대한 환자의 관심이 신체증상의 지각 체험과 무관하게 갑자기 나타나는 것은 아니다. 환자들은 자신의 신체증상을 이야기하려 해도, 사적 감각영역이기 때문에 잘 설명하지 못했을 수도 있고 따라서 별로 주목받지 못했을 것이다. 그러므로 현재 주장의 배경에 신체증상에 대한 지각이 있었는지는 명확히 알아낼 방법

문제

가슴 가운데 부분에 이상한 느낌을 받은 사람이 심장 전문의를 찾아가 '심장에 벌레가 기어가는 듯한 느낌'이라 표현하면서 이상이 있는지 검사를 의뢰하였다. 표현이 다소 이상했더라도 이 사람의 믿음 및 질병행동이 병적이라 볼 수는 없을 것이다. 검사가 진행되었다.

❶ 검사결과는 정상이었지만, 환자는 의심스러워 하면서 다른 병원을 방문하여 비슷한 검사를 반복해서 받는 행동을 보이고 있다. 이 행태를 단순히 특이한 질병행동으로 볼 것인가, 정신병리로 볼 것인가?
❷ 후자라면 진단은?
❸ 환자는 여러 의사를 찾아다니다가 결국 의사들이 다 거짓말을 하고 있다고 믿게 되었다. 주된 정신병리와 진단은?
❹ 이 사람이 흉부외과를 찾아가서 "심장에 벌레가 기어 다니니 수술해서 벌레를 잡아 주세요"라고 요구한다면 주된 정신병리와 진단은?

이 없다. 그렇다면 질병불안장애와 신체증상장애의 차이는 전술한 신체망상과 신체환각의 차이와 평행한 것일 수도 있다. 즉, 신체증상장애, 질병불안장애, 신체환각, 신체망상 간의 구분은 개념적으로 명백해 보여도 실제로는 구분하기 어려운 증례들이 많을 뿐 아니라, 각각의 경우에 환자의 신체에 대한 지각 체험이 질적으로 다른 것인지도 분명치 않다 (21장 신경증의 개념 및 분류 참조).

환각성 통증

DSM 및 ICD 모두 의학적 근거가 없는 통증에 대해 정신의학적 진단을 부여하는데, 정신병이 아닌 신체형장애 즉 과거의 신경증 카테고리에 넣었다. 근거없는 통증을 환각으로 보지는 않는다는 입장으로 보인다. 물론 DSM-IV의 신체형장애에는 신체추형장애 등 정신병적일 가능성이 있는 질환들도 포함되어 있다. 한편, 환각지 통증은 환각성 통증으로 확실하게 인정받고 있는 예다. 감각을 일으키는 신체부위가 제거된 상태에서의 통증 지각이므로 정의상 환각에 속한다. 그러나 신경과학적 연구는 환각지 통증이 실제 뇌 통각회로의 활성화에 의해 일어난다는 근거를 제시하고 있으므로,[11] 환각(phantom)이라는 이름에도 불구하고 이 상태는 환각이 아닌 실제 감각과 가까운 것이다(29장 뇌손상과 관계된 정신증상 참조).

환후 및 환미

후각 시스템은 동물의 행동에 강력한 영향을 미치는 페로몬(pheromone)을 감각하는 시스템과 유사하다. 해부학적으로, 후각 정보는 시상의 감각관문(sensory gate)을 거치지 않고 변연계로 직접 전달된다. 따라서 후각은 강력한 정동적 의미를 갖는다. 환후(olfactory hallucination)도 정동적 의미가 강하다.

환후는 정액, 대변, 몸이 썩는 것 등 일상생활에서 금기시되거나 강력한 정동적 함의를 가진 냄새인 경우가 많으며,[6] 냄새의 근원은 대개 자신의 몸이다. 그런데 자신의 몸에서 나쁜 냄새가 난다는 환자들 중에는, 냄새를 직접 체험하는 것이 아니라 '사람들이 나를 피하는 것을 보니, 내 몸에서 냄새가 나는 것이 틀림없다'는 추론 끝에 냄새를 주장하는 경우도 있다. 이들의 후각 체험에 대해 질문하면 "냄새를 직접 느끼는 것은 아니지만…"이라는 대답을 듣기도 한다. 이때 기본 병리는 환후가 아닌 관계망상이라 할 것이다. 냄새가 주위 환경에서 기원하는 것으로 느끼는 경우는 누군가가 집에 독가스를 퍼뜨린다는 식의 피독망상과 관계된다. 환후는 측두엽 뇌전증의 전조증상(aura)으로도 유명하지만, 전조증상이 항상 경련으로 이어지는 것은 아니므로, 이런 환후는 독립적인 정신병리로 간주될 수도 있을 것이다.

환미(gustatory hallucination)는 피독망상과 관계되는 수가 많다. 망상이 선행하는 상태에서 음식의 맛이 평소와 조금 다르게 느껴지면 독성물질의 맛이라 믿게 되는 것이다. 지각이상 자체보다 망상이 문제가 된다. 기질성 상태에서 미각 변화가 오기도 한다. 어떤 약물은 금속성 등 이상한 맛을 느끼게 하거나[7] 다른 음식의 맛을 변형시키기도 한다. 환미가 아닌 이미증(allotriophagy)인데, 통상적인 식생활 중에 느끼지 못했던 불쾌한 맛이 느껴지는 것은 망상적으로 해석될 여지가 있다.

6 처음부터 그런 냄새를 느꼈다기보다는, 불쾌하고 감정을 자극하는 냄새의 정체를 환자가 그렇게 동정한 것일 수도 있다.

7 약이 혀에 닿았을 때의 미각이 아닌, 혈액 내의 약물이 혀의 맛 감각기를 자극하는 것이다.

특별한 환각 및 지각이상들

체감증

운동감각, 고유감각, 전정성 감각, 내장성 감각 등 일상적 신체감각은 사적이기는 하지만 누구나 공통적으로 느끼는 것이며, 이에 대한 교류도 부분적으로 가능하다. 그런데 감각의 원천을 지목할 수 없는 더 미묘한 신체적 느낌도 있다. 체감(體感, cenesthesia/coenesthesia)은 Dorland 의학사전에서는 "신체인지(somatognosis)", Collins 영어사전에서는 "내장기관의 정상적 기능에 의해 생기는 느낌; 의식적 존재의 느낌(the sensation caused by the normal functioning of the internal organs; a sense of *conscious existence*)"이라 정의되어 있다.[8] 그렇지만 이 느낌은 어떤 지각 표상으로 '무엇이다'라고 명제적으로 표현하기 힘든 암묵적(tacit) 느낌이다.[9] 이것을 이해하기 위해서는 현상학적 배경이 필요하다.[12] 존재감, 생활세계 속 나에 대한 느낌, 생기의 느낌(vital feeling) 등이 이런 지각에 속할 것이다.

환자가 보고하는 자신의 신체와 관계된 지각 체험 중에는 매우 미묘하여 설명하기 어려워하는 것, 또는 환자는 기괴한 설명을 하는데 그 배경이 되는 지각 체험이 어떤 것이었을지 정신의학자가 잘 짐작하지 못하는 것이 있다. 정상적 체감은 너무나 당연한[현상학적 상식] 배경 지각이므로 느껴지지 않지만, 어떤 병적인 조건에서 이 느낌에 변화가 온다면 이 변화는 당연함과 다르므로 무언가 이상한 느낌으로 의식에 드러난다. 이것이 체감증(cenesthopathy)이다(15장 자아의 병리 참조). 이 느낌은

8 기울임체는 저자의 강조.

9 사전에서 '의식적'이라 한 것은 느낌 자체가 명시적으로 느껴진다는 의미라기보다는 체험자의 의식이 명료하다는 의미로 보아야 할 것이다.

오감이나 일상적인 신체감각과도 다르고, 과거에 느껴본 적도 없으며, 주위 사람들을 비롯한 일반인들은 이를 경험한 사람이 없어서 이에 대해 배울 수도 없다. 따라서 어떤 느낌인지 다른 사람에게 전달하거나 공감하는 것이 불가능하다. 우리 문화는 매우 미묘한 마음의 상태를 기술하는 정밀한 언어 체계를 가지고 있지만, 일상적인 언어에 이것을 기술할 용어나 표현은 없다. 결국 환자가 만들어 낸 개인특유적(idiosyncratic) 설명을 정신의학자는 기괴한(bizarre) 것이라 평가하게 된다.

자기환영

자기환영(autoscopic hallucination)은 특별한 형태의 환시로, 자신의 시점에서 외부 공간에 존재하는 자신의 모습을 보는 것이다. 주로 저쪽에 있는 자신의 모습이나 얼굴을 본다. 매우 곤혹스러운 경험이 될 수 있다. 이인증이 동반되기도 한다. 흔한 것은 아니며 뇌전증 등의 기질적 상태와 관계되는 경우가 많다.[13]

감각영역외 환각

감각영역외 환각은 지각할 수 있는 영역 바깥에서 일어나는 사건을 지각하는 것이다. 지각자는 그 장소에서 일어나는 일을 여기서 지각하는 것이 가능하지 않음을 이성적으로 알고 있더라도, 자신의 지각이 틀림없다고 주장한다. 추론의 결과로 생겨나는 믿음이나 상상이 아니라 지금 당장의 지각 체험으로서 그냥 그렇게 느끼는 것이다. Sims의 정신병리학 책에는 "나는 그 사람들이 저기 우체국에서[반 마일 떨어져 있음] 나의 병에 대해 이야기하는 것을 계속 듣고 있다"는 증례가 소개되어 있지만,[5] 아파트 몇 층 위의 사람이 우리 가족에 대해 험담하는 것이 들린다는 식으로 드물지 않게 볼 수 있는 증상이다.

입면시 환각/각성시 환각

입면시 환각(hypnagogic hallucination)과 각성시 환각(hypnopompic hallucination)은 렘수면(REM sleep)과 관계된 현상으로, 렘수면 장애인 기면증(narcolepsy)에서 흔히 나타나지만 정상인도 겪을 수 있다. 일상 용어로 가위눌리는 것이다. 수면-각성의 경계 지점에서 생긴다. 통합된 내용의 생생한 시각, 청각, 촉각 체험으로, 각성상태에서 꿈을 꾸는 것이라 할 수 있다. 위협적인 장면인 경우가 많은데, 체험자는 렘수면기의 수의근 마비상태에 있어서 도망치려 해도 몸을 꼼짝 못하므로 매우 무서운 체험이 된다. 각성이 진전되어 수면이 끝남으로써 해결된다.

기능성 환각

환각은 정의상 외부 대상이 없는 지각 체험이지만, 어떤 환각은 실제 감각 자극이 있을 때 그 자극과 같은 양식으로 나타난다. 특정한 소리를 들을 때 환청이 나타나는 식이다. 실제 자극을 왜곡되게 지각하는 착각과 다른 점은, 체험자가 실제 자극과 환각을 구분하면서 동시에 체험한다는 점이다. 청소기의 소리에 옆집 사람이 험담하는 소리가 섞여서 나오는 경우 등이다. 이를 기능성 환각이라 한다. 환각이 실제 자극과 동시에 나타나는데, 둘의 감각 양식이 다를 때는 반사환각(reflex hallucination)이라 한다.[5]

공감각

공감각(synesthesia)은 정신병리학적 중요성보다는 대중 과학서적의 주제로서 관심이 크지만 독특한 지각 체험이므로 소개한다. 공감각은 한 양식의 자극을 다른 양식으로 지각하는 것이다. 스스로 통제할 수 있는 것은 아니며, 병의 증상이라기보다는 타고난 능력에 속한다. 지각결합과 관계된 뇌 회로의 선천적 특이성으로 볼 수 있다. 체험자는 그런 체험에 워낙 익숙하므로 자신의 지각이 다른 사람들과 다르다는 것을 모르고 지내는 수도 있다. 감각 양식 간의 공감각은 특정한 소리를 들을 때 특정한 시각 체험을 하는 식으로 나타난다. 한 감각 양식의 다른 속성 간에 나타나기도 한다. 모양과 색깔 간의 공감각이 일어나는 경우 특정한 숫자를 특정한 색깔로 지각하는 식이다. 일반인들은 LSD 등 약물의 영향 아래 체험할 수도 있다.[14]

기질성 지각이상[10]

기질성 환각

섬망 환자의 주관적 체험은 다양하지만 의식 자체가 깨끗하지 않으므로 정신의학자가 접근하기 쉽지 않다. 섬망은 주로 환시나 환촉을 일으킨다. 대표적인 예가 알코올 금단 시의 진전섬망이다. 이때의 환각은 벌레가 몸을 기어다니는 등 매우 불쾌하고 무서운 체험이다. 측두엽 뇌전증의 전조증상으로 나타나는 환후는 고무 타는 냄새 등 매우 불쾌하게 느껴진다. 편두통(migraine)의 전조증상으로 번쩍거리는 섬광 등 단순 환시가 나타날 수 있다. 드물지만, 시각피질의 종양 등 지각과 관계된 뇌 영역의 국소적 병변도 해당 양식의 환각을 일으킬 수 있다.

10 실인증(agnosia)이나 환각지 등은 29장 뇌손상과 관계된 정신증상에서 설명한다.

약물에 의해 유발된 환각

환각제로 분류되는 LSD[세로토닌성]나 메스칼린(mescaline)[노어아드레날린성] 등 단가아민 작용 약물, 글루타메이트성[NMDA 길항제] 약물인 PCP나 케타민(ketamine), 고용량의 대마(cannabis) 제제 등 다양한 약물이 환각을 일으킨다. 지각 변화를 일으키는 약물로 분류되지 않는 유기용매(organic solvent) 등도 환각을 일으킬 수 있다. 약물에 의해 유발되는 환각은 대개 환시지만, 다른 양식도 나타날 수 있다.

LSD 등 전통적 환각제는 저용량에서 환시보다는 지각 왜곡을 일으킨다. 통상적 용량의 환각제는 실제 환시를 일으키는데, 정상적 시지각 배경하에 번쩍임, 기하학적 도형 등으로 나타난다. 의식이 청명한 상태에서의 체험이다. 지각 체험은 명백하지만 의미를 부여할 수 있는 구체적 대상이 보이는 것은 아니다[단순환각]. 대개 환각이 일어나리라는 것을 예기하고 스스로 약물을 투여하므로 체험자는 환각임을 인식한다. 사용자는 지각 변화와 아울러 다양한 정동상태를 체험한다. 대개는 유쾌하거나 긍정적 체험이므로 이들 약물은 남용되는 경향이 있다. 그러나 어떤 사람은 매우 불쾌하거나 공포스런 정동을 느끼기도 한다. 약물이 체내에서 대사된 한참 뒤에 환각 체험을 다시 하기도 한다. 플래시백인데, 엄밀하게는 환시라기보다는 시각적 심상일 수 있으나 눈앞에는 매우 생생한 영상이 펼쳐진다. 플래시백은 수개월 이상 지속될 수도 있다.[15]

글루타메이트성 약물은 환각뿐만 아니라 사고장애도 일으켜서 단순환각증(hallucinosis)보다는 정신병에 가까운 상태를 일으킨다고 간주된다. 그러나 이 상태는 정신병보다는 해리에 가깝다고 보는 것이 더 정확할 수도 있다. 깨어난 뒤 환각 상황에 대한 기억장애가 동반될 수 있다.

대마는 통상적 흡연으로 사용하는 용량에서 지각 왜곡, 시간 감각이나 주위 환경에 대한 느낌의 전반적인 변화를 일으키지만 실제 환각을 일으키지는 않는다. 그러나 합성대마(synthetic cannabis) 등으로 높은 용량을 사용하면 환각이 일어날 수 있다.

알코올은 급성 사용 시 환각을 일으키지는 않지만, 장기 사용자에서 섬망과 관계없이 의식이 청명한 상태에서 지속적 환청을 일으키기도 한다. 알코올성 환각증(alcoholic hallucinosis)이다.

메스암페타민[필로폰] 등 중추신경계 자극제(stimulant)의 만성적 사용 시에는 환시보다는 환청이 일어나는데, 환촉이 동반되는 경우도 많다. 이 상태는 단순 환각증이 아닌 환청과 망상이 동반된 정신병으로, 조현병과 비슷해 보인다.[16]

참고문헌

1 송지영. 정신병리학입문(개정판). 서울: 집문당; 2011.

2 Uchida H, Suzuki T, Tanaka KF, Watanabe K, Yagi G, Kashima H. Recurrent episodes of perceptual alteration in patients treated with antipsychotic agents. J Clin Psychopharmacol. 2003;23(5):496-9.

3 Praharaj SK, Sreejayan K, Acharya M. Paroxysmal perceptual alteration: Drug-induced phenomenon or schizophrenic psychopathology? Psychopharmacol Bull. 2012;45(1):44-7.

4 Slade PD. Hallucinations. Psychol Med. 1976;6:123-32.

5 Sims A. 마음의 증상과 징후(3판). 서울: 중앙문화사; 2006.

6 Schneider K. Klinische Psychopathologie. 14th ed. Stuttgart: Georg Thieme Verlag; 1992.

7 Ogura H. A study on monologue symptoms. Seishin Shinkeigaku Zasshi 1965;67:1187-96.

8 정인원, 정성훈, 김임열, 윤탁, 김세현, 김용식. 조현병 환자에서 보이는 혼잣말 증상의 이해. 신경정신의학. 2016;55:310-20.

9 Bleuer E. Dementia praecox or the group of schizophrenias. New York: International Universities Press; 1950.

10 Berrios G. Tactile hallucininations: Conceptual and historical aspects. J Neurol Neurosurg Psychiatry. 1982;45:285-93.

11 Flor H, Nikolajsen L, Staehelin Jensen T. Phantom limb pain: A case of maladaptive CNS plasticity? Nat Rev Neurosci. 2006;7(11):873-81.

12 백명재, 강웅구. 현상학적 정신병리학. 신경정신의학. 2011;50:97-115.

13 Dening TR, Berrios GE. Autoscopic phenomena. Br J Psychiatry. 1994;165(6):808-17.

14 Cytowic RE, Eagleman DM. Wednesday is Indigo Blue: Discovering the Brain of Synesthesia. Cambridge: MIT Press; 2009.

15 Halpern JH, Lerner AG, Passie T. A review of Hallucinogen Persisting Perception Disorder (HPPD) and an exploratory study of subjects claiming symptoms of HPPD. Curr Top Behav Neurosci. 2018;36:333-60.

16 Nakamura M, Koo J. Drug-induced tactile hallucinations beyond recreational drugs. Am J Clin Dermatol. 2016;17(6):643-52.

17

사고형태 및 언어의 병리

광증의 핵심은 사리에 맞지 않는 생각과 행동을 하는 것인데, 사리에 맞지 않는다는 것은 크게 보아 (1) 사실이 아닌 믿음을 갖는 것과 (2) 말과 행동에 조리가 없는 것이다. 앞서의 것은 정신병리학적으로 사고내용[믿음]의 장애고, 뒤의 것은 사고형태의 장애(formal thought disorder)와 관계된다. 사고형태의 장애란 자신의 사고과정을 성찰할 수 있는 합리성을 지닌 사람에서 나타나는 사고과정의 이상이다.[1] 듣는 사람은 환자가 말하는 바를 관찰하여서 사고 흐름의 이상을 찾아낼 수 있는데, 환자는 논리적 사고 능력이 있음에도 불구하고 자신의 사고 흐름이 잘못되고 있음을 깨닫지 못한다. 사고형태의 장애는 정신병의 병리에서 중심적인 역할을 하지만, 그렇다고 정상인의 사고가 항상 논리적으로 흘러가는 것도 아니며 사고형태의 장애가 전혀 없는 정신병도 있다. 사고장애를 이해하기 위해서는 정상적 사고의 흐름에 대해 알아보아야 한다.

연상주의

연상(association)이란 개념, 사건, 체험과 관련된 정신상태들 사이의 정신적 연결이다.[2] 연상주의(associationism)는 사고를 포함한 정신과정이 한 상태에서 다음 상태로 움직이는 것을 연상의 작용이라 본다.[3] 즉 연상은 사고가 흘러가게 하는 동력의 하나다.[1] 연상주의는 고대 그리스에서 시작한 오래된 개념이지만 근대에 이르기까지 다양한 철학과 심리학 조류에 영향을 미쳤다. 현대의 인공지능도 정보를 조직화하기 위해 연상 규칙을 활용한다. 연상을 이끌어 가는 규칙으로 유사성(similarity), 동시성(contiguity), 대조(contrast)의 세 가지 원리가 유명하지만, 실제 연상은 논리적 연관관계 외에도 매우 다양한 요소에 의해 영향받는다. 연상하는 사람의 정동상태, 우연히 끼어든 환경의 자극, 개인 특유적 체험 등도 연상에 영향을 미친다. 특정 연상에 대해 '왜?'를 질문받으면 화자는 이러이러한 이유를 댈 수도 있지만, 실시간으로 이루어지는 연상의 흐름은 단계마다 명시적인 이유를 따르기보다는 자동적인 작업에 가깝다. 자신의 연상의 이유에 대해 성찰하는 것은 또 다른 연상이 되므로 성찰을 통해 궁극적인 연상의 이유를 찾아내는 것은 불가능하다. 한 단계의 연상에 대해서도 사고자가 자신이 그렇게 연상한 이유를 모르는 경우도 있다. 단순히 생각들이 이어져서 떠오르는데, 두 번째 주제가 첫 주제와 어떻게든 관계있음을 스스로는 느끼지만 그 관계를 명쾌하게 설명하지 못할 수도 있다.

1 연상이라는 용어는 연상 학습(associative learning)과 관계되어 사용되기도 한다. 연상 학습은 두 대상 간의 관계를 배우는 것이다.

연상주의 관점에서 사고의 흐름은 대상들이 연상에 의해 사슬처럼 이어지면서 궁극적 목표가 되는 주제를 향해 가는 것이다. 한 주제와 다음 주제 간 연결을 넘어서, 긴 과정을 통해 첫 주제부터 마지막 주제까지를 일관성 있게 연결하도록 하는, 연상의 방향을 이끄는 힘을 결정경향(determining tendency)이라 한다. 결정경향에 따라 같은 출발점에서 시작했어도 결론은 달라진다. 그러나 특정한 결정경향이 있다고 하더라도 개별 단계의 연상이 외길로 결정되는 것은 아니다. 즉 출발점에서 도착점까지 연상의 흐름은 사슬이 아닌 그물에 가깝다. 실제 연상의 흐름은 이 가능한 길 중 하나를 선택하여 가닥(thread)을 이룬다. 정신의학자는 이 가닥을 쫓아가면서 연상이 합리적인 것인지 판단하게 된다. 정신병리학에서 정상적인 인지기능은 합리적 연상을 이끌 수 있는 능력이다. 합리적 연상의 기준을 객관적으로 정의할 수는 없지만, 상식적인 사람인 정신의학자가 쫓아갈 수 있는 한도 내에 있는 것이다.

연상의 합리성

정상과 합리성

연상이 특정 목표를 향해 갈 수 있는 것은 결정경향을 갖기 때문이다. 강연을 할 때 강연자의 연상은 합리적으로 흘러간다. 이 연상들은 즉흥적인 것이 아니라 미리 계획된 흐름으로, 청중들이 잘 따라올 수 있도록 디자인된 것이며 강연자 혼자서 연상을 이끌어 나가는 것이다. 여럿이 토론할 때는 강연할 때보다는 연상의 흐름이 직선적이지 않고 우회하기도 하는데[우원성(circumstantiality)], 연상을 이어 나가려는 주체가 여러 명이기 때문에 이렇게 된다. 그러나 참석자들은 같은 목적, 결정경향을 가지고 있기 때문에 결론에 도달할 수 있다.

반면 술자리에서 벌어지는 잡담은 뚜렷한 결정경향이 없어서 결론에 도달하지 못한다. 순간적 인상이나 자극 등이 국소적으로 한 번의 연상을 이어 주는 단서가 될 뿐, 긴 가닥을 따라가는 것이 아니므로 목적지가 없다. 각 단계마다 다른 사람이 나서서 연상을 이끌게 되므로 첫 화자가 어떤 목적으로 시작한 연상 가닥이더라도 결국은 목적지를 잃게 된다. 이런 상태가 연상의 이완(loosening of association)인데, 정상적 대화에서도 일어나는 현상임을 주목할 필요가 있다. 연상의 합목적성 또는 결정경향은 특정한 조건이 주어졌을 경우에 우리의 마음이 동작하는 방식일 뿐, 사고의 기본 방식은 아니다.

합리성을 요구받는 조건에서의 비합리적 연상도 항상 사고장애를 반영하는 것은 아니다. 논리성은 피아제(Piaget, J. 1896-1980)의 형식적 조작기(formal operational stage)까지 발달해야 충분히 성숙해지는 능력이므로,[4] 성찰능력이 부족한 소아에서 논리성의 결여는 사고장애라 볼 수 없고 인지적 발달수준을 보여 주는 단서일 뿐이다. 교육 수준이 낮고 인지 발달이 저조한 일부 성인에서도 그럴 수 있다. 일반 성인에서도 흥분, 공포 등 강력한 정동상태에 처했을 때 연상을 이끌어 가는 논리적 힘은 발휘되지 못하고 정동에 휩쓸리는 비합리적 연상이 나타날 수 있다. 이런 상태도 일차적 사고장애가 아니다.

반대로, 사고형태의 장애가 예상되는 질병을 가진 사람도 조건에 따라 합리적 연상을 이끌 수 있다. 논리적 추론 능력이 떨어진 인지장애를 가진 사람도 복잡하지 않은 주제에 대해서는 적절한 연상을 할 수 있다. 사고형태의 장애가 두드러진 정신병 환자도 정동이 관계되지 않고 망상과 무관한 주제에 대해서는 논리적으로 이야기할 수 있다. 갈등 없는 자아(conflict-free ego)의 작용이다.

연상의 이완을 정신병리라 볼 수 있는 경우는 (1) 사고자에게 합리적 연상을 할 인지능력과 정동적 안정성이 있고, (2) 상황이 특정 목적지향적 결론을 내놓을 것을 요구한다는 조건에서 연상의 흐름이 요구받은 목적을 따라가지 못하는 경우에 국한될 것이다. 면접시험 치는 상황을 농담해도 되는 상황으로 착각해서 음향 연상(clang association)의 농담을 했다면, 조건 (2)가 요청된다는 것을 몰랐다는 상황에 대한 판단 착오가 문제지 사고장애의 문제가 아니다.

인지적 합리성과 인지 이외의 합리성

인지적 합리성이 일상생활을 이끌어 나가는 기본은 아니지만, 합리성은 인간의 주요한 사고 양식이다. 최고의 합리성은 지적으로 우수한 일부에서만 가능하다. 합리적 사고의 힘은 수학, 물리학 등의 자연과학에서 볼 수 있다. 물리학은 모델을 생각해 내고 그 모델을 수학적으로 기술하고 선형대수학을 적용하여 해를 찾는 인지적 합리성에 따라 수행된 학문인데, 그 결과는 행성의 운동을 기술하고 소립자들의 움직임을 예측하게 하였다. 합리적 사고는 다양한 사고방식 중 단순한 하나가 아니라 자연법칙을 이해할 능력을 부여하는 강력한 것이다. 물론 과학사는 천재 과학자들의 새로운 아이디어가 합리적 연상이 아닌 직관에 의해 돌발적으로 나타나는 경우도 많이 보여 주는데, 이 돌발성은 비합리적 무작위성이 아니라 스스로 의식하지는 못하지만 합리성에 의해 인도된 연상일지도 모른다. 평소에 깊이 생각하던 주제들 사이의 연결이 갑자기 발견되는 것이다.

그러나 인지적 합리성이 인간의 마음이 건강하게 동작하는 유일한 합리적 방식은 아니며 인류 문화를 발전시킨 유일한 도구도 아니다. 예컨대 작곡가가 음악을 작곡할 때 소절 간의 연결은 인지적 합리성보다는 정동에 의거한 연상을 따를 것이다. 이렇게 작곡된 작품이 많은 사람에게 감동과 공감을 일으킨다면, 작품을 만들어 낸 정동적 연상을 '인지에 의거하지 않은 연상이므로 합리적이지 않다'고 할 수는 없을 것이다. 오히려 정동의 영역에서 인지적 합리성을 초월하는 연상을 통해 가치가 구현된 것일 수도 있다. 높은 수준의 정동적 합리성(affective rationality)이라 할 수 있을 것이다.

언어와 사고

언어장애와 사고장애

언어는 사고의 반영이지만, 모든 사고가 언어를 기반으로 하는 것은 아니다.[5] 심상 떠올리기, 작곡, 그림 그리기 등은 무작위가 아닌 연상 작업이지만 언어를 기반으로 하지 않는다. 반대로 노래의 후렴구, 정형화된 인사말 등에서 언어는 사고를 표상하지 않는다. 그러나 정신과 임상에서 환자의 사고는 대개 발언을 통해 파악하게 된다. 언어가 사고를 가장 직접 표상하므로, 사고장애는 언어장애로서 평가되는 것이다.

그러나 사고장애와 관계없는 언어장애도 있다. 뇌 언어중추 손상에 의한 실어증(aphasia)이다(29장 뇌손상과 관계된 정신증상 참조). 실어증과 사고장애는 구분이 어려울 수도 있다. 예컨대 감각실어증(sensory aphasia)과 정신병의 사고형태 장애는 모두 와해된 언어(disorganized speech)로 나타난다. 그런데 세분해 보면, 전자는 문법을 잊어버려 생기는 구문론(syntax)적 오류에 가깝고, 후자는 연상이 통상적인 규칙에서 벗어나서 진행되는 의미론(semantics)적 오류 또는 발언이 상황에 맞지 않는 화용론(pragmatics)적 오류에 가깝다. 정신병에서 구문 오류가 나타나는 경우는 많지 않다.[6] 지리멸렬(incoherence)하여 한 문장 중간에 연상의 가닥이 바뀌면 문법적 실수로 보일 수도 있지만 문장이 주어 + 술어로 구성되는 기본 형식은 유지된다. 감각실어증과 정신병의 언어장애를 감별할 수 있게 하는 또 다른 중요한 점은, 정신병에서는 이해력과 이름대기 능력이 보존된다는 점이다.[6]

언어 합리성의 다양한 수준

정신병리학은 연상 또는 사고의 합리성에 대해 관심을 갖지만, 전술한 이유로 실제로는 언어의 합리성을 살피게 된다. 언어의 합리성은 다양한 수준을 갖는데, 앞서 사고 자체의 예에서 보았듯이, 합리성이 떨어진 것이 항상 병적인 것은 아니다. 오히려 다양한 수준의 합리성을 가진 언어적 산물들은 각각의 목적을 위해 적절하게 사용되고 있다.

언어의 합리성을 보여 주는 대표적인 예가 삼단논법이다. 이를 구성하기 위한 문장들[대전제, 소전제, 결론]은 명제의 형식을 띤다. 명제는 'A이면 B이다'로, 두 개념 간의 관계를 나타낸다. 이런 논리성을 띤 언어는 수학적 기호로도 표시될 수 있다[대전제 B → C, 소전제 A → B, 결론 A → C]. 수학적 기호로 표시된다는 것은 비개인적이고, 애매하거나 중의적으로 해석될 가능성이 없음을 의미한다.

법조문은 수학적 기호로 표시될 엄밀성은 없지만, 어떤 구체적인 사실을 여기에 비추어 해당한다/아니다 판단할 수 있을 정도의 확실성을 띤다. 이를 위해 일상언어의 자연스러운 애매함과 중의성을 포기하고 형식에 맞추어서, 내적 정합성을 위한 단순한 문법을 별도로 구성하기도 한다. 학술 논문이나 이 책도 이런 수준의 확실성을 추구한다. 화용론이 작용할 여지는 거의 없다.

일상생활의 대화나 산문은 의미가 불분명하기도 하고 연상 규칙에서 일부 벗어나기도 한다. 그러나 결정경향이 있으면 결국 목적지에 도달하며, 상식적인 사회구성원이라면 연상을 쫓아가는 것이 어렵지 않다. 문법적 의미뿐만 아니라 화용론적 의미 전달이 상당한 기여를 하기도 한다. 따라서 건조한 문맥의 인쇄된 글보다는 화용론적 소통이 쉬운 마주 보고 하는 대화가 더 효율적으로 의사 전달을 할 수 있다.

술자리의 잡담을 녹음해서 언어적으로 분석하면 구문 및 의미론에서 많은 오류를 찾을 수 있다. 그러나 이 상황을 언어가 잘못 사용되거나 역할을 잘못하는 것으로 볼 수는 없다. 의미론적으로는 부적절하지만 참여자 간에 충분한 의사소통과 정서 교류를 일으키는 언어 사용이기 때문에 화용론적 합리성을 충분히 갖는다.

어떤 경우는 연상 규칙이나 문법이 의도적으로 무시되거나 표준적이지 않은 연상을 사용한다. 문학작품, 특히 시에서 나타난다. 각운(rhyme)은 동서양을 막론하고 시에서 널리 사용되는 기법인데, 의미에 의한 연상뿐만 아니라 소리에 의한 연상 규칙도 따르는 고도의 예술적 기법이다. 농담(jokes)은 동음이의어나 발음이 비슷한 단어들과 관계된 것이 많은데, 음향 연상과 의미 연상 간의 모순적 상황을 묘사한다. 그런데 이런 모순을 드러내는 연상은 충분한 화용론적 합리성을 갖는다.

화용론

언어 소통에서 발언의 표면적 의미(content)보다 더 중요한 것은 맥락(context)일 수 있다. 맥락의 소통적 가치에 대한 연구가 화용론이다. 화자는 상황에 따라 암묵적인 화용론 규칙에 근거하여 발언을 생산하며, 청자는 같은 규칙 아래서 발언에 담긴 맥락 정보를 수용한다. 화용론은 언어학뿐만 아니라 철학, 사회학, 인류학 등의 주제가 되기도 한다.[7] 언어의 맥락적 의미에 기여하는 요인들로는 발언의 장소 및 시간, 화자-

청자의 관계, 내용에 대한 사전 지식, 화자의 의도 등 사전에 결정된 것들이 있다. 화자의 가변적인 표정, 제스처, 운율(prosody), 감정 표출 등도 화용론적인 의미 전달 가치를 갖는다. 실제 의미론만 적용하면 일상언어의 많은 부분은 의미가 분명치 않은데, 화용론을 통한 보조적 소통이 있기 때문에 화자와 청자 간에 정확한 의미 전달이 가능하다[예: 잘한다 vs. 자~알 한다].

어린이가 언어를 습득할 때는 구문론[문법], 의미론 및 화용론을 같이 습득한다. 모국어를 배울 때는 세 가지 모두 명시적인 학습이 아니다. 모국어를 학습한 뒤 외국어를 배울 때는 구문론과 의미론에 대해서만 명시적으로 배운다. 화용론에는 전언어적(pre-linguistic) 요소, 표정이나 제스처 등으로 전달되는 모든 문화권에 공통적인 측면이 있으므로, 새 언어를 배운다고 화용론까지 새롭게 배워야 할 필요가 없을 수도 있다. 그러나 문화권별로 미묘하게 다른 화용론적 문법은 명시적인 지침을 갖는 철자적 문법이나 의미론보다 더 배우기 어려울 수도 있다.

비슷하게, 환자 발언의 구문론 및 의미론적 분석을 통해 합리성을 평가할 수 있고 이에 따라 정신병리학적 의미를 부여할 수 있지만, 맥락에 대한 것은 합리성 여부를 평가하기 어렵다. 화용론적 합리성이란 그 의사소통이 상황에 얼마나 적절한가인데, 이 문제는 사고장애의 정신병리학에서 매우 중요하지만 사고형태의 장애 개념에는 화용론적 측면이 잘 반영되어 있지 않다. 사고형태 장애의 일종으로 화용론적 장애가 있을 수 있다는 관점을 도입하면 조금 시각이 달라질 수 있다. 예컨대 언어장애는 자폐스펙트럼 장애의 핵심적 증상 중 하나다. 그런데 여기 속하는 아스퍼거 증후군(Asperger syndrome) 환자는 구문과 의미를 적절히 구사하므로 언어 기능에 큰 문제가 없어 보인다. 그러므로 언어 또는 사고형태의 장애가 있다고 보지는 않는다. 그러나 이들은 장애가 없는 것이 아니라 심한 화용론적 장애를 가지고 있다. 따라서 다른 사람이 말하는 것의 상황적 의미를 파악하지 못해서 언어생활의 어려움을 겪는다. 정신병 환자에서도 현실검증력의 저하는 발언의 구문이나 의미가 아닌, 화용론의 측면에서 드러날 수도 있다. 이 문제는 뒤에 다시 다룬다.

사고형태 및 흐름의 장애

행위에서 추론되는 사고형태 장애

목적지향적 행위는 합리적이다. 관찰자는 행위를 관찰하여 행위자의 의도 또는 지향성을 이해할 수 있다. 와해된 행위(disorganized behavior)는 그런 이해가 불가능한 경우다. 관찰하여도 행위자가 무엇을 추구하는지 알 수 없다. 행위한 이유에 대해 직접 물어보면 사고장애를 더 잘 파악할 수도 있다. 행위자의 발언이나 면담 태도에서 사고장애 관련 문제점은 더 잘 드러난다.

신경학적 증상인 실행증(apraxia)의 경우, 와해된 행위로 보일 수 있지만 그 본질은 환자가 도구적 행위를 어떻게 하는지 잊어버린 것이다. 처음보는 도구를 대했을 때와 같은 상황이 된다. 따라서 사고장애와는 관계없다. 환자가 실어증이 없다면 언어적 의사소통을 통해 환자의 의도를 파악할 수 있을 것이지만, 상당수에서 실행증과 실어증은 동반된다(29장 뇌손상과 관계된 정신증상 참조).

연상 흐름의 속도 및 보폭 문제

연상이 한 단계에서 다음 단계로 가는 속도는 병적으로 느려지기도 하고 빨라지기도 한다. 정신운동성 속도와 관련된다. 정신운동성 변화는 말의 빠르기나 목소리 크기, 전신적 운동성, 표정 및 제스처 등 연상 이외의 요소에도 반영된다. 정신운동성 항진(psychomotor acceleration)으로 연상이 빨라지면서 필요한 중간 단계가 빠지고 청자가 쫓아갈 수 없도록 전제에서 결론으로 바로 이어지는 경우가 사고 비약(flight of idea)이다. 한 단계 연상으로 사고가 진행하는 정도[사고의 보폭(pace)]가 지나치게 커지는 것이다. 조증삽화에서 나타난다. 정신운동성 지체(psychomotor retardation)가 있는 경우 연상 진행이 느려진다[사고 지체(thought retardation)]. 정신운동성 지체의 다른 현상들도 관찰된다. 느려짐과 별개로 연상의 진행이 멈추는 수도 있다[사고 차단(thought blocking)]. 정상적 속도로 진행하던 연상이 갑자기 사라져버려 내용이 아무것도 없다. 단, 누군가 내 생각을 빼앗아서 머릿속이 텅 비어 버린 체험[사고 탈취(thought deprivation)]이 동반된다면 사고 흐름보다는 사고 체험의 장애라 할 수 있다. 이것은 자아장애에 속한다.

정신운동성과 관계없이 사고 진행이 느려지는 경우도 있다. 강박성향의 사람이 주제를 너무 꼼꼼하게 설명하다 보면 사고의 보폭이 좁아져서 전반적 진행은 느려지지만 정신운동성 지체는 보이지 않을 것이다. 이런 사고장애는 우원성이라 한다. 우원적 사고는 화용론 문제로 볼 수도 있으며 뒤에 다시 설명할 것이다. 보속증(perseverance)에서는 연상이 진행되지 않는데, 중단되었다기보다는 제자리걸음을 하는 상태다. 한 주제 또는 몇 개의 연관된 주제 사이에서 연상이 계속 맴돈다.

목표를 향해 가는 것의 어려움

사고가 빗나간다[사고 이탈(tangentiality)]는 것은 연상의 흐름이 목표를 향하지 못한다는 것이다. 결정경향이 부족한 것이다. 논리적으로 연상을 진행시키는 능력이 부족한 인지장애일 수도 있고, 조증삽화의 산만성

(distractibility)처럼 논리 전개 중 목표가 자주 바뀜으로써 그렇게 되기도 하고, 자폐적인 조현병 환자의 논리가 구성되는 배경을 청자가 이해할 수 없어서 쫓아가지 못하는 현상일 수도 있다. 빗나감이 심해지면 지리멸렬해져서 사고의 흐름을 종잡을 수 없게 된다.

연상이 얼마나 많은 내용을 담고 있는가

발화량이 매우 적다면 흔히 언어의 빈곤(poverty of speech)이라 한다. 질문에 대해 네/아니요 또는 단답형으로만 대답하고 열린 질문에는 제대로 대답하지 못하는 경우 등이다. 그런데 이야기가 담고 있는 내용은 매우 적으면서도, 정신운동성 지체는 없어서 발화량은 적지 않거나 심지어 많은 경우도 있다. 보속증으로 같은 이야기를 반복하거나 심하게 우원적이어서 필요 없는 내용이 많이 담겨 있는 경우, 음성증상 평가척도(SANS)는 언어 내용의 빈곤(poverty of content of speech)이라 칭하여 언어의 양적 빈곤과 구분하고 있다.[8] 경계선 지능(borderline intelligence)인 사람이 자신의 장애를 감추기 위해 현학적인 복잡한 말을 하는 경우에도 실제 내용은 거의 없다.

비합리적 연상

음향 연상은 연상의 결정인이 의미가 아닌 소리이기 때문에 인지적으로 비합리적인 연상이다. 결과적으로 의사소통의 목적을 잘 달성할 수 없으니 사고장애로 볼 수 있다. 그러나 시의 각운에서 보듯이, 소리에 의한 연상은 논리적 합리성을 초월하는 예술적 의미를 가질 수도 있다. 들뜬 조증 환자가 주치의 이름을 음향 연상하면서 장난치는 것과 시인의 창조성은 비슷한 것일 수 있다. 의사소통의 목적은 달성된다. 이런 경우는 사고장애라기보다는 정동상태를 나타내는 지표 행위로 볼 수 있을 것이다.

화용론 관련 병리

구체적 사고

구체성(concreteness)과 과잉포괄성(over-inclusiveness)은 구문 및 의미의 논리성이 유지된다는 측면에서 통상적 사고형태 장애와는 다르지만, 그렇다고 잘못된 믿음을 반영하는 사고내용의 장애도 아니다. 문제가 되는 것은, 화자가 대화의 전반적 맥락을 파악하지 못하기 때문에 내용은 맞더라도 상황에 적절치 않은 대답을 하게 된다는 점이다. 따라서 화용론 문제로 볼 수 있다.

구체성은 비유(metaphor)를 이해하지 못하는 것이다. 말의 표면에 있는 의미만을 파악할 뿐 그 속에 숨어 있는 실제 의미를 모른다. 일상에서 흔히 사용되는 비유적인 표현은 농담이나 속담이다. '빈 수레가 요란하다'라는 말의 의미를 알기 위해서는 수레가 사람을 은유하고 있으며 수레의 속이 빈 것과 사람의 지식이 없는 것 사이에 평행적 관계가 있음을 알아야 한다. 이렇게 표현되지 않은 속뜻을 아는 것이 추상적 사고(abstract thought)다. 정규 교육을 받은 정상 지능을 가진 성인이라면 추상적 사고를 할 수 있다. 구체적 사고(concrete thought)에 머무는 것은 일차적으로 지능의 문제다. 그러나 교육수준이나 병 전 기능으로 보아 충분히 추상적 사고가 가능하리라 생각되는 정신병 환자에서 추상적 사고의 장애가 관찰되는 경우도 있다. 정신병에 동반되는 인지기능장애를 반영한다는 것이 일반적 해석이지만, 인지적 문제만은 아닐 수 있다. 환자의 '갈등 없는 자아'는 잘 동작하기 때문이다. 농담을 비유로서 즐기기 위해서는 자신은 농담의 대상이 아니라는 믿음, 안전거리(distancing) 유지가 가능해야 한다(18장 사고내용 및 태도의 병리 참조). 농담은 흔히 누군가를 바보로 만들고 즐기는 것인데, 편집적(paranoid) 태도를 가진 환자가 농담의 대상이 자신이거나 농담 내용이 자신과 관계된다고 생각한다면, 농담을 비유로서 해석할 수 없다. 추상적 사고를 못하는 것이 아니라 추상적으로 사고하는 것이 위험하므로 더 안전한 표면적·구체적 사고에 머무는 것이다.

과잉포괄성

과잉포괄성[9] 역시 사고형태라기보다는 화용론적 장애다. 어떤 개념을 동원할 때 그 상황에서 필요한 것보다 너무 넓게 범위를 설정함으로써 개념의 본질적인 것 이외의 사소한 것까지도 다 포함하게 되어 실용적 의미가 없어지는 것이다. 개념의 범위를 파악하기 위해서 흔히 하는 검사는 공통점 찾기다. 사과와 귤의 공통점을 과일이라 보는 것이 상식적 개념의 범위인데, '둥글다', '식물이다' 등의 반응을 한다면, 과일에 한정하면 적절할 개념을 너무 넓게 잡은 것이고, 의미론적으로는 옳을지라도 일상적 대화가 이루어지는 맥락에는 맞지 않는다. 개념의 범위를 적절히 설정하기 위해서는 상식을 가질 수 있는 적절한 수준의 교육적 배경 및 인지능력이 요구된다. 현상학적 관점에서, 상식을 갖는다는 것은 생활세계 속에 있는 개인이 주위환경과 자신과의 관계를 정상적으로 파악하고 있다는 의미다.

우원성

우원성은 연상의 가닥이 똑바로 나아가지 못하고 빙 돌아가는 것이다. 목적에는 도달한다. 통상적으로 "A이므로 D이다"라 해도 청자가 충분히 이해할 수 있는 것을 "A이니까 B가 되고 … C가 되고 D가 된다"고 이야기하는 것이다. 우원적 사고는 연상 진행의 전경과 배경을 구분하지 못하는 것이 문제가 된다. 대화할 때 주제로서 명시적으로 주장되어야 할 전경과 너무 당연해서 언급할 필요가 없는 배경 간의 구별을 잘 못한다면, 화자의 발언은 현상학적 상식에서 벗어나게 된다. 고려할 필요가 없는 배경 정보가 전경에 나와 그것이 중요 사항인 것처럼 언급됨으로써 사고의 흐름이 조리를 잃는데, 이를 사고형태의 장애로 볼 수도 있지만 무너지는 것은 연상의 논리성 자체는 아니다. 전경에 등장해야 할 중간 단계를 생략하는 사고 비약의 경우, 청자가 논리성을 쫓아갈 수 없지만, 등장할 필요가 없는 것을 등장시키는 우원성의 경우 청자는 답답하지만 내용을 쫓아갈 수 있다. 어느 정도까지가 설명이 필요 없는 자명한 것인지에 대해 상식을 갖기 위해서는 교육과 인지능력이 필요하고, 화용론적 문법에 통달해야 한다.

그런데 우원성이나 과잉포괄성은 충분히 교육을 받은 조현병 환자에서도 나타나는 사고장애다. 현상학에서 조현병은 자연적 증거의 상실(loss of natural self-evidence) 또는 상식의 상실(loss of common sense)로 보는데, 상식은 생활세계에 대한 배경 지식을 포함한다.[10] 따라서 상식을 잃은 조현병 환자가 말할 때 전경과 배경의 구분을 잘 못하는 것은 기본적 병리에 속한다(15장 자아의 병리 참조). 우원적 사고는 뇌전증을 오래 앓은 환자에서도 사고의 특성으로 지목되기도 한다. 또한 강박성향이 있는 사람은 '혹시 상대방이 이해 못하면 어쩌나' 하는 걱정에 꼼꼼하게 이야기하느라 우원적이 될 수도 있다. 경계선 지능인 사람은 논리성 부족 때문이 아니라 자신의 지적 장애를 보상하기 위해서 과잉으로 설명하느라 우원적이 될 수 있다. 우원성이 심해져서 청자가 쫓아올 수 없을 수준이 되면 지리멸렬하게 된다. 전경과 배경이 전혀 구분되지 않고 뒤섞여서 연상이 목적지를 잃는다.

사고의 흐름에 대한 병적 체험

사고장애에서 내용과 형태 이외에 중요한 것은 생각하는 주체로서의 자신에 대한 체험이다. 주로 조현병과 관계된다. 사고가 아닌 다른 정신기능에 대해서도 체험의 장애는 나타나는데, 기본적으로는 자아장애에 속한다. 자신이 특정 생각을 하도록 누군가가 강요하고 있거나[강요된 사고(forced thought)], 누군가가 생각을 자기 머릿속에 밀어 넣는 체험[사고 삽입(thought insertion)]들이다. 누군가가 자신의 생각을 빼앗아 가는 체험[사고 탈취]을 하기도 하는데, 사고 흐름이 단순히 중단된 상태[사고 차단]와 달리 환자는 자기 생각을 강제로 빼앗겼음을 느낀다(15장 자아의 병리 참조).

참고문헌

1 Sims A. 마음의 증상과 징후(3판). 서울: 중앙문화사; 2006.

2 Klein S. Learning: Principles and Applications. 6th ed. Los Angeles: SAGE Publications; 2012.

3 Perler D. The Faculties: A History. Oxford: Oxford University Press; 2015.

4 Mercer J. Infant Development: A Multidisciplinary Introduction. Belmont: Wadsworth Publishing; 1998.

5 Newby DA. Analysis of language: Terminology and techniques. In: Sims ACP, editor. Speech and Language Disorders in Psychiatry. London: Gaskell; 1995.

6 McKenna P, Oh T. Schizophrenic Speech. Cambridge: Cambridge University Press; 2005.

7 Mey JL. Pragmatics: An Introduction. 2nd ed. Oxford: Blackwell; 2001.

8 Andreasen NC. Negative symptoms in schizophrenia. Definition and reliability. Arch Gen Psychiatry. 1982;39(7):784-8.

9 Cameron N. Experimental analysis of schizophrenic thinking. In: Kasanin J, editor. Language and Thought in Schizophrenia. Berkley: University of California Press; 1944.

10 백명재, 강웅구. 현상학적 정신병리학. 신경정신의학. 2011;50:97-115.

18

사고내용 및 태도의 병리

흔히 망상(delusion)은 사실과 다른 생각이라 정의된다. 그러나 엄밀하게 말하면 망상은 사고내용 자체보다는 사고내용에 대한 사고자의 태도와 관계된 문제로 보아야 한다. 이 장에서는 이와 관련된 주제를 다룰 것이다.

사고의 종류와 사고자의 태도

우리의 생각은 항상 어떤 대상에 대한 것이다. 사고내용은 대상과 관련된 표상으로, 그 대상이 '무엇이다-어떠하다' 등 명제적 요소를 갖는 경우가 많다. 명제는 참-거짓을 판단할 수 있다. 그러나 우리의 사고 중에는 대상이 '어떨지도 모른다' 등 진위판단적 요소가 적은 것도 있으며, 단정하는 경우에도 대상을 규정하는 속성이 사실이 아닌 가치인 경우['어떠해야 한다'] 진위판단과 관계없다. 그러나 이런 단정에는 주제에 대한 사고자의 태도가 반영된다. 대상이 '어떠하다고 믿는다'는 사고도 명제의 사실성에 대한 단순한 언명을 넘어서 그 내용에 대한 사고자의 태도를 포함한다. 같은 대상[주어]에 대해 같은 속성[술어]을 연결하는 사고들이 서로 다른 것은 술어의 특성은 물론 사고자의 태도가 다양하기 때문이다. 정신병리학적으로 사고를 평가할 때도 사고의 일차적 내용(primary content)과 함께 사고자의 이차적 태도(secondary attitude)에도 주목해야 한다.

단순 명제

이차적 태도와 관계없으며 명제의 내용만이 주제가 된다. 사고자는 그 명제를 사실이라 생각할 수도 거짓이라 생각할 수도 있다. 그 판단이 틀릴 수도 있다. 그러나 사고자는 이 명제의 내용에 자신과 관련된 의미를 부여하지 않는다. 따라서 이런 명제는 어떤 정동반응이나 행위를 유발하지 않으며 정신병리학적으로도 의미가 적다. 이런 사고를 만들어 내거나 추론하는 능력[갈등 없는 자아]의 적절성 여부는 사고형태의 장애로서 정신병리학적 관심을 받을 수 있지만, 이 장에서 논하는 사고장애와는 다른 측면이다[예: 지구는 평평하다].

정동적 가치를 가진 사고

어떤 사고는 대상의 정동적 측면에 대한 것이다[예: 저녁 노을이 아름답다]. 명제적 합리성은 없고 진위 여부를 결정할 수도 없다. 사고자와 직접 관계된 내용이 아니더라도 사고자에게 정동반응을 유발할 수 있다. 사실을 기술하는 명제도 사고자와 관계된 내용일 경우 정동반응을 유발할 수 있다[예: 사장이 나를 해고했다].

사실에 대한 믿음

우리말이건 영어건 믿음(belief)이란 (1) 어떤 명제가 사실이라는 느낌 또는 (2) 어떤 것이 선(善)이라는 가치관을 의미한다. 망상이 믿음의 문제라 할 때는 대개 (1)의 의미에서다. 믿음을 갖는다는 것은 명제를 사실이라 판단하는 것뿐만 아니라 그 명제에 대해 이차적 태도를 지니게 됨도 의미한다. 이 태도는 명제가 사고자에게 주는 의미와 관련된다[예: 아랫집 사람이 내 욕을 하고 있음에 틀림없다]. 이 태도 때문에 사고자는 명제의 진실성을 옹호하는 논쟁을 하고, 명제와 관련된 정동을 가지며, 명제의 사실성에 입각한 일련의 행위를 계획하고 실행한다. 이런 특징 때문에 망상은 믿음이라 할 수 있다.[1]

그러나 정신의학자가 환자들에서 찾아내는 망상 중에는 행위로 이어지는 특징이 부족한 것이 많다. 망상의 믿음을 모두 행동화한다면 환자의 생활은 큰 혼란에 빠질 것이다. 즉, 망상은 믿음이지만 곧바로 행위로 이어지는 것은 아닌데, 이와 관계된 환자의 태도를 Stephens와 Graham은 "망상적 입장(delusional stance)"이라 하였다.[1]

당위적 믿음

당위적 믿음(normative belief)은 도덕적 명령과 관련된 것으로, 자신을 포함한 사람들의 특정 행위나 속성에 대한 도덕적 판단이 주제가 된다[예: 사람은 교통질서를 지켜야 한다]. 전술한 믿음의 정의 항목 (2)에 해당한다. 사실판단이 아닌 도덕적 옳고 그름의 문제이므로 사고자의 가치관과 밀접하게 연결된다. 그렇기 때문에 강력한 행위의 지침이 될 수 있으며, 직접 행위로 이어지지는 않더라도 지배관념(overvalued idea)의 형태를 띠기도 한다.

그런데 망상을 사실에 근거하지 않은 믿음이라 정의한다면, 사실판단이 아닌 당위적 믿음에는 망상이라는 속성을 부여할 수 없다. 이 믿음이 부적절한 행위로 표출된다고 하더라도, 근거가 된 당위적 믿음 자체는 사회 주류의 가치체계에서 받아들여지는 규범일 수도 있다. 당위적 믿음이 사회 통념과 다른 경우에도 사고자는 자신의 주장이 도덕적으로 옳음을 합리적으로 설명할 수 있다. 그렇지만 이 가치관에 대한 사고자의 태도는 망상을 구성하는 태도와 구별하기 어려울 수도 있다.

자신의 체험상태에 대한 사고

자신이 체험하고 있는 마음의 상태도 사고의 주제가 된다. 이것은 사실판단도 아니고 가치판단도 아니지만, 항상 나와 관련된 의미를 갖기 때문에 사고자는 그에 대한 어떤 태도를 취하게 된다. 이 중에는 자신이 어떤 행위를 하려는 의도에 대한 것도 포함되어 있으며, 이 태도는 그 의도를 실제 행위로 집행하는 것과 관계될 것이다[예: 밥 먹으러 가야겠다].

상상, 소망, 걱정 등

상상은 현실에 기반을 두지 않은 생각으로 내용은 명제적이지만, 그것이 실제인지 가능성인지 나아가 대상이 실재로 존재하는지와 관계없이 사고의 주제가 된다. 사실판단의 문제는 아니며 그 자체로 정신병리학의 주제가 될 필요도 없다. 사고자에게 아무런 정동적 의미가 없는 상상도 있지만, 소망이나 걱정은 정동을 많이 띤 상상으로 사고자는 여기에 대해 어떤 태도를 갖게 된다. 그 결과 소망이나 걱정은 지배관념이 되어서 사고자의 행위에 영향을 미칠 수 있다. 이때 정신병리학적 관심이 필요하다.

믿음에 추진력을 부여하는 것

망상적 입장

망상적 입장이라는 개념은 '일차적 사고내용'과 그에 대한 '이차적 태도-입장(attitude-stance)'과의 관계라는 관점에서 망상을 이해하려 한 것이다.[1] 망상은 특정한 내용[낮은 수준, 일차적 내용]에 대해 취하는 태도[높은 수준, 이차적 입장]다. 낮은 수준의 내용은 명제[…이다], 당위[…이어야 한다], 의도[…할 것이다] 등 다양한데, 이런 내용에 대한 태도가 활성화되어 망상을 구축하는 것은 사고자가 일차적 내용을 자신과 동일시(self-identification)할 때다. 동일시를 통해 그는 반대되는 증거에도 불구하고 그 내용을 강력하게 유지하며, 거리를 두고 판단할 때 얻을 수 있는 통찰을 가질 수 없게 된다. 비슷하게, 망상에서 문제되는 것은 일차적 내용에 대한 믿음 자체라기보다는, 자신이 그것을 믿고 있다는 이차적 믿음이라는 주장도 있다. '나는 …라고 믿는다'가 아닌, '내가 …라는 믿음을 가지고 있다고 나는 믿는다'가 망상에서 문제가 된다는 것이다. 이차적 믿음은 사고자가 자신을 일차적 내용과 얼마나 동일시하는가와 관계되며, 심상[일차적 믿음]을 믿음[행위에 영향을 주는 진짜 믿음]으로 착각하는 것이므로 인지적 환각이라 볼 수도 있다.[2]

물론 믿음의 내용을 자신과 동일시하는 입장은 망상에 국한되는 것이 아니라 행위로 이어질 수 있는 다른 믿음들에서도 나타난다. 따라서 이 태도만 보고 한 사람의 사고가 망상인지 평가할 수는 없다. 그러나 이런 태도가 보이지 않는 믿음은 활성 망상이라 할 수 없을 것이다.

활성 vs. 비활성 망상

활성 망상을 지닌 환자는 자신의 이차적 입장 때문에 망상의 내용과 자신 사이에 안전거리를 두지 못하고 망상이 자기 주체성의 직접적 표현이라 확신하게 된다. 그럼으로써 그 내용은 행위로 이어질 힘을 얻는다. 망상이 힘을 잃은 만성 환자는 일차적 믿음의 내용은 변하지 않더라도 믿음과 자신 사이에 거리를 둘 수 있다. 이차적 입장이 약화되는 것인데, 일차적 내용이 환자에게 주는 현저성(salience)이 감소하기 때문이다. 따라서 말로 주장하는 믿음과 행위 간의 불일치가 생기지만 그래도 아무 문제가 없다. 만성 조현병 환자가 자신이 왕이라고 믿으면서도 청소부 일을 거리낌 없이 하는 것은 이차적 입장이 믿음에 자기관련성 및 힘을 주지 못하기 때문이다. 환자에게 물어보면 여전히 자신은 왕이라고 대답한다. 단지 관습적으로 자신이 그것을 믿고 있다고 믿는 것이다. Sass는 이런 상황을 "이중 장부(double book-keeping)"라고 하였다.[3] 그러므로 망상은 '그릇된 명제를 갖는 비이성'이라는 인지적 측면보다는 삶에 대한 총체적 태도, 실존적인 문제로 보아야 할 필요가 있다.[4]

망상과 망상 아닌 것의 구분

망상을 활성화하는 것은 이차적 입장이지만, 이 입장은 행위로 연결되는 강한 믿음의 일반적 특징이지 망상만의 특징은 아니다. 망상과 망상이 아닌 믿음을 구분하는 것은 다양한 요소에 의하며, 선험적으로도 경험적으로도 절대적인 근거를 제시하기 어렵다. 이 애매함은 정신의학자들이 일상적으로 경험하는 것이다. 이에 대한 몇 가지 논점을 가상의 증례와 함께 제시한다.

내용의 사실성

잘못된 생각은 매우 흔하기 때문에 사실과 다르다는 것만으로는 망상이라 할 수 없다. 따라서 내용의 기괴함(bizarreness), 이해불능함(incomprehensibility), 문화적 독특함(cultural idiosyncrasy) 등이 망상을 특징짓는 요소로 지적되기도 한다. 그러나 모든 측면에서 그럴듯한(plausible) 망상도 많다. 이때 사실성 자체보다는 믿음을 갖게 된 근거를 알아보는 것이 망상을 판별하는 더 중요한 단서가 될 수 있다. 유아기에 입양되어서 자신이 양자인지를 전혀 모르고 자란 청년이 정신병이 발생하여 지금의 부모가 친부모가 아니라는 주장을 하게 되었다면, 이 주장은 사실임에도 불구하고 정신병리학적으로는 망상으로 취급되어야 한다. 이 사람의 생활체험상 그런 믿음을 갖게 될 근거가 없기 때문이다.

믿음에 도달하게 된 근거

DSM-5에서 망상을 정의하는 핵심 키워드도 '사실성'이 아닌 '근거 없음'이다.[5] 기괴한 내용의 믿음이 망상일 가능성이 높은 것은 실현 가능성이라는 근거가 부족하기 때문이다. 그러나 어떤 경우는 근거의 적설성을 쉽게 판단할 수 없다. 예의 환자가 자신의 입양의 비밀을 아는 사람과 이야기하다가 그 사실을 듣게 된 것이라면, 이번에는 그가 급성 정신병을 겪는 상태라 하더라도 친부모가 아니라는 믿음을 망상이라 할 수 없다. 내용이 사실이기 때문이 아니라 그런 믿음을 갖게 된 근거가 그럴듯하기 때문이다. 물론 그 대화가 이루어진 상황을 어떻게 파악했는지는 정신병 발병으로 인한 환자의 태도 변화에 따라 달라졌을 수도 있다. 평소 성격으로는 그런 이야기를 들어도 농담이라 웃어넘겼을 사람이 듣자마자 정색하면서 "역시 그럴 줄 알았어!"라 한 것이라면, 다시 환자의 믿음을 망상이라 평가해야 될 수도 있다. 평소 같으면 충분히 거리를 두어 농담이 가능했을 주제에 대해 거리두기가 안 되는 상태, 망상적 입장을 갖게 되었기 때문이다. 이때 망상 여부를 판단하기 위해서는 단순한 근거를 넘어서는, 믿음의 생성적 배경에 대한 이해가 필요할 것이다.

그런데 망상이 아닌 믿음도 상당수는 근거 있는 추론을 통해 도달한 것이 아니다. 우리의 인지는 정동, 욕망, 주위 상황 등 다양한 것에 의해 영향받기 때문에, 추론이 합리적이지 않다고 병적인 것은 아니다. 권위 있는 정보원에서 얻은 정보, 자신이 소망하거나 걱정하는 상상과 합치하는 정보 등은 논리적으로 허술해도 쉽게 믿게 된다. 평범한 사람들이 터무니없는 사기범죄에 당하는 것은 이를 보여 준다. 돈을 벌고 싶다는 강한 소망이 판단을 흐리게 하는 것이다. 이런 믿음은 사실이 아니며 근거가 부족하고 사고자의 행위에 영향을 미쳤지만 망상이라 할 수 없다.

부적절한 행위로 표출됨

어떤 믿음이 행위로 표출된다면, 사고자는 그 믿음과 자신을 동일시하는 태도를 갖는다고 할 수 있다. 활성 망상의 특징이다.

한여름에 겨울 코트를 입고 병원에 온 환자가 태평하게 대기실에 앉아 있었다. 이 행위는 사회적 규범에 맞지 않는 부적절한 것이다. 그러나 행위한 이유가 무엇인가에 따라 망상성 여부에 대한 판단은 달라진다. 외계인의 공격을 막기 위해서 보호장구로 입은 것이라면, 외계인이 자신을 공격한다는 믿음이 행위로 옮겨진 것이므로 환자는 망상적 입장을 갖는다고 할 수 있다. 그러나 옷장에서 가장 먼저 눈에 띄어서 입고 온 것이라면 부적절하더라도 환자가 망상을 갖는다고 볼 수는 없을 것이다.

지배관념 또는 당위적 믿음이 부적절한 행위로 표출된다면 판단이 더 어렵다. 법규를 지키는 것이 절대적으로 중요하다는 신념을 가진 사람이, 자동차가 횡단보도 정지선을 지키지 않는 것에 분노하여 그런 운전자들과 자주 언쟁을 벌였다. 그는 운전자들에 대한 공격적 행위 때문에 경범죄로 벌금을 선고받은 적도 있는데, 자신이 옳기 때문에 자신에게 처벌이 가해진 것에 불복하여 정식 재판을 신청하였다. 그는 자신의 도덕성이 절대선이며 여기에 타협이란 있을 수 없다고 확신하고 있었다. 이 경우 일차적 내용은 가치판단이어서 진위 여부를 평가할 수 없다. 이 행위의 정신병리학적 의미는 상황에 따른 융통성 없이 믿음을 행위로 전개하는 심한 완고함(stubbornness)으로, 믿음과 자신을 동일시한다는 점에서 망상적 입장과 같고 결과적으로 부적절해 보이는 행위를 하게 되었다. 그러나 그렇다고 이 신념 자체를 망상이라 보거나 이 사람의 행위를 정신증상이라 보기에는 무리가 있다. 물론 그가 이런 강력한 신념을 갖게 된 배경을 살펴본다면 정신병리학적 평가는 달라질 수도 있을 것이다.

믿음의 생성적 배경

일차적 내용을 자신과 동일시하는 태도가 망상의 특징이지만, 믿음에 대한 강력한 태도가 곧 망상을 의미하지는 않는다. 특히 당위적·가치적 믿음에서 그렇다. 강한 종교적·정치적 신념은 도전받아도 흔들리지 않는다. 순교자는 종교적 믿음을 견지하기 위해 자신의 생명을 희생할 정도로 믿음과 자신을 동일시하지만, 이를 곧 정신병리학의 대상으로 삼을 수는 없다. 이때 정신의학자는 그 믿음이 어떻게 해서 생겼는지에 대해 관심을 가져야 한다. 한 사람이 지닌 믿음의 생성적 배경(genetic background)을 이해하려면 그의 개인적 특성을 알아야 할 뿐만 아니라, 그의 발달적·사회문화적 배경에 대한 이해도 필요하다.[1] 급진적 이슬람

1 정상성이 사회문화적 맥락에 의존하는 경우가 여기서도 나타난다.

문화에서 지하드(Jihād, 성전)는 자신의 생명을 바칠 가치가 있는 숭고한 것인데, 이에 대한 이해가 부족한 서양의 시각에서는 지하드가 자살테러라는 병적 행위일 뿐이다. 그러나 어떤 사람의 신념체계는 사고자와 동일한 문화적·발달적 배경을 가진 사람들도 이해하기 어려운데, 이 사람은 신념의 배경이 되는 체험 영역에서 매우 특이한 것들을 겪었을 가능성이 있다. 이 체험들은 정신병리학적 탐구 대상이 될 수도 있다.

결국 망상은 개념적으로 명쾌하게 정의되어 있지 않다. 한 사람의 믿음이 망상인지 아닌지를 구분하는 것은 단순한 문제인 듯 보이지만, 실제 임상 예에서는 이 문제가 명확하지 않은 경우도 제법 있다. 궁극적으로는 믿음의 생성적 배경에 주목해야 하는데, 이를 위해서는 환자에 대한 심도 깊은 이해가 필요하다.

망상의 발생과정

망상적 깨달음

콘라드(Conrad, K. 1905-1961)는 망상 정신병이 발생하는 단계를 설명하였다.[6] 첫 단계는 전구기로, 망상적 분위기(delusional atmosphere)에 해당한다. 환자는 무언가 이상한 느낌, 무언가 일어날 것 같은 예감을 갖게 되는데, 그것이 무엇인지는 지목할 수 없다. 이런 느낌은 몇 개의 두드러진 체험에서 시작해서 점점 체험의 모든 영역으로 확장된다. 이 불안한 예감의 시기를 콘라드는 trema[그리스어 속어로 무대공포]라 하였다. 지각이 일어나는 배경은 새로운 특성을 갖게 되어, 지각의 주변부에 있던 사소한 대상, 익숙하지 않았던 주제들이 중요한 위협으로 다가온다. 환자가 주의를 기울이기도 전에 지각적 게슈탈트가 새로운 모습으로 튀어

나온다. 환자는 이 변화가 자신에게서 기인함을 모르고 주위 세계가 변한 것으로 인지한다. 그러다가 어느 순간 '아하(eureka)!' 체험으로 깨달음에 도달하면서 망상이 형성된다. 전 단계에서 정체를 잘 알 수 없어서 겪었던 혼란스러움은 이제 진정된다. 이 단계를 콘라드는 apophany[그리스어 ἀπο- (away from) + φαίνω (revelation)]라 하였다. 종교적인 깨달음을 의미하는 epiphany에 비유한 용어다. 더 진행되면 환자는 세상이 자신의 망상체계를 중심으로 해서 돌아간다고 믿게 된다. 세상이 근본적으로 재조직되는 것이다. 이 단계를 콘라드는 anastrophe[그리스어 ἀνα- (back) + στροφή (twisting)]라 하였다. 도치(倒置)된다는 의미다. 이 단계가 되면 환자가 세상을 이해할 때 적용하는 참조기준(reference)의 틀을 병 전으로 되돌리는 것이 불가능하다. 체험 영역의 핵심, 생활세계가 망상의 세계로 바뀐 것이다. 망상적 입장이 확고해지는 단계가 된다. Maher는 병적인 지각 체험을 정합적으로 해석하려는 태도를 망상의 발생 기전으로 보았는데,[7] 콘라드 이론에 맞춰 보면, 병적인 지각 체험들을 겪는 단계가 trema이며 이에 대한 정합적 해석이 이루어지는 순간 apophany가 와서 망상이 성립된다.

현상학적 관점

현상학적 정신병리학은 망상을 지각야(perceptual field)의 전체성이 조각났을 때 이것을 일관되게 재조직화하는 과정에서 나타난다고 본다.[8] 망상에서 일차적 문제가 되는 것은 체험의 이상이지 사고장애가 아니다.[7, 9] 조화로운 삶을 위해서는 나를 품고 있는 생활세계가 내게 제시하는 상이 일관성 있게 유지되어야 할 필요가 있다. 일관성을 유지하기 위해서는 지각야에 나타난 어떤 양상은 보존하면서 그와 모순되는 다른 양상들은 무시해야 한다. 이런 재조직화는 일상적으로, 무의식적으로,

즉시 일어난다. 망상 역시 일관성을 무너뜨리는 체험을 일관성 안에서 설명하는 시도다. 통합된 망상체계가 구현되는 것[apophany에서 anastrophe 단계로 진행하는 것]은 일관성 있는 생활세계를 추구하는 것과 같은 현상이다. 이런 면에서 망상은 자신의 체험을 통합하려는 합리적 태도인데, 관찰자가 망상을 기괴하고 비합리적이라 보는 것은 그 체험을 공유 내지 이해하지 못하기 때문일 수도 있다. 망상의 생성적 배경에 주목해야 하는 이유가 여기 있다.

망상의 특징

인지적 비합리성

믿음에는 거기 도달하게 된 근거가 필요하다. 근거는 흔히 논리적 합리성이라 상정된다. 그런데 합리적이지 않은 기괴한 내용을 왜 믿게 되는가는 망상의 병리를 이해하는 데 중요하다. 시스템 관리자가 뇌에 소프트웨어를 심어서 자신의 의지를 조작하고 있다는 망상을 가진 환자는 컴퓨터 프로그래머였다. 망상의 소재가 소프트웨어라는 것은 이 환자가 일상적으로 접하던 환경과 관계된다고 하겠지만, 뇌에 심어진 소프트웨어가 자신의 의지를 조작한다거나 인터넷으로 뇌에 접속한다거나 하는 믿음은 이 사람이 컴퓨터에 대해 잘 알고 정확한 논리성을 갖춰야 하는 프로그래머였다는 점을 감안하면 이해하기 어렵다. 망상과 관련 없는 영역에서 이 환자의 합리성은 가능한 것과 그렇지 않은 것을 충분히 구분한다. 프로그램도 잘 작성할 수 있다. 그러나 자신의 망상에 대해서만 합리성이 없어진다.

합리적인 사람이 비합리적인 명제를 믿게 되는 것은 체험의 반복성과 일관성에 기인한다. 이 과정은 베이지언 추론으로 모델을 세울 수 있다. 베이지언 추론은 믿음에 도달할 수 있는 정상적이고 과학적인 추론법이다(10장 진단체계 및 진단적 추론 참조). 합리적으로 설명하기 어려운 사건이 일어날 수도 있다는 가능성을 조금이라도 믿는다면, 그 사람이 이와 관계된 체험을 반복할수록 믿음이 점점 강해져서 결국 확신에 이르게 될 수도 있다. 만약 체험이 매우 강렬하다면, 몇 번의 체험만으로도 그 가능성에 대한 확신이 생긴다.[9] 이후의 도치된 세상에서 환자에게 합리적인 것은 망상적 체계를 따르는 것이다. 망상과 관련된 영역에서, 환자의 논리는 제대로 선 현실과 단절되고 망상은 도치된 정신병적 세계 내의 합리성이 된다. 체계화된 망상(systematized delusion)이다. 체험이 일으키는 정동은 망상과 자신을 동일시하도록 만듦으로써 환자는 공고한 망상적 입장을 갖게 된다.

교정불가능성

망상의 교정불가능성(incorrigibility)이란 반대되는 증거를 제시하여도 믿음이 바뀌지 않는다는 의미다. 교정불가능성은 망상의 비합리성에 대한 증거로 제시된다. 그러나 환자가 망상에 이르기까지는 망상을 합리화할 수 있는 수많은 체험들을 하였기 때문에, 반대되는 증거를 몇 번 체험하였다고 믿음이 바뀌지는 않는다. 추론의 과정은 정상과 망상에서 다르지 않기 때문에, 정상적인 믿음이 갑자기 바뀌는 일이 없듯이 망상도 갑자기 교정되지 않는다. 베이지언 추론 모델을 적용하면 추론 결과를 뒤집기 위해서는 매우 강력한 반대 증거가 필요한데, 망상성 체험은 강력한 증거가 될 수 있지만 정상 체험은 평범하기 때문에 강력한 반대 증거로 작용하지 못한다.[9]

항정신병약물 치료로 망상에서 회복된다는 것은, 망상을 강화하는 체험의 현저성이 약물의 작용으로 줄어들어 망상적 입장이 약화되기 때문이라 할 수 있다. 도파민계 차단은 자극의 현저성을 떨어뜨린다.[10] 그러나 약물치료를 한다고 망상에 반대되는 새로운 체험이 생기지는 않기 때문에, 병이 재발해서 병적 체험의 현저성이 증가하면 환자는 즉시 망상적 입장이 강화되고 과거와 똑같은 내용의 망상을 가지게 된다. 재발의 결과로 망상을 지지하는 강력한 체험들이 다시 나타나기 때문이다.

욕동적 · 정동적 합리성

망상에서 논리적 합리성이 결여되는 또 다른 이유는 우리의 믿음 또는 믿음에 대한 태도가 항상 논리적 합리성에 근거하는 것이 아니라는 점 때문일 것이다. 믿음은 정동이나 욕동의 영향을 받는다. 한 믿음에 부합하거나 반대되는 정보들 중 어떤 것을 받아들일 것인가를 결정할 때, 인지보다 기분상태나 신체적 욕구 등 더 원초적 기능들이 중요할 수도 있다. 따라서 망상적 입장 역시 정동과 욕동에 의해 강화될 수 있다. 인지적 합리성은 떨어지지만 욕동적·정동적 합리성은 높은 믿음이 되는 것인데, 이런 믿음은 인지적 믿음보다 행동화되기 쉬울 수도 있다.

망상의 진화적 관점

자신을 믿음과 동일시하는 태도는 망상이라는 병적 조건이 될 수 있지만, 중요한 믿음에 자신을 투자하는 것은 정상적이며 적합도를 높이는 진화된 심리기전(EPM)이다. 진화적 관점에서, 행위로 이어져야 할 가장 중요한 믿음은 자신의 생존 또는 번식과 관계되는 것이다. DSM-III에서 조현병 진단을 할 때 주의할 것은 피해망상(persecutory delusion)과 질투망상(delusion of jealousy)이었다.[11] 다른 망상들에 비해 두 종류의 망상은 너무 흔해서 감별진단적 가치가 적다고 보았던 것이다.

진화론적으로, 피해망상은 포식자의 접근을 시사하는 자극에 대한 위양성 반응으로 볼 수 있다.[12] 포식자에 대한 대응은 한 번만 실패해도 치명적일 수 있기 때문에, 진화과정에서 위양성을 감수하고 민감하게 튜닝되었을 것이다. 따라서 피해망상은 강력하면서도 흔하다. 질투망상은 번식과 관계되어, '내 자식이 나의 유전자를 갖지 않았으리라는 믿음' 또는 '내 파트너가 내 자식을 키울 자원을 주지 않을 것이라는 믿음'에 해당한다.[12] 가족을 구성하고 자녀를 양육하는 것은 대표적인 협조적 상호작용인데, 협조가 성공하기 위해서는 배반당하면 안 된다. 따라서 EPM은 사기꾼 검출기(cheating detector)를 가지고 있다.[13] 속임수를 쓰려는 상대방에게 당하지 않기 위해서는 나를 속이려는 시도가 있는지 민감하게 파악하여야 한다. 이 기전의 위양성 반응은 배우자가 자신을 속인다는 망상으로 나타난다. 역시 강력하면서도 흔한 망상이다. 따라서 중요한 망상들은 진화적 필수 기능의 이면이기도 하다.

망상과 관련된 정신병리들

망상을 내용에 따라 분류하는 것은 큰 의미가 없다. DSM-III에서는 조현병의 진단 시 주의할 것으로 피해망상 및 질투망상 두 가지를 특정한 바 있으나 이후 이런 제한은 없어졌다. DSM-IV에서는 슈나이더 일급 증상과 관련된 '기괴한' 망상이 진단적 우선권을 가졌지만, DSM-5에는 이런 기준마저 없어졌다. 이 장에서도 망상을 내용에 의거해 분류하지는 않고, 발생 조건이나 상황에 따라 분류한다.

망상적 분위기

망상지각(delusional perception) 또는 망상적 '아하!' 체험의 배경이 되는 지각야의 상태가 망상적 분위기(delusional atmosphere)다. 콘라드가 trema라 한 단계다. 조현병에서 이 단계는 짧게는 수일부터 길게는 수년에 이르기도 한다. 이 상태에서 환자가 어떤 명제, 단언적인 믿음을 갖게 되는 것은 아니다. 전에는 겪어 보지 못했던 일들이 주위에서 반복적으로 일어난다. 우연이 아닌 어떤 의미를 가진 것으로 느껴지지만 그 의미는 잘 알 수 없다. 환자는 알 수 없는 것에 대한 불안을 느낀다. 탈현실감이나 이인증이 나타나기도 한다. 환자는 자신이 겪는 일의 의미를 몰라서, 왜 세상이 이렇게 변했는지 몰라서 혼란스러워 한다. 이런 배경에서, 지각한 것에 대한 망상적 해석이 탄생한다.

탈현실감 및 이인증

이 현상들은 사고장애보다는 지각의 병리에 가깝다고 해야겠지만, 특정한 양식의 감각과 관계된 것도 아니고 지각의 명시적 변화가 온 것도 아니기 때문에, 지각의 장애로 분류하기도 곤란한 점이 있다. 이들은 망상의 배경이 될 수 있다는 측면에서 편의상 여기 언급한다. DSM 체계는 이 현상들을 해리장애(dissociative disorders)에 소속시키고 있다(21장 신경증의 개념 및 분류 참조). 여러 번 가 봤던 친숙한 장소에 있지만, 그곳에서 과거의 친숙한 느낌을 얻지 못해 매우 낯설게 느끼게 되는 상태가 탈현실감이다. 처음 보는 곳이 이미 익숙한 곳인 것처럼 느껴지는 병적 기시감(déjà vu)이나 그 반대인 미시감(jamais vu)은 탈현실감의 일종이다. 이인증은 인식되는 대상으로서의 자기 자신에 대해 소외된 느낌(alienated feeling)을 갖는 것이다. 내가 낯설게 느껴진다. 현상학적으로, 대상의 객관적 양상에 대한 명시적 지각[그동안 익숙했던 것]과 대상이 주는 맥락에 대한 암묵적 지각[병적 과정에 의해 새롭게 느끼게 된 것]의 불일치와 관계된다고 볼 수 있다. 이런 체험은 아직 체계화되지 않아서, 지각야가 일관성을 띠지는 못한다. 따라서 환자는 실제 지각과 변용된 지각을 동시에 다루어야 하는데, 그 결과는 혼란스러움이다(15장 자아의 병리 참조). 망상적 깨달음을 얻게 되면 이 혼란이 해결된다.

지배관념

지배관념은 망상은 아니면서 강력한 정동적 가치를 지닌 믿음이다. 지배관념의 주제는 건강염려증적 사고나 강박적 걱정 등의 사적인 것일 수도 있고, 정치적-도덕적 신념 등 공적인 것일 수도 있다. 사고자는 이 주제에 사로잡혀 있거나 이 주제를 강력하게 주장하고 다닌다. 융통성이 없어서 이에 대한 반박이나 수정된 견해는 받아들여지지 않는다. 내용이 사회적으로 받아들여지는 경우 망상이라 하기 곤란하지만 일반적인 사고나 믿음과 달리 부적절할 정도로 강력하게 행위에 영향을 미칠 수 있다. 정동적 가치 때문에 믿음과 자신 사이에 거리두기가 되지 않는 것이다. 따라서 강력한 지배관념은 활성 망상과 구분하기 어려울 수 있다.

망상착상 및 망상지각[일차적 망상]

슈나이더가 일차적 망상을 망상착상(delusional inspiration)과 망상지각으로 구분한 것[14]은 역사적 의미밖에는 없는 일이지만, 살펴볼 가치가 있다. 사고는 사고자의 마음에서 선행하는 연상의 결과로 형성되기도 하지만, 어떤 사고는 선행하는 요인 없이 자생적(autochthonous)으로 발생한다. 선행사건 없이 갑자기 망상이 떠오르는 것이 망상착상이다. 반면 망상지각은 제대로 지각한 것에 자신과 관계된 비정상적 의미를 부여하여 망상이 형성되는 것이다. 슈나이더는 망상지각을 조현병에 특이적인 망상의 형태라 하였다. 슈나이더의 증례 환자는 수녀원 계단 위에 앉은 개가 자신이 다가갔을 때 앞다리를 쳐든 것을 보고 그것이 하느님이 자신에게 계시를 내린 징표라는 믿음을 갖게 되었다.[14] 그냥 믿음을 갖게 된 것이 아니라, 자신이 지각한 것에 근거해서 추론한 결과 그런 믿음을 갖게 된 것이다. 따라서 문제가 되는 것은 지각이 아닌 연상-추론의 단계다. 연상이 그렇게 이어진 이유를 제삼자는 전혀 이해할 수 없다. 환자 본인도 이에 대해 다른 사람을 납득시키기 어렵다. 이것이 조현병의 이해불가능성(un-understandability)과 관계된다. 망상착상의 경우, 연상의 결과로 나온 것은 아니지만 선행조건으로 강력한 정동 등의 요소가 있을 수 있다. 따라서 슈나이더는 망상착상은 정동장애에도 나타난다고 보았다.

잘못된 지각에 기인한 망상[이차적 망상]

연상을 이끄는 중요한 요인은 지각이다. 병적인 지각을 정합적으로 해석하려는 노력이 망상을 일으킨다는 견해는 앞에 설명한 바 있다.[7] 이렇게 형성된 망상이 이차적 망상이다. 별것 아니었던 자극들이 자꾸 현저성을 띠게 되면, 과거에는 느끼지 못했던 새로운 의미가 자극들에 부여되고, 이를 이해하기 위해 관계망상(delusion of reference)이 생기는 식이다. 망상지각과 다른 점은 이차적 망상에서는 지각 단계에 이상이 있고, 지각을 한 뒤 믿음이 발생하는 과정은 합리적 추론 모델로 설명 가능하다는 점이다.[9] 콘라드의 이론도 지각야의 이상이 선행하고 그 상태에서 '아하!' 깨달음을 통해 망상이 생긴다고 보고 있다.

망상적 기억

과거 가졌던 망상이 사실인 것처럼 기억으로 남는 경우도 망상성 기억이라 할 수 있지만, 망상적 기억(delusional memory)이라는 용어는 주로 현재의 망상과 관계된 단서가 현재의 지각이 아닌 과거의 기억과 관계된 경우를 의미한다. 과거에 겪었던 사건의 의미를 망상이 발생하면서 '비로소' 깨닫게 되는 것이므로, 기억이 망상을 유발하였다기보다는 망상이 생기면서 기억 속의 사건이 새로운 의미를 부여받는 것이다. 이 사건은 체험했던 당시에는 특별한 의미가 부여된 바 없이 일상적으로 지나쳐 버렸던 것이며, 심지어 실제 그런 사건이 있었는지조차 분명치 않을 수도 있다.

망상적 오인

망상적 오인(delusional misidentification)은 어떤 사람을 다른 사람으로 잘못 알아보는데, 그 배경이 망상인 경우다. 카그라스 증후군, 프레골리(Fregoli) 증후군등 고전적 정신병리가 여기 속한다. 카그라스 증후군은 나와 친근한 어떤 사람이 생김새가 똑같은 가짜로 바뀌었다는 믿음이며, 프레골리 증후군은 반대로 나와 친근한 특정인이 다른 모습[여러 사람일 수 있음]으로 바뀌어 나타났다는 믿음이다. 사람의 외모를 제대로 지각함에도 불구하고 망상 때문에 그 사람의 정체에 대해 잘못된 판단을 하는 것이다. 망상적 오인은 기능성 정신병뿐만 아니라 기질성 질환에서도 발생하며, 이 경우 기질성을 시사하는 다른 문제[시간, 장소 등에 대한 지남력 장애]를 동반할 수도 있다.[15]

망상적 오인은 흥미로운 증상이므로 정신역동적 설명부터 신경해부학적 설명까지 다양한 수준의 이해가 시도되고 있다. 현상학적 설명은 망상적 오인 증후군도 다른 망상과 마찬가지로 조각난 지각야를 통합하려는 시도로 본다. 시지각은 두 가지 요소를 갖는데, 하나는 객관적이고 명시적인 지각[내용]이며 다른 것은 주관적이고 정동이 깃든 암묵적인 지각[맥락]이다. 전자는 시각 정보의 복측 흐름(ventral stream), 후자는 배측 흐름(dorsal stream)에 해당하는 측면이 있다.[16] 망상성 오인은 두 정보 간의 불일치에 기인한다. 명시적 내용에 대한 지각은 정상이므로, 환자는 자신 앞에 있는 사람의 생김새로서 그가 누군지 알아볼 수 있다. 이때 정동적 맥락에 대한 암묵적 지각이 이와 일치하지 않으면 환자는 그 사람에게서 느껴 왔던 정동을 느낄 수 없다. 모습은 그 사람인데 느낌은 그 사람이 아닌 것이다. 탈현실감과 비슷한 상태다. 이런 지각적 불일치를 해결하여 지각야의 정합성을 유지할 수 있게 하는 가설은 가짜로 바뀌었다는 것, 즉 카그라스 증후군이다.[17] 비슷하게, 눈앞에 있는 사람에 대한 명시적 지각이 다른 사람에 대한 암묵적 지각과 동반되어 나타나면 프레골리 증후군이 될 것이다. 이 암묵적 지각은 자신과 관계 깊고 정동적 연결이 강한 사람에 대한 것이어서 자주 나타나는데, 이때마다 환자 앞에 있던 실제 사람들은 그 사람의 변장한 모습으로 파악된다.

수행자 느낌의 상실

통상적인 사고에는 그 사고가 내 마음에서 일어나며 사고를 이끌어 가는 주체가 나라는 암묵적인 느낌이 따른다. 암묵적이므로 의식되지 않는다. 아무것도 느껴지지 않음에도 불구하고 느낌이 있다고 하는 이유는 이것이 변화되는 경우에는 의식에 무엇인가가 느껴지기 때문이다(15장 자아의 병리 참조). 이 느낌은 흔하지 않고 매우 미묘하기 때문에 통상적인 언어를 통해 외부와 교류하기 어렵다.[18] 일반적으로 자생적 사고가 떠올랐을 때, 나는 내 머리에 왜 그것이 떠올랐는지는 모르지만 사고에 대한 이질감이 느껴지지는 않는다. 너무 당연히 내가 한 내 생각이기 때문이다. 그러나 이 느낌(수행감)에 변형이 오는 경우 이질감이 느껴지고 사고하는 주체가 내가 아니라는 혼란과 당혹감이 들 수 있다. 이에 대한 정합적 해석은 '누가 내 머릿속에 생각을 집어넣는다'가 된다. 즉, 사고 삽입이다. 근거가 부족한 믿음이라는 의미에서 망상의 일종이지만, 그 배경에는 자신의 정신기능을 체험하는 문제, 자아의 장애가 있다. 추론을 거친 결론이 아닌 더 직접적인 느낌이다.

강박사고

강박사고(obsessive thought)는 망상이 아니지만, 여기서 잠깐 다룬다. 강박사고는 사고 삽입과는 다른 이질감을 갖는데, 스스로는 하고 싶지 않은 생각이 자꾸 드는 것이다. 이 사고를 외부의 누군가가 자신에게 집어넣는다는 체험은 없다. 자기 생각임이 분명하지만 그것을 스스로 조절하는 것은 실패한다. 강박에서 사고자의 수행감 자체는 손상되지 않지만 수행자로서의 자율성(autonomy)은 침해된다. 생각이 강요되기 때문이다. 강박에서 반추되는 사고의 내용은 망상과는 달리, 믿음이라기보다는 불안을 일으키는 상상, 걱정에 가깝다. 그러나 자신과 사고내용을 동일시하는 태도는 망상의 경우와 비슷해서, 강박사고도 망상과 마찬가지로 환자에게 강력한 영향을 미치며 행동화되는 경향이 있다[강박행위(compulsive act)]. 안전거리가 확보되지 않는 것이다. 환자의 사고가 망상인지 강박인지 구분하기 어려운 경우가 있는데, 이 관점에서 보면 환자의 자아와 동일시되는 것이 믿음인지 걱정인지라는, 사고의 종류에 따라 구분할 수 있을 것이다. 그러나 사고의 주제 또는 내용과 그에 대한 태도에 있어서는 망상과 강박이 구분되지 않을 수 있다.

문제

아래 문제에 제시한 증례들은 뚜렷한 망상이라기보다는 망상인지 아닌지가 약간 애매할 수도 있는 경우들이다. 증례에는 질문들이 붙어 있는데 정답이 있는 것은 아니다. 독자들의 사고 훈련을 위해 제시한다.

문제 1

한글 글자를 새로 구성하여 필기의 효율성이 높아졌다고 주장하는 환자가 있다. 이 환자의 진단명은 조현병이었는데, 과거 피해망상의 병력이 있었다고만 기록되어 있다. 그는 진료 시마다 주치의에게 자신의 연구결과를 설명하고 이에 대해 특허를 낼 것이라 하였다. 실제로 새로운 글자 세트는 그것으로 문장을 구성하는 것은 가능하였지만, 필기 효율이 높아지는지는 뚜렷해 보이지 않았다. 이 환자가 가져온 명제는

❶ 사실-거짓을 판정할 수 있는가?
❷ 망상이라 할 수 있는가? 그렇다면 어떤 근거인가?
❸ 특허 등록을 하겠다고 말은 해 놓고 실제로는 자꾸 미적거리기만 한다면 망상이라 볼 수 있는가?
❹ 특허 신청을 했는데 승인되지 않았고, 이에 등록을 포기한다면 망상이라 볼 수 있는가?
❺ 그래도 포기하지 않고 지속적으로 특허 소송을 건다면 망상이라 볼 수 있는가?

문제 2

환자는 주치의 앞에서 자신의 종교를 전도한다. 머지않아 세상에 극적인 변화가 일어나서 믿는 사람들은 영생을 얻게 되므로 자신의 종교에 가입하라는 것이다. 이 종교는 종교계에서 이단으로 취급받고 있었다. 어떻게 해서 이 종교에 귀의하게 되었느냐는 질문에 환자는 전통적 신앙을 가졌던 자신이 말씀을 접하는 순간 '바로 이것이다'라 깨닫게 되었다고 하였다. 환자는 가족들에게 이 종교를 권하여 모두 귀의시켰고, 재산을 모두 그 종교에 헌납하고 공동체 생활을 하고 있으며, 이제는 거리에 전도사로 나가서 불특정 다수를 상대로 전도하고 있었다. 전도 행위 때문에 몇 번 경찰에 신고된 바 있고, 형의 권유로 정신과에 방문하게 되었다.

❶ 전반적인 행위를 정상 범주로 볼 수 있는가?
❷ 비정상이라면 어떤 점에서 비정상인가?
❸ 환자의 믿음을 망상으로 볼 수 있는가?
❹ 이 종교의 교리 자체를 '병적'이라 할 수 있는가?

참고문헌

1 Stephens GL, Graham G. The delusional stance. In: Chung MC, Fulford B, Graham G, editors. Reconceiving Schizophrenia. Oxford: Oxford University Press; 2007. p. 193-215.

2 Currie G. Imagination, delusion, and hallucinations. In: Coltheart M, Davies M, editors. Pathologies of Belief. Oxford: Blackwell; 2000. p. 167-82.

3 Sass LA. Paradoxes of Delusion: Witgenstein, Schreiber, and the Schizophrenic Mind. New York: Cornell University Press; 1994.

4 Parnas J. Chapter 14. On psychosis: Karl Jaspers and beyond. In: Stanghellini G, Fuchs T, editors. One Century of Karl Jaspers' General Psychopathology. Oxford: Oxford University Press; 2013.

5 American Psychiatric Association. Diagnostic and Statistical Manual of Mental Disorders. 5th ed (DSM-5). Arlington: American Psychiatric Publishing; 2013.

6 Mishara AL. Klaus Conrad (1905-1961): Delusional mood, psychosis, and beginning schizophrenia. Schizophr Bull. 2010;36(1):9-13.

7 Maher B. Delusional thinking and cognitive disorder. Integr Physiol Behav Sci. 2005;40(3):136-46.

8 Uhlhaas PJ, Mishara AL. Perceptual anomalies in schizophrenia: Integrating phenomenology and cognitive neuroscience. Schizophr Bull. 2007;33(1):142-56.

9 Park JS, Kang UG. How delusion is formed? Med Hypotheses. 2016;87:61-5.

10 강웅구. 도파민 시스템과 항정신병 약물의 작용에 대한 이해. 신경정신의학. 2011;50:1-22.

11 American Psychiatric Association. Diagnostic and Statistical Manual of Mental Disorders. 3rd ed (DSM-III). Washington D.C.: APA; 1980.

12 박창증, 강웅구. 진화정신의학 II-진화적 관점에서 본 정신기능 및 정신질환. 신경정신의학. 2018;173-89.

13 Stone VE, Cosmides L, Tooby J, Kroll N, Knight RT. Selective impairment of reasoning about social exchange in a patient with bilateral limbic system damage. Proc Natl Acad Sci USA. 2002;99(17):11531-6.

14 Schneider K. Klinische Psychopathologie. 14th ed. Stuttgart: Georg Thieme Verlag; 1992.

15 Feinberg TE, Eaton LA, Roane DM, Giacino JT. Multiple fregoli delusions after traumatic brain injury. Cortex. 1999;35(3):373-87.

16 Goodale MA, Milner AD. Separate visual pathways for perception and action.

Trends Neurosci. 1992;15(1):20-5.
17 Ratcliff M. Feeling and belief in the Capgras delusion. Feelings of Being. Oxford: Oxford University Press; 2008. p. 139-86.
18 백명재, 강웅구. 현상학적 정신병리학. 신경정신의학. 2011;50:97-115.

19

정동과 정동의 병리

용어의 정의

우리말에서도 다른 언어에서도 감정상태를 의미하는 용어는 다양하지만 서로 뚜렷이 구분되지 않기도 하며, 개인에 따라 또는 상황에 따라 서로 다른 단어가 같은 의미를 표현하기 위해 사용되거나 그 반대의 경우도 있다. 따라서 감정상태를 나타내는 용어의 정확한 의미 구분이 가능한지를 알아보기 위해 몇 가지 사전을 참조하였다. 다소 자의적이지만 영어 용어를 우리말로 번역하는 것도 시도하였다.

국립국어원 표준국어대사전의 정의

국립국어원의 사전에서 정동과 관련된 몇 가지 용어는 아래와 같이 정의된다.

- 감정(感情): 어떤 현상이나 일에 대하여 일어나는 마음이나 느끼는

기분

- 정동(情動): 희로애락과 같이 일시적으로 급격히 일어나는 감정. 진행 중인 사고과정이 멎게 되거나 신체변화가 뒤따르는 강렬한 감정상태 ≒ 정서
- 정서(情緒): 사람의 마음에 일어나는 여러 가지 감정. 또는 감정을 불러일으키는 기분이나 분위기 = 정동
- 기분(氣分): 대상·환경 따위에 따라 마음에 절로 생기며 한동안 지속되는, 유쾌함이나 불쾌감 따위의 감정
- 느낌: 몸의 감각이나 마음으로 깨달아 아는 기운이나 감정

이 단어들이 서로 구분되도록 얼마나 세심하게 정의되었는지는 분명치 않지만, 구분해 보자면

- 감정은 (1) 어떤 요인에 의해 유발됨, (2) 주관적인 느낌이라는 요소를 갖는다.
- 정동은 느낌이 인지나 신체적 과정에 영향을 미치는 것을 강조하는 용어다.
- 정서는 자발적인 느낌 및 유발된 느낌을 모두 포함하는 것으로 보인다.
- 기분은 저절로 생겨서 지속됨을 강조하는 듯 보인다.
- 느낌은 가장 기본적 단어로 몸/마음을 통한 어떤 주관적 체험을 의미한다.

즉 정동은 체험에 동반되는 신체적·인지적 반응을, 감정은 어떤 요인에 의해 유발되는 느낌을, 기분은 저절로 생기는 느낌을, 정서는 자발

적인 것과 유발된 것 두 가지를 다 아우르는 것을 의미한다.

영어사전의 정의

Merriam-Webster 영어사전(MW)과 Oxford Living 영어사전(OL)에서 정동 관련 단어들을 정리하면 다음과 같다.[1]

- Emotion: the affective aspect of consciousness(feeling); a state of feeling; a conscious mental reaction(as anger of fear) subjectively experienced as strong feeling usually directed toward a specific object and typically accompanied by physiological and behavioral changes in the body(syn. feeling)(MW). [특정 대상에 의해 유발됨, 신체적·행동적 변화를 일으킴]; a strong feeling deriving from one's circumstances, mood or relationship with others(OL). [강력한 느낌으로 내인성·유발성 모두 포함]
- Affect: the conscious subjective aspect of an emotion considered apart from bodily changes; a set of observable manifestations of a subjectively experienced emotion(MW). [주관적 느낌 및 관찰되는 현상 모두를 포함]; emotion or desire as influencing behavior(OL). [행위에 영향을 줌]
- Mood: a conscious state of mind or predominant emotion(feeling); a prevailing attitude; a receptive state of mind predisposing to action(MW). [태도나 행위로 이어지는 상태]; a temporary state of

1 내용의 전체가 아닌 필요한 부분만 발췌하였다.

mind or feeling(OL). [일시적 상태]

- Feeling: an emotional state or reaction; the undifferentiated background of one's awareness considered apart from any identifiable sensation, perception, or thought; capacity to respond emotionally especially with the higher emotions(MW). [기저상태의 정동]; an emotional state or reaction(OL). [가장 넓은 정의]

영어사전들에 정의된 바는 국어사전에 정의된 것보다 더 일관성이 부족하다. 그러나 제시된 요소들을 종합하면 위의 개념들은 (1) 주관적 느낌 및 관찰 가능한 양상으로, (2) 신체, 생리, 행위에 영향을 미치며, (3) 특정 대상에 의해 유발되거나 기저상태로 나타남 등의 요소들에 의해 구분할 수 있다. 그러나 이 요소들의 조합으로서 특정 단어를 정의하는 것은 쉽지 않다. 두 종류의 사전 간에도 정의에 차이가 있다.

Sims 정신병리학 한글판의 정의

한편, Sims의 정신병리학 책(우리말판)은 아래와 같이 구분하고 있다.[1] 저자의 생각으로는 우리 정신의학계에서 흔히 통용되는 것이 이 책이 제시한 개념인 것 같다.

- 감정(emotion): 생리적·정신신체적 부수현상을 동반
- 정동(affect): 대상을 향한 분화된 특정한 느낌
- 기분(mood): 좀 더 지속적이고 전반적인 상태나 기질
- 느낌(feeling): 체험에 대한 긍정적·부정적 심리반응이며, 뚜렷하며 순간적

감정은 생리적·신체적 반응을 일으킴, 정동은 대상에 의해 유발됨, 기분은 기저상태의 느낌, 느낌은 일반적 용어로 구분된다고 볼 수 있다. 국어사전에 정의된 것과 비교하면 감정은 affect, 정동은 emotion, 기분은 mood, 느낌은 feeling에 가깝다. 그런데 우리 정신의학계에서는 오래 전부터 affect를 정동이라 번역하였으므로[affective disorder를 정동장애로 번역] 국어사전의 정의와는 차이가 난다. 이 책에서는 정동(affect)이라는 용어를 일반적으로 사용할 것이지만, 대상에 의해 유발되는 경우에 국한하지 않고, 대상과 관계없는 기본적 기분 상태 및 생리적·정신신체적 상태까지도 포함하는 경우에도 적용할 것이다.[2]

정동

감정이나 정동이 무엇인지 우리는 직관적으로 알고 있지만, 그것을 언어로 정의하라고 하면 위에서 보았듯이 쉽지 않다. 우리의 느낌 체험을 인지적인 언어로 표상하는 것도, 정동과 인지 사이의 차원이 다르다는 기본적 문제 때문에 쉽지 않다. 물론 정동과 인지를 자연적으로 구분되는 별개의 구성체로 보지 않는 견해도 있지만,[2] 두 가지를 구분하는 것은 충분히 실용적이고 발견적인 가치가 있으므로 하나를 통해 다른 쪽으로 접근하는 것이 아닌, 각각에 대한 직접적 접근이 필요할 수 있다.

정동은 내외부 자극에 의해 체험자의 마음에 유발되고 체험자가 어

2 기술의 편의를 위해 그렇게 하는 것이지만, 각각의 상태를 별개의 용어로 구분하는 것이 큰 의미가 없다고 저자가 판단했기 때문이기도 하다. 사전 검색을 통해 정동을 구성하는 요소들에 어떤 것들이 있는지를 파악한 것이 수확이라 하겠다.

떤 행위를 하게 한다. 체험자가 의식하지 못하는 자극도 정동을 유발할 수 있다. 아무런 이유 없이 정동이 유발되기도 한다. 정동은 인지적 추론과 지식에 의거하지 않으며 태생기부터 신경계에 고정된 프로그램이므로 종류가 다양하지는 않고, 몇 가지 뚜렷하게 구분되는 마음상태와 관계된다. 정동의 핵심은 주관적 체험과 관계되지만 자율신경계를 통한 생리적 반응도 중요하다. 이 생리적 반응은 의식에 의해 모니터링되어 정동 자체의 체험과는 별개로 느껴지기도 한다. 개인의 정동상태는 외부로 표출되기도 하는데, 주로 수의근 운동[표정, 자세, 울음, 웃음 등]을 통한다. 수의근 운동이지만, 의지력(volition)에 의해 기획된 것이 아니라 신경계의 고정된 프로그램이 집행되는 것으로, 자동적 행위(automatic behavior)에 속한다. 이런 운동반응은 다른 사람에게 정동을 전달하는 중요한 수단이다. 그 반응을 관찰하는 사람은 인지적 평가나 추론 없이도 직관적으로 상대방의 정동상태를 이해할 수 있다.

그러나 정동은 인지적 평가를 거친 뒤 세련된 언어로 표현될 수도 있고, 의지력의 발현인 목적지향적 행위를 일으킬 수도 있다. 정동, 인지, 의지력은 서로에게 영향을 주는 것이다. 우리가 정동장애[기분장애]라 정의하는 현상들도 정동뿐만 아니라 의지력[인지적 동기와 본능적 욕동] 및 인지 영역의 정신병리를 갖는다. 기분장애를 이해하려 할 때 매우 중요한 점이다.

정동의 유발과 표현

어떤 대상들은 선험적으로 특정 정동을 유발하는데, 진화적 관점에서 이해 가능하다. 그러나 많은 대상은 과거의 경험-학습과 관련하여 정동을 유발한다. 선험적으로 정동을 유발했던 대상이 경험과 학습을 겪으면서 더 이상 정동을 유발하지 않거나 처음과는 다른 정동을 일으키기도 한다. 현재의 정동상태가 다음 순간의 정동에 영향을 미치기도 한다. 정동은 내외부 대상이나 선행하는 자극과 관계없이 그냥 일어나기도 한다.

한 자극에 의해 얼마나 강한 정동이 유발되고 이것이 얼마나 강하게 행위로 표현되는지 등 정동반응성(affective reactivity)은 일차적으로 개인의 기질(temperament) 또는 성격(character)과 관계된다. 그러나 정동의 표현은 발달과정 및 생활경험을 통해 변화 가능한 부분도 있다. 정동을 의도적 행위로 표현하는 것은 문화적 규범의 영향을 받는데, 개인이 문화에 편입되는 것[문화화(enculturation)]은 규범에 자신의 행위 표현을 맞추는 과정을 포함한다. 탈억제(disinhibition) 상태에서는 이런 규범적 제한을 벗어난 정동반응성이 드러난다. 정동반응성이 변화된 상태가 지속되는 정신질환이 정동장애(affective disorder) 또는 기분장애(mood disorder)다.

정동과 인지

인지주의적 뇌과학은 정동을 인지로서 설명하려 한다. 합리적 인지가 인간성의 핵심이어야 한다는 것은 플라톤부터의 윤리적 요구였다. 열정(passion)은 이성(reason)보다 열등한 기능이었다. 근대 자연과학은 자신이 다루는 대상이 합리성에 의거해 동작해야 한다고 믿었고, 인간의 마음을 다룰 때도 합리성의 틀 안에서 보려 했다. 그래서 열정도 이성의 틀 안에 집어넣어 잘못된 이성으로 보려 하였다. 1980년대가 되어서야 비로소 학계에서 정동이 인지의 일종이 아닌 그 자체로서 취급되기 시작하였다.[3] 두 능력에 대한 과학의 접근방법은 달라야 한다. 인지과학은 정보처리 과정의 논리 및 알고리듬에 초점을 맞추는데, 정동은 과정이라기보다는 느껴지는 것 자체이므로 인지적 접근은 정동을 다루는 데 불충분하다.[4]

정동은 행위의 중요한 결정인이지만 인지적 합리성을 따르지 않기도 하는데, 인지적 합리성만이 최선의 결정을 내리는 것은 아니다. 진화적으로 보면, 인지보다 훨씬 오래전부터 종의 생존과 번식을 도모한 것은 정동에 의거한 조절이었다. 포식자가 등장했을 때의 즉각적인 도망 반응은, 인지적 판단보다는 두려움이라는 정동에 의해 추진된다.

자아를 구성하기 위해서는 다양한 정신능력들이 통합되어야 하므로, 인지와 정동을 별개의 것으로 본다는 것은 두 능력이 끝까지 독립적으로 작용한다는 뜻은 아니다. 인지행동치료는 인지에 대한 개입을 통해 정동의 문제에 변화를 가져올 수 있다는 가정하에 수행된다[인지 → 정동]. 그러나 역으로, 우울증의 주된 증상인 비관적인 사고 및 인지는 정동의 영향을 받은 결과로 생기는 것일 수도 있다[정동 → 인지].

정동과 욕동

욕동(drive)은 의지력(volition) 중 생물학적·본능적 추진력을 의미한다(9장 정신기능의 분류 참조). 욕동은 생존에 직접 관계된 항상성 유지를 위한 행위를 일으키는 강력한 추진력인데, 정동은 욕동을 유발하기도 하고 욕동이 유발한 행위를 제어하기도 한다. 예컨대 목마른 실험동물이 물을 마시려 물통 꼭지에 주둥이를 내밀 때 전기충격을 주어 공포 조건화(fear conditioning)를 하면 실험동물은 물을 잘 마시지 않는다.[5] 혈장 삼투압 항상성을 추구하는 욕동이 물꼭지를 앞에 두고도 억제되는 것인데, 두려움이라는 정동에 의한 것이라 해석할 수 있다. 물론 역으로, 욕동이 정동에 영향을 미치기도 한다. 욕동은 강력한 정동을 일으키는 에너지원이기도 하다.

정동과 신체

정동의 신체지표 이론(somatic marker theory)은 정동을 느끼는 것은 신체

반응을 통해서라 본다. 심리학자 제임스(James, W. 1842-1910)는 이런 입장을 대표한다. 곰에 대한 두려움을 느끼는 것은 곰을 보고 도망 반응이 나타났기 때문이지 곰에 대한 두려움을 느낀 결과로 도망가는 것이 아니다.[6](LeDeux에서 재인용[4]) 그런데 신체반응은 뇌의 하드웨어적 회로에 기반하는 것으로, 그 종류가 매우 제한되어 있다. 따라서 신체반응 지표에 대한 평가만으로는 다양한 정동을 구분하기 부족하며, 정동을 결정하기 위해서는 다른 요소들에 대한 평가도 필요하다. 이와 반대로 생리학자 캐넌(Cannon, W. 1871-1945)은 정동이 생리적 반응에 앞서는 것이라 본다. 절충적인 입장인 평가 모델(appraisal model)은 자극에 대한 평가의 결과에 의식이 접근할 때 정동이 생긴다고 본다. 물론 이 평가가 항상 인지적이거나 의식적인 것은 아니다.[4] 실제로는 신체와 주관적 느낌 중 무엇이 선행하는지는 중요하지 않을 수도 있다. 중요한 것은 자율신경계를 포함한 신체상태와 정동상태가 밀접한 관계에 있다는 것인데, 이는 다른 기본 능력인 인지나 의지력과 구분되는 측면이다. 신체와 주관적인 체험 두 가지를 아우르는 느낌 상태를 감정(emotion)이라는 용어로 표현함은 전술한 바 있다.

정동과 문화

기본적 정동의 종류는 제한적이지만, 우리가 일상적으로 느끼는 정동의 종류는 훨씬 다양하다. 이들을 기본적 정동의 조합과 상황에 대한 인지적 판단에 의해 파생된 이차적 정동(secondary affect)으로 보기도 한다. 부끄러움, 자랑스러움, 질투심, 억울함 등이 여기 속한다. 이차적 정동은 사회문화적 영향을 받기도 해서, 특정 문화권에서는 널리 사용되는 개념인데 다른 문화권에서는 이를 지칭하는 용어가 없는 경우도 있다. 우리말의 '울화통' 등이 그런 예다. 정동상태 자체뿐만 아니라 정동의 표현도 사회문화적 영향을 받는다. 정동 표현행위는 기본적으로 뇌 하드웨어 기반의 고정적인 것이지만, 특정 제스처, 표현의 강도, 표현행위를 정당화하는 상황적 조건 등은 사회문화적 영향을 받는다. 따라서 우리는 다른 사람의 정동 표현을 직관적으로 이해할 수 있지만, 문화권이 다른 사람들 간에는 행동 관찰을 통한 세밀한 정동 교류가 부정확해지기도 한다. 예컨대 우리나라 정신의학자는 서양 환자가 미소 띤 표정을 지으며 자신이 우울하다고 이야기하는 것을 들을 때 '이 사람이 과연 우울하다고 할 수 있을까'라 의문을 가질 것이다.

정동의 분류

정동의 정신병리학에서 기본적인 논점은 다양한 정동을 어떻게 정의하고 분류할지, 정상의 범위를 어떻게 보아야 할지, 각 정동들의 조합과 진단과의 관계는 어떻게 설정할지, 정동과 다른 정신기능 사이의 관계는 어떠한지 등이다. 상식선에서 우리는 다양한 종류의 정동을 알고 있지만, 이들이 각각 자연종인지, 어떤 특성에 의거해서 이들을 분류할 수 있는지는 확립되지 않았다.

주관적 느낌 및 대상에 대한 태도의 성질에 따라 기본적 정동(basic affect)은 몇 가지로 구분된다. 대표적인 것이 Ekman의 분류로, 분노(anger), 혐오(disgust), 공포(fear), 기쁨(happiness), 슬픔(sadness), 놀람(surprise)의 여섯 가지 기본적 정동은 문화권을 초월해서 인류 공통적이라 하였다.[7] 이와 대조적으로 정동은 몇 가지 축에 따라 차원적으로 분류되기도 한다. 정동의 차원적 모델(dimensional model of affect)을 먼저 제시한 사람은 분트로, 그의 모델은 쾌락-불쾌, 각성-억제 및 긴장-이완의 세 축을 가지고 있다.[8] 현재 흔히 사용되는 차원 모델은 두 차원을 갖는데, 방향성(valence)과 각성도(arousal)다.[9] 방향성은 체험의 긍정-부정 방향이며 접근-회피 행위로 나타나고, 각성도는 개인에게 미치는 영향의 강도로, 자극의 현저성 및 교감신경계 활성도를 반영한다. 동기적 강도(motivational intensity)라는 축을 하나 더 도입해서 정동이 행위에 미치는 정도를 평가하기도 한다.[10] 범주적으로 특정된 한 정동상태는 이 차원적 공간 내에 특정 좌표로 자리잡게 된다. 물론 이 2차원 또는 3차원 공간만으로 이차적 정동을 포함한 다양한 정동들의 생생한 특징을 파악하기에는 부족함이 있을 것이다.

정동의 병리적 변화

어떤 정동상태가 병적인지를 절대적 기준에서 판단할 수 있는 것은 아니다. 정동상태는 정상적으로도 변이(variability)가 크게 나타나기 때문에, 정신병리학적으로 중요한 점은 그 정동이 그 사람이 처한 현재 상황에 적절한가의 문제다. 적절성은 강도, 반응성, 상황이나 다른 정신기능과의 부합성(congruence) 등의 측면에서 평가할 수 있다. 이런 평가는 객관화하기 어려우므로, 특정 정동 또는 정동에 기반한 행위들이 병적인지를 평가하기 위해서는 많은 요소들을 고려해야 한다. 정동을 표출하는 행위가 문화 및 아문화의 영향을 받고, 개인의 발달단계에 따라서도 정동 표출의 규범이 달라짐 역시 고려해야 한다.

정신과 임상에서 흔히 접하게 되는 정동의 문제는 주로 우울감(depressed mood)-다행감(euphoria) 스펙트럼상의 문제 및 불안(anxiety)의 문제다. 불안과 우울은 밀접한 관계가 있을 수도 있다. 이런 문제들이 정신병리의 핵심을 구성하는 질병이 각각 기분장애 및 불안장애(anxiety disorder)다. 단, 기분장애는 정동의 병리만으로는 적절하게 정의될 수 없다(20장 기분장애의 분류학 참조).

반응성

정동은 대상에 의해 유발되어 자극에 따라 변하기도 하고, 내적인 상태로서 특별한 자극과 관계없이 변하기도 한다. 병적 조건에서 정동반응성이 변하는데, 이 사람의 평소 성격 및 상황 등을 고려하여야 변이성이 정상 범위에 있는지 평가할 수 있는 경우도 있다. 정동의 둔마(blunted affect)는 정동반응성이 줄어든 상태다. 환자에게 충분한 자극이 주어졌는데도 정동반응이 적다. 극단적인 경우에는 무쾌감증(anhedonia) 또는 무감정증(apathy)이 되어, 정동을 체험할 능력이 사라진다. 정동반응성이 병적으로 증가한 경우는 정동이변성(affective lability)이라 한다. 외부 자극에 대한 반응성이 증가하기도 하고, 외부 자극과 관계없이 정동이 자주 변하는 경우도 있다. 즐겁게 깔깔 웃다가 별로 슬프지도 않은 이야기를 듣고서는 눈물 흘리는 식의 행위로 나타난다. 정동반응성 감소 및 증가는 각각 우울삽화 및 조증삽화 상태에서 전형적으로 볼 수 있다.

부합성

한 사람의 현재 상태의 전체성은 정동[주관적 느낌, 자율신경계 반응 및 수의근 반응 등 포함], 인지, 의지력 등 정신능력의 복합체로 나타난다. 이 요소들 사이에는 일관성 또는 부합성이 있다. 공격자가 돌진해 오는 상황은 두려움이라는 느낌, 교감신경계 항진이라는 자율신경 반응, 주먹을 쥐고 대상을 응시하는 수의근 반응, 과거 그 대상을 이겼던 기억, 그에게 주먹을 날리고 싶은 욕구 등을 아우르는 총체적 반응을 일으킨다. 정동을 포함하는 이들 요소 간에 모순이나 괴리가 생기는 경우, 병적인 정동반응이라 평가될 수 있다. 정동을 일으키는 상황과 정동반응 사이의 부합성이 없는 경우도 병적이라 간주된다.

공황발작(panic attack)에서는 불안을 유발하는 외부 자극이나 연상적 사고 등 내적 자극 없이 강력한 불안 느낌과 자율신경계 불안반응이 나타난다. 친밀한 사람의 죽음으로 애도반응이 예상되는 상황에서 즐거운 정동체험과 표현을 보이는 사람은 병적인 상태에 있다고 의심해 볼 수 있다. 멜랑콜리아성 주요우울장애 환자는 다른 사람들이 다 즐거워하는 자극을 접해도 긍정적 느낌을 갖지 못한다. 혼합 정동상태(mixed mood state) 때는 정동-인지-의지력[또는 행위] 간의 방향성이 합치되지 않아서 심한 우울감과 운동성 활성이 동시에 나타나기도 한다. 조현병의 음성증상(negative symptoms)에서도 의지력과 정동 사이에 괴리가 나타난다. 환자는 아무것도 적극적으로 하려 들지 않지만[무의지증], TV 개그쇼 등 웃음을 일으키는 자극에는 적절하게 즐거움을 느낀다. 신경학적 상태인 가성연수마비(pseudobulbar palsy) 환자에서는 정동에 대한 주관적 체험 없이 웃음, 울음 등 정동 표현행위가 나타난다(29장 뇌손상과 관계된 정신증상 참조).

자신의 정동에 대한 느낌

현재의 정동상태는 그에 대한 정동을 유발할 수 있는데, 병리의 소재가 여기 있는 경우도 있다. 멜랑콜리아 환자는 자신의 정동이 느껴지지 않는 '메마른' 상태에 당혹해 한다[느낌을 상실한 느낌(feeling of loss of feeling)]. 정동의 병리보다는 자아장애에 가까운 경우도 있다. 자신의 정동에 대한 느낌이 변해서, 낯설게 느껴지거나[이인증] 자신의 정동이 외부의 어떤 존재에 의해 조작 또는 강요당하고 있다는 느낌이 들기도 한다[강요된 정동(forced affect)]. 자신의 정동체험이 자아의 핵심에 통합되지 못하여 소외된 상태다.

기분장애의 정신병리학

기분장애[정동장애]는 이름과 달리 정동 관련 병리만으로는 정의될 수 없는 병이다. 기분장애를 정의할 때 인지나 의지력 등과 관련된 정신병리도 핵심적 역할을 한다. 환자의 고통과 기능부전은 정동보다는 이런 측면에 기인할 수도 있다. 따라서 기분장애를 정동의 장애로 정의하기 위해서 정동의 개념을 인지 및 의지력을 포함하는 것으로 확장하던가 아니면 기분장애라는 명칭이 그것이 기술하는 질병을 정확하게 표상하지 못한다고 인정해야 할 것이다. 이 때문에 정동과 관련된 정신병리를 기술하는 것과 기분장애를 진단분류하는 것은 별개의 문제가 된다. 여기 기술되는 기분삽화 관련 병리들도 정동에 국한되지는 않는다. 기분장애의 진단분류는 별도의 장(20장 기분장애의 분류학)에서 다룰 것이다.

우울감과 슬픔

우울증의 가장 기본적인 정동 증상인 우울감을 정의하는 것은 쉽지 않다.[11] 우울감을 슬픔(sadness)뿐만 아니라 의기소침(low morale), 비참함(misery), 낙담(discouragement), 희망없음(hopelessness), 공허함(emptiness), 불행감(unhappiness), 고통(distress), 비관(pessimism) 등 우울증과 관계된 마음의 상태를 모두 포함하는 것으로 넓게 정의한다면, 우울감은 우울증 병리의 많은 부분을 포함하므로 '우울감 없는 우울증(*depressio sine depressione*)'이란 없겠지만,[12] 일상적 언어에서 우울하다는 것은 이렇게 넓은 범위의 정동을 포함하지는 않는다.

범위를 좁혀 본다면, 우울감과 가장 관계 깊은 정동은 슬픔인데, 정신역동적으로 슬픔은 대상 상실에 따르는 느낌이다. 프로이트는 우울증을 대상 상실과 관련된다고 보았으며, 친지를 잃은 후의 슬픔인 애도는 우울증과 밀접하게 관계되어 있다. 우울증이라는 상태에서 슬픔을 더 쉽게 느끼지만 그렇다고 슬픔이 곧 우울감은 아니다. 슬픔은 슬픈 영화를 보면 들 수 있는 느낌이지만 그런 영화를 본다고 우울해지지는 않는다. 더구나 내인성 우울증인 멜랑콜리아는 대상 상실에 의해 유발되는 조건이 아니며, 그 상태의 느낌도 슬픔과 다른 특별한 것이다.

정상적 슬픔과 병적 우울

슬픔이 곧 우울은 아니더라도, 우울증을 구성하는 중요한 요소임은 분명하다. 그러나 슬픔은 정상 체험인 반면, 우울감은 병적인 것으로 간주된다. 기분장애 분류학에서 차원론자들은 정상적 슬픔과 우울감 사이에 느낌 자체의 질적인 차이는 없다고 본다.[12] 애도는 정상적 슬픔의 심한 예인데, 체험자의 절반까지도 주요우울삽화(major depressive episode) 수준으로 진행한다.[13] 그러나 DSM-IV는 애도를 '임상 정신의학적 관심이 필요할 수 있는 상태' 중 하나로 보아 V 코드를 부여하면서[bereavement, V62.82], 주요우울삽화 기준을 만족한다고 바로 주요우울장애로 진단하지는 않는다. 그런 수준의 애도반응은 정상적으로 예측되는 것이기 때문이다. 단, V62.82 섹션에서는 몇 가지 예를 들고 통상적 애도반응에서 벗어나는 경우에는 주요우울증이라 진단할 것을 권하고 있다.[14] 반면 DSM-5에서는 애도 등 손실 후의 우울 증상에 대해, 일차적으로 정상이라 볼 수 있지만 주요우울삽화 수준의 증상이라면 주요우울증 진단도 고려할 것을 권한다.[15] 명시적이지는 않지만 맥락상 애도를 주요우울장애로 인정하는 범위가 넓어진 것으로 볼 수 있다. 차원적 모델이 되면서 정상과 질병의 경계가 애매해지고 질병으로 인정되는 문턱(threshold)이 낮아지는 경향을 보여 준다. 그러나 멜랑콜리아에서 보듯이 병으로서의 우울과 정상적 슬픔 사이의 느낌 차이가 양적인 것만은 아닐 수도 있다. 정상적 슬픔과 우울을 구분하고 우울장애와 우울감이 동반된 비정동장애의 경계를 찾는 것은 우울증 질병분류학의 주요 과제다.[16]

우울삽화[3]

DSM-5에서 주요우울삽화 진단기준으로 제시되는 항목은 (1) 우울감, (2) 관심과 즐거움 감소, (3) 체중 변화, (4) 수면 변화, (5) 정신운동성 변화, (6) 피로 및 에너지 상실, (7) 부정적 자기인지, (8) 집중력장애 또는 우유부단함, (9) 자살사고로서, 정동(1, 2), 식물기능(vegetative function)(3, 4), 정신운동성(5), 의지력 또는 에너지(2, 6, 8) 및 인지(7, 9) 등으로 구성된다.[11] 이 중 (1) 또는 (2)는 필수적이며, 총 다섯 항목 이상에 해당되면 주요우울삽화의 진단기준이 만족된다.[15] DSM 체계는 (1), (2) 항목을 핵심적 증상으로 간주한다고 볼 수 있다. 그런데 우울감이 핵심인 것은 당연하겠지만 이것 없이도 관심과 즐거움의 감소가 있으면 주요우울삽화 진단이 가능하다. 우울감 없는 우울증이다. 역으로 우울감만 있다고 곧 우울삽화인 것은 아니다. 인지, 의지력, 식물기능 등 다른 영역의 증상들도 존재해야 주요우울삽화가 진단된다.

ICD-10은 우울삽화(depressive episode)의 전형적 증상을 (1) 우울한

3 도구적 진단기준에 의거해서 한 정신병리현상을 설명하는 것은 좋은 방법이 아니지만, 우울상태는 개념적으로 깔끔하게 정의되지 못하고 있으므로 개념에 의거한 설명을 전개하기가 쉽지 않다(4장 진단의 의미 참조).

기분, (2) 관심과 즐거움의 상실, (3) 에너지 감소 또는 피로감 증가로 요약하고 있다. (1)은 정동이며 (2)는 의지력 및 정동, (3)은 의지력 및 에너지 측면이다. 심한 우울삽화는 전형적 증상 세 가지가 모두 나타날 때 진단하지만, 심하지 않은 우울삽화는 두 가지만 있어도 진단 가능하다.[17] DSM과 마찬가지로 우울감 없는 우울삽화도 가능하다. 우울삽화를 정의하는 기타 증상으로는 (a) 집중력과 주의력 감소, (b) 자존감과 자기확신 감소, (c) 죄책감 및 무가치감, (d) 황폐(bleak)하고 비관적인 미래관, (e) 자해 또는 자살사고 및 행위, (f) 수면장애, (g) 식욕감소가 등재되어 있어서 인지 및 식물기능 증상이 추가된다.

조증삽화

근대 정신의학 초기에는 과잉행동(hyperactivity), 초조(agitation) 및 이와 비슷해 보이는 다양한 병적 상태를 뭉뚱그려 조증(manie, mania)이라 하였으므로 기질성 뇌증(encephalopathy)에 의한 섬망에 가까운 상태들도 조증이었다. 현재의 정신병리학은 사고의 가속[인지], 기분의 고양[정동], 과잉행동[의지력 및 정신운동성]을 특징으로 하는 상태를 조증삽화(manic episode)라 한다. 정동의 병리라 하지만 핵심에는 역시 인지와 의지력이 포함된다. 도구적 진단체계는 조증에서도 각각의 행동적 병리들을 평면적으로 나열하고 있지만, 조증삽화는 우울삽화보다는 전체를 게슈탈트로 파악하기 쉽고 특이성이 높다.

조증의 정동은 흔히 지나친 고조감(elevated mood) 또는 다행감이라 하지만 실제로는 불쾌함, 슬픔 등 부정적인 정동도 자주 나타난다. 특정 정동상태 자체보다는 정동의 이변성이 더 특징적이다. 깔깔거리고 웃다가 갑자기 화를 낸다. 사소한 환경 자극이 이런 정동 변화를 유발한다. 자극에 대한 반응성이 증가하여 산만성(distractibility)이 높아진다. 지각하는 것들의 현저성이 높아져서 평소 신경쓰지 않았을 사소한 자극들이 중요한 것으로 다가오며, 환자는 그 자극에 대해 항진된 정동반응을 보인다. 자극과민성(irritability)이라 한다.

의지력이 증가하여 다양한 목적지향적 행위들을 하지만 산만함 때문에 한 행위가 완료되기 전에 다른 행위로 옮겨 가서 목적 달성을 못하므로, 처음부터 목적지향적이지 않은 단순한 정신운동성 초조(agitation)로 보이기도 한다(23장 의지력과 의도적 행위의 병리 참조). 주위 사람이 제지하면 환자는 극도로 난폭해지는데, 행위하는 순간에는 그 행위가 너무 큰 중요성을 띠기 때문에 결사적으로 방어하는 것이다. 무분별한 성적 행동이나 타인에 대한 공격적이고 무례한 대응 등 사회문화적 규범에 의해 자제되던 행위들을 거침없이 수행하기도 한다.

사고는 전개가 너무 빨라서 중간단계를 건너뛰고[사고 비약(flight of idea)] 주제가 자주 바뀌어서 듣는 사람이 이야기를 쫓아가기 어렵다. 사고의 산만성으로 인해 이야기하는 도중 지각된 사소한 자극이 다음 연상을 이어 가는 모티브가 되어 이전 주제와 연결이 사라진다. 사고의 내용은 과대적 또는 피해적이다. 자신의 능력, 재산, 유명인과의 관계 등등에 대해 비현실적인 과대 평가가 있다. 피해적 사고도 흔한데, 자신의 뛰어난 능력 때문에 적들이 자신을 해치려 한다는 것이다. 사소한 대상에 대한 지각이 즉흥적·일시적으로 이런 망상체계에 끼어든다.

식물기능의 변화도 나타난다. 한마디로 생기 에너지(vital energy)의 증가다. 잠이 줄고 잘 안 먹는 것은 불면 및 식욕부진 때문이 아니라, 에너지 보충을 위한 항상성 추구행위의 필요성을 못 느끼기 때문이다. 그러나 먹는 것이 지금 추구하는 목표와 관계된다면 폭식을 하기도 한다. 목적지향적 행위로서의 섭식이다.

경조증삽화

DSM 체계에서 경조증삽화(hypomanic episode)를 정의하는 증상 항목들은 조증삽화와 같다. 따라서 조증과 경조증의 차이는 단순히 양적인 것이다. 그런데 조증을 정상-경조증-조증 스펙트럼으로 펼친다면, 경조증은 입원치료가 필요할 정도의 심한 기능장해가 아니라는 의미에서 [DSM-5 진단기준 E] 조증보다는 정상에 가까운 상태라 할 수 있다. 또한 기능변화가 그 개인이 증상이 없었을 때는 그렇지 않았던 분명한 변화 [진단기준 C]인 경우에 한해서 경조증을 진단할 수 있다. 예컨대 고양성 기질(hyperthymic temperament) 또는 순환성 인격(cyclothymic personality)의 사람이 평소 산만해서 한 가지에 집중하지 못하고 이것저것 하느라 생산성이 낮다면, 그 상태는 경조증삽화로 보지 않아야 한다. 병적인지 여부를 결정하기 위해 개인적 규준이 적용되는 예다(3장 정상과 이상 참조). 이렇게 정의되는 경조증삽화를 독립적인 병적 사건으로 보아야 할지는 다시 생각해 볼 여지가 있다. 그런데 경조증삽화는 DSM-5에서 전혀 다른 카테고리에 속하는 주요우울장애와 2형 양극성장애(bipolar II disorder)를 구분하는 유일한 변인이다. 따라서 고양성 기질을 가진 사람이 주요우울삽화를 겪으면, 들떠 있는 평소 상태는 경조증이라 할 수 없으므로 주요우울장애로 진단되고, 그런 기질이 없는 사람이 일시적 경조증삽화 후 주요우울삽화를 겪으면 2형 양극성장애로 진단된다. 이것은 2형 양극성장애에 대한 원래의 정의와 모순되는 측면이 있다(20장 기분장애의 분류학 참조).

경조증삽화를 조증삽화의 약화된 형태로 보거나, 나아가 경조증을 겪는 질환은 주요우울장애와 다른 양극성장애로 보는 DSM 관점[4]의 타당성은 증명된 것이 아니다(20장 기분장애의 분류학 참조).[11]

혼합 정동상태

조울병(manic-depressive psychosis)을 처음 기술한 크레펠린도 조울병에서 인지, 정동, 행위[의지력]가 항상 같이 항진되거나 저하되는 것이 아님을 알고 있었다.[18] 한 능력은 항진되면서 다른 능력은 저하되는 경우다. 예컨대 비관적 사고와 불쾌-우울감을 가진 환자가 정신운동성만 증가한 상태로 이것저것 건드리며 돌아다니는 경우가 있다. 한 기능 내에서 불일치하는 경우도 있다. 예컨대 사고의 속도는 지체되었지만 내용은 과대성을 띠는 경우 등이다. 이를 혼합 정동상태라 한다. DSM-IV에서 혼합상태는 조증삽화와 우울삽화의 진단기준이 되는 증상들이 섞여 있는 상태로 독립적 기분삽화이며, 각각의 진단기준을 동시에 만족하여야 진단이 성립된다. 따라서 진단이 성립되기 쉽지 않았다. 반면 DSM-5에서 혼합상태는 독립적 삽화가 아니라 주요우울, 조증, 경조증삽화의 특정자(specifier)로서 지위가 낮아졌다. 그러나 우울감과 다행감이 섞여 있거나 자주 교체되는 것은 별개의 혼합삽화라기보다는 정동이변성이 증가한 조증삽화일 수도 있다. 이 상태는 과거 혼합조증(mixed mania)[19]으로 불렸던 만큼, 조증삽화의 변이형으로 간주되었던 역사가 있다.

조증삽화와 병식

조증삽화 중 환자는 자신의 항진된 정신상태에 대한 병식(insight)이 없다. 과거로부터의 변화를 인식하더라도 현재를 병이라 보지 않고 과거를 자신이 심리적으로 억제당하거나 우울증에 빠져 있었던 상태로 간주한

4 DSM-II까지의 진단적 개념인 조울병은 DSM-III 이후의 주요우울장애나 양극성 장애를 모두 포함하므로 이런 문제로부터 자유롭다.

다. 자신의 행위에 대해서도 나름대로의 이유와 근거를 설명하는데, 이것이 부적절하다는 병식은 전혀 없다. 일이 실패하거나 안되는 경우에는 자신의 사고나 행위가 부적절했다고 느끼기보다는 자신을 제지하려 했던 사람들의 방해 때문이라고 주장한다. 이런 병식 없음 자체는 조증의 인지적 증상이라 할 수 있다. 정동과 의지력과 인지가 같은 방향으로 일관적으로 변하였으므로 아무 문제 없는 상태로 인지된다. 조증삽화가 끝나면 환자는 자신이 했던 것에 대해 당혹감을 표현하고 후회한다. 조증 후 우울증이 생기는 것이다. 이때는 우울증 특유의 인지적 증상으로, 조증삽화 기간의 자신을 심하게 비하하는 방향으로의 인지 왜곡이 나타난다(28장 병식 또는 통찰 참조).

조증삽화와 의사결정 능력

조증 환자가 하는 행위들은 사회적으로 문제를 일으키고, 이것이 치료 시작의 계기가 되는 경우도 있다. 그중 현대 사회에서 가장 큰 문제는 경제적인 것이다. 필요 없는 물건을 사들이는 선에서 끝나지 않고 터무니없는 무모한 계약을 해서 엄청난 경제적 손실을 입기도 한다. 자신을 제지하거나 합리적 견해를 제시하는 사람을 적으로 간주하고 공격적인 행위를 하여 형사적 문제가 일어나기도 한다. 무모한 성적인 행위가 형사 문제를 일으킬 수도 있고, 위험을 무릅쓰고 하는 다른 행위들도 사고의 위험을 높인다. 이런 경우의 법적 문제를 평가하기 위해서는 계약이나 행위 당시 환자의 의사결정 능력(mental competence)을 평가해야 하는데, 이런 행위들을 하는 조증 환자는 정신병적[망상과 환청이 있음]이 아니더라도 의사결정 능력이 손상되었다고 보아야 할 수도 있다.

불안과 공포

정상적 및 병적 불안

불안은 불안장애 및 기분장애를 포함한 다양한 정신질환의 증상이지만, 기본적으로 정상반응이다. 급격하고 심한 불안반응은 공포(fear)라 한다. 진화적 관점에서 불안이 다가오는 위험에 대한 경계신호라면 공포는 지금 마주 대하고 있는 위험에 대처하도록 마음과 몸을 준비시키는 것이다. 불안은 주관적 느낌과 함께 생리적 현상 및 행동적 증상을 동반한다. 주관적 느낌은 뭔지 모를 불편감, 숨막히거나 조여드는 느낌, 죽을 것 같은 느낌, 어떤 파국적인 일이 곧 닥칠 것 같은 느낌 등이다. 심각도는 막연히 불편한 정도에서부터 곧 죽을 것 같은 절박함까지 다양하다. 생리적 현상으로는 교감신경계 항진[심계항진, 식은땀 등], 경계(vigilance) 증가 등 위험에 대비하는 반응이 나타난다. 불안의 행동적 증상은 안절부절못함(restlessness) 등으로 나타난다. 공포는 얼어붙음(freezing), 강력한 회피행동, 공격적 행동 등으로 표현된다.

불안은 정상반응이며 정상적인 불안도 범위가 넓다. 개인의 기질에 따라서도 불안을 쉽게 느끼는 사람과 잘 못 느끼는 사람이 있다. 환경에 대한 경계가 증가하는 것은 위험에 대처할 수 있게 해 주지만, 실제 위험성이 없는 대상에 대해 경계하느라 에너지를 소모한다면 개체의 적합도는 떨어진다. 이것이 정상적 불안과 병적 불안의 차이점이다. 대상이 없이 불안 정동만 나타나는 경우나 실제 마주칠 가능성이 거의 없는 대상 또는 위험하지 않은 대상에 대해 합리적 대처를 저해하는 심한 불안이나 공포가 느껴지는 경우를 병적이라 할 수 있다.

불안과 우울

불안과 우울은 사전적 정의에서 서로 다르며 정신의학 교과서와 질병 분류체계에서도 별개의 것으로 취급한다. 그러나 불안은 어떤 종류의 우울증과는 밀접한 관계가 있다. 정동장애를 반응성(reactive)과 내인성(endogenous)으로 나누었던 DSM-II에서 우울신경증(depressive neurosis) 또는 반응성 우울증(reactive depression)은 다른 불안장애들과 함께 신경증(neurosis) 카테고리로 묶였다. 정신역동적으로 신경증은 불안에 대한 반응이므로, 우울신경증 역시 불안의 한 표현형이다.[20] 불안을 유발하는 자극에 대해 방어기전을 작동시킨 결과 우울반응이 나타난 것이다. 그러나 DSM-III 이후에는 정동장애와 불안장애가 각각 독립적인 카테고리로 취급되어서, 한 환자가 불안과 우울을 동시에 겪을 때 기분장애와 불안장애의 두 질환이 병발하는 것으로 진단될 수 있다. 하지만 불안해 하는 우울신경증 환자를 두 가지 병을 가진 것으로 보는 것은 도구적 분류체계가 만들어 낸 가공물(artifact)이다.

대상 없는 불안: 만성과 급성

DSM-II의 불안신경증(anxiety neurosis)은 대상이 없는 만성적인 불안상태를 의미하였다. 그런데 DSM-III는 대상 없는 불안을 만성적인 것과 급성·전격적인 것으로 구분하였다. 이전의 불안신경증 개념과 연결된 전자는 범불안장애(generalized anxiety disorder)라는 진단을 갖게 되었고, 후자는 공황발작으로, 공황발작이 반복되는 상태에 대해 공황장애(panic disorder)라는 질병 개념과 진단명이 새로 도입되었다(21장 신경증의 개념 및 분류 참조).

공황발작 시 심한 교감신경계 항진과 불안이 갑자기 나타난다. 숨막히는 느낌, 이로 인해 자신이 죽을 것 같다는 두려움을 동반한 통제하기 어려운 급성 불안상태다. 대개는 수십 분 내에 회복된다. 특정 대상을 마주친 뒤 나타나는 공포반응은 아니지만, 어떤 환자는 발작을 유발한 요소를 지목해 낸다. 이런 경우 강력한 불안 체험과 그 유발 요소 간에 연상 학습이 생겨서 그것을 회피하는 태도를 갖게 된다. 공황발작이 광장공포증(agoraphobia)과 연결되는 것이다. 상황에 따라 지하철, 엘리베이터 등에 대한 단순공포증(simple phobia, specific phobia)이 생길 수도 있다.

공황발작은 흔히 과호흡 증후군(hyperventilation syndrome)을 동반하는데, 과호흡에 의한 호흡성 알칼리혈증 및 뇌혈관 수축은 교감신경 항진과 별도로 공황발작의 신체증상을 일으킨다. 어지러움(dizziness), 이상감각(paresthesia), 테타니(tetany) 등은 이에 의한 증상이다. 비간질성 경련(non-epileptic seizure)이 나타날 수도 있다.[21]

과호흡 증후군

환자는 질식하는 느낌 때문에 힘껏 숨을 쉬는데 실제로 질식상태가 아니기 때문에 결과적으로 과호흡을 하게 된다. 중추신경계의 '질식 경보 시스템(suffocation alarm system)'의 오작동 때문에 일어난다는 가설이 있다.[22] 과호흡 증후군은 공황발작에 흔히 동반되며 공황장애 신체증상의 상당 부분은 이와 관계되지만, 과호흡 증후군을 겪은 사람의 다수에게 공황장애가 진단되는 것은 아니다.

대상이 있는 불안: 학습된 불안

개체가 생활하면서 위험한 대상을 만났지만 다행이 살아남았다면, 이 상황이 학습되어 다음 번 비슷한 상황이 닥쳤을 때 미리 대처할 수 있어야 생존 가능성이 높아진다. 즉 불안은 학습되어야 한다. 학습된 불안의 대표적인 예가 실험실 쥐의 공포 조건화다. 불빛 조건자극 후 전기충격을 체험한 실험동물은 같은 불빛에 노출되거나[단서 조건화(cue conditioning)] 전기충격을 받았던 장치에 다시 들여다 놓으면[맥락 조건화(contextual conditioning)] 얼어붙는 반응을 보인다.[23] 조건화된 회피(avoidance) 반응도 일어난다. 조건화 미각혐오(conditioned taste aversion) 실험에서, 단맛과 복통이 결합된 것을 한번 경험한 쥐는 본능적으로 좋아하기 마련인 설탕물을 회피한다.[24] 이런 학습은 강력해서 한 번의 경험만으로 일어난다. 진화적으로 보면, 공포 조건화의 얼어붙기는 갑자기 나타난 포식자 앞에서 자신을 숨기는[움직이지 않음으로써 포식자의 관심에서 벗어나는] 반응이며, 조건화 미각혐오는 독성 먹이를 반복 섭취하지 않도록 막는 반응이다. 한 번의 반응 실패만으로 죽음에 이를 수 있는 위험한 자극이므로, 강력한 학습을 하도록 진화되었을 것이다.

공포 조건화는 다양한 단순공포증의 모델이지만, 특히 강력한 경우는 외상후스트레스장애(PTSD)의 모델이 된다.[25] DSM-5에 제시된 바로, PTSD를 일으키는 자극은 죽음, 심한 손상, 성폭력 등(actual or threatened death, serious injury, sexual violence) 생존에 대한 위협이므로, 한 번만 경험해도 강력한 학습이 일어날 수 있다. 물론 인간은 복잡한 문화적 맥락 아래 살고 있으므로, 위협적인 자극은 더 다양하다. 학습된 상황은 기억에 떠오름, 꿈, 해리성 반응 등으로 고통스럽게 재체험되며, 환자는 결국 관련된 자극을 회피하게 된다. 회피는 가장 안전하게 위험 자극에서 벗어나는 대처법의 하나다. 적합도를 높여야 할 회피 반응이 병적으로 간주되는 것은, 같은 위험을 다시 겪을 가능성이 거의 없음에도 극단적인 회피가 지속되어 사회인으로서의 건강한 생활이 방해받기 때문이다.

대상이 있는 불안: 선험적 공포

그런데 고소공포증(acrophobia), 거미공포증, 뱀공포증 등 몇 가지 단순공포증은 이전의 자극노출 없이도 나타난다. 공포반응을 일으키는 자극은 학습된 것 이외에 선천적인 것이 있다. 진화적으로 보면 이 대상들은 진화 중 인류에게 위협이 되었을 자극들로, 이를 회피하는 유전적 형질을 갖는 개체들은 학습한 뒤에야 회피가 가능하게 된 개체들보다 적합도가 높았을 것이다. 따라서 이런 자극들에 대한 공포는 선택되어 우리 유전자에 쓰여 있다고 보아야 할 것이다. 선험적 공포는 인간 이외의 종에도 있어서, 고양이를 본 적 없는 실험실 쥐도 고양이 냄새에 공포반응을 나타낸다.[26] 인류의 진화적 형질이 결정된 진화적 적응 환경(EEA) 시기에는 적합도가 높았을 이런 형질들은 현재의 문화적 환경에서는 적응가치가 없다. 이런 형질의 발현인 선험적 공포증은 결과적으로는 건강한 생활을 방해할 수도 있으므로 질병으로 간주된다.

타고난 공포증들이 행동요법(behavioral therapy)으로 치료될 수 있다는 것은 유전자에 쓰인 공포반응도 학습에 의해 조절될 수 있음을 의미한다.[27] 공포반응은 학습에 의해 만들어질 수도 있지만 제거될 수도 있는 것인데, 불안 학습의 양방향 가소성(plasticity) 자체는 진화과정에서 얻어진 능력일 것이다. 위험한 대상은 진화 중 고정적이지 않았을 것이므로, 공포반응은 가소성이 있는 것이 더 적응적이다.

강박장애와 공포장애의 불안

강박장애는 DSM-5에서 독립된 카테고리가 되었지만 그 이전까지는 불안장애의 일종으로 분류되었다. 강박장애 환자가 증상을 일으키는 상황에 놓였을 때 느끼는 것은 공포 비슷한 심한 불안이다. 그러나 진화적 관점에서 강박장애와 공포장애 불안의 차이점을 몇 가지 지적할 수 있다.

공포장애의 대상은 실제로 위협이 되었던 것들이지만, 현대인의 일상생활에서 수시로 접하는 것은 아니다. 공포장애의 대상은 선험적이거나 몇 번의 학습에 의해 결정된다. 반면 강박장애에서 불안을 유발하는 대상은 실제로는 위협적이지도 않고 흔하게 접하므로, 정상적으로는 대처반응을 보일 필요가 없는 것들이다. 이런 차이점은 강박장애에서는 대상 자체의 속성보다는 의미 없었던 대상에 현저성을 부여하는 과정이 문제가 됨을 시사한다. 강박증상은 갑자기 발생하는 경우가 많지만 수년이 지난 뒤에야 치료를 시도하는데,[28] 이 기간 동안 반복되는 접촉을 통해 현저성이 증가하다 보면 초기의 사소한 불안은 심한 공포의 수준으로 증폭된다. 이런 기전은 반복적 베이지언 추론에 의해 믿음이 강화되는 망상의 발생기전[29]과 비슷할 수 있다. 공포증의 대상은 인지와 추론 이전에 결정되는 반면, 강박장애의 대상은 일종의 추론 단계를 거치므로, 인지적 작업과 관계된다.

공포와 강박은 불안반응에도 차이가 나는데, 공포반응인 얼어붙기는 자율신경계와 변연계가 유발하는 본능적 반응인 반면, 강박사고의 불안에서 벗어나려는 강박행위들은 실행기능의 지배를 받는 도구적 행위들이다. 이렇게 병리의 진화적 수준이 다르다는 것은 강박장애가 공포장애보다는 진화적으로 더 늦게 발달한 뇌기능과 관계되는 질환이라 보게 한다. 행동치료가 효과적이라는 점은 두 상태의 유사점을 시사하지만 공포장애의 치료는 인지적 측면이 적은 순수 행동치료가 되고, 강박증의 치료는 인지적 요소를 포함한 인지행동치료가 된다.

강박장애의 병리를 진화적으로 이해하기 위해서는 왜 실제로는 위험하지 않은 대상이 현저성이 부여되도록 선택되었는지를 생각할 필요가 있다. 흔한 강박증상인 확인하기와 씻기는, 당장의 생존이 걸린 위험대상은 아니더라도 잠재적인 위험요인인 포식자나 감염원의 존재 가능성을 확인하고 대처하는 행위에서 기원한 것으로 볼 수 있다. 따라서 위험해 보이지 않는 대상에 대한 불안반응이지만 원래는 적응적 역할을 가졌다.[30] 한편, 현대인의 손씻기 및 오염 강박에서 문제가 되는 대상은 눈에 보이지 않는 세균인데, 이것은 문화적 전달을 통한 간접 경험으로도 불안반응이 학습될 수 있음을 보여 준다.

위험하거나 불쾌한 자극에 대한 다른 정동반응

분노

분노(anger)는 손상, 도발, 위협하는 자극을 마주했을 때 유발되는 불쾌한 상태의 강력한 정동이다.[31] 심한 불쾌감은 공격적인 언어나 행위로 표출된다. 표출되지 않도록 억제하는 경우에도 교감신경계 활성 등 자율신경계 반응은 일어난다. 다른 정동처럼, 분노는 주관적 정동이면서도 관찰 가능한 행동적 요소가 많아서 일상적 대화 중 우리는 상대방이 분노한 것을 알아차릴 수 있다. 진화적으로 보면 분노는 해로운 자극에 대한 방어와 관계된다. '싸움 또는 도망(fight or flight)'의 싸움 쪽이다. 분노의 표출, 싸움 반응이 성공적인 경우는 문제가 해결되어 불쾌함을 유발한 대상이 물러나며 주관적으로 카타르시스를 느끼게 된다. 그러나 자극과민성 때문에 불쾌감의 역치가 낮아져서 일어나는 분노의 경우, 행위로 표출되어도 카타르시스가 없고 불쾌감도 줄어들지 않는다.

사회생활을 하는 인간에서 분노의 표현은 문화적 규범의 통제를 받는다. 병적인 분노의 경우 유발 요인이나 반응의 강도가 같은 문화권의 일반인이 보기에는 납득하기 어렵다. 망상을 가지고 있어서 중립적 자극을 해로운 것으로 보거나, 자극과민성 때문에 큰 관심을 가질 필요가 없는 자극에 대해 민감하게 반응하는 경우 등에서, 개인은 분노 표출의 문화적 규범을 준수할 능력을 잃을 수 있다.

초조

초조는 불안의 정신운동성 표출이다. 초조는 신체적 안절부절못함과 각성의 증가를 일으킨다. 불안이 유발하는 각성상태는 대상에 대한 대처 반응을 준비시키므로 진화적 적합도를 높인다. 그러나 초조는 문제를 해결하는 데 도움이 되는 도구적 행위가 아니므로 목적이 없고 적응적 가치도 낮다.

혐오

혐오는 매우 불쾌한 것을 거부하고 피하려는 강한 정동이다.[32] 혐오감을 일으키는 자극원은 자신을 직접 공격하는 것은 아니지만 다른 방식으로 해칠 수 있는 것들로, 혐오는 그 대상을 회피하게 만든다. 예컨대 배설물에 대한 혐오는 잠재적인 감염원을 피하게 만든다. 인류에서는 대상이 가진 사회문화적 가치 때문에 어떤 대상에 대한 혐오가 생길 수도 있다. 혐오는 주관적 느낌과 함께 표정이나 행위로 표출된다.

자극과민성

자극과민성은 내외적 자극에 대해 불쾌한 정동을 느끼는 역치가 낮거나, 불쾌 정동의 행동적 표현을 조절하는 능력이 떨어진 것을 특징으로 하는 상태다.[33] 주관적 느낌은 강한 불쾌감이며, 행동은 초조나 분노폭발(temper outburst) 등 목적지향성이 낮은 정신운동성으로 나타난다. 목적지향적 행위를 하더라도 일관성이 부족하여 목적 달성이 어렵다. 다양한 정신질환 및 정신병리 상태가 자극과민성과 관계된다.

DSM-5에 새로 등장한 파탄적기분조절장애(disruptive mood dysregulation disorder)는 소아청소년기의 자극과민성 및 분노폭발 등을 특징으로 하는 상태로, 우울장애 카테고리에 소속되어 있다. 이들의 자극과민성은 조증과는 다르지만, 최근의 임상적 경향 아래서는 이런 상태가 양극성장애 카테고리로 진단될 수 있기 때문에, 양극성장애의 과잉 진단과 과잉 치료를 막기 위해서 별도의 진단으로 만들어 우울장애에 소속시켰다.[15] 이 병을 특징짓는 자극과민성은 불쾌감이라는 정동과 관계되므로 기분장애에 소속시킨 것 같지만, 이 상태가 우울증의 일종이라는 증거는 부족하다.[34]

정신병리학적 관심의 대상인 다른 정동상태

고양된 느낌

어떤 체험을 겪으면서 개인에게 고양된 느낌(exalted feeling) 또는 황홀경(ecstasy)이 나타날 수 있다. 황홀경은 자신이 이전과 질적으로 달라진 더 높은 상태가 되어, 우주와 합일되고 깨달음을 얻었다는 느낌이다[깨달음(epiphany)]. 단순한 정동상태가 아니라 '자아 및 생활세계에 대한 지각, 인지, 태도 등 다양한 영역에 나타난 총체적 변화'인데, 강력한 정동을 동반하므로 여기 기술한다. Sims는 이 상태를 자아경계 장애로 분류하고 있다.[1] 이 상태에서 탈현실감이나 이인증 수준의 자아감 변화는 있지만, 자아장애라 할 때 문제가 되는 수행감(agency) 및 소속감(ownership)의 문제는 없으며 자아의 통합성도 흩어지지 않는다.

이 체험 자체는 병적인 것이라 할 수 없지만 정신병리의 배경하에 나타나는 경우도 있다. 예컨대 조증에 동반된 과대망상이 고양된 느낌으로 이어질 수도 있다. 조현병 환자가 갑작스레 종교적 성질의 세계관과 관계된 망상을 갖는 경우 고양된 느낌이 동반될 수도 있다[apophany]. 부흥회 등에서의 강력한 종교적 체험도 이런 고양된 느낌을 동반하는데, 정신병리학적으로는 해리 상태로 볼 수 있다. 향정신성 약물 복용, 측두엽 뇌전증 등 기질적 조건에서도 이런 느낌이 나타날 수 있다.

참고문헌

1 Sims A. 마음의 증상과 징후(3판). 서울: 중앙문화사; 2006.

2 Duncan S, Barrett LF. Affect is a form of cognition: A neurobiological analysis. Cogn Emot. 2007;21(6):1184-211.

3 Zajonc R. Feeling and thinking: Preferences need no inferences. Am Psychol. 1980;35:151-75.

4 LeDeux JE. The Emotional Brain: The Mysterious Underpinnings of Emotional Life. New York: Simon & Schuster: 1996.

5 Commissaris RL. Conflict behaviors as animal models for the study of anxiety. In: van Haaren F, editor. Methods in Behavioral Pharmacology. Amsterdam: Elsevier; 1993. p. 443-74.

6 James W. What is mind. Mind. 1884;9:188-205.

7 Ekman P, Friesen WV. The repertoire of nonverbal behavior: Categories, origins, usage, and coding. Semiotica. 1969;1:49-98.

8 Wundt WM. Principles of Physiological Psychology. Volume 1. Scholar's Choice; 2015.

9 Rubin DC, Talarico JM. A comparison of dimensional models of emotion: Evidence from emotions, prototypical events, autobiographical memories, and words. Memory. 2009;17(8):802-8.

10 Harmon-Jones E, Gable PA, Prince TF. Does negative affect always narrow and positive affect always broaden the mind? Considering the influence of motivational intensity on cognitive scope. Curr Dir in Psychol Sci. 2013;22:301-7.

11 강웅구, 김혜수. 정신과 진단체계에 대한 역사적 고찰: 우울증 개념을 중심으로. 신경정신의학. 2014;53:1-34.

12 Stefanis CN, Stefanis NC. Diagnosis of depressive disorders: A review. In: Maj M, Sartorius N, editors. Depressive Disorders. Chichester: John Wiley & Sons; 1999. p. 1-51.

13 Zisook S, Paulus M, Shuchter SR, Judd LL. The many faces of depression following spousal bereavement. J Affect Disord. 1997;45(1-2):85-94. Discussion-5.

14 American Psychiatric Association. Diagnostic and Statistical Manual of Mental Disorders. 4th ed (DSM-IV). Text revision. Washington D.C.: APA; 2000.

15 American Psychiatric Association. Diagnostic and Statistical Manual of Mental Disorders. 5th ed (DSM-5). Arlington: American Psychiatric Publishing; 2013.

16 Coryell W. The practical importance of temporal sequencing and secondary

depression. In: Maj M, Sartorius N, editors. Depressive Disorders. Chichester: John Wiley & Sons; 1999. p. 65-8.

17 Organization WH. The ICD-10 Classification of Mental and Behavioral Disorders. Clinical Descriptions and Diagnostic Guidelines. Geneve: World Health Organization; 1993.

18 Kraepelin E, Diefendorf AR. Clinical Psychiatry: A Textbook for Students and Physicians. London: Macmillan; 1902.

19 Prien RF, Himmelhoch JM, Kupfer DJ. Treatment of mixed mania. J Affect Disord. 1988;15(1):9-15.

20 American Psychiatric Association. Diagnostic and Statistical Manual of Mental Disorders. Washington D.C.: APA; 1952.

21 Indranada AM, Mullen SA, Duncan R, Berlowitz DJ, Kanaan RAA. The association of panic and hyperventilation with psychogenic non-epileptic seizures: A systematic review and meta-analysis. Seizure. 2018;59:108-15.

22 Cowley DS, Roy-Byrne PP. Hyperventilation and panic disorder. Am J Med. 1987;83(5):929-37.

23 Curzon P, Rustay NR, Browman KE. Chapter 2. Cued and contextual fear conditioning for rodents. In: Buccafusco JJ, editor. Methods of Behavior Analysis in Neuroscience. 2nd ed. Boca Raton: CRC Press/Taylor & Francis; 2009.

24 Cunningham CL. Pavlovian drug conditioning. In: van Haaren F, editor. Methods in Behavioral Pharmacology. Amsterdam: Elsevier; 1993. p. 349-81.

25 Baldwin DV. Primitive mechanisms of trauma response: An evolutionary perspective on trauma-related disorders. Neurosci Biobehav Rev. 2013;37(8):1549-66.

26 McGregor IS, Hargreaves GA, Apfelbach R, Hunt GE. Neural correlates of cat odor-induced anxiety in rats: Region-specific effects of the benzodiazepine midazolam. J Neurosci. 2004;24(17):4134-44.

27 Bracha HS. Human brain evolution and the "Neuroevolutionary Time-depth Principle": Implications for the reclassification of fear-circuitry-related traits in DSM-V and for studying resilience to warzone-related posttraumatic stress disorder. Prog Neuropsychopharmacol Biol Psychiatry. 2006;30(5):827-53.

28 Sadock BJ, Sadock VA, editors. Comprehensive Textbook of Psychiatry. 8th ed. Philadelphia: Lippincott Williams Wilkins; 2004.

29 Park JS, Kang UG. How delusion is formed? Med Hypotheses. 2016;87:61-5.

30 Brüne M. Textbook of Evolutionary Psychiatry. Oxford: Oxford University Press; 2008.

31 Videbeck SL. Psychiatric Mental Health Nursing. Philadelphia: Lippincott

Williams & Wilkins; 2006.

32 Badour C, Feldner M. The role of disgust in posttraumatic stress: A critical review of the empirical literature. J Exp Psychopathol. 2018;9:1-26.

33 Snaith RP, Taylor CM. Irritability: Definition, assessment and associated factors. Br J Psychiatry. 1985;147:127-36.

34 Axelson D, Findling RL, Fristad MA, Kowatch RA, Youngstrom EA, Horwitz SM, et al. Examining the proposed disruptive mood dysregulation disorder diagnosis in children in the longitudinal assessment of manic symptoms study. J Clin Psychiatry. 2012;73(10):1342-50.

20

기분장애의 분류학

정신질환의 진단분류학은 이 책의 범위를 넘어선다. 그러나 기분장애는 정동의 정신병리만으로는 정의하거나 이해하기 어려운 질병이다. 따라서 정동의 정신병리와 별도로 기분장애라는 진단적 구성체와 관련된 정신병리학적 고찰이 필요하다.[1]

기분장애의 분류학적 특성

기분장애들에서 임상적으로 가장 중요한 점은 '기분[정동]'장애라는 이름이 질병의 핵심과 큰 관계가 있어 보이지 않는다는 점이다. '섭식거부증'을 '신경성식욕부진증'이라 잘못 이름 지은 것보다 더 심각한 것은,

1 이 장 내용의 많은 부분은 비슷한 주제에 대한 저자의 과거 논문[1]에 의거한다.

기분장애는 정동의 문제기도 하다는 점이다. 그런데 정동에서 그만둔다면, 이 질환들을 이해하는 데 필수적인 인지, 의지력, 정신운동성, 에너지 등 다양한 영역의 병리를 간과하게 된다.

다음으로 중요한 것은 매우 이질적인 조건들이 한 진단명 아래 모여 있다는 점이다. DSM-III 및 ICD-9 이후 등장한 주요우울장애라는 진단명 아래 역사적으로 서로 다른 병으로 보아 왔던 다양한 상태들이 아무런 배경 설명 없이 섞여 있다. 심지어 이전 분류체계에서 정신병에 속해 있던 조건과 신경증에 속해 있던 조건이 같이 포함되기도 하였다.

또 한 가지는 삽화와 질환[진단]을 구분하고 있다는 점이다. 진단은 삽화들의 단순 조합에 의해 정의되므로, 진단을 위해 중요한 것은 개별 삽화를 잘 수집하는 것이다. 진단 매뉴얼들도 삽화에 대해서는 자세하게 기술하지만 진단 자체에 대해서는 간단히만 기술하고 있다.[2] 그런데 기분장애들을 삽화 중심으로 이해하는 것은 크레펠린이 조울병을 정의할 때 종적 경과를 중요시한 전통과 관계될 것이지만, 멜랑콜리아나 우울신경증에 해당되는 것은 아니었다. 또한 삽화의 어떤 조합을 어떤 진단으로 볼 것인가에 대해 크레펠린과 현대 분류학은 많이 다르다.

정동의 병리가 양극성이라는 점도 중요한 특징이다. 많은 정신병리들은 단극성이어서 병적 특성이 없으면 정상, 그 특성이 높으면 병적이라 보게 된다. 그런데 정동은 정량화했을 때 중앙이 정상이며 양쪽으로의 편이가 모두 병적으로 간주된다. 방향뿐만 아니라 변화의 진폭 역시 과소/과다 모두가 병적으로 간주된다. 정동의 방향과 변이성 두 변인으

2 DSM-5에서 양극성장애의 진단기준 일부를 구성하는 주요우울'삽화'와 주요우울장애의 '진단'기준은 실질적으로 같은데, 이전 판에 비해 개념적으로 혼란스러운 측면이 있다. 진단과 삽화는 같은 것이 아니기 때문이다.

로 다양한 조합이 가능한데, 이 조합은 진단과 관계된다. 병리가 양극성인 것은 정동뿐만 아니라 의지력, 인지 내용[낙관 또는 비관], 정신운동성 등에서도 나타나는데, 이들은 모두 기분장애와 관계된다. 이때 각 영역의 병리가 편이 되는 극성(polarity)들이 서로 모순되는 경우도 있다. 환자를 이해하기 위해서는 이런 문제도 고려해야 한다. 즉 개별 정신병리보다는 다양한 정신기능 영역 병리들의 프로파일에 대한 이해가 필요하다.

다음 지적할 점은 진단적 구성체들의 스펙트럼 또는 차원적 요소다. 정신병리의 강도와 지속성 등을 연속 변인으로 보면 성격적 특성 또는 인격장애-약화된 형태의 임상질환-임상 양상을 충분히 보여 주는 전형적 질환을 한 축선에 담을 수 있다는 개념이다. 개별 정신병리만 들여다보아서는 이 전망을 추적하기에 부족하다. 차원적 개념은 정신병 등 다른 질환군에서도 제기되고 있지만, 기분장애는 양극성이라는 점, 정동의 방향과 진폭은 정상적으로도 충분한 변이성을 갖는다는 점 등 때문에 다른 질환에서보다 차원적 이해가 더 복잡해진다.

기분장애 분류학과 관계된 고전적 개념들

현재의 기분장애 분류체계를 이해하기 위해서는 먼저 역사적 고찰이 필요하다.

신경증과 정신병[3]

신경의 질환[그리스어 νεῦρον (nerve) + ωσις (disease)]이라는 어원을 갖는 신경증(neurosis)은 19세기 중반까지는 신경병리학적(neuropathologic), 즉 기질성 질환을 의미하는 용어였으나, 이후 심인성을 의미하는 것으로 용도가 바뀌었다. 그러면서 기질성 질환에 대해서는 정신병(psychosis)이라는 용어가 사용되었다. 정신병은 증상은 심리적으로 발현되지만[psychic] 원인은 신경병리적인[neurosis] 질환을 의미하였다.[2] 따라서 신경증-정신병의 구분은 원래 병인론적인 것이다. 슈나이더도 정신병은 기질성 상태, 신경증은 체험의 이상으로 분류한 바 있다.[3] 야스퍼스의 입장도 비슷하다. 그에 의하면, 정신병은 신체적 변화의 결과인 내인성 질병과정에 의하므로 인과적 설명(explanation)을 추구해야 하는 데 비해, 신경증은 정상상태와 연속적인 발달과정상의 문제이므로 심리적 이해(understanding)를 추구해야 한다.[4, 5] 정신병은 정상적 발달과정을 거친 신체에 생기는 질환이므로 병 전 인격에 문제가 없고, 내과적 질환과 마찬가지로 신체적[약물] 치료가 가능하다. 그러나 신경증은 개인의 인격이 형성되는 초기 발달단계의 체험과 관련된 뿌리 깊은 문제로서, 건강한 발달과정을 재체험하여 인격의 변화가 일어나야 치료가 가능하다. 우울증들 중에서는, 정동 정신병(affective psychosis)으로 분류되는 멜랑콜리아는 내인성이며 병 전 인격에 문제가 없고 약물 및 전기경련치료 반응이 좋은 반면,[6, 7] 우울신경증은 반응성이며 약물보다는 정신분석치료의 대상이라 생각되어 왔다.

그러나 실질적으로 두 상태는, 규명하기 어려운 질병의 기원이나 병 전 인격보다는 관찰되는 증상에 의해 구분되었다. 정신병 연구가 수용소(asylum) 환자들을 통해 발전된 것에 비해 신경증 연구는 도심 사무실을 방문하는 환자들을 통해 이루어졌기 때문에, 신경증은 정신병에 비해 심

3 신경증과 대조되므로 정신증이라 하는 것이 더 적절해 보이지만, 우리 학계에서 정신병이라는 용어가 더 널리 사용되는 점을 감안하여 이 책에서는 정신병, 정신병적이라 기술할 것이다.

표 20-1. DSM-I의 정신병(정신병 반응), 신경증(정신신경증 반응), 인격장애(행동반응) 분류

대분류명	Psychotic reactions	Psychoneurotic reactions	Behavioral reactions
소속 진단	• Affective reactions • Schizophrenic reactions • Paranoid reactions	• Anxiety reaction	• Personality disorders
병리 (방어기제)	• Severe affective disturbance • Profound autism and withdrawal from reality • Formation of delusion or hallucination	• Anxiety (expressed or controlled by defense) • Dissociative reaction • Conversion reaction • Phobic reaction • Obsessive compulsive reaction • Depressive reaction	• A pattern of action or behavior

각도 또는 장애 정도가 약한 질환이 되었다. DSM-I에서 신경증, 공식 용어로 정신신경증 반응(psychoneurotic reactions)은 외부 현실을 왜곡하지 않고 인격의 와해가 없으나 부적응 상태가 생애 초기부터 보이는 수가 많으며, 스트레스에 의해 급성으로 발생할 수 있는 질환들이다. 신경증의 주된 특징은 불안이며, 불안은 표현되거나[불안신경증] 우울, 전환, 해리, 대치, 공포증, 반복사고 및 행위 등의 방어로 조절된다. 신경증은 '내외적인 스트레스에 적응하려 노력하는 인격이 불안을 다루기 위해 방어기제(defense mechanism)를 사용하는 것'으로 정의될 수 있다. 한편 정신병 반응(psychotic reactions)은 다양한 정도로 인격이 붕괴되며, 다양한 영역에서 외부 현실을 옳게 검증하고 평가하는 것이 실패하는 상태다. 정신병은 '내외적인 스트레스에 적응하려 노력하는 인격이 심한 정동장애, 심한 자폐 및 현실로부터의 위축, 또는 망상이나 환각을 사용하는 것'으로 정의된다.[8] 환각과 망상이 정신병에 필수적인 요소는 아니었다(표 20-1). DSM-II에서도 망상이나 환각이 있어서 현실 검증이 어려운 경

우뿐만 아니라 정동 변화가 심해서 환경에 적절하게 반응하기 어려운 경우도 정신병이라 정의되었다.[9] 따라서 멜랑콜리아나 조울병은 환각이나 망상이 없어도 정신병으로 분류되었다.

신경증-정신병 양분법은 DSM-III 이후 철폐되었으나 '정신병적(psychotic)'이라는 용어는 계속 사용되었으므로, 그 흔적은 남아 있는 셈이다. 그러나 정신병의 범위는 이전보다 한정되어 환각, 망상, 와해된 언어 및 행동 등을 의미하게 되었다.[10] 따라서 현재 정신병적 우울증은 정동증상이 심한 것만으로는 성립하지 않고, 망상, 환각이나 와해를 동반해야만 진단될 수 있다.

정신신경증과 성격신경증

신경증은 정신신경증(psychoneurosis) 또는 증상성 신경증(symptom neurosis)과 성격신경증(character neurosis) 또는 인격장애(personality disorder)[4]로 구분할 수 있다. 신경증이라는 용어는 일반적으로 정신신경증을 의미한다. DSM-II는 우울신경증을 '내적인 갈등 또는 애정 대상이나 소중한 소유물의 상실 등 뚜렷한 사건 때문에 생긴 우울반응'이라 하고 있어서, 불변적 성격특성이 아닌 자극에 대한 반응 즉 정신신경증으로 정의한다. 그런데 DSM-II에는 정동증상을 갖는 지속적인 상태인 성격신경증[301.x]으로 순환성 인격(cyclothymic personality)이 등재되어 있었다. 그러나 DSM-III에서 이 상태는 성격신경증의 진단코드를 유지한 채 순환

4 DSM-I에서는 인격장애에 대해 행동반응(behavioral reactions)이라는 용어를 사용하였다. 반응(reaction)이라는 용어는 당시 학계의 주된 흐름이었던 정신생물학(psychobiology)의 영향을 받은 것이다. 정신병 반응, 정신신경증 반응 등의 용어에서도 볼 수 있다.

성장애(cyclothymic disorder)[301.13]라는 진단명으로 양극성장애 카테고리로 옮겨 갔다. 따라서 DSM-III에는 정동성 인격장애가 없다. 정동성 인격은 DSM-IV에 우울성 인격장애(depressive personality disorder)라는 잠정적 진단으로 다시 등장하였다가 DSM-5에서 또 삭제되었다. 따라서 현재의 DSM 체계에는 정동의 문제가 주된, 기분장애와 한 스펙트럼 선상에 있는 인격장애 개념은 남아 있지 않다.

반응성과 내인성

멜랑콜리아로 대표되는 내인성 우울증(endogenous depression)은 신체에 병적 과정이 내적으로 발생한 결과로 생기는 병[슈나이더 및 야스퍼스의 정신병]이다. 병적 변화는 일시적이 아닌, 오래 지속되는 것이라 상정된다. 반면 불안을 위장하기 위해 개인이 취하는 반응이 신경증인데, 신경증성 반응의 하나로 나타나는 우울증이 반응성 우울증 또는 우울신경증이다.[8] 그런데 불안에 대해 건강한 방어기제가 아닌 신경증으로 대처한다는 것은 마음에 기본적인 취약성이 있음을 시사한다. 이 취약성은 현 시점에서 환경에 대한 반응으로 일시적으로 나타나는 것이 아니라 개인에게 고착된 특성, 즉 내인성 요소에 가깝다. 이렇게 보면 내인성 우울증과 반응성 우울증은 임상양상으로 구분이 어려울 뿐만 아니라 개념적으로도 뚜렷이 구분되는 것이 아니다. 반응성 우울증의 배경으로서 내인성 취약성이 있는 것이다. 이전의 우울신경증을 계승한 것으로 간주되는 DSM-III 이후의 기분부전장애(dysthymic disorder)[300.40, F34.1]는 발병에 성격적 요소가 많아서, 환경의 역할은 적응장애에서처럼 절대적인 것은 아니라 기술되어 있다.

우울증 관련 주요 진단적 개념들

우울증의 진단분류학은 잘 정의되지 않은 개념들이 무질서하게 섞여 있는 것처럼 보인다. 이 혼란은 다양한 우울상태들이 자연종으로 잘 정립되지 못한 때문일 것이다. 또한 관행적인 분류체계 아래서 교육받은 정신의학자들이 현재의 분류체계를 실재화하면서 새롭게 관찰하기를 포기한 탓도 있을 것이다.

고전적 멜랑콜리아

멜랑콜리아라는 오래된 용어는 DSM-III 이후 주요우울장애에 통합되기까지 심한 우울상태에 대한 진단명이었다. 멜랑콜리아의 중심적 양상은 슬픈 정동보다는 '정신기능의 상실, 억제, 감소 및 저하'였다. 그런데 에스키롤이 심한 슬픔과 애도반응을 기술하기 위해 제시한 lypémanie 개념은 멜랑콜리아를 '슬픈 정동을 주 증상으로 하는 질환'인 우울증으로 변환하는 데 기여했다. 우울이라는 용어는 신경쇠약(neurasthenia)이나 단순한 슬픔까지도 함축하고 있었으므로, 우울증이라는 용어는 정동 증상을 갖는 정신질환의 진단적 문턱을 낮추는 역할을 했다.[11] 멜랑콜리아는 뚜렷한 증후군이었던 반면, 우울증은 멜랑콜리아 외에도 다양한 상태를 포함하는 비특이적 개념이었기 때문이다. 따라서 멜랑콜리아가 주요우울장애에 편입된 이후 질병분류학의 혼란이 초래되었다는 비판이 제기되기도 한다.[12] 우울증 증상에 대한 요인분석 연구들은 대개 멜랑콜리아를 독립된 요인으로 찾아내며, 카테고리적 분석들도 질적으로 뚜렷한 멜랑콜리아의 존재를 보여 준다.[13] 물론 실제 임상에서 한 환자의 우울증이 멜랑콜리아성인지 아닌지 구분하는 것은 간단치 않다. 한 개인에서도 시기에 따라 양상이 변하기도 한다.

주요우울삽화

DSM-III에 처음 등장한 주요우울삽화는 주요우울장애를 진단할 때 필요한 모든 요건을 포함하므로 일시적 상태인 삽화에 대한 기술이라기보다는 진단적 개념에 가깝다. 양극성장애와 우울장애를 별도의 장으로 나눈 DSM-5에서 주요우울삽화는 바로 주요우울장애의 진단기준이 된다. 물론 양극성장애를 진단할 때 주요우울삽화는 삽화일 뿐 진단기준이 아니다.

DSM-III에서 주요우울삽화를 정의했던 항목들은 DSM-5까지도 변화가 거의 없다. 이 항목들은 정동, 생리적 기능, 정신운동성, 의지력 또는 에너지 및 인지 등으로 구성된다(19장 정동과 정동의 병리 참조). 주요우울삽화가 등장하면서 멜랑콜리아는 진단명에서 빠지고, 삽화의 특정자(specifier)로서만 남게 되었다[멜랑콜리아 양상(melancholic features)]. ICD-10에서는 우울삽화(depressive episode)[5]의 한 양상으로 신체증후군(somatic syndrome)을 정의하는데, DSM의 멜랑콜리아 양상과 비슷한 개념이다.

주요우울삽화와 멜랑콜리아

도구적 체계는 기본적으로 우울상태들 간의 질적 차이를 고려하지 않지만, 그래도 멜랑콜리아를 주요우울삽화의 특정한 아형 정도로는 인정하고 있다. 이 체계들에서 두 개념의 관계를 살펴본다.[6]

5 DSM 주요우울삽화에 해당하는 ICD-10 개념은 우울삽화다. 이 책에서 주요우울삽화라 언급할 때는 ICD-10의 우울삽화 개념까지 포함한다.

6 여기 열거된 우울삽화의 증상 항목들은 DSM이나 ICD의 진단기준을 저자가 풀어서 정리한 것이다.

1) 관심과 즐거움의 상실[무쾌감증]

이 증상은 멜랑콜리아 및 신체증후군을 정의하는 첫 항목이다.[7] 무쾌감증은 오래전부터 내인성 우울증의 특징으로 간주되었다.[14] 무쾌감증의 정동은 슬픈 기분이 아닌, 감정 반응성의 감소 또는 부재에 가깝다. '느낌을 상실한 느낌'으로, 슬픈 기분조차 느껴지지 않는, 마음이 메마른 상태로 환자를 당혹스럽게 만든다. 강력한 정동적 자극에도 반응이 없다. 도구적 진단기준에는 이 뉘앙스가 잘 반영되어 있지 않은 것 같다. DSM-5에는 즐거운 자극에 반응이 없다는 정도로 기술되어 있다.

2) 식물기능(vegetative function) 증상

식욕, 수면, 성욕 등을 포함하는 식물기능 증상은 기본적인 신체적 욕구 즉 욕동과 관계된다. 멜랑콜리아 증상으로 조기 기상, 식욕 및 체중 감소, 성욕의 심한 감소 등이 제시된다. 식물기능 증상은 주요우울삽화를 정의하는 일반적 기준에도 속하지만, 멜랑콜리아-신체증후군과 더 특이적으로 관계된다. 멜랑콜리아의 내인성은 신체적, 즉 신경생물학적 기반과 관계된다.

3) 정신운동성(psychomotor) 증상 및 의지력

우울상태의 초조(agitation)는 조증의 목적지향적 정신운동성 과활성과 달리, 자극과민성이나 안절부절못함 등과 관계된다. 목적지향성[의지력]은 감소한다. 따라서 우울상태에 더 특징적인 것은 지체(retardation)다. 정신운동성 변화는 DSM 주요우울삽화 기준에는 있으나 ICD-10 우

7 DSM-5에서는 즐거움의 상실이며 ICD-10에서는 관심이나 즐거움의 상실이다.

울삽화 기준에는 없다. 단, ICD-10의 신체증후군에는 속한다. 즉 우울삽화 일반보다는 신체증후군과 더 관계된다. 멜랑콜리아에 대한 CORE 척도도 정신운동성을 멜랑콜리아의 핵심으로 보고 있다.[15]

4) 인지증상

집중력장애는 인지기능 효율성의 감소 또는 에너지 감소를 시사한다. 식물기능 증상처럼, 신체상태를 반영한다고 볼 수 있다. 반면 DSM-5의 주요우울삽화 진단기준 항목 (7)과 (9), ICD-10의 우울삽화 기타 증상 (b)-(d)는 인지내용에 대한 항목들인데(19장 정동과 정동의 병리 참조), 우울증의 인지적 특성으로 거론되는 문제들이다.[16] 인지이론은 내인성 즉 신체적 과정으로서의 우울증보다는 환경과의 상호작용과 관계된 우울증을 더 잘 설명하므로, 인지내용 증상은 멜랑콜리아보다는 반응성 우울증과 더 관계 깊다고 볼 수 있다.

요약하면, DSM-5 및 ICD-10에서 주요우울삽화를 정의하는 항목들은 인지 내용에 대한 것을 제외하고 반응성 우울증보다는 멜랑콜리아의 특성을 더 잘 기술하는 것으로 볼 수 있다. 이는 주요우울장애가 우울신경증보다는 정동정신병을 이어받은 개념임을 시사한다. 그러나 현재의 멜랑콜리아는 주요우울삽화라는 비특이적 상태에 약간의 특이성을 부여하는 요소로만 간주된다. 이런 특이적 요소로는 아침에 기분이 악화됨[DSM/ICD], 특유적 느낌[DSM], 죄책감[DSM]이 제시되고 있다.

도구적으로 정의된 멜랑콜리아

도구적 진단체계에서 멜랑콜리아 또는 멜랑콜리아 양상에 대한 정의는 변해 왔다. DSM-III에 선행하는 연구진단기준(research diagnostic criteria)[17]에서 내인성 우울증 진단기준은 (1) 특유적 느낌, (2) 정동반응성 없음[좋은 일이 생겨도 즐겁지 않음], (3) 아침에 악화, (4) 흥미나 즐거움 상실 등이다. 논란이 되는 것은 (1)인데, 특이도는 높지만 신뢰도 높게 평가하기 어려운 항목이다.

주요우울삽화가 도입된 3판 이후의 DSM 체계에서 멜랑콜리아는 삽화의 특정자가 되었다. 멜랑콜리아 기분 특유의 질(distint quality)에 대해 DSM-III는 애도의 느낌과 분명히 다르다는 정도로 규정하는 반면, DSM-5는 심한 낙심, 절망 및 비관 또는 공허한 마음(profound despondency, despair, and/or moroseness or by so-called empty mood)이라 더 구체적으로 적시한다. 그러나 멜랑콜리아의 느낌으로 흔히 거론되는 '느낌을 상실한 느낌'과는 다소 거리가 있어 보인다.

멜랑콜리아가 특이적 증후군임을 꾸준히 주장해 온 Parker 등은 멜랑콜리아를 감별하기 위해 CORE 척도를 개발하였는데, 여기서 멜랑콜리아의 임상 양상은 다음과 같이 정의된다.[15] 정신운동성이 핵심이다.

1) 정동: 단순한 불쾌감(dysphoria)보다는 걱정(apprehension)에 가까우며, 아침에 악화된다. 둔마, 무반응성, 무쾌감증 등도 나타난다.
2) 정신운동성: 생각, 말, 행위가 느려진다. 그러나 안절부절못함, 상동증 등 과잉행동-초조가 나타날 수도 있다. 다른 우울삽화와 가장 감별적 가치가 큰 증상이다.
3) 인지: 집중력 및 작업기억에 장애가 있다.
4) 식물기능: 수면 및 식사가 양적·질적으로 감소한다.
5) 정신병: 가끔 나타나는데, 주제는 죄책감, 황폐해짐, 질병, 허무 등과 관련된다.

단극성 우울증들

DSM-II에서 우울증상이 주된 질환은 (1) 우울형 조울병, (2) 갱년기 멜랑콜리아, (3) 우울신경증, (4) 순환성 인격, (5) 적응장애(adjustment disorder) 등이 있다. (1), (2)는 DSM-III 이후 주요우울장애가 되었다. (3)은 반응성 우울증으로 DSM-III 이후 기분부전장애가 되었지만, 기분부전장애와 주요우울장애를 구분하는 것은 증상의 심각도이므로 증상만 심하다면 주요우울장애에 속할 수도 있다. (4)는 정의상 증상의 심각도에서 주요우울장애에 속하지 못한다. (5)는 반응성 질환인데, 증상이 심한 경우에는 주요우울장애로 진단을 바꾸어야 한다. 결국 주요우울장애에는 멜랑콜리아뿐만 아니라, 우울형 조울병 및 반응성 우울증이 모두 포함된다. 여기에다가 다수의 학자들이 별도로 주장한 단극성 우울증(unipolar depression)[18-21]은 멜랑콜리아 및 조울병과는 별개로 주요우울장애가 된다.[8] 이들 사이에 어떤 관계가 있는지가 분명치 않은 상태로 진단체계는 개편되어 왔다. DSM-IV 이후에는 이 목록에 비정형 우울증(atypical depression)이 특정자를 통해 추가된다.

비정형 우울증

주요우울삽화의 비정형 양상(atypical features)이 정의된 것은 DSM-IV이므로 비교적 새로운 개념이라 볼 수 있다. DSM-IV 및 DSM-5에서 비정형 양상은 아래와 같이 정의된다.[10]

8 이 단극성 우울증은, 양극성장애의 우울삽화와 구분하는 맥락에서 주요우울장애를 지칭할 때 사용하는 비공식 용어인 단극성 우울증과는 다른 것이다.

A. 기분 반응성(mood reactivity) 있음

B. 다음 중 둘 이상

(1) 체중 또는 식욕 증가

(2) 과수면

(3) 납덩이 같은 무거움(leaden paralysis)

(4) 대인관계상 거절 과민성(rejection sensitivity): 삽화 기간만이 아닌 평소의 성격특성임.

C. 배제기준: 멜랑콜리아, 긴장증성 제외

이 기준은 우울증에 대한 다양한 기술에서 차용한 것으로, 비정형 우울증이 무엇인지에 대한 합의는 아직 부족하다. 비정형 우울증에 대해 아래와 같은 다양한 견해가 존재한다. 비정형이 잘못 구성된 개념이라는 견해는 제외하고 기술한다.

1) 멜랑콜리아와 반대되는 양상

멜랑콜리아를 정형 우울증(typical depression)이라고 할 때 비정형적이란 의미다. 아무리 좋은 일이 있어도 기분이 밝아지지 않는 멜랑콜리아와 달리 즐거운 자극이 있으면 일시적으로 기분이 완화되며, 신체증상도 불면-조기기상 및 식욕부진이 나타나는 멜랑콜리아와 반대다. 그러나 멜랑콜리아성 우울삽화를 겪은 환자에서 다음 번엔 비정형삽화가 나타나기도 하므로, 두 상태는 한 우울증 내에 존재하는 일종의 극성일 수도 있다.

2) 조증삽화의 식물기능과 반대가 되는 양상

체중-식욕 증가 및 과수면은 멜랑콜리아와 반대기도 하지만 조증삽화와도 반대되는 증상이다. 납덩이 같은 무거움도 조증삽화의 체험과는 반대된다. 이 관점에서 비정형 우울증은 양극성 우울증(bipolar depression)과 관계된다고 보기도 한다. 연성 양극성 스펙트럼(soft bipolar spectrum)[22]에서 비정형 우울증은 양극성 우울기로 취급되는 것이다.

3) 특정 성격특성과 관계된 우울증

거절 과민성은 우울삽화 기간의 증상이 아니라 환자의 평소 성격특성으로, 기분불안정 특성(trait mood lability) 또는 순환성 기질 매트릭스(cyclothymic temperamental matrix)와 관계된다.[22] 가볍지만 젊은 나이에 생겨 만성화되며 여성에 많고 기분이 불안정하고 대인관계상의 거절에 민감하다는 특징은 DSM-IV에서 제안되었던 우울성 인격장애와 통한다.[23]

양극성장애와 관계된 개념들

조울병과 양극성장애

조울병이 1850년대 처음 언급되었을 때는 조증과 우울증 사이에서 반복적으로 순환하는 이상성(二相性, biphasic) 정신질환이었다. 그러나 크레펠린이 조울병을 조기치매(dementia praecox)와 구분할 때, 관해-악화를 반복하는 주기적 경과에는 주목하였지만 조-울이 교대하는 순환성을 특징으로 보지는 않았다.[24] 따라서 반복적인 조증, 반복적 우울증 및 교대로 나타나는 형 모두 같은 병으로 간주되었는데, 이런 개념은 DSM-III 및 ICD-10에 양극성장애라는 진단명이 도입되면서 변화가 생겼다. 조증형 조울병과 순환형 조울병은 합쳐져서 양극성장애가 된 반면, 우울형 조울병은 멜랑콜리아 등 다른 우울증과 합쳐져서 주요우울장애가 되었다. 그러면서도 주요우울장애 환자의 일부에서는 경과 중 조증이 나타난다는 식의 애매한 이해를 하게 되었다. 물론 이때는 주요우울장애라는 첫 진단이 잘못된 것으로 보면 그만이었다.

멜랑콜리아와 양극성장애

1970년대 Rafaelsen은 우울형 조울병의 증상이 단순한 우울보다는 멜랑콜리아에 가까우므로 "manic-depressive"가 아닌 "manic-melancholic"이라는 병명이 더 적절하다고 주장하였다.[25] 과거 200년 간의 문헌을 고찰한 결과는 멜랑콜리아가 우울증뿐만 아니라 조증이 되기도 하는 상태로 이해되고 있었음을 보여 주었다.[26] DSM-III 이후에도 멜랑콜리아가 양극성장애의 우울기 혹은 혼합기와 가깝다고 보는 견해가 나타났다.[27] 그러나 DSM-IV 이후 멜랑콜리아와 반대되는 특성을 가진 비정형성이 정의되고, 양극성 우울증과 관계되는 것은 멜랑콜리아보다는 비정형성이라는 주장이 나오게 되었다. 그러면서 멜랑콜리아-비정형 우울증-양극성장애 우울삽화 사이의 관계에 대한 이해는 더 혼란스러워졌다.

양극성 우울증과 단극성 우울증

DSM-5 정의상, 단극성 우울증[주요우울장애]과 양극성 우울증[양극성장애의 우울삽화]의 구분은 우울삽화 자체의 정신병리적 특성이 아닌 질환 경과 중 [경]조증삽화가 존재했는가에 의존한다. 그런데 경조증삽화의 진단기준은 상당히 자의적이기 때문에(19장 정동과 정동의 병리 참조) 많게 보면 주요우울장애 환자의 절반에서까지도 기분 고양을 찾아낼 수 있다.[28] 개념적으로도 문제가 있다. DSM-5에서 양극성장애와 주요우울장애는 별개의 장에 등재된 독립적 질환들이다. 그런데 양극성장애에서 우울삽화는 질병과정의 부분으로 간주되는 반면, 주요우울장애에서는 질병과정 전체를 표상한다. 그런데 우울삽화는 양극성장애와 주요우울장애 간에 임상적 차이가 없다. 다소 일관성 없는 설명이다.

반면 양극성향의 핵심적 요소를 [경]조증의 존재가 아닌 주기성이라고 본다면 반복되는 단극성 주요우울삽화는 과거의 조울병처럼 양극성장애와 같은 병으로 볼 수 있을 것이며, 비주기성 우울증은 멜랑콜리아나 Angst 등의 단극성 우울증을 포함할 것이다. 그리고 양극성 우울증에 대한 증상적 기술은 멜랑콜리아의 개념을 주로 반영한 현재의 주요우울삽화와 달라질 수도 있을 것이다.

단극성과 양극성을 범주적으로 뚜렷이 구분되는 것이 아닌 스펙트럼으로 보아야 한다는 연성 양극성 스펙트럼 모델[29]에서도 일부 우울증은 경조증이 뚜렷하지 않더라도 양극성장애의 일종[가성 단극성 우울증(pseudounipolar depression)]으로 간주된다.[30] 경조증이 되지 않는 우울증 중에도 양극성장애에 속하는 것과 그렇지 않은 것이 있다는 견해인데, 이것도 기분장애를 조울병과 멜랑콜리아로 대별하였던 DSM-II 이전의 개념으로 복귀한 것처럼 보인다.

2형 양극성장애

경조증삽화를 보이지만 조증삽화를 겪지 않는 주요우울장애는 DSM-IV에서 2형 양극성장애라는 진단으로 정의되었다. 양극성 스펙트럼의 한 끝이 진짜 단극성 주요우울장애고 반대쪽 끝이 조증삽화를 겪은 양극성장애라면 그 중간에 위치하는 것이 2형 양극성장애라는 개념으로 보인다. 그런데 1970년대 처음 제시된 2형 양극성장애의 개념은 '우울증으로 입원치료가 필요했던 환자 중 입원이 필요 없었을 정도의 경조증

병력이 있는' 환자들에 적용되는 것이지 '조울병으로 치료받는데, 조증 증상이 덜 심한' 환자에 적용되는 것이 아니었다.[31] 병 전 성격이 순환성(cyclothymic)인 주요우울장애 환자가 여기 해당된다. 즉, 2형 양극성장애는 주요우울장애의 일종이거나 최소한 양극성장애보다 주요우울장애 쪽에 더 가까운 병으로 제안된 것이었다. 오늘날에도 2형 양극성장애는 양극성장애에 속해 있음에도 불구하고 주요우울삽화를 겪어야 진단되는 병이다. 또한 이 병의 경과는 경조증이 아닌 우울삽화에 의해 결정된다고 본다. 나아가 1형 양극성장애와 2형 양극성장애가 심각도만 다른 같은 질환이라는 것도 아직 증명된 바 없다.

두 질환이 같인 병인지에 대한 논란과 별도로, 두 질환의 우울기에 증상적 차이가 있다고 주장된다. 몇 가지 문헌을 요약하면 정신운동성 지체를 동반한 멜랑콜리아는 1형 양극성장애의 우울기와, 비정형 우울증은 2형 양극성장애의 우울기와 더 관계된다고 보고된다.[1] 2형 양극성장애가 약화된 형태의 1형 양극성장애라는 개념과는 차이가 있어 보인다. 물론 양극성 우울증이 비정형의 특성을 갖는다는 앞서의 기술과는 또 다른데, 이 혼란들은 DSM-III에서 과거의 조울병을 주요우울장애와 양극성장애로 나누고 전자를 멜랑콜리아와 통합하면서 발생한 것이다.

차원적 개념 및 정동성 인격

우울증의 차원 모델

정신병을 넓게 정의하면 심한 우울증은 곧 정신병적 우울증이 되므로, 신경증적 우울증과 정신병적 우울증은 단일 차원상에 배치할 수 있다. 반면 정신병을 좁게 정의하면 정신병적 우울증은 환각이나 망상이 있어야 하는데, 이들은 지각 및 인지기능의 장애이므로 정동장애의 주된 병리인 정동 및 의지력과는 독립적인 영역에 속한다. 그래서 미국의 역학적 유역(epidemiologic catchment area) 연구결과는, 망상성 우울증과 비망상성 우울증이 양적이 아닌 질적 차이가 있다고 하였다.[32]

그러나 기분장애들을 이해하려는 큰 흐름 중 하나는 Maudsley 학파에서 기원한 연속 모델로, 불안장애-반응성 우울증-내인성 우울증-정신병적 우울증을 하나의 스펙트럼상에 있다고 보려는 것이다. 다양한 우울상태들을 심한 정도에 따라 서로 다른 질병으로 구분한다면 겹쳐지는 부분에서 이중 진단되는 진단적 가공물이 생기는데, 차원 모델은 이 문제에서 자유롭다.[33] 그러나 내인성 우울증과 반응성 우울증이 심한 정도만 다른 같은 질환이라는 주장은 확립된 사실이 아니다.

범주와 차원을 절충한 Parker의 모델은, 범주적으로 세 종류의 우울증[정신병적, 멜랑콜리아, 비멜랑콜리아]이 있지만, 이들 간에는 서열이 있어서 높은 서열의 우울증은 증상적으로 심할 때만 가능하다고 본다. 즉 정신병적 우울증은 심각도가 매우 높은 경우에만 가능한 반면, 가벼운 우울증은 비정신병적·비멜랑콜리아일 수밖에 없다.[34]

기분장애의 차원 모델

우울증의 차원적 모델에서 나아가, 양극성장애와 우울장애 간의 구분도 범주적이 아니며 양극성향(bipolarity) 자체가 차원적이라 주장되기도 한다.[35][9] 하지만 기분장애들을 특징지을 수 있는 차원들이 심각도 및 극

9 그런데 역설적으로, 차원적 모델을 많이 도입한 DSM-5는 양극성장애와 우울장애를 별개의 카테고리로 나누어 버렸다.

성만은 아니다. 예컨대, 다음과 같은 축들을 생각할 수 있다. 이들 차원이 모두 독립적인 것은 아니지만, 잘 적용하면 다양하고 애매한 진단적 개념들을 분화시켜 볼 수 있는 틀이 될 수도 있을 것이다.

1) 극성: 조증 vs. 우울
2) 변이성: 단극성 vs. 양극성
3) 반복성: 삽화성 vs. 비삽화성
4) 심한 정도: 주요(major) vs. 경도(minor)[또는 정신병적 vs. 신경증적]
5) 유발요인: 내인성 vs. 반응성
6) 병 전 인격: 취약 vs. 정상

정동성 인격(affective personality)

크레펠린은 조울병 환자의 병 전 성격 또는 환자 가족의 특성인 지속적 우울성향을 조울병의 성격적 기저라 보았다. 슈나이더는 가볍지만 만성적인 우울성향을 성격발달 이상의 하나지만 조울병과 관계된 것은 아니라 보았다.[36] 크레치머(Kretschmer, E. 1888-1964)는 연성 멜랑콜리아성(soft melancholic) 체질이라는 이름으로 만성적 우울상태를 기술하고 있다. 이렇듯 많은 학자들이 오늘날 기분부전장애에 해당할 상태를 임상 질환보다는 질환의 기저 또는 성격특성에 가깝다고 보았다. 현대의 문헌에서도 기분부전장애의 적어도 일부는 우울증상을 주로 하는 인격장애로 보자는 주장이 있다.[37] 개인의 성격으로도 볼 수 있는 가벼운 만성적 우울상태의 특징에 대해, Akiskal은 병적으로 의존적임, 끊임없이 대상을 요구함, 타인을 조작(manipulation)함, 수동공격성, 충동성, 불안정, 미성숙, 좌절을 잘 못 참음, 자살 제스처, 알코올 및 약물남용 등을 제시하여 B군 인격장애에 합당하다고 보았다.[29] 이 중 약물치료에 반응하는 군은 임상질환으로 보며, 반응 않는 군은 인격장애가 된다.

2형 양극성장애와 정동성 인격

DSM-5에서 경조증삽화가 성립되기 위해서는 평소 상태로부터 뚜렷한 기능변화가 있어야 한다는 단서가 붙어 있다. 삽화가 병으로 성립되는지 아닌지는 평소 상태에 의해 결정되는 것이다. 그런데 원래 경조증은 내인성 우울증 환자의 일부에서 간헐적으로 보이는 정상범위 내의 들뜬 상태로, 순환성 인격(cyclothymic personality)을 기술하면서 정립된 개념이다. 새로운 병리의 발생이 아닌, 평소 성격의 발현을 경조증이라 정의하였던 것이다. 2형 양극성장애도 내인성 우울증 환자의 기본 성격이 순환성인 경우를 의미하였다.[31] 그런데 DSM-III 이후 정동성 인격의 개념은 없어졌으므로 한 사람이 가벼운 조증성 행동을 간간히 하는 경우, 이것을 성격특성, 즉 인격장애로 볼 수 없게 되었다. 과거 고양성 기질(hyperthymic temperament) 또는 순환성 인격[10]이라 이해되었을 상태들이다. 이제 이들에 대해서는 임상질환의 진단을 붙일 수밖에 없는데 그것이 순환성장애(cyclothymic disorder)이며, DSM-5에서 양극성장애의 일종으로 분류되어 있다. 순환성장애는 기간적으로는 2년 이상 지속되어야 하므로 인격장애에 합당하지만, 증상의 심각도 측면에서는 경조증삽화보다 약해야 한다.[38] 재미있는 것은 경조증 수준의 기분삽화가 반복되는 경우에는 순환성장애로도 진단할 수 없고 2형 양극성장애로도 진단할 수 없다는 점이다. 조증 증상이 있으면 가장 심했을 때 어느 정도였는

10 고전적 개념으로는 경조증과 우울상태가 둘 다 나타나야 순환성 인격인 것은 아니다. 삽화적으로 경조증만 나타나는 경우나 삽화적으로 경우울상태가 되는 경우도 순환성 인격이다.

지에 따라 조증삽화-경조증삽화-더 가벼운 조증으로 구분해야 하며, 진단적으로는 각각 1형 양극성장애-진단 없음-순환성장애[증상이 지속적인 경우]가 된다. 그러다가 이들이 주요우울삽화를 겪으면 진단은 1형 양극성장애[변화 없음]-2형 양극성장애[새로 진단됨]-주요우울장애[진단이 바뀜]가 된다. 이렇게 됨으로써 '순환성 인격의 배경하에 경조증이 나타나고, 이런 사람들이 주요우울장애에 걸리면 이것이 2형 양극성장애다'라는 개념은 없어졌다.

문제

증상적으로 심하지 않은 들뜬 상태와 중립적 기분 상태를 수시로 왔다 갔다 하는 사람이 있었다. 주위 사람들로부터 대인관계를 좋아하고 엄청난 기분파인데 가끔씩 '잠수타는' 사람이라는 평가를 받고 있었다. 그런데 이번에 이 사람은 주요우울장애에 해당하는 상태를 겪게 되었다.

❶ 이 환자의 고양성 기질을 평소 성격으로 본다면 경조증삽화가 있다고 인정할 수 있는가?

❷ 주요우울삽화 발생 전 상태를 병으로 본다면, 이 환자의 진단을 순환성장애라 할 수 있는가? 2형 양극성장애라 진단하기 곤란하다면, 무슨 이유인가?

❸ 주요우울삽화 발생 후 진단적으로 어떤 변화가 필요한가?

참고문헌

1 강웅구, 김혜수. 정신과 진단체계에 대한 역사적 고찰: 우울증 개념을 중심으로. 신경정신의학. 2014;53:1-34.

2 Burgy M. The concept of psychosis: Historical and phenomenological aspects. Schizophr Bull. 2008;34(6):1200-10.

3 Schneider K. Klinische Psychopathologie. 14th ed. Stuttgart: Georg Thieme Verlag; 1992.

4 Jaspers K. General Psychopathology. Manchester: Manchester University Press; 1963.

5 백명재, 강웅구. 현상학적 정신병리학. 신경정신의학. 2011;50:97-115.

6 Paykel ES. Depressive typologies and response to amitriptyline. Br J Psychiatry. 1972;120(555):147-56.

7 Rubino IA, Zanasi M, Robone C, Siracusano A. Personality differences between depressed melancholic and non-melancholic inpatients. Aust N Z J Psychiatry. 2009;43(2):145-8.

8 American Psychiatric Association. Diagnostic and Statistical Manual of Mental Disorders. Washington D.C.: APA; 1952.

9 American Psychiatric Association. Diagnostic and Statistical Manual of Mental Disorders. 2nd ed (DSM-II). Washington D.C.: APA; 1968.

10 American Psychiatric Association. Diagnostic and Statistical Manual of Mental Disorders. 4th ed (DSM-IV). Text revision. Washington D.C.: APA; 2000.

11 Berrios G. The History of Mental Symptoms. Cambridge: Cambridge University Press; 1996.

12 Shorter E. The doctrine of the two depressions in historical perspective. Acta Psychiatr Scand. Suppl. 2007;(433):5-13.

13 Leventhal AM, Rehm LP. The empirical status of melancholia: Implications for psychology. Clin Psychol Rev. 2005;25(1):25-44.

14 Klein DF. Endogenomorphic depression. A conceptual and terminological revision. Arch Gen Psychiatry. 1974;31(4):447-54.

15 Parker G, Hadzi-Pavlovic D. Melancholia: A Disorder of Movement and Mood. New York: Cambridge University Press; 1996.

16 Beck AT, Alford BA. Depression: Causes and Treatment. Philadelphia: University of Pennsylvania Press; 2009.

17 Spitzer RL, Endicott J, Robins E. Research diagnostic criteria: Rationale and

reliability. Arch Gen Psychiatry. 1978;35(6):773-82.
18 Angst J. The etiology and nosology of endogenous depressive disorders. Foreign Psychiatry. 1972;2:1-108.
19 Leonhard K, Berman R. The Classification of Endogenous Psychoses. New York: Irvington; 1979.
20 Perris C. A study of bipolar (manic-depressive) and unipolar recurrent depressive psychoses. I. Genetic investigation. Acta Psychiatr Scand. Suppl. 1966;194:15-44.
21 Winokur G, Clayton PJ, Reich T. Manic-Depressive Illness. St. Louis: Mosby; 1969.
22 Perugi G, Akiskal HS. The soft bipolar spectrum redefined: Focus on the cyclothymic, anxious-sensitive, impulse-dyscontrol, and binge-eating connection in bipolar II and related conditions. Psychiatr Clin North Am. 2002;25(4):713-37.
23 Davidson JR. A history of the concept of atypical depression. J Clin Psychiatry. 2007;68(Suppl 3):10-5.
24 Million T. Disorders of Personality: DSM-IV-TM and Beyond. New York: John Wiley & Sons; 1996.
25 Rafaelsen OJ. Manic-depressive psychosis or manic-melancholic mode. Dan Med Bull. 1974;21(3):81-7.
26 Fink M, Taylor MA. Resurrecting melancholia. Acta Psychiatr Scand. Suppl. 2007;433:14-20.
27 Koukopoulos A, Sani G, Koukopoulos AE, Manfredi G, Pacchiarotti I, Girardi P. Melancholia agitata and mixed depression. Acta Psychiatr Scand. Suppl. 2007;433:50-7.
28 Angst J, Gamma A, Benazzi F, Ajdacic V, Eich D, Rossler W. Toward a re-definition of subthreshold bipolarity: Epidemiology and proposed criteria for bipolar-II, minor bipolar disorders and hypomania. J Affect Disord. 2003;73(1-2):133-46.
29 Akiskal HS, Bitar AH, Puzantian VR, Rosenthal TL, Walker PW. The nosological status of neurotic depression: A prospective three- to four-year follow-up examination in light of the primary-secondary and unipolar-bipolar dichotomies. Arch Gen Psychiatry. 1978;35(6):756-66.
30 Mitchell PB, Goodwin GM, Johnson GF, Hirschfeld RM. Diagnostic guidelines for bipolar depression: A probabilistic approach. Bipolar Disord. 2008;10(1 Pt 2):144-52.
31 Dunner DL, Fleiss JL, Fieve RR. The course of development of mania in patients with recurrent depression. Am J Psychiatry. 1976;133(8):905-8.

32 Kendler KS. The diagnostic validity of melancholic major depression in a population-based sample of female twins. Arch Gen Psychiatry. 1997;54(4):299-304.

33 Akiskal H. Mood disorders. In: Sadock BJ, Sadock VA, editors. Comprehensive Textbook of Psychiatry. 8th ed. Philadelphia: Lippincott Williams & Wilkins; 2005. p. 1559-717.

34 Parker G. Classifying depression: Should paradigms lost be regained? Am J Psychiatry. 2000;157(8):1195-203.

35 Vieta E, Phillips ML. Deconstructing bipolar disorder: A critical review of its diagnostic validity and a proposal for DSM-V and ICD-11. Schizophr Bull. 2007;33(4):886-92.

36 Arieti S, Bemporad J. Severe and Mild Depression. New York: Basic Books; 1978.

37 Kessing LV. Epidemiology of subtypes of depression. Acta Psychiatr Scand. Suppl. 2007;433:85-9.

38 American Psychiatric Association. Diagnostic and Statistical Manual of Mental Disorders. 5th ed (DSM-5). Arlington: American Psychiatric Publishing; 2013.

21

신경증의 개념 및 분류

이 장에서는 다양한 질환의 정신병리에 대해 다루는데, 이 질환들의 공통점은 과거 신경증(neurosis)이라 불렸다는 것이다. 이 장을 신경증의 진단분류에 대한 역사적 고찰로 시작하는 것은, 현재 진단체계에서 독립적 질환들로 간주되는 다양한 상태들이 새로운 '발견'을 통해서 하나씩 정립되었다기보다는 과거부터 알려져 있던 상태들에 대해 '어떻게 구분선을 그을 것인가' 하는 논의를 통해 '결정'되었음을 보여 주기 위함이다.

도구적 진단체계에서 신경증 분류의 변화

DSM 체계

신경증의 개념은 20장 기분장애의 분류학에 간단히 설명되어 있다. DSM-I에서 정신신경증 반응(psychoneurotic reactions)은 불안이 직접 표현되거나[불안반응(anxiety reaction)] 우울[우울반응(depressive reaction)], 전환[전환반응(conversion reaction)], 해리[해리반응(dissociative reaction)], 대치(displacement)[진단명 없음], 공포증[공포반응(phobic reaction)] 반복사고 및 행위[강박반응(obsessive compulsive reaction)] 등의 방어기제(defense mechanism)를 통해 표현되는 것인데,[1] 정신역동적 방어기제의 명칭들이 그대로 DSM-I의 진단명이 되었으며, 각 진단은 "반응(reaction)"이라 하였다.

판을 거듭하면서 DSM 진단명들은 늘어났다. DSM-II에서는 대분류 이름이 신경증으로 바뀌었고, 기존의 진단명도 반응에서 "신경증(neurosis)"으로 바뀌었다.[1] 또한 건강염려증성 신경증(hypochondriacal neurosis), 신경쇠약성 신경증(neurasthenic neurosis), 이인증 신경증(depersonalization neurosis)이 새 진단으로 추가되었다. DSM-I에서 전환은 주로 신경학적 증상을 보이는 상태였는데,[2] 내과적 증상을 호소하는 건강염려증 및 신경쇠약이 신경증에 추가된 것이다. 이들은 모두 정신적 갈등이 신체증상으로 전환(conversion)되었다는 의미에서, 전환에 속하는 방어기제들이다.

역동정신의학의 흔적을 지운 DSM-III에서도 방어기제에 근거한 용어는 계속 사용되었지만, 진단들은 신경증에서 다시 "장애(disorder)"라 불리게 되었다. DSM-III에서 정신병-신경증의 구분이 없어지면서, 이전까지 신경증이라는 한 개의 장에 속해 있었던 질환들은 정동장애(affective disorders), 불안장애(anxiety disorders), 신체형장애(somatoform

1 단, 전환반응은 전환형 히스테리성 신경증(hysterical neurosis, conversion type)으로, 해리반응은 해리형 히스테리성 신경증(hysterical neurosis, dissociative type)으로 불리게 되었다.

2 DSM-I에는 "의도적 조절을 받는 신체부위에서 주로 나타난다"고 기술되어 있다.

disorders), 해리장애(dissociative disorders)의 장으로 분리되었다. 각 장은 정신질환 대분류 항목을 구성하므로 신경증의 범위가 매우 넓어진 것이다. 역동정신의학의 흔적을 담고 있지 않은 새로운 진단들도 추가되었다.

1) 우울신경증은 기분부전장애(dysthymic disorder)라는 새 병명을 얻어 정동장애의 장에 위치하게 되었다.[3]
2) 불안장애 장에는 불안이 주 증상인 다양한 상태들이 포함되어 있다. 공포신경증[공포장애(phobic disorders)]은 광장공포증(agora-phobia), 단순공포증(simple phobia), 사회공포증(social phobia)을 포괄하는 상위진단이 되었다. 불안신경증[불안상태(anxiety states)]도 상위진단이 되었다. 불안신경증의 원래 개념에 가까운 범불안장애(generalized anxiety disorder)와 급격한 발작적 불안을 특징으로 하는 새로운 진단인 공황장애(panic disorder)가 여기 포함되었다. 강박신경증[강박장애(OCD)]도 불안상태로 편입되었다. 여기에 불안장애에 속하는 새로운 상위진단으로 외상후스트레스장애(PTSD)가 추가되었다. 그 아래 개별진단으로 급성 및 만성-지연성을 두고 있다. DSM-III의 무가설적 입장과는 달리 PTSD라는 진단명은 병인(病因)에 대한 함의를 갖지만, 정신역동적 개념은 아니다. 불안장애에 속해 있는 기존 진단들은 불안을 유발하는 대상이 없거나 대상이 실제 위험하지 않은 것이었지만, PTSD는 실제로 위협적이었던 대상과 관계된다. 결국 불안장애의 장은

3 기분부전증이 우울신경증의 개념을 배타적으로 이어받은 것은 아니지만, DSM-II 우울신경증의 코드(300.4)는 DSM-III에서 기분부전장애(300.40)가 물려받았다.

공포장애, 불안상태 및 외상후스트레스장애라는 상위진단을 포함하게 되었다.

3) 신체형장애(somatoform disorders) 장에는 기존의 전환형 히스테리성 신경증[전환장애(conversion disorder)] 및 건강염려증성 신경증[건강염려증(hypochondriasis)]과 함께 기질적 근거 없이 내과적 증상을 호소하는 상태가 새로 추가되었다. 새 진단은 신체화장애(somatization disorder)이며, 과거 브리케 증후군(Briquet syndrome)이라 부르던 상태와 가깝다.[2] 이제 신체형장애는 마음의 갈등이 신경학적 증상으로 나타나는 상태[전환장애], 내과적 증상으로 나타나는 상태[신체화장애], 질병에 대한 걱정으로 나타나는 상태[건강염려증]를 별개의 진단으로 포함하게 되었다. 심인성 통증장애(psychogenic pain disorder)도 여기 등재되었다. 반면 전판의 신경쇠약은 삭제되었다.

4) 해리형 히스테리성 신경증(hysterical neurosis, dissociative type)은 해리장애(dissociative disorders)라는 장이 되어 세분된 진단들인 심인성 기억상실(psychogenic amnesia), 심인성 둔주(psychogenic fugue), 다중인격(multiple personality)을 그 아래 독립적 진단으로 두었다. 이인증 신경증[이인증장애(depersonalization disorder)]도 해리장애에 포함되었다.

진단체계가 도구화되면서 위와 같이 개념과 진단명이 많이 세분되었다(표 21-1). 그런데 분류의 재조직화는 실증적 데이터보다는 위원회 전문가들의 합의에 근거한 것이었다.[3][4] 또한 PTSD를 제외하면, 새 질병이 발견되거나 어떤 상태가 새롭게 질병으로 개념화된 것이라기보다는 기존의 질병에 대해 새 진단명이 발명된 것이다.

표 21-1. DSM-I부터 DSM-III까지 신경증 진단명의 변천*

DSM-I	DSM-II	DSM-III
Psychoneurotic reactions	**Neuroses**	[No "Neurosis" category]
		Anxiety disorders
		(Phobic disorders)
Phobic reaction	Phobic neurosis (300.2)	Agoraphobia with panic attacks (300.21) Agoraphobia without panic attacks (300.22) Social phobia (300.23) Simple phobia (300.29)
		(Anxiety states)
Anxiety reaction	Anxiety neurosis (300.0)	Generalized anxiety disorder (300.02)
		Panic disorder (300.01)
Obsessive compulsive reaction	Obsessive compulsive neurosis (300.3)	Obsessive-compulsive disorder (300.30)
		(Post-traumatic stress disorder)**
		Somatoform disorders
Conversion reaction	Hysterical neurosis, conversion type (300.13)	Conversion disorder (300.11)
	Hypochondriacal neurosis (300.7)	Hypochondriasis (300.70)
		Somatization disorder (300.81)
		Psychogenic pain disorder (307.80)
	Neurasthenic neurosis (300.5)	
		Dissociative disorders
Dissociative reaction	Hysterical neurosis, dissociative type (300.14)	Psychogenic amnesia (300.12) Psychogenic fugue (300.13) Multiple personality (300.14)
	Depersonalization neurosis (300.6)	Depersonalization disorder (300.60)
		Affective disorders
		(Other specific affective disorders)
Depressive reaction	Depressive neurosis (300.4)	Dysthymic disorder (300.40)

* atypical, other 등의 잔류적 · 비특이적 진단은 제외함

** PTSD는 acute (308.3) 및 chronic or delayed (309.81)를 구분하고 있음

DSM-III-R에서는 DSM-III 진단들의 소속 장을 일부 재배치하였고, 신체화장애에 새 진단으로 신체추형장애(body dysmorphic disorder)가 추가되었다. 자신의 병적인 상태에 대해 근거 없는 불안을 보이는 질병은 이제 건강염려증과 신체추형장애의 두 가지가 되었다. DSM-IV에서는 PTSD의 약화된 형태인 급성 스트레스장애(acute stress disorder)가 불안장애에 추가된 것 외에는 큰 변화가 없다.

DSM-5에서 신경증 관련 개별 질환들의 진단기준은 거의 유지되었지만, 소속 분류 및 진단명은 많은 변화를 겪었다. 증상의 표면적 유사성에 따라 진단 카테고리들이 재편되면서, 그동안 신체형장애, 불안장애, 해리장애 등 장을 통해 유지되던 '신경증'의 흔적이 DSM-5에서는 완전히 사라졌다. 예컨대 신설된 강박 및 관련장애(obsessive-compulsive and related disorders) 장에는 강박장애[강박장애와 저장장애(hoarding disorder)로 나뉨], 신체추형장애 및 과거 충동조절장애(impulse-control disorders)에 속했던 몇 가지 진단들이 같이 묶여 있다. 이들을 아우르는 핵심은 신경증의 불안이 아니라 인지적 오류와 반복행동이다.[4] DSM-5에서는 '불안의 표현형'이라는 신경증의 개념 자체가 없어진 것이다. 사실 역동정신의학적 의미의 불안은 객관적으로 증명할 수 있는 실재라기보다는 정신의학자가 공감을 통해 파악하는 가설적 구성체다. 그러나 객관적인 인지검사 점수 역시 인위적 시스템에 국한된 내적 타당도를 갖는 구성체일 뿐 자연종 실재가 아니라는 점은 마찬가지다. DSM-5는 겉보기의 명쾌함을 위해 개념적 깊이와 일관성을 포기한 측면이 있어 보인다.

4 DSM-III의 뒤를 이은 DSM-III-R에는 필드연구 데이터가 많이 반영되었는데, 그 결과 진단의 아형 구분 등 이전 판에 남아 있던 개념적 요소가 많이 배제되었다.

ICD-10

DSM 체계와 달리, ICD-10은 신경증 개념을 유지하여 신경증적, 스트레스 관련 및 신체형장애(neurotic, stress-related and somatoform disorders)라는 장을 제시하고 있다. 여기 포함되는 상위진단들은 아래와 같다. 그 아래의 개별 진단명은 기타(other), 비특정(unspecified) 등을 제외하고 기술한다.

F40. 공포불안장애(phobic anxiety disorders): 광장공포증, 사회공포증, 특이적공포증(specific phobia)

F41. 기타불안장애(other anxiety disorders): 공황장애, 범불안장애, 불안-우울 혼합장애(mixed anxiety and depressive disorder)

F42. 강박장애

F43. 심한 스트레스에 대한 반응 및 적응장애(reaction to severe stress and adjustment disorders): 급성 스트레스 반응(acute stress reaction), PTSD, 적응장애(adjustment disorder)

F44. 해리성[전환] 장애(dissociative [conversion] disorders): 해리성 기억상실(dissociative amnesia), 해리성 둔주(dissociative fugue), 해리성 혼미(dissociative stupor), 트랜스 및 빙의장애(trance and possession disorders), 해리성 운동장애(dissociative motor disorders), 해리성 경련(dissociative convulsion), 해리성 마취와 감각상실(dissociative anesthesia and sensory loss), 갠서 증후군(Ganser syndrome), 다중인격장애(multiple personality disorder)

F45. 신체형장애: 신체화장애, 건강염려증성 장애(hypochondriacal disorder), 신체형 자율신경 기능부전(somatoform autonomic dys-function), 지속적 신체형 통증장애(persistent somatoform pain disorder)

F48. 기타 신경증적 장애(other neurotic disorders): 신경쇠약, 이인증-탈현실감 증후군(depersonalization-derealization syndrome)

이 장에서 다룰 주제들

DSM-I에서 신경증의 진단명이 방어기제 명칭이었던 것으로 보아, 진단은 생물학적이 아닌 역동적 정신병리를 표상하는 것이었다. 이 중 불안과 관계된 정신병리들은 19장 정동과 정동의 병리에서 설명하였고 우울신경증은 20장 기분장애의 분류학에서 설명하였으므로, 이 장에서는 이들을 제외한 신경증, 주로 전환장애, 해리장애 및 신체형장애에 대해 설명하려 한다. DSM-5라는 틀로는 신경증을 설명할 수 없기 때문에 DSM-IV 및 그 이전판을 기준으로 삼을 것이다. 해리장애의 분류가 해리라는 비교적 명확한 개념에서 출발해서 DSM-III에서 하부 진단명을 세분하는 식으로 발전한 데 비해, 신체형장애는 개정되면서 개념도 변화하고 새로운 진단들이 정의되는 식으로 발전하였으므로 일관성이 부족하다. 따라서 이 장에서는 신체형장애를 카테고리 자체의 개념보다는 개별 진단과 관계된 정신병리에 초점을 맞추어 살펴볼 것이다. 등재된 모든 진단에 대한 설명보다는 몇몇 주요 진단이 어떤 정신병리학적 개념을 담고 있는지에 대해 논의할 것이다. 그 전에 역사적 가치가 있는 몇 가지 개념들을 간단히 설명한다.

역사적 개념들

히스테리아

히스테리아(hysteria)는 그리스어로 자궁을 뜻하는 ὑστέρα에서 기원한 용어로, 특정 질병상태에 이 명칭이 붙은 것은 여성에서만 나타난다는 생각 때문이었을 것이다.[5] 물론 이 용어가 실제로 여성에게만 배타적으로 적용된 것은 아니다. 히스테리아의 임상상은 불안, 숨막힘, 졸도, 불면, 자극과민성, 성적 의미를 지닌 행위 등 다양하게 기술되고 있는데, 이렇게 비특이적이기 때문에 뚜렷한 질병 개념으로 세우기에는 충분치 못하였다. 따라서 히스테리아는 다양한 애매한 증상 또는 증후군들을 다 아우르는 개념이 되었다. 프로이트는 히스테리아를 정신역동적 방어와 관련하여 설명하였는데, 방어기제가 다양한 만큼 히스테리아도 다양하였다. 그중 해리와 전환은 히스테리아의 전형에 속한다고 간주되어서 두 용어가 구분 없이 사용되기도 하였다. 예컨대 DSM-II는 해리와 전환을 묶어서 히스테리성 신경증(hysterical neurosis)으로 분류하였다. ICD-10 가이드라인은 두 가지가 공통된 특징이 많고, 심리기전도 같을 것이라 추정하고 있다.[6] 따라서 "해리성[전환] 장애"라는 명칭으로 해리와 전환을 같이 묶었는데, 이것은 DSM-III 해리장애에 속하는 진단들과 신체형장애 중 전환장애를 포함한다. 따라서 ICD-10 신체형장애는 신체화장애 등 내과적 증상이 나타나는 경우만을 포함한다. ICD-10은 이 분류가 해리와 전환을 별개의 것으로 보는 DSM-III보다 더 합리적이라 주장한다.

그런데 브리케(Briquet, P. 1796-1881)가 제안한 히스테리아는 신체화장애도 포함하고 있었다. 건강염려증도 전환장애의 일종으로 간주되었던 역사를 가지고 있어서 역시 히스테리아에 포함될 수 있다. 이렇게 범위를 넓히면 히스테리아는 해리장애 및 전환장애뿐만 아니라 신체형장애도 포괄하는 개념이 되고, 전환장애는 해리장애에 소속시키든 신체형장애에 소속시키든 히스테리아의 일종이 된다. 히스테리아는 광범위한 신경증적 상태를 아우르는 용어인 셈이다. 히스테리아는 의학용어로 사용되지 않은 지 상당히 오래되었지만, 일상언어에서는 아직도 사용되는 경우가 있다. 주로 형용사['hysteric', 'hysterical']로 사용되며, 정동반응성이 큰 사람, 특히 여성에 대해 비하하는 함의를 갖기도 한다.

브리케 증후군

브리케는 히스테리아의 임상과 치료에 대한 논문인 『히스테리아의 임상과 치료에 대해(Traité clinique et thérapeutique de l'hystérie)』(1859)를 남겼다. 이 책에서 그는 남성도 히스테리아 환자가 될 수 있다고 주장하였다. 히스테리아는 자궁의 질환이 아니라 뇌의 "인상과 느낌을 담당하는 부위"가 관계된 신경증이며, 감각의 흥분을 감추려고 노력하는 것이 히스테리아의 원인이라 보았다. 심리적 갈등에 대한 방어로 신경증이 생긴다는 프로이트의 견해에 선행한다. 히스테리아의 발병에는 연령, 성별, 가족력, 교육, 과거의 질병, 스트레스 등이 관여하는데, 정동성(affectivity)이 주도적인 기질이라 하였다.[7] 그의 이름을 따라 명명된 브리케 증후군은 오늘날의 신체화장애[DSM-5 신체증상장애]와 거의 같은 개념이다.[2]

신경쇠약

신경쇠약(neurasthenia)은 DSM에서는 2판에 등장하였다 사라졌고 ICD-10에서는 기타 신경증적 장애의 하나로 현재까지 유지되고 있는 진단명이다. 우리나라 정신의학자들은 이 진단을 즐겨 채용하지 않는다. 신경쇠약은 정신적·신체적으로 별로 힘들지 않은 일을 한 뒤에 심한 정신적·

신체적 피로감이 생기는 상태로 정의된다. ICD-10은 신경쇠약을 크게 정신적 피로감[불쾌한 생각의 침입, 집중이 안 됨, 생각하는 효율이 떨어짐]이 주된 타입과 신체적 피로감[신체적 위약감, 근육통 등]이 주된 타입으로 나눈다. 두 종류가 같이 나타나는 경우도 많다. 이런 피로감은 사소한 정신적·신체적 노동 후 나타난다. 긴장성 두통, 수면장애 등의 증상이 동반되기도 하며 불안 및 우울과 관련된 증상들도 나타난다.[6] 피로증후군(fatigue syndrome)[ICD-10 공식 진단명은 아님]은 여기 속하지만 탈진(burn-out)[Z73.0]은 아니다. 신경쇠약은 환자의 회복탄력성(resilience)이 떨어진 상태인 데 반해, 탈진은 대상자의 문제가 아닌 가혹한 환경이 유발한 문제이기 때문이다. 신경쇠약은 브리케 증후군처럼 내과적 증상을 갖는 히스테리아의 일종일 수도 있다. DSM-III에서 신체화장애가 제안되면서 DSM-II의 신경쇠약은 폐기되었다. 현재의 관점에서 보면, DSM-II 신경쇠약의 주된 병리는 불안, 우울이나 신체화가 될 것이며, 진단적으로는 해당 장애들의 잔류적인 상태가 될 것이다.

정신쇠약

자네는 신경증을 크게 정신쇠약(psychasthenia)과 히스테리아로 구분하였다. 정신쇠약이라는 용어는 공포, 불안, 강박 등이 주된 증상이 되는 상태, 즉 불안신경증(anxiety neurosis)을 의미하였다.[8] 히스테리아도 불안과 관계되지만, 불안은 방어를 통해 다른 증상으로 전환되었으므로 환자에게 의식되지 않는다. 히스테리아에 속하는 신경쇠약에서도 불안은 그 자체보다는 정신-신체증상으로 나타난다. 그런데 정신쇠약은 불안이 직접 표출되는 상태이므로 히스테리아와 구분된다. 따라서 신경쇠약과 정신쇠약은 개념적으로 뚜렷이 다른 것이다. 정신쇠약이라는 용어는 오늘날 사용되지 않는다.

오늘날의 개념들

해리

정신역동적으로, 해리(解離, dissociation)란 자아의 일부가 전체로부터 떨어져 나왔다는 의미다. 해리의 개념에 대한 역사적 고찰에서 Rosenthal은 (1) 인격의 일부가 분리됨, (2) 이중 의식이 발생함이라는 두 가지 요소가 중요함을 지적하였다.[9] 그 결과 해리상태에서는 자전적 기억(autobiographical memory)의 통합성이 손상된다.[10] 자전적 기억은 암묵적 자아 체험인 ipseity(7장 현상학적 정신병리학 참조)보다 표면적 수준의 명시적인 자아 체험이다. 자전적 기억의 통합성은 (1) 고유성, (2) 일관성, (3) 공백 없는 시간적 지속성 등 명시적 자아의 기본 특성과 관계되며, (4) 자신의 개인 역사(narrative account)가 진행되는 것을 추적하고, (5) 이 역사를 사회적 맥락에 맞게 적용함으로써 자아주체성(self-identity)을 지닌 개인이 지속되어 나가게 한다.[11]

해리의 몇 가지 형태들이 오래전부터 알려져 있었으나 세분해서 보지는 않았고, 해리신경증이라는 단일 진단 아래 있었다. 그러나 DSM-III는 해리 현상들을 몇 가지로 분류하여 별개의 진단명을 부여하였다.

해리성 기억상실(dissociative amnesia) 또는 심인성 기억상실 환자는 과거의 일정기간에 대한 기억을 못한다. 기억에서 사라진 기간은 환자가 일상적인 생활을 영위하였던 때이며 기억상실 발생 이전까지는 평범하게 기억되고 있던 과거였지만, 발병하면서 그 사건 또는 시기와 관계된 기억이 공백이 된다. 일상적 행위를 한 기간에 대한 기억이 없다는 측면에서 일과성 완전 기억상실(TGA) 같은 선행성 기억상실(anterograde amnesia)처럼 보이지만, 뇌의 생물학적 이상으로 기억등록(registration)이 안 되는 상태는 아니다. 문제되는 것은 기억인출(retrieval)인데, 정신역동적으로 보면 '기억하고 싶지 않은 것'을 의식에서 제외하려는 방어로, 심리적 외상과 관계된다고 본다. 최면 등 방어기제의 동작이 완화된 상태에서는 상실된 기억을 찾을 수도 있다. 자발적으로 기억이 회복되기도 한다.

해리성 둔주(dissociative fugue) 또는 심인성 둔주를 겪은 환자는 일상생활을 하던 곳이 아닌 먼 곳에서 자기 자신으로 발견된다. 둔주 상태의 환자는 과거 기억을 잃었을 뿐만 아니라, 둔주 발생 후 현재까지의 사건들도 기억하지 못하며, 원래의 자신으로 돌아온 뒤에도 둔주 중 겪었던 것에 대한 기억은 없다. 둔주 환자의 기억상실은 자전적 기억의 핵심인 자신의 주체성까지 포함하므로 자신이 누구인지 몰라 당혹하거나 불완전한 새로운 주체성을 갖게 되기도 한다. 그러므로 행동양상의 일관성이 없고 급성기 정신병처럼 보일 수도 있다. 해리성 기억상실처럼 심리적 외상과 관계된다고 본다. 둔주는 DSM-IV까지는 독립적 질환으로 취급되었으나 DSM-5에서는 해리성 기억상실에 통합되었다. 두 조건은 가역적인 기억상실 상태라는 공통점이 있지만, 개념적으로는 다르다. 해리성 기억상실 환자는 자신의 주체성을 유지하는 상태에서 과거에 대한 기억장애만 있는 반면, 둔주 시 환자는 주체성의 변화가 있으며, 과거에 대한 기억장애뿐만 아니라 둔주 발생 이후 현 시점까지의 기억에도 장애가 있다.

주체성 전체가 관련되는 경우인 해리성 주체장애(dissociative identity disorder)는 다중인격이라는 명칭으로 더 잘 알려져 있다. 원래 자신의 주체성 이외에 한 사람 이상의 완전한 주체성이 따로 있어서, 상황에 따라 환자는 원래 자신이기도 하고 바뀐 주체성을 갖는 사람이 되기도 한다. 주체성의 변화는 반복적으로 나타나며, 환자가 갖는 개별 주체들은 여럿일 수도 있다. 각 주체들은 자전적 기억을 공유하지 않으므로 서로를 모르지만, 원래의 주체는 다른 주체들에 대한 인식이 있을 수도 있다. 원래의 주체 및 바뀐 주체들은 성격이나 행동양상이 서로 다르며, 각 주체는 별도의 이름을 갖고 별도의 사람들과 교류하는 등 완전히 독립적인 정상 인격을 갖는 경우도 있다고 기술된다. 대중의 흥미를 끌기 좋은 주제이므로 드라마에 잘 등장하여 유명해졌지만 실제 이런 현상이 흔하거나 전형적으로 나타나는지는 의심스럽다는 반론도 있다. 매스컴을 통해 유명해졌기 때문에 많은 사람들이 자신도 그것을 체험했다고 보고하였다는 것이다.[12]

일시적으로 주체성이 변하여 다른 사람이 되는 현상은 정신의학의 영역을 떠나 일반적인 문화에서도 나타난다. 일상적 용어로 빙의(possession)되는 것인데, 우리나라에서 흔히 접할 수 있는 현상으로는 부흥회 등 종교적 집회에서 방언(方言)하는 것이나 무당에 몸주신이 들리는 것 등을 들 수 있다. 이 상태들은 명백한 해리 현상이지만 문화적 맥락에서는 병으로 간주되지 않을 수도 있다. 그러나 ICD-10은 트랜스 및 빙의장애(trance and possession disorders)를 진단명으로 등재하고 있다.

해리와 정신병

둔주는 신경증이지만, 급성 정신병 상태와 구분하기 어려울 수 있다. 해리의 핵심 병리는 자아주체성 장애인데, 조현병의 핵심 병리도 자아장애로 볼 수 있으므로 겹치는 측면이 있다. 정신병과 해리는 현실검증력이 떨어진다는 공통점도 있다. 해리상태에서 달라진 자아는 통합적 인격을 갖추지 못하기도 하며, 행동은 원래 자아의 통제된 행동과 달리 상황에 적합하지 않을 수 있다. 따라서 해리는 급성 정신병으로 진단되기도 한다. 오래된 용어로 히스테리성 정신병(hysterical psychosis)이다.[13]

임상 연구를 통해 해리와 정신병 두 증후군이 공존하는 경우가 제시되기도 하는데, 두 가지 다른 질병이 병발한다기보다는 정신병리를 측정하는 도구가 '겉보기로 비슷하지만 서로 다른 상태에서 나타나는 증상들'을 잘 구분하지 못하기 때문이라 볼 수 있다. 물론 구분하지 못하는 것이 측정도구의 잘못이 아니라 기전적 공통성이 존재함을 시사하는 것일 수도 있다.[14, 15] 블로일러가 이름 붙인 정신분열병(schizo-phrenia)은 어원적으로 해리된 마음(dissociated-mind)을 의미한다.

문제

27세 여성이 혼란된 행동을 주소로 응급실을 방문하였다. 내원 2일 전 약혼자가 운전 중 교통사고로 현장에서 즉사하였다는 소식을 들은 뒤 방문을 잠그고 나오지 않았고, 가족들이 들어오려 해도 거부하였다. 환자는 잠을 자지 않는 것 같았으며, 내원 당일 방안에서 물건이 부서지는 소리가 들려 가족들이 강제로 문을 열고 들어가 보니 환자는 속옷만 입은 상태로 혼잣말을 하고 있었고 바닥에는 사진 액자 등이 깨진 채 방치되어 있었다. 내원 시 활력징후는 정상이었고, 지남력이 불확실했으며, 이름을 묻는 질문에 동생의 이름을 대었다. 언어는 지리멸렬했고, 약혼자와 혼잣말로 대화를 하고 있었다. 과거 정신과적 병력은 없었다.

❶ 이 환자의 상태를 정신병적이라고 볼 수 있을까?
❷ 해리장애를 우선 진단하게 하는 소견은?

이인증 및 탈현실감

DSM 및 ICD 체계는 이인증 및 탈현실감을 정신질환에 동반되는 정신병리보다는 그 자체로 질병[진단]이라고 보고 있다. DSM 체계는 이 진단을 해리장애에 소속시킨다. ICD-10은 이인증을 신경증의 잔류적 분류에 소속시킨다. 암묵적 자아감의 변화인 이인증은, 자아가 다른 주체로 바뀌는 것은 아니므로 해리와는 다르지만, 두 가지 모두 자아 일관성이라는 영역의 병리로 볼 수 있다. 이인증에서 다른 사람이 된 것 같은 느낌은 자아 일관성이 부분적으로 손상되어 자아에 대해 '주관적인 제삼자 시점'을 갖기 때문에 생기는 것이다.[16] 그렇다면 해리와 이인증의 차이는 통합된 자아가 의식의 주체인 자아[최소자아]에게서 얼마나 많이 소외되느냐의 양적인 문제로 볼 수도 있을 것이다. 이인증은 불완전한 해리인 것이다. 한편 탈현실감은 자아가 아닌 자아를 둘러싼 생활세계에 대해 느끼는 소외감으로, 현상학적으로 자아가 생활세계에 매몰된 것임을 감안하면 이인증과 탈현실감은 비슷한 현상으로 볼 수 있다(15장 자아의 병리 참조). 이런 관점에서는 명상(meditation)도 해리 및 이인증과 비슷한 측면이 있다. 자신의 정신활동을 대상으로 놓아 의도적으로 소외시킨 상태에서 관찰하는 입장이 되기 때문이다. 현상학 용어로 판단중지(epoché)에 해당하는 작업이라 할 수 있다(7장 현상학적 정신병리학 참조). 이런 작업은 사고자의 의지력에 의해 조절되므로 병적이 아니다. 이인증이 병적인 것은 자신의 의지와 관계없이 나타나기 때문이다. 탈현실감 및 이인증은 체험의 의미가 즉각적이지 않으므로, 체험을 원래의 일관된 자아에 통합하기 위해서는 의미를 부여하는 과정이 별도로 필요하다. 이것이 잘 안되면 체험자는 당혹감에 빠진다.[16] 반면 해리에서 완전히 소외되었던 자아는 회복된 뒤 아무런 체험도 얻을 수 없다. 한편 이인증 및 탈현실감은 조현병 전구기 증상으로 나타나기도 하는데, 역시 해리와 정신병의 교집합 영역을 보여 준다.

전환

방어기제로서 전환이라는 용어는 정신적 갈등이 신체적 증상으로 전환되었다는 의미다. 전환에서는 해리에서 보이는 주체성의 장애는 없으며, 장애는 정신이 아닌 신체에 나타난다. 특히 DSM-III 이후 전환장애라는 용어는 급성 신경학적 증상이 나타나는 경우에 국한하여 적용하는 경향이 강하다. DSM-5는 더 명시적으로 기능성 신경학적 증상장애(functional neurological symptom disorder)라는 새로운 진단명까지 부여하였다. 다양한 신경학적 증상이 나타날 수 있는데 다음과 같다.

1) 감각계의 이상: 시각, 청각 등의 상실, 감각마비(anesthesia), 감각둔화(hypoesthesia), 목구멍 이물감(globus hystericus) 등의 이상 감각
2) 운동계의 이상: 근육마비(paralysis), 실성증(aphonia), 운동실조(ataxia), 근긴장이상(dyskinesia) 등
3) 전신성 경련: 가성 의식상실을 동반한 가성경련(pseudoseizure)

전환장애는 신경학적 질환을 모방하므로 감별진단을 위해 적절한 신경학적 검사가 필요하다. 그러나 증상이 신경학적 지식과 잘 맞지 않고[감각 마비가 감각신경의 실제 분포와 맞지 않음: 장갑 형태의 촉각 상실 등] 간헐적으로 갑자기 나타나며 병변 부위가 수시로 달라지는 경과 등에서 실제 신경계 질환과 다르다.

전환장애의 특징으로 증상에 대한 우아한 무관심(la belle indifference)이 있다는 것이 오래전부터 교과서에 실려 있지만, 오늘날에는 이런 특성이 없는 환자가 더 많다고 보고된다.[17] 환자는 자신의 증상이 왜 생

겼는지에 대해 모르고 괴로워할 뿐이다. 또한 전환은 심리적 갈등을 인식하지 않게 할 뿐만 아니라[일차적 이득(primary gain)] 증상을 보임으로써 다른 사람들로부터 심리적 위안을 얻도록 만든다[이차적 이득(secondary gain)]고 주장되는데, 이차적 이득은 개념이 애매할 뿐만 아니라 찾아내기가 쉽지 않다.[18] 이런 개념들은 히스테리아에 대한 오래된 정신역동적 설명과 관계되는 것으로, 오늘날의 입장에서 보면 환자에 대한 낙인이나 환자를 폄하하는 태도로 보일 수도 있다.

전환 및 해리와 관계되었거나 감별해야 할 상태들

전환장애는 꾀병(malingering)이나 가장성장애(factitious disorder)와 감별하여야 한다. 증상학적으로 구분하는 것은 쉽지 않다. 꾀병이나 가장성 장애에서 환자는 자해 등으로 객관적인 질병 소견을 만들어 내기도 한다. 따라서 증상이나 소견 자체가 아니라 증상 형성의 고의성을 파악하여야 이들을 감별할 수 있다. 질병을 주장함으로써 환자가 얻는 이득이 분명히 보이는 경우는 꾀병을 의심할 수 있지만, 증상 조작이 분명함에도 불구하고 그것을 통해 환자가 얻는 이득을 평가자가 찾아내지 못하는 경우도 있다. 가장성장애가 여기 속하는데, 이런 조건들은 관찰되는 정신병리나 검사소견보다는 환자가 처한 상황에 대한 평가를 통해 감별해야 할 수도 있다. 갠서 증후군은 기억 및 인지기능장애를 보이면서 의식의 청명성도 떨어져 보이는 상태로, 형사피고 상태 등 인지장애를 가장하면 자신에게 유리해질 수 있는 상황에서 나타난다. 이것이 고의적 조작인지 아니면 상황에 의해 유발된 일시적 해리상태인지는 분명치 않다.

건강염려증[질병불안장애]

건강염려증은 자신이 심각한 질병에 걸렸다고 믿는 것과, 거기에 대한 정동 및 대처전략 등을 아우르는 개념이다. 이 상태는 역사적으로 히스테리아의 일종으로 간주되었지만, 전환이나 해리 같은 극적인 증상을 보이지는 않는다. DSM 체계에서는 2판에 처음 등재되었다. DSM-III에서 신체화장애와 건강염려증이 분리되어 도구적으로 정의되면서 건강염려증 개념의 범위가 구체화되었다. 둘은 전자가 증상의 괴로움에 집착하는 데 비해 후자는 증상보다는 질병[진단]에 집착한다는 점에서 구분된다. 어떤 환자는 증상이 전혀 없으면서 자신이 병에 걸렸다는 확신을 갖기도 한다. DSM-III-R에 신체추형장애가 추가되면서 건강염려증에서 새로운 진단이 하나 더 갈라져 나왔다. DSM-5는 hypochondria라는 애매한 역사적 용어를 없애고 질병불안장애(illness anxiety disorder)라는 건조한 진단명을 제시하였다.

건강염려증에서 문제되는 것은 신체상태에 대한 부정확한 지각이라 보지만,[19] 검사결과나 의사의 설명을 잘못 받아들이는 태도를 보면 인지적 왜곡도 동반된다고 할 수 있다. 질병에 대한 심한 불안이 동반되는 수가 많으므로 공포증처럼 보이기도 한다. 즉, 지각, 인지, 정동 등 다양한 영역에서 병리를 갖는다. 어떤 환자에서는 우울증의 증상으로서 건강염려증성 인지 왜곡이 나타날 수도 있으며, 질병을 가졌다는 확신이 망상 수준이 된 경우는 신체망상을 가진 정신병으로 진단해야 할 수도 있다. 중병이 걸렸다고 생각할 때의 대처 전략 즉 질병행동은 개인의 성격특성을 반영하므로, 건강염려증은 성격과도 관계된다.

건강염려증 환자의 질병행동은 다양하게 나타난다. 열심히 의사를 찾아다니는 환자도 있지만, 어떤 환자는 반대로 질병이 드러나는 것이 무서워서 꼭 필요한 병원 방문조차 주저한다. 이런 질병행동이 부적응적 결과를 가져오기 때문에 환자의 삶의 질은 떨어진다. 암 등 치명적이면서 특이적 증상이 적은 질환이나 어떤 계기로 대중매체를 통해 갑자기 유명해진 질환에 대한 정보가 인터넷을 통해 무분별하게 퍼지면서, 건강염려증 환자들의 선택을 받는 진단 목록들이 늘어나고 있다. 환자들은 자신이 얻은 정보와 직간접 체험에 근거해서 거의 확신을 가진 상태로, '확진을 위한 검사'를 요구하며 내원하는데, 담당 의사가 질병을 의심할 조건이 아님을 합리적으로 설명하여도 환자의 믿음은 쉽게 바뀌지 않는다. 검사 결과가 음성으로 나오더라도 역시 태도는 바뀌지 않는다. 자신과 믿음 간의 안전거리를 확보하지 못한다는 점에서 망상에 가까워질 수 있다(18장 사고내용 및 태도의 병리 참조).

신체화장애[신체증상장애]

DSM-5에서 신체증상장애(somatic symptom disorder)라 부르는 신체화장애는 DSM-III에 처음 등재되었다. 명시적이지는 않지만 DSM-II의 건강염려증은 신체화장애까지도 포함하였던 것으로 볼 수 있다. 더 앞선 시기에는 의학적 근거가 부족한 신체증상들을 호소하는 경우를 브리케 증후군이라 하였으므로, 개념 자체가 새롭게 등장한 것은 아니다. 환자는 다양한 신체증상을 갖는데, 증상 자체보다는 증상에 집착하는 질병행동이 신체화장애라는 질병의 주된 개념이다. 이들의 질병행동은 열심히 병원을 찾는 건강염려증과 비슷하다. 어떤 검사를 하여도 증상의 근거를 찾을 수는 없지만, 증상이 주는 괴로움은 환자의 생생한 체험이기 때문에 '실제' 병이 있는지를 놓고 주치의와 환자 간에 논쟁이 생긴다(28장 병식 또는 통찰 참조). 우리나라에서는 흔히 주치의가 '신경성'이라고 하면서 큰 문제가 아니라고 환자에게 설명하는데, 이런 설명에 만족하는 환자는 없다. 이러면서 신경성이라는 용어는 가짜 환자 또는 꾀병이라고 폄하하는 것 같은 함의를 갖게 되었다. 그러나 깊은 면담을 해 보면 자신의 신체적 불편감이 마음의 불편감과 관계있음을 깨닫고 있는 환자들도 발견된다. 한편, 신체증상이 주로 통증으로 나타나는 경우는 별도로 분리하여 심인성 통증장애라는 진단이 제시되기도 하였지만, DSM-5에서는 이 상태도 신체증상장애에 포함시켰다.

신체추형장애

신체추형장애는 DSM-III-R에서 건강염려증과는 별개의 진단으로 처음 등재되었다. 건강염려증과 구분되는 점은 질병이 아닌 신체추형에 집착한다는 점이다. DSM-5는 신체추형이라는 내용보다는 집착이 강하다는 태도에 더 주목하여 이 상태를 강박장애와 같은 카테고리로 분류하고 있지만, 신체추형장애는 확신에 기반한 집착행위를 한다는 점에서 의지력 갈등의 결과로 망설이다 행위에 이르는 강박장애와는 태도가 다르다.

환자가 걱정하는 추형 또는 기형은 실제 있더라도 사소한 것이거나 그런 것조차 전혀 없을 수도 있지만, 환자는 지각적 또는 인지적으로 자신의 이상을 직접 확인하고 있는 상태이므로, 건강염려증처럼 암 검사 등 외부 참조를 구할 필요도 없이 확신에 이른다. 따라서 병식은 없다. 의사에게 찾아와서 자신의 기형을 교정해 달라고 요구하는 경우에는 망상성이라 평가될 수 있을 것이다. 특히 주장하는 기형이 기괴한 경우에는 신체망상을 갖는 정신병이라 보아야 할 수도 있다.[20, 21]

망상성인 경우 자신의 몸에서 냄새가 난다는 망상이 제법 있다. 이 망상은 환후(olfactory hallucination)와 관계되는 수도 있지만, 관계망상이 먼저 생긴 뒤 다른 사람의 태도를 보고 자신의 몸에서 냄새가 난다는 추론을 하게 된 경우도 있다. 나는 못 느끼지만 사람들이 나를 피하는 것으로 보아 분명히 내 몸에서 냄새가 난다는 것이다. 이때는 일차적 병리가 신체망상이 아닌 관계망상이라 해야 할 것이고, 신체추형장애라는 진단도 적합치 않다(16장 지각의 병리 참조).

정신신체장애

마음과 몸의 관계는 오래전부터 정신의학적 관심의 대상이었다. 신체질환이지만 발병에 심리적 요인이 크다고 생각되는 질병들을 정신신체장애(psychosomatic disorders)라 불렀다. 신경증은 정신적 갈등이 신체증상으로 표현된다는 의미를 갖는 데 비해, 정신신체장애는 질병 자체는 내과적 질환인데 이 내과적 질환의 경과가 심리적 상태의 영향을 받는다는 의미다. 정신신체장애와 관계되는 심리적 요인은 일상언어에서도 정신의학에서도 스트레스(stress)라 한다. 과거에는 천식, 류머티스성 관절염, 궤양성 대장염, 갑상선항진증 등을 대표적인 정신신체장애로 보았고, 각각에 특유의 정신역동적 병리가 있다고 하였으나, 오늘날에는 이런 심인론적 특이성은 인정되지 않는다. 심리적 상태가 자율신경계나 면역계 등을 통해 신체적 질병과정에 영향을 미치는 것이 정신신체장애의 병태생리가 된다.[22] ICD-10은 이런 조건들을 신체형장애에 소속시켰고, 여기에는 신체형 자율신경 기능부전(somatoform autonomic dysfunction)이라는 진단이 등재되어 있다. 세부진단은 내과적 진단이 아닌 장기시스템[순환기, 상부소화기, 하부소화기, 호흡기, 비뇨생식기, 기타]별로 구분되어 있다. DSM-IV는 이 조건을 임상 진단이 아닌 "임상적 관심이 필요한 기타 조건"으로 분류하고 있지만, 임상 진단에 해당하는 진단코드[316]를 부여하였다. DSM-5는 ICD-10처럼 이 조건을 신체증상 및 관계된 질환(somatic symptom and related disorders)에 소속시켰다. 역시 진단코드는 갖지만 이 자체가 특정 진단명은 아니다. 특정 신체질환과 관계된 정신병리를 제시하는 것이 아니라, 신체질환이 심리적 문제와 관련 있는지를 임상의가 판단할 것을 촉구하는 정도라 보면 될 것이다.

참고문헌

1 American Psychiatric Association. Diagnostic and Statistical Manual of Mental Disorders. Washington D.C.: APA; 1952.

2 Pribor EF, Yutzy SH, Dean JT, Wetzel RD. Briquet's syndrome, dissociation, and abuse. Am J Psychiatry. 1993;150(10):1507-11.

3 American Psychiatric Association. Diagnostic and Statistical Manual of Mental Disorders. 3rd ed (DSM-III). Washington D.C.: APA; 1980.

4 American Psychiatric Association. Diagnostic and Statistical Manual of Mental Disorders. 5th ed (DSM-5). Arlington: American Psychiatric Publishing; 2013.

5 Gilman SL, King H, Porter R, Rousseau GS, Showalter E. Hysteria beyond Freud. Los Angeles: University of California Press; 1993.

6 World Health Organization. The ICD-10 Classification of Mental and Behavioral Disorders. Clinical Descriptions and Diagnostic Guidelines. Geneve: World Health Organization; 1993.

7 Macale MS. Hysterical Men: The Hidden History of Male Nervous Illness. Boston: Harvard University Press; 2009.

8 Coriat IH. Abnormal Psychology. London: William Rider & Son; 1911.

9 Rosenthal H. Dissociation and the Dissociative Disorders: DSM-V and beyond. New York: Routledge; 2009.

10 Conway MA, Pleydell-Pearce CW. The construction of autobiographical memories in the self-memory system. Psychol Rev. 2000;107(2):261-88.

11 Charlotte L. Life Stories: The Creation of Coherence. New York: Oxford University Press; 1993.

12 Hacking I. The looping effects of human kinds. In: Sperber D, Premack D, Premack AJ, editors. Symposia of the Fyssen Foundation Causal Cognition: A Multidisciplinary Debate. New York: Clarendon Press/Oxford University Press; 1995.

13 Hollender MH, Hirsch SJ. Hysterical psychosis. Am J Psychiatry. 1964;120:1066-74.

14 Renard SB, Huntjens RJ, Lysaker PH, Moskowitz A, Aleman A, Pijnenborg GH. Unique and overlapping symptoms in schizophrenia spectrum and dissociative disorders in relation to models of psychopathology: A systematic review. Schizophr Bull. 2017;43(1):108-21.

15 Bob P, Mashour GA. Schizophrenia, dissociation, and consciousness. Conscious

Cogn. 2011;20(4):1042-9.

16 Madeira L, Figueira ML. An experiential approach to dissociative phenomena. In: Stanghellini G, Aragona M, editors. An Experiential Approach to Psychopathology. Heidelberg: Springer; 2016. p. 97-112.

17 Samuels A, Tuvia T, Patterson D, Briklin O, Shaffer S, Walker A. Characteristics of conversion disorder in an urban academic children's medical center. Clin Pediatr (Phila). 2019;58(11-12):1250-4.

18 Sharma P, Chaturvedi SK. Conversion disorder revisited. Acta Psychiatr Scand. 1995;92(4):301-4.

19 Avia MD, Ruiz MA. Recommendations for the treatment of hypochondriac patients. J Contemp Psychother. 2005;35:301-13.

20 Toh WL, Castle DJ, Mountjoy RL, Buchanan B, Farhall J, Rossell SL. Insight in body dysmorphic disorder (BDD) relative to obsessive-compulsive disorder (OCD) and psychotic disorders: Revisiting this issue in light of DSM-5. Compr Psychiatry. 2017;77:100-8.

21 Phillips KA, McElroy SL, Keck PE, Jr., Hudson JI, Pope HG, Jr. A comparison of delusional and nondelusional body dysmorphic disorder in 100 cases. Psychopharmacol Bull. 1994;30(2):179-86.

22 Melmed RN. Mind, Body and Medicine: An Integrative Text. New York: Oxford University Press; 2001.

22

의사소통행위

이 장에서 다루는 주제는 특정 질환과 관계된 정신병리가 아니라 환자의 일상적 행위에서 정신병리 정보를 얻는 문제다. 정신병리의 측정과 진단을 다루는 2부에서 살펴보았어야 할 문제일 수 있지만, 측정 방법론보다는 측정되는 내용에 대한 것이므로 각론에서 논한다.

비언어적 정보의 가치

환자의 정신병리를 파악하는 것은 의사소통에서 시작된다. 언어적 의사소통이 중요하지만 비언어적 표현행위를 관찰하는 것도 중요하다. 정신과적 면담은 일반적 상담과 달리 언어행위에 대한 관찰이라 할 수 있다. 표정, 외모, 면담행동 및 꾸밈새는 환자에 대한 중요한 정보를 제공한다. 단 면담자가 여기에 관심을 갖고 관찰하는 경우에만 그렇다. 환자가 어떤 의도를 가지고 면담자에게 보여 주려는 정보는 주로 언어로 전달되는데, 표현되는 내용은 환자의 의도에 따라 실제 체험상태와 다를 수도 있다. 환청을 듣는 환자는 자신의 필요에 따라 환청을 부인한다. 반면 비언어적 정보는, 환자가 지향성이 없이 무심코 하는 행위건 어떤 의도를 가지고 하는 행위건 환자의 내면을 더 정확하게 보여 줄 수 있다. 자신의 꾸밈새가 면담자에게 중요한 정보가 되고 있다는 것을 인식하지 못하는 환자에서 꾸밈새는 감추고 싶은 정신병리를 잘 드러내기도 한다. 환자가 면담자에게 무언가 보여 주기 위해 특별하게 꾸미는 경우에도 그 꾸밈새 및 거기서 추론되는 환자의 의도는 면담자에게 중요한 정보를 준다. 그러므로 비언어적 소통은 언어적 소통보다 더 중요할 수 있으며, 나아가 비언어적 정보와 환자가 의도적으로 내놓는 언어적 정보 간의 차이는 환자의 마음상태를 평가할 수 있는 좋은 기회를 제공하기도 한다.

물론 의사소통은 양방향성이므로 면담자의 행위도 환자에게 의미를 전달한다. 면담자의 태도에 따라 환자가 내놓는 정보가 달라질 수도 있고 환자의 정동상태가 달라질 수도 있고 환자의 자유로운 표현이 방해받을 수도 있다. 그래서 면담자의 중립성이 강조되지만,[1] 백지 같은 중립성은 불가능하고 환자와 면담자 간 라포(rapport) 형성을 오히려 방해할 수도 있다. 환자가 방어적 태도를 버리고 자유롭게 면담에 참여할 수 있도록 만드는 것은 좋은 정신과 면담자가 기본적으로 갖추어야 할 기술이다.

비언어적 소통행위들

표정

표정(facial expression)은 정동의 무의식적 표현이다. 정동신경과학자인

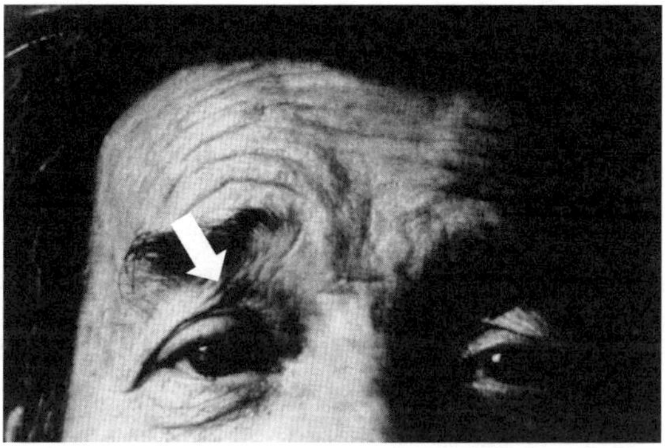

그림 22-1. Veraguth's folds

Ekman은 표정을 통해 기쁨, 슬픔, 분노, 혐오, 두려움, 놀람 등 정동상태가 충분하고 확실하게 전달된다고 보고하고 있다.[2] 정동을 드러내는 표정이나 웃음, 울음 등의 정동 표현행위는 뇌의 하드웨어 회로에 깃든 진화적 산물이므로 의도적 조절이 쉽지 않다. 입가의 웃는 표정은 조작할 수 있지만 눈웃음은 조작이 불가능하다.[3] 특징적 표정은 질병의 징후로 기술되기도 하였다. 우울증 징후인 눈꺼풀의 Veraguth's folds(그림 22-1)가 한 예다. 도구적 진단의 시대에 이런 징후가 진단적 가치를 갖는 것은 아니지만, 표정이 사람의 내면 상태에 대한 직접적 정보를 주는 것은 분명하다.

진단적 가치가 더 높은 것은 신경학적 징후(neurologic signs)로서 나타나는 표정이다. 이들은 주관적 체험을 반영하지는 않지만, 정신의학적 관심이 필요한 기질적 상태를 보여 준다. 약물에 의한 가성파킨슨증(pseudoparkinsonism)에서는 굳어지고 변화 없는 표정, 입꼬리 처짐, 침흘림 등이 관찰되며, 지연성 운동장애(tardive dyskinesia)는 불규칙적인 찡그림, 천천히 꿈틀거리는 턱, 입술, 혀의 움직임으로 알 수 있다. 뚜렛장애의 주 증상인 틱은 흔히 표정과 관계된 근육을 침범한다. 이런 상황은 정신과 임상에서 매우 흔하므로, 정신의학자는 환자의 표정을 관찰하여 운동장애의 징후를 찾을 수 있어야 한다.

눈맞춤

눈맞춤(eye contact)은 매우 중요한 비언어적 소통수단으로, 언어로는 표현하기 힘든 많은 정보를 담고 있다. 영아는 어머니와의 눈맞춤으로 애착을 시작한다.[4] 눈맞춤은 두 사람 간의 관심과 관계에 대한 바람을 전달한다. 앞에 있는 사람으로부터 관심 받는 것을 회피하는 가장 간단한 방법은 눈맞춤을 피하는 것이다. 대인관계 시 눈맞춤 하는 것은 애착의 진화과정에서 뇌에 프로그램된 행위겠지만, 문화적인 맥락에 따라 눈맞춤 행위에 대한 평가는 달라질 수 있다. 예컨대 우리나라에서는 상급자와 대화 시 눈을 마주치는 것이 도발적인 행위로 간주되는 반면, 서양에서는 대화하면서 눈을 마주치지 않는 것이 상대를 존중하지 않는 것으로 간주된다.[5]

임상 상황에서는 자발적인 눈맞춤을 얼마나 자연스럽게 하는지, 면담자의 시선을 회피하는지, 지나치게 응시하는지 등을 관찰할 필요가 있다. 눈맞춤을 않는 환자에게는 직접 요구해 볼 수도 있다. 환자가 면담자의 눈을 쳐다보지 않고 면담에 임하는 것은 대인관계나 진료 상황에 관심이 부족하거나 진료 상황에 불편감을 느낀다는 신호가 된다. 특정한 정신병리는 아니지만 환자의 현재 상태를 이해하는 데는 중요한 정보다. 자폐증 환자는 어려서부터 눈맞춤을 잘 못하는데, 문화와 학습이 아닌 뇌발달 과정의 생물학적 이상을 반영하며 자폐증에서 애착 형성이 안 되는 것과 관계되기도 한다. 조현병 환자 중에도 피해사고 등의 정신병리와 무관하게 눈맞춤을 어려워하는 사람들이 있다. 조현병성 자폐(schizophrenic autism)[6]와 관계된다. 반면 지속적으로 눈맞춤하는 것은 환자가 면담 상황을 적대적으로 보거나 경계하는 것임을 시사한다.

운율 및 발언 시의 몸짓

운율(prosody)은 발언에서 개별 음소의 음운학(phonetics)적 요소를 넘어서는 음절 또는 더 긴 언어단위의 음운학적 측면을 일컫는다. 즉 억양(intonation), 강조(stress), 리듬(rhythm) 등과 관련된다. 말하는 속도(tempo)나 휴지(pause) 등은 음운학적 요소는 아니지만, 의사 전달에서 운율의 기능을 한다. 말하는 행위는 단순히 언어적 내용만을 전달하는 것이 아니다. 화자의 정동이나 의도[부탁인지 명령인지 비꼬는 것인지] 등 문법으로 표시될 수 없는 다양한 것들이 발언을 통해 전달되는데, 이를 담당하는 것이 운율이고, 운율은 넓은 의미의 언어 화용론에서 매우 중요한 요소다. 운율 외에도 표정, 몸짓 등이 발화자의 정동상태와 발언 의도를 보여주는 화용론적 요소가 된다.

고기능 자폐증이나 아스퍼거 증후군 환자가 언어의 구문적·의미적 측면은 정확하게 구사하더라도 운율을 잘 만들어 내지도 못하고 상대방의 운율을 파악하지도 못하는 것을 보면,[7] 운율은 학습에 의해 배우는 것이 아니거나, 학습되는 측면이 있다고 하더라도 하드웨어적 기반이 중요함을 알 수 있다. 그 하드웨어는 문법이나 의미를 처리하는 모듈과는 다르다.[8] 특별히 학습하지 않아도 언어의 문법과 의미를 습득하듯이, 보통사람['neurotypical']은 특별한 학습을 하지 않아도 운율의 문법을 습득하여 대화 상대와 정동을 교류할 수 있다. 물론 숙련된 정신의학자는 환자의 발언을 들으면서 숨겨진 뜻을 추론할 수 있듯이, 환자의 운율이나 제스처에 담긴 의미도 더 잘 파악할 수 있을 것이다.

태도 및 꾸밈새

상동증(stereotypy) 같은 정신운동성 정신병리는 뒤에서 다루고, 여기서는 정신운동성 문제가 아닌 태도(attitude)와 꾸밈새(decoration)에 대해 이야기한다. 태도 및 꾸밈새는 정동, 사고 및 의지력의 표현이면서도 문화적 규준을 따른다. 또한 의도적인 측면도 있지만, 상당 부분은 지향성이 적은 행위다.

정신병의 주요 징후인 기괴함[1]은 문화적으로 받아들여지지 않는 표현행위를 기술하는 용어다. 기괴함은 아니더라도 조현병 환자를 접했을 때 숙련된 정신의학자가 느낄 수 있다는 소위 'praecox feeling'은 환자의 태도에 기인하는 것일 수도 있다. 물론 praecox feeling은 현대 정신병리학에서는 사용하지 않는 개념이며 정확하게 정의된 바도 없다.[9, 10] 그런데 태도 및 꾸밈새는 문화권 전체적 기준뿐만 아니라 한 문화권 내에서도 아문화(subculture) 및 상황에 따라 정상이라 받아들여지는 범위가 달라지기도 한다. 따라서 정신병리적 평가를 위해서는 환자가 속한 아문화에 대한 이해가 필요할 수 있다.

사회적 규범을 모르거나 규범을 따를 능력이 없는 경우[인지증이나 정신지체], 알더라도 관심이 없는 경우[자기관리가 부실한 만성 조현병 환자], 정신병리로 인해 개인특유적(idiosyncratic) 규범을 갖게 되는 경우[전자파를 방어하려고 알루미늄 포일을 두르고 다니는 환자], 정동상태 때문에 과장되거나 위축된 태도나 꾸밈새를 보이는 경우, 신경학적 증후로서 신체상 일부에 대해 무시하거나[반신무시(hemineglect)] 실행증 때문에 적절한 행

1 기괴함은 DSM-5에서는 특별한 감별진단적 의미를 갖지 않지만, 이전 판에서는 조현병 진단에 우선적으로 참조되는 요소였다. 또한 무엇보다 통속심리학에서 정신병의 징표는 기괴함이다.

위를 집행하지 못하는 경우 등 다양한 조건에서 태도 및 꾸밈새의 이상이 나타날 수 있다.

정동 표현행위와 정동 간의 괴리

울음, 웃음 등 정동 표현행위는 행위자의 정동상태를 잘 드러내어 관찰자가 행위자의 주관적 체험을 추론하는 데 중요한 단서가 된다. 그러나 행위와 기반이 되는 정동 간에 일대일 관계가 있는 것은 아니다. 예컨대 울음은 슬픈 정동을 표현할 수도 기쁜 정동을 표현할 수도 있다.

정신질환의 병리로서, 정동 표현행위와 주관적 정동 사이에 괴리가 나타나는 경우가 있다. 일부 정신병적 환자는 상황과 상식에 견주어 부적절한 정동 표현행위를 보이기도 한다. 전환장애의 병리로 유명한 우아한 무관심은 자신의 걱정스런 질병상태에 대해 당연히 보여야 할 정동 표현이 없는 것을 말한다. 가성연수마비는 전두엽을 침범하는 뇌질환에서 간혹 보이는데, 정동을 표현하는 행위가 정동에 대한 주관적 체험과 관계없이 나타난다. 정동 표현행위는 뇌에 프로그램된 정형적(stereotypic) 행위인데, 건강한 뇌에서는 특정 심리적 자극이 있어야 그 반응이 일어나지만 전두엽에 의한 통제가 약화된 상황에서 자극과 관계없이 행위가 방출(release)되는 것이다(29장 뇌손상과 관계된 정신증상 참조).

다른 사람의 표현을 읽는 능력

사람은 표정이나 정동적 행위로 자신의 정동을 나타낼 뿐만 아니라 다른 사람의 표정이나 행위에서 상대방의 정동을 읽을 수 있는 능력을 가지고 있다. 내적 체험인 정동은 하드웨어적으로 코딩되어 표정으로 나타나는데, 누구나 가지고 있는 직관적 능력은 이것을 디코딩해서 상대방의 체험을 알아낼 수 있게 해 준다. 정신의학자가 환자의 표정에서 정신병리학적 정보를 얻는 것도 이런 능력 때문에 가능하다(8장 정신병리의 대상 및 측정 참조). 현상학적으로 상식이라 할 이런 능력은 비언어적 정동 교류의 기반이 되지만, 조현병이나 자폐증 등 어떤 정신병리적 상태에서는 이 능력의 장애가 시사된다. 조현병 환자가 다른 사람의 표정에서 정동을 읽을 능력이 부족한 것은 수많은 연구에서 보고되어 조현병이 사회인지(social cognition)장애라는 주장의 한 근거가 되었지만, 이것은 인지적 결함이라기보다는 현상학적 상식의 장애일 수 있다. 현상학은 조현병을 상식의 장애라 본다(15장 자아의 병리 참조).[11]

참고문헌

1 Nordgaard J, Sass LA, Parnas J. The psychiatric interview: Validity, structure, and subjectivity. Eur Arch Psychiatry Clin Neurosci. 2013;263(4):353-64.

2 Ekman P, Friesen WV. The repertoire of nonverbal behavior: Categories, origins, usage, and coding. Semiotica. 1969;1:49-98.

3 Freitas-Magalhães A. Facial expression of emotion. In: Ramachandran VS, editor. Encyclopedia of Human Behavior (Vol 2). Oxford: Elsevier/Academic Press; 2012. p. 173-83.

4 Hains SM, Muir DW. Infant sensitivity to adult eye direction. Child Dev. 1996; 67(5):1940-51.

5 Kathane R. BMJ Careers: Adapting to British culture. BMJ Careers. 2004;328: 273.

6 Bleuer E. Dementia Praecox or the Group of Schizophrenias. New York: International Universities Press; 1950.

7 McPartland J, Klin A. Asperger's syndrome. Adolesc Med Clin. 2006;17(3):771-88;abstract xiii.

8 Miller LA, Collins RL, Kent TA. Language and the modulation of impulsive aggression. J Neuropsychiatry Clin Neurosci. 2008;20(3):261-73.

9 Goze T, Moskalewicz M, Schwartz MA, Naudin J, Micoulaud-Franchi JA, Cermolacce M. Reassessing "praecox feeling" in diagnostic decision making in schizophrenia: A critical review. Schizophr Bull. 2019;45(6):966-70.

10 Pallagrosi M, Fonzi L. On the concept of praecox feeling. Psychopathology. 2018;51(6):353-61.

11 Sass LA, Parnas J. Explaining schizophrenia: The relevance of phenomenology. In: Chung MC, Fulford KWM, Graham G, editors. Reconceiving Schizophrenia. International Perspectives in Philosophy and Psychiatry. Oxford: Oxford University Press; 2007. p. 62-95.

23

의지력과 의도적 행위의 병리

의지력

스마트폰을 보면서 걸을 때의 걸음걸이처럼 주관적 체험이 별로 없이 이루어지는 거의 자동적인 행위부터 매뉴얼을 보면서 가구를 조립할 때처럼 완전한 의식의 통제하에 집행되는 것까지, 의지력(volition, will power)이 행위에 미치는 영향은 다양하다. 어떤 행위들은 의지력의 통제하에 시작되더라도 중간에 자동적으로 집행되다가 필요시 다시 의지력에 의해 교정된다. 이 장은 이런 행위를 다룬다. 무심코 하는 행위나 정신분석적 의미에서의 무의식적 행위는 행위자의 명시적 지향성을 따르는 행위는 아니지만, 목적을 가지고 있고 의지력에 의해 교정할 수도 있으므로 의도적 행위에 속한다고 볼 수 있을 것이다. 반면 자동증(automatism)은 일견 목적지향적인 것처럼 보이더라도 의지력의 개입이 없고 목적도 없는 행위다. 이런 문제는 다음 장(24장 지향성이 감소한 행위)에서 다룰 것이다. 신경학적 운동장애(movement disorder)인 불수의 운동

(involuntary movement)도 역시 이 장에서 다루지 않는다.

정신능력에서 의지력의 위치

의지력은 고대부터 인지, 정동과 함께 정신의 3대 능력으로 간주되었지만, 이것이 다른 능력으로 환원 불가능한 독립적 능력인지에 대해서는 논란이 있었다. 마음 자체를 인정하지 않는 행동주의는 의지력을 외부 자극에 의해 유발되는 반사의 한 형태로 파악하였다. 마음은 인정하더라도 의지력을 독립적 능력으로 보지 않는 인지주의(認知主義, cognitivism)는 의지력을 인지의 결정에 의해 구현되는 능력으로 보았다. 따라서 그리징거는 의지력의 장애를 이성의 장애에 포함시켰다. 플라톤은 영혼의 능력을 인지, 정동 및 욕동으로 구분하였지만, 건강한 사람에서 욕동은 인지에 복속되어야 할 기능으로 보았다(9장 정신기능의 분류 참조). 욕동을 포함한 의지력을 인지 또는 이성에 종속적인 것으로 본다면, 의지력의 병리 즉 행위 통제의 어려움 역시 인지의 병리이므로 인지행동치료 등 인지적 방법에 의해 교정될 수 있다는 관점도 성립한다. 근대 정신의학에서 의지력이 주목받지 못한 것은 이런 전통과 관계된다.

반면 의지력이 다른 정신능력으로 환원 불가능하다는 견해도 있었다. 19세기 철학자 드 비랑(de Biran, M. 1766-1824)은 의지는 다른 정신능력으로 환원할 수 없는 것이라 보았다. 분트도 의지력을 인지로 환원하려는 시도를 거부하고 의지력의 전형적인 특성을 강조하는 주의주의(主意主義, voluntarism) 심리학을 옹호하였다. 이런 견해에 따르면 인지의 장애인 광증에서 의지력의 병리는 없다고 보며, 의지력의 병리는 무의지증, 충동성, 강박행위 등에서 나타나는 것이라 이해할 수 있다.[1]

의지력이 실종된 현대 정신병리학

현대의 정신의학은 의지력에 대한 관심을 철수하고 인간의 정신능력을 인지와 정동, 특히 인지 중심으로 파악하려 한다. 그 결과 의지력과 관계된 정신병리를 설명할 모델이 없어졌다. 의지력과 관계 깊은 강박장애는 DSM-IV까지는 불안이라는 정동과 관련된 장애로 분류되었고, DSM-5는 기저가 되는 정신능력에 대한 고려 없이 강박장애 및 곁보기에 비슷한 몇 가지를 매우 인위적인 독립 카테고리로 만들었다.

일부 학자의 주장처럼 내가 지향하는 의도가 행위의 직접적인 원인은 아니라고 하더라도(13장 의식 참조),[2] 나의 행위가 의지력과 깊이 관계됨은 분명해 보인다. 더구나 참다가 어쩔 수 없이 하는 강박행위, 중독환자의 무절제한 약물사용, 극단적 양가감정에 의한 우유부단함 등 정신과 임상에서 흔히 부딪히는 문제는 인지적 비합리성이라는 틀로는 만족스런 설명을 할 수 없다. 증상의 영역 이외 다른 부분에서 환자들은 인지적 합리성을 유지하기 때문이다. 따라서 의지력은 그 자체로서 정신병리학의 주제로 삼아야 할 가치가 충분하다.

Berrios에 의하면, 정신병리학계에서 의지력에 대한 관심이 적었던 것은 인지주의적 전통과 함께, 정신분석도 그 대극인 행동주의도 모두 의지력의 문제에 반대했기 때문이다.[1] 정신분석의 전제는 무의식에 의한 결정론이며, 행동주의 역시 자극에 의한 결정론을 주장하였으므로 행위의 결정인으로서 의지력이 개입할 여지가 없었던 까닭이다. 요사이는 정신능력을 인지, 정동 및 행동(behavior)으로 삼분하는 문헌들을 제법 볼 수 있는데, 이때 행동은 자동적 행위가 아닌 목적지향적 행위를 의미하므로 의지력 개념을 반영하는 것이지만, 연구자들이 의지력 개념을 명시적으로 염두에 두고 이 분류를 사용하는 것 같지는 않다.

욕동과 동기

의도적 행위(intentional act)를 하기 위해서는 의지력이 필요하다. 의지력은 사전적으로 'the faculty or power of using one's will'[Oxford 영어사전] 또는 'the capacity of conscious choice and decision and intention'[WordNet 영어사전] 등으로 정의된다. 전자는 자유의지(free will)를 집행할 수 있는 '힘'이라는 의미를 강조한 정의며, 후자는 '선택'하는 능력임을 강조한 정의다. 이 선택은 인지에 의거한 합리적인 것[이 책에서 동기(motivation)라는 용어를 적용]뿐만 아니라 본능적·생리적 욕구에 의거한 것[이 책에서 욕동(drive)이라는 용어를 적용]도 포함된다. 즉 합리적·인지적 판단에 의거한 행위만이 의도적 행위인 것은 아니다. 비합리적·본능적으로 보이는 행위도 '선택되어 수행되는 것'이면 의도적 행위다. 후자를 도외시하는 전통은 의지력을 인지에 종속적인 것으로 간주하는 오류와 관계될 것이다.

욕동

뇌의 진화는 오래된 것이 새로운 것으로 바뀌는 방식이 아니라 오래된 것 위에 새로운 것이 덮어씌워진 방식으로 이루어졌다.[3] 가장 오래된 영역인 자율신경계(autonomic nervous system) 및 뇌간(brain stem)을 변연계(limbic system)가 둘러싸고, 변연계의 바깥에 신피질(neocortex)이 발달하였다. 단순화하면, 자율신경계 및 뇌간은 생리적·본능적 욕동과 관계되며, 변연계는 정동을 담당하고, 신피질은 사고 및 인지를 담당하는 부분이다. 따라서 진화 단계상 가장 앞서고 기본적인 것은 욕동이며, 이후 정동이 발달되었고, 인지는 진화 역사상 가장 최근에 개발된 능력이다.

뇌에서 환경으로의 반응을 직접 집행하는, 의지력의 결과를 발휘시키는 출력기는 운동계다. 멍게(*Halocynthia roretzi*)의 경우, 운동성 있는 유생은 뇌가 있지만 바위에 고착하는 성체가 되어 운동성이 불필요하게 되면 뇌가 퇴화한다.[4] 뇌는 운동성 집행기관이고, 운동성의 목표는 생존과 번식이며, 생존과 번식을 추진하는 원초적 능력은 욕동이다.

생존을 위해서는 내적 환경(internal milieu)이 안정된 범위로 유지되어야 한다. 이 기능이 항상성(homeostasis)이다. 항상성 조절은 일차적으로 내분비계 및 자율신경계가 담당하는데, 이런 시스템을 통한 조절은 의식의 영역 밖에 있다. 생체는 내적인 자원을 동원하여 항상성을 유지하게 되므로 외부 자원을 추구하는 행위를 할 필요가 없다. 그러나 내적 자원만으로 항상성 유지가 안 될 때는 외부 자원이 필요한데, 이때 의도적 행위가 동원되어야 한다. 드물게 존재하는 외부 자원을 획득하기 위한 환경과의 상호작용은 자동적 행위만으로는 달성될 수 없기 때문이다. 이 의도적 행위를 추동하는 것이 욕동이며, 욕동의 기반에는 항상성 파괴가 유발하는 욕구(desire) 즉 배고픔, 목마름, 추위 등의 의식적 체험이 있다. 항상성은 생존과 직접 관계된 것이므로, 욕동은 행위의 강력한 추진력이 된다. 그러나 플라톤 시대부터의 철학적 전통은 욕동을 도덕적으로 저열한 것으로 보았기 때문에, 중독 등 욕동과 관계된 정신병리는 오늘날까지도 의학적 문제보다는 영혼과 도덕성의 문제로 간주되기도 한다.

동기

의도적 행위는 목적을 갖는다. 목적은 무엇인가를 획득하는 것이다. 대상은 항상성 유지를 위한 생물학적 자원일 수도 있고, 항상성 및 신체적 생존과 관계없는 애착적 대인관계, 쾌감을 주는 자극, 문화적 욕구를 충족하는 자극, 사회적 지위나 자존감 등 비생물학적 자원일 수도 있다. 욕동이 추진하는 행위는 생물학적 항상성을 추구하는 것이므로 강요되는 성질이 있어서 인지적 판단에 선행하여 집행되지만, 강요받지 않고 인지적 판단에 의해 선택되어 수행되는 행위도 있다. 의지력 중 인지적 판단과 관계된 영역을 이 책에서는 동기라 할 것이다. 동기는 의지력이면서 인지의 영향을 받는 것이므로 합리성의 영역이고, 합리성에 근거한 인지행동치료가 접근할 수 있다. 그런데 인지주의가 의지력을 인지로 환원하려는 것은 의지력 중 인지의 영향을 받는 부분이 있기 때문이지만, 의지력을 구성하는 욕동은 인지의 문제가 아니다.

합리적 동기와 본능적 욕동은 뚜렷이 구분되지 않을 수도 있다. 처음에는 인지적 판단 아래 선택적으로 추구되던 중독성 약물은 의존상태가 되면서 생물학적 항상성 시스템에 편입되고, 이렇게 되면 약물에 대한 추구는 강요받는 상태가 된다. 합리적 선택이었던 동기가 생리적 욕동으로 바뀌어 약물 사용행위를 강력하게 추동하는 것이다. 항상성이 아니더라도 어떤 이유로 과도한 현저성을 띠게 된 자극을 추구하는 행위는, 인지적 통제를 우회해서 욕동에 의해 추동되는 강요된 행위처럼 나타날 수도 있다. 병적 도벽이나 행위중독(behavioral addiction) 등이 여기 속한다. 항상성 추구행위가 아니므로 관찰자가 보기에 인지적 동기에 의한 합리적 조절이 가능할 것 같지만, 행위자 입장에서는 본능적 욕동에 의해 강요되는 행위와 같다.

의도적 행위의 기전

자극에 대한 대처로서 의도적 행위가 일어나기 위해서는 다음과 같은 단계의 심리적 과정이 필요하다. 각 단계를 정확히 나눌 수 있는 것은 아니지만 병적 행위를 정신병리학적으로 분석할 때 틀을 제공할 수 있다.

자극 수용

자극은 배고픔 등 생리적인 것부터, 사회적 상황, 혼자만의 상상 등 다양한 원천에서 온다. 의식적으로 느끼지 못하는 자극도 욕구를 일으킬 수 있다. 항상성 파괴와 관련된 생리학적 자극은 강한 욕구를 일으키는 자극들이다. 본능적으로 또는 학습에 의해 또는 병적 기전으로 현저성을 부여받은 자극들도 강력하게 행위를 유발한다. 가해자[포식자], 질투를 일으키는 대상[번식 방해자], 선험적 공포 대상 등은 본능적으로 높은 현저성을 부여받은 자극들이다. 망상과 관련되어 잘못된 의미를 부여받은 지각도 강력한 현저성을 갖는다. 반면 습관화(habituation)된 자극은 현저성이 떨어져서 행위를 유발하는 능력도 줄어든다.[1] 자극과민성이 높은 상태에서는 자극이 공격적 행위를 유발하는 역치가 낮아진다.

욕구 발생[대상 및 행위를 선택]

행동주의적 관점에서 자극은 반응을 유발하는 것이며 둘 사이를 매개하는 심리적 기전을 상정할 필요는 없다. 그러나 정신의학은 자극이 개인에서 어떤 심리적 의미를 가지고 어떤 심리적 기전이 행위를 일으키는가를 탐색한다. 의도적 행위를 하고 싶어 하는 마음의 상태가 욕구다. 전술한 다양한 자극들이 욕구를 유발한다. 욕구가 향하는 대상이나 그 대상을 통해 얻으려는 목표의 종류는 다양하다. 어떤 대상은 생물학적 욕동과 관계되고 다른 대상은 인지적 동기에 의해 추구된다.

욕구가 있고 추진하려는 에너지가 있더라도 욕구가 항상 행위로 집

1 자극이 과잉학습됨으로써 행위를 유발하는 경우도 있다. 이런 행위는 욕구 발생 및 의지력 동원과 관계없이 자동적으로 일어나는, 자극에 묶인 행위다. 이런 행위는 오히려 하지 않기 위해 의지력이 필요할 수도 있다.

행되는 것은 아니다. 환경이 주는 물리적 제약 때문에 대상 추구가 불가능할 수도 있고, 행위자가 그 대상 추구 이외의 또 다른 욕구를 동시에 갖기 때문에 대상 추구가 일어나지 않을 수도 있다. 그러나 욕구는 개인의 총체적인 체험이기 때문에, 행위로 집행되지 않더라도 다른 정신기능들과 상호작용한다. 그래서 욕구에 기반한 정동 및 인지적 반응이 나타나며, 이것은 정신병리학적 관심의 대상이 될 수 있다. 예컨대 물질의존 환자의 갈망감(craving)은 욕구와 관계된 강한 정동반응이다.

행위 집행

욕구가 추구하는 것을 실제 행위로 집행하기 위해서는 심리적 에너지가 필요한데, 이것이 집행하는 힘으로서의 의지력이다. 의지력은 현상학적으로 생기 에너지와 관계된다. 그러나 의지력을 독립적 정신능력으로 보지 않는 관점에서는 행위의 집행을 정동과 인지 등에 의해 조절되는 것으로 보기도 한다.[2]

의지력은 행위를 집행하는 힘이지만, 행동화를 하지 않기 위해 의지력이 동원되는 경우도 있다. 행위를 않으려는 태도가 또 다른 욕구가 되고, 이 욕구가 행위를 하려는 욕구보다 강한 경우다. 아무 행위도 하지 않지만 의지력과 에너지는 동원된다. 한편 여러 개의 모순된 욕구가 동시에 발생하지만 어느 쪽도 강력한 집행력을 얻지 못하는 경우,

2 의지력의 변화는 기분[정동]장애의 주요 증상 중 하나다. 정동을 에너지까지 포함하는 개념으로 넓게 본다면, 의지력이 정동의 변화에 종속되는 것을 이해할 수 있다. 반면 의지력을 정동과 독립적인 능력으로 본다면 기분장애는 정동, 인지 및 의지력 등 다양한 능력이 관계되는 것으로 이해하여야 하며(20장 기분장애의 분류학 참조), 기분장애에 수반되는 의지력의 변화는 정동 변화 자체와는 구분해야 할 것이다.

행위자는 이러지도 못하고 저러지도 못하는 상태가 된다[양가적 의지력(ambivalence of will)]. 의지력 에너지가 심하게 낭비되는 상태다.

의지력 관련 병리

기질성 상태에서의 욕동 변화

다양한 중추신경계 및 전신성 질환에서 항상성 조절의 생리적 기전이 변화된다. 클라인-러빈 증후군(Kleine-Levin syndrome), 쿠싱 증후군(Cushing syndrome) 등 신경내분비계의 이상은 항상성 관련 욕동의 변화를 일으켜서 폭식 등의 행위가 나타난다. 항상성 설정점(homeostatic setpoint)이 기질적 원인 때문에 변한 것이며, 변화된 섭식 행위는 강력한 욕동에 의해 추진되는 것으로 볼 수 있다. 금단 상태에서의 약물 추구도 이런 성질을 띤다. 정신질환에 의한 욕동 변화와 기질성 욕동 변화가 구분하기 어려운 경우도 있다. 신경성식욕부진증으로 진단받았던 환자의 뇌에서 전이된 종양이 발견되는 예도 있었다.[5]

의지력 감소

무의지증(aboulia)은 마음에 있는 것을 실행하는 힘, 생기 에너지의 상실로 정의된다. 근육계의 마비는 없고, 욕구도 가진다. 그러나 욕구를 갖더라도 그것을 행동화할 집행력이 부족하여 적극적 노력이 필요한 행위를 않는다. 의지력을 '도덕적 의무를 수행하려는 태도'로 정의한 전통에 따라 무의지증은 게으름이라는 악으로 간주되기도 하였지만, 19세기 정신의학에서는 정신병리로 보았다. 그러나 병리의 소재지에 대해서는 인지, 정동, 자아 등 의지력 자체보다는 다른 문제를 꼽기도 하였다.[1]

무의지증은 음성증상이 심한 조현병 환자에게서 볼 수 있다. 욕구는 있기 때문에 자신에게 주어진 자원을 노력 동원 없이 사용하여 즐거움을 추구한다[완료적 행동(consummatory behavior)]. 그러나 자원을 찾으러 나서는 능동적 행위[욕망적 행동(appetitive behavior)]는 않으려 한다.[6] 환자는 하루 종일 집에 머물면서 항상 하던 것만 하는 식이어서 주위 사람들이 보기 답답할 정도지만, 본인은 다른 행위를 적극적으로 할 필요를 느끼지 않는다고 대답하며 지루한 느낌이나 우울감 등 없이 자신의 관점에서 만족스런 하루를 지낸다. 우울장애에서도 무의지증은 나타나지만, 환자가 자신의 의지력 감소 자체를 힘들어하고 스스로 문제로 본다는 점이 차이다. 의지력이 절대적으로 낮다기보다는, 과거 활발하게 활동하던 때보다 에너지 수준이 낮아져서 수행 능력이 떨어진 상태를 못 견디는 것일 수도 있다. IT 세대 환자들은 우울할 때 스마트폰이나 컴퓨터 등, 최소한의 에너지를 투자해서 자극을 공급받을 수 있는 행위를 주로 한다. 행위중독이라 지목받기도 하고, 인터넷할 에너지는 있으면서 왜 공부는 않느냐는 비판을 받기도 하지만, 이런 행위는 최소한도의 에너지밖에 남지 않은 상태에서 자신을 보존하기 위해 할 수 있는 유일한 행위일 수도 있다.

무의지증은 조현병 음성증상의 전형이지만, 음성증상을 측정하는 대표적 도구인 음성증상 평가척도(SANS)에 무의지증 항목은 없다.[7] 다만, SANS 항목인 무쾌감증(anhedonia)은 어원적으로는 쾌감이라는 정동상태를 의미하나 도구 내에서 정의된 바로는 목적지향적 행위의 감소이므로 실제로는 무의지증에 가깝다.

의지력 과다

의지력 과다(hyperboulia)는 목적지향적 행위를 할 의지력이 지나쳐서 결국 목적 달성에 실패하는 경우다. 조증삽화 환자의 행위는 목적이 없어 보이지만 순간순간에는 목적이 있고, 그 목적이 달성되기 전에 새로운 목적이 생긴다. 따라서 행위 자체가 목적인 것처럼 보이기도 한다. 주위의 다양한 자극들이 바로 동기로 이어지는 현저성을 띠게 되고 행위로 집행된다. 과도한 쇼핑(buying spree)은 조증삽화에서 의지력의 병적 증가를 잘 보여 준다. 자신이 좋아하는 물건을 쇼핑몰에서 발견하면 그것은 즉시 추구해야 할 대상이 된다. 특히 IT 시대에는 마우스 클릭 몇 번만으로 대상 추구가 완료된다. 그러나 일단 사들이면 그 물건은 이미 현저성을 잃어서 그에 대한 관심은 없어진다. 환자의 욕구는 이미 다른 대상을 향하기 때문이다. 그런데 환자의 평소 취향에 따라 현저성을 갖는 대상의 범위에 제한이 있어서 다음에 주목하게 되는 물건도 비슷한 물건이 되고, 결과적으로 거의 비슷한 물건을 여러 개 사들이게 된다. 의지력이 너무 높은 경우 환자는 자주 바뀌는 자극을 계속 쫓아다니는 상태가 되어 섬망성 조증(delirious mania) 내지 과잉운동성 긴장증(hyperkinetic catatonia)이 된다. 행위에서 목적지향성을 전혀 알아볼 수 없다.

의지력 조절의 약화

무자제력(akrasia)[그리스어 ἀκρασία, lacking command)]은 자신의 최선의 인지적 판단과 다르게 행위하는 상태를 의미한다.[8] 욕구에 부합하는 행위를 하지 못한다는 점은 무의지증과 같지만, 행위의 부재가 아닌 자신이 인지적으로 원하던 것과 다른 행위를 하게 되는 상태다. 인지에 의한 행위 조절능력이 약화된 상태라 할 수 있다. 다른 관점에서 보면 서로 다른 목적을 추구하는 의지력들, 예컨대 욕동과 동기 사이의 대립 끝에 욕동을 따르는 행위를 한 것인데, 욕동을 따르는 행위를 한다는 것은 인지 중심적으로 보면 조절능력이 약화된 상태다. 이 현상은 중독의 병리를 설명하는 데 적용되기도 하지만,[9] 이에 대한 논의는 정신병리학이 아닌 철학이나 윤리학의 차원에 가깝다. 중독 환자에게 의지 박약이라는 도덕성 라벨이 붙는 것은 이 문제를 보여 준다.

의도성을 자각하지 못하는 목적지향적 행위

무심코 하는 자동적 행위(automatic act)는 일상생활에서 흔하며 병적이라 볼 수 없다. 그러나 역동정신의학에서는 무의식의 소재를 밝히는 의미를 갖는다고 보기도 한다. 목적이 있는 행위이므로 자동증과는 다르지만 행위자의 지향성은 그 목적을 향하고 있는 상태가 아니다. 그럼에도 대개는 적절하게 목적을 달성하지만 실패하는 경우도 있다. 행위자가 문제성을 느끼는 순간 다시 의지력이 지향하는 행위로 바뀌게 되어 적절한 목적을 달성할 수 있게 수정되기도 한다(24장 지향성이 감소한 행위 참조).

충동성

충동성과 충동적 행위

충동성은 '결과에 대한 숙고 없이 빨리 결정내리는 경향'으로 정의된다.[10] 그러나 단순한 구성체는 아니다. 흔히 사용되는 바라트 충동성 척도(Barratt Impulsivity Scale)에 의해 평가되는 충동성은 주의력(attention), 운동성(motor), 자기조절(self-control), 인지적 복합성(cognitive complexity), 보속성(perseverance), 인지적 불안정성(cognitive instability) 등 여섯 가지 요인을 갖는다고 보고된다.[11] 사람 및 실험동물에서 충동성을 연구할 때 적용하는 실험 패러다임들에도 충동성에 대한 다양한 정의가 반영되어 있다. 선택(choice)과 관련된 충동성으로는 '보상이 적더라도 빨리 얻는 쪽을 선호함[temporal discounting]', '위험을 고려하지 않고 큰 보상 쪽을 선택함[probabilistic discounting]', '정보를 충분히 얻기 전에 반응함[reflection impulsivity]' 등을 측정하며 행위(action)와 관련된 충동성으로 '행위를 시작한 뒤 멈추는 능력의 부족[stop-signal reaction time]', '기다리지 못하고 반응함[premature responding]' 등을 측정한다.[12] 각각의 패러다임에서 관련된 중추신경계 기전들은 서로 비슷하거나 다르게 보고된다.

어떻게 정의하든 충동적 행위(impulsive act)는 분명한 지향성이 집행되는 목적지향적이고 의도적인 행위지만, 집행 시 상황에 대한 고려 또는 제어 전략이 잘 동원되지 못한다. 충동성은 개인의 일시적 상태 또는 지속적인 성격특성이다. 조증삽화 때는 일시적으로 충동성이 증가한다. 성격특성으로서의 충동성은 특정 질환의 배경으로 지목된다. 예컨대 물질사용장애의 배경에 충동성이 있다고 주장된다.[13, 14] 충동성 자체가 핵심적 정신병리인 질환들로는 ADHD나 경계선 인격장애(borderline personality disorder) 등을 들 수 있다.

일상적으로 어떤 행위가 충동적인지를 판단할 때는 (1) 행위를 위한 판단이나 행위의 양상에 조심스러움이 없음뿐만 아니라, (2) 행위의 결과가 해로움이라는 측면까지 고려하게 되는데, 이때 생의학적보다는 사회적 관점이 판단에 작용할 수 있다. 두 번째 측면이 중요한 것이, 결과가 긍정적이면 조심스러움 없이 이루어진 행위라도 충동적이라는 부정적 평가보다는 용감하다, 창의적이다 등의 긍정적 평가를 받기도 하기 때문이다.[15] 따라서 충동적이라는 용어는 행위 모드에 대한 사실 평가뿐만 아니라 결과에 대한 가치평가적인 요소도 갖는다고 볼 수 있다.

충동성과 강박성

충동(impulsion, im-pulsus)과 강박(compulsion, com-pulsus)은 때림, 밀어냄[라틴어 *pulsus*, push, drive]이라는 어원적 공통성이 있다. 두 가지 다 합리성이 부족한 행위 경향이지만, 각각은 구분된다. 충동과 강박은 공존하기도 하므로[16] 한 행동특성 척도의 양극단을 이루는 반대되는 특성이라 할 수는 없다. 두 특성은 발현되는 조건이 다른데, 강박은 다가오는 위험을 지각했을 때의 반응이며 충동은 즉각적인 보상을 예측했을 때의 반응이라 할 수 있다. 즉, 강박은 확실히 회피하는 것을 추구하고 충동은 단시간에 접근하는 것을 추구한다. 또한 충동의 비합리성은 인지적 작업의 부족인 데 비해, 강박의 비합리성은 의지력 간의 갈등 끝에 인지적 동기가 패배하는 것이다. 알코올의존은 절주라는 인지적 동기가 실패하는 상태인데, 타입 1은 강박성과, 타입 2는 충동성과 관계된다.[17]

충동적으로 보이는 행위들

급격히 일어나며 목적 달성에 성공하거나 성공하지 못하는 것으로 보이는 행위는 여러 상황에서 나타날 수 있다.

1) 자동증

의식이 없는 상태의 자동증은 충동적 행위가 아니다. 그러나 어느 정도 조직화된 것처럼 보이는 자동증이 갑자기 나타나는 경우, 관찰자에게는 목적을 향하지만 잘 조직화되지 못한 충동적 행위로 보일 수 있다(24장 지향성이 감소한 행위 참조).

2) 자극에 묶인 행위(stimulus-bound behavior)

자극은 수용되지만 의식적으로 지각되지 않을 수도 있으며, 행위는 인지적 통제 없이 반사처럼 나타난다. 과잉학습된 단순한 행위로 행위자가 의도한 것이 아니다. 결과적으로는 현재의 상황이 제기한 문제에 대한 해답으로는 부적절하며, 충동적으로 보일 것이다. ADHD 환아의 과잉 행동도 목적지향성 없이 자극을 쫓아가는 행위이므로 이 범주에 속한다고 볼 수 있다.

3) 무심코 하는 자동적 행위

상황에 적절하여 목적지향적인 것으로 볼 수 있지만, 학습된 행위 루틴의 집행이므로 지향성을 통한 제어 전략을 동원할 필요 없이 즉시 수행된다. 따라서 충동적으로 보일 수 있다. 행위한 뒤 물어보면, 행위자는 자신의 지향성을 인정할 것이다. 행위자의 지향성이 빗나가는 경우는 자극에 묶인 행위라 해야 할 것이다.

4) 목적을 지향하지만 집행 시 제어 전략이 부족한 행위

이 부류의 행위가 엄밀한 의미로 충동적인 것이다. 그런데 숙고를 거친 제어 전략을 사용하기 위해서는 행위자에게 충분한 인지능력이 요구된다. 또한 욕구나 상황이 너무 긴박(urgent)하지 않아야 한다. 판단할 시간 없이 매우 다급하게 이루어지는 행위는 행위자의 성격적 충동성과 관계없이 충동적으로 보일 수 있다.

5) 동기와 욕동 간의 갈등

숙고 없이 나타나는 행위라기보다는, 당장의 문제를 해결하려는 욕동과 합리적으로 그것을 억제-연기하려는 인지적 동기 사이에서 갈등하다가 결국 욕동이 행위자를 지배하게 되는 경우다. 결과적으로 상황에 대한 적절성이 떨어지는 행위를 하게 되지만, 제어 전략이 부족한 것이 아니라 제어 전략을 동원했지만 실패한 것이다. 끊겠다는 결심을 뒤로한 채 다시 음주하는 알코올의존 환자의 상황이다.

충동성을 주된 병리로 갖는 질환들에서의 충동성

충동성을 주된 정신병리로 갖는 정신질환들은 다양하지만, 그 충동성의 기전은 조금씩 다를 수 있다. 이 중 몇 가지를 살펴본다.

1) ADHD

ADHD에서 주의력결핍과 충동성-과잉행동의 관계[3]는 분명치 않은 측면이 있다. 충동성, 과잉행동, 주의력결핍은 각각 ADHD의 일차적 병리로 간주되고 있지만,[18] 모두 목적지향성과 관계된다. ADHD의 과잉행동은 자동적인 'utilization behavior' 또는 자극에 묶인 행위로서,[19] 현저성 회로에 의해 선택된 자극을 지향하는 목적성이 없다.[20] 이런 행위는 현저성 시스템에 입력이 적은 상태, 즉 과제가 주어지지 않은 상태에서의 정신운동성 잡음일 수도 있다. 많은 사회적 상황에서, 가만히 제자리에 앉아 있는 것은 행위의 결핍이 아닌 상황의 요구에 따르는 적절한 도구적 행위다. ADHD 환아는 이런 상황 자극에 대해 현저성을 부여받지 못함으로써 목적을 정확하게 추구할 수 없고, 충동적으로 보이는 행동, 더 정확하게는 단순한 과잉행동을 하게 된다. 자극의 현저성을 인지하지 못하는 배경에는 주의력결핍이 있다.

3 ADHD는 주의력결핍, 충동성, 과잉행동의 병리를 갖는데, DSM-III까지는 주의력결핍과 충동성을 같이 묶어서 생각했던 반면, DSM-IV부터는 주의력결핍을 따로 보고 충동성-과잉행동을 묶어서 본다. 그러나 개념적으로 충동성과 과잉행동 사이에는 목적지향성 여부라는 측면에서 큰 차이가 있다.

2) 양극성장애

조증의 충동성은, 자극의 현저성이 항진되어 해야 할 일이 너무 중요하면서도 긴박하다고 느끼기 때문에 망설일 여유가 없이 행위로 나서는 것이다. 조증의 인지적 태도인 낙관성 때문에 선택 시 위험요소에 대한 고려가 부족하고, 전반적인 정신운동성 항진상태에서 어떤 목적지향적 행위도 너무 빨리 결정하므로 충동적이 된다.

3) 정신지체 및 자폐증

환자는 상황에 적절한 행위를 찾기 위해 숙고할 능력이 부족하기 때문에 충동적으로 보이는 행위를 한다. 인지기능장애 때문에 생기는 제어전략 부족이다. 호기심 가는 물체나 사회적 교류를 하고 싶은 사람에 대한 접근 행위인데, 사회생활의 규칙인 점진적 접근이나 사전 동의 얻기 등의 절차 없이 그냥 하므로 충동적으로 보인다.

4) 경계선 인격장애

경계선 인격장애 환자의 성격특성을 충동적이라 보기도 한다.[21] 이들은 불안정한 심리상태에 있기 때문에, 다른 사람이 보기에는 크게 해롭지 않은 자극도 환자 자신은 매우 긴박하고 압도적인 위협으로 느끼게 된다. 그렇게 되면 상황에서 급히 탈출하기 위해 숙고가 부족한 충동적 행위를 하게 된다.

5) 반사회적 인격장애

반면 다른 사람의 심리를 읽어 가면서 조작하거나 지능 범죄를 할 수 있는 숙고 능력을 가진 반사회적 인격장애 환자는, 충동적으로 보이는 행위를 하더라도 실제로는 타인에게 겁을 주거나 타인을 조작하기 위해 세밀히 계획한 것일 수도 있다.

6) 물질사용장애

중독의 위험요소가 되는 것이 성격의 충동성이라 알려져 있지만, 중독 환자가 물질을 사용하는 것은 욕동에 끌려서 아무런 숙고 없이 하는 즉흥적 행위는 아니다. 중독의 진단기준에도 제시되어 있듯이, 환자는 참기 위한 제어 전략을 동원하려는 동기를 갖는다. 환자는 갈등하다가 결국 욕동에 굴복하는 것이지 충동성에 그냥 휩쓸리는 것은 아니다.

7) 충동조절 문제를 주 증상으로 갖는 질병군

DSM-5에서 파탄적, 충동조절, 품행장애(disruptive, impulse-control, and conduct disorders)에 속하는 병적 도벽이나 방화벽(pyromania) 환자의 행위는 강력한 긴박감, 인지적 억제의 실패, 각성의 고조, 실행, 행위 종료 뒤의 후회 및 죄책감 등 일련의 과정을 거치는데,[22] 긴박감이 너무 강한 것이 문제가 된다. 인지적 제어 전략이 무력해지므로 욕동은 행위로 진행될 수밖에 없다. 그러나 이들은 사전에 미리 위험요소를 파악하고 구체적 행동 계획을 짠 뒤에 행위를 수행하므로 행위 자체가 충동적으로 집행되는 것은 아니다.

의지력 사이의 갈등

모순되는 의지력들

둘 이상의 의지력이 모순된 것을 지향하는 경우 행위 집행은 어려움을 겪는다. 일상생활에서도 흔히 볼 수 있다. 많은 사람이 체중을 조절하고 싶은 동기와 맛있는 것을 먹고 싶은 욕동 간의 갈등을 느낀다. 사소한 자극이 결정인이 되어 어느 한쪽으로 행위하게 되지만, 갈등이 심하면 어느 쪽으로도 결정하지 못하고 망설이게 된다. 양가적 의지력이다. 의지력의 양가성이 극심한 경우 긴장증 상태가 되어 환자는 의도적 행위 전체를 아예 멈춰 버릴 수도 있다.

내가 하고 싶은 욕구는 분명히 있는데, 내적 또는 외적 강요에 의해 나의 욕구와 다른 행위를 하게 되는 상황도 있다. 양가성과 다른 점은 나의 욕구는 한쪽을 분명히 선호하지만 그쪽을 따를 수 없는 현실적 제약에 굴복한다는 것이다. 처벌을 면하기 위해서 좋아하는 일을 포기하는 것, 협박받아서 하는 행위 등이 여기 속한다. 원하지 않았던 것이지만 결국 나의 판단에 따라 행위한 것이므로 병적이기보다는 합리성의 영역에 속한다고 볼 수 있다. 나의 원래 의도대로 하는 것의 비용이 지나치게 높다는 판단의 결과이기 때문이다(24장 지향성이 감소한 행위 참조).

강박행위

강박행위를 하려는 욕동은 하지 않으려는 인지적 동기와 갈등한다. 강박의 욕동은 생존을 위협하는 위험을 회피하려는 것과 같기 때문에 매우 긴박하고 강력하다. 강박이 병적인 것은 이 긴박한 욕동의 근원이 실제로는 생존 추구와 무관하다는 사실과 관계된다. 강박장애는 DSM-IV까지 불안장애로 분류되었는데, 불안은 위험에 대한 정동반응이다. 생물학적 생존과 관련해서는 자신의 신체를 해칠 수도 있는 것[뾰족한 것, 가스 누출, 세균 오염 등]이 흔한 위험의 대상이다. 사회적 생존을 위협하는 것은 '혹시 내가 사회적으로 크게 부적절한 행위를 하지 않을까' 류의 걱정이다. 이런 위험에서 회피하기 위한 행위가 강박행위인데, 합리적 관점에서 보면 행위를 하려는 욕동의 근거가 부적절한 것이기 때문에 인지적으로 그것을 통제하려는 동기가 생긴다. 그러나 욕동의 힘은 매우 강력하므로 인지에 기반한 통제는 실패한다. 나중에는 아예 인지적 통제를 포기하고 욕동이 추구하는 강박행위에 몰두하게 되는데, 강박행위를 통해 실재하는 문제가 해결되는 것이 아니므로 욕구도 해소되지 못한다. 따라서 행위는 지칠 때까지 반복된다. 강박행위의 인지행동치료는 동기의 힘을 강화하거나 욕동을 약화하는 치료법이다.

섭식과 비만

비만은 원래 항상성 조절을 받았던 섭식행위가 인류 문화의 맥락에서 항상성이 아닌 다른 요소에 의한 조절을 받게 되었다는 사실과 관계된다. 음식은 에너지 항상성을 유지하기 위한 자원이 아니라 즐기기 위해 섭취하는 문화적 요소, 밈이 되었다. 섭식행위는 맛과 느낌, 같이 먹는 사람과의 유대감, 멋있는 환경 등을 추구하는 것이다. 이렇게 되면서 시상하부의 섭식조절 시스템이 내보내는 포만감(satiety) 신호를 거슬러서 취미로서 음식을 먹으려는 동기가 생긴다. 그런데 인류의 진화적 적응 환경에서 먹을 것은 항상 부족했기 때문에, 에너지 과잉을 통제하는 항상성 조절은 우리 몸에 발달하지 않았다고 볼 수 있다. 음식을 먹는 취미는 처음에는 인지적 통제하에서 시작되었겠지만, 과잉 섭식을 반복하게 되면 섭식행위가 자동화되거나 섭식중추의 항상성 변화가 일어나서[항상변이(allostasis), 아래 소절 참조] 에너지가 부족하지 않은 상태에서의 음식에 대한 추구가 생리적 욕동에 가까워진다. 음식에 중독되는 것이고, 섭식을 줄이려는 인지적 동기는 섭식을 계속하려는 욕동에 굴복하게 된다.

신경성식욕부진증

의도적으로 음식 섭취를 절제하려 한다는 인지적 동기만으로는 신경성식욕부진증(anorexia nervosa) 환자의 극단적 절식을 설명하기 어렵다. 섭식은 항상성을 유지하려는 가장 기본적 욕동에 의해 추진되는 행위기 때문이다. 그런데 항상성의 설정점은 환경의 영향으로 변화될 수 있다. 항상성은 원래 미리 설정된 범위 내에서 생체지표의 일시적 변화만을 대처하는 급성 조절 기전이지만, 환경의 변화가 지속되어 지표를 설정점 내로 지속적으로 유지하기 어려워지는 경우 항상성의 설정점 자체가 변경되는 방식으로의 적응이 일어날 수 있다.[23] 이를 항상변이라 한다.[24] 항상변이는 변화된 환경에 맞게 설정점이 조절된 새로운 항상성 상태를 만들어서 '겉보기 안정성(apparent stability)'을 이루게 한다. 항상성 유지를 위한 욕구는 큰 무리 없이 현실을 반영한 새 설정점을 향하게 된다. 약물의존 환자가 금단 시 겪는 강한 갈망감은 항상변이로 잘 설명된다.[23] 약물 혈중농도가 유지되는 상태를 정상으로 추구하도록 항상성 설정이 바뀌었기 때문에 혈중농도 하강은 결핍이라는 생리적 욕구로 느껴지게 된다.

신경성식욕부진증 환자의 극단적인 절식은 섭식조절 기전에 발생한 항상변이에 기인한다는 가설을 세울 수 있다. 환자의 절식은 의도적인 행위로 시작된다. 섭식 항상성은 아직 정상 상태이므로 절식은 음식을 먹으려는 강력한 욕동을 불러일으킨다. 환자는 일단 먹고 배고픔이 해소되면 나중에 토하는 식으로 이 욕동에 대처한다. 절식하겠다는 인지적 동기는 배고픔이라는 욕동을 이길 수 없기 때문이다. 그런데 의도적으로 절식해서 생긴 항상성 파괴가 반복되는 과정에서 섭식조절 기전에 항상변이가 일어난다면, 이제는 절식해도 먹으려는 욕동이 발생하지 않을 것이다. 오히려 정상 식이는 배부른 상태에서 강제로 먹는 것처럼 느끼게 될 것이다. 전신적 에너지 항상성이 깨져 있으므로 신체적으로는 무월경 등 영양실조 증상이 나타지만, 변화된 섭식중추 항상성하에서 환자는 별 어려움 없이 저체중을 유지하게 된다. 이때 섭식을 늘리려는 인지행동치료는 왜곡된 인지가 거부하는 것이 아니라 섭식중추가 받아들이지 못하게 한다. 환자가 먹어야 한다는 인지적 동기를 갖는다고 하더라도 더 이상 먹을 수 없다는 생리적 욕동을 이길 수는 없다.

의지력과 중독

이 절에서는 중독[물질사용장애]의 정신병리학적 개념을 제시하기보다는 병태생리에 대해 논할 것이다. 중독의 병태생리는 의지력과 밀접한 관계가 있다. 병태생리적 언급이 가능한 것은, 욕동과 관계된 행위는 동물실험을 통해 잘 연구되어 있어서, 기전적 설명을 할 수 있을 만큼의 지식이 쌓여 있기 때문이다. 정신질환 중 가장 확실한 동물모델을 갖는 것이 중독이다.

중독의 생리

정신병리학 교과서에 중독의 정신병리는 잘 언급되지 않는다. 언급되는 경우에도 중독 특유의 정신병리가 아닌 무자제력[9]이나 충동성[13, 14] 등 일반적 정신병리의 발현으로 본다. 충동성은 중독이 잘 되는 사람의 특성일 수는 있겠지만 그것 자체가 중독행위를 설명할 수는 없다. 무자제력은 중독에 조금 더 접근하고 있지만 의학적 개념이 아니어서 중독을 의학적으로 설명하기에 부족하다. 더구나 충동성이나 의지력 약화 등의 개념은 도덕적 함의가 강해서 질병을 설명하는 정신의학적 또는 현상학적 개념으로서 적절하지 않을 수 있다.

중독에서 의지력 약화란 '더 이상 약물을 하면 안 된다'는 의지력과 실제 약물을 찾는 행위 간의 불일치를 의미한다.[9] 중독에 대한 도구적 정의도 '의지력으로 약물 사용을 조절 못하는 것'을 포함한다. 그런데 이 개념들은 욕동 역시 의지력이라는 것을 간과하고 있다. 중독에서 문제가 되는 것은 의지력의 약화가 아닌 두 의지력 간의 갈등이다. 술을 마시지 않겠다는 인지적 동기와 술을 원한다는 욕동 사이의 경쟁인데, 플라톤적 의지력을 발휘할 수 있는 능력은 개인마다 다르다. 이 능력이 약한 사람은 충동적이라 지목되며, 중독에도 쉽게 빠질 것이다.

한 약물에 중독된 사람도 자신이 중독되지 않은 자극에 대해서는 조절능력을 발휘할 수 있으므로, 절대적 조절능력 자체보다는 개인에서 조절하려는 동기와 중독된 약물을 추구하려는 욕동이라는 두 의지력 사이의 균형에 주목하는 것이 중독을 이해하는 데 중요하다. 동기에 의한 조절능력이 얼마나 강한지는 개인의 고정적인 특성일 수 있다. 반면 약물이 유발하는 욕동은 약물 자체의 특성뿐만 아니라 사용경험이나 환경 등에 따라 달라질 수 있다. 따라서 중독을 이해하기 위해 중요한 것은 어떤 자극이 어떤 과정을 거쳐서 강력한 욕동을 유발하느냐의 문제다.

중독의 병리

DSM-5에서 물질사용장애를 정의하는 항목은 11가지다.[25][4]

1) 의도했던 것보다 다량/장기간 사용
2) 사용을 조절하려는 끊임없는 욕구

4 이 항목들은 저자가 요약한 것으로, 물질사용장애의 전반적 진단기준이지만 여기서는 알코올사용장애에 국한해서 논의한다. 그래도 다른 물질사용장애를 이해할 때 어려움이 없을 것이다.

3) 많은 시간이 약물과 관련하여 소비됨

4) 갈망감(craving)

5) 반복 사용으로 인해 사회적 역할 수행 실패

6) 반복적인 사회/대인관계 문제에도 불구하고 지속 사용

7) 중요한 사회적·직업적 취미 활동이 감소 또는 포기됨

8) 신체적으로 위험한 상황에서 사용

9) 약물이 지속적·반복적, 신체적·심리적 문제를 일으키거나 악화시킴을 알고 있으면서도 지속 사용

10) 내성(tolerance)

11) 금단(withdrawal)

항목 10)과 11)은 신체적 의존(physical dependence)의 증상이다. 알코올의존 환자가 음주를 지속하게 하는 가장 강력한 자극은 금단이다. 금단은 만성적 알코올 사용에 의해 수립되었던 항상변이가 파괴되는 상황이다.[26] 항상성 파괴의 체험이므로, 금단은 심한 배고픔과 같은 매우 긴박한 자극이 되어 강력한 욕동을 유발한다. 인지적 제어가 개입할 여지가 없는 충동적 추구를 할 수밖에 없다. 따라서 금단이 해소되지 않은 상태에서는 중단이 거의 불가능하다.

항목 1)-9)는 심리적·행동적 영역의 증상, 즉 심리적 의존(psychological dependence)의 증상인데, 물질사용의 결과 삶의 질과 역할 수행이 떨어짐(3, 5, 6, 7, 8), 통제하려는 노력과 그 노력의 실패(1, 2, 9) 및 욕구에 대한 주관적 느낌(4)으로 구성된다. 이 중 삶의 질이나 역할 수행의 문제는 사회문화적 맥락이 강하므로 제외하고, 통제와 관계된 문제에 주목한다. 항목 4)는 욕구와 관계된 정동으로, 욕구가 행위로 집행될 때 영향을 미칠 수 있는 요소다.

항목 1)이 중독의 핵심적 병리를 보여 준다. 환자는 딱 한 잔만 하고 그만둘 계획[동기]으로 시작하였지만 한잔 마시고 나면 음주 욕동이 매우 강해져 처음의 동기를 이기게 된다. 음주를 시작할 때는 욕동이 별로 높지 않았으므로, 환자가 처음부터 거짓말했던 것은 아니다. 한잔 마시고 나면 급격히 음주 욕동이 강해지는, 많은 환자들이 보고하는 '발동걸리는' 현상인데, 심리학적으로 점화 효과(priming effect)의 일종으로 볼 수 있다. 점화 효과란 한번 자극을 체험하면 다음부터 그것에 대한 반응성이 증가하는 현상을 의미한다. 자극에의 노출이 그 자극 자체의 현저성을 증가시키는 것이다. 정상적으로 항상성을 추구하는 행위[섭식]에서는 대상을 얻고 나면 욕동[식욕]이 감소한다. 포만감을 통해 항상성 조절, 음성 피드백(negative feedback)되는 것이다. 그런데 중독에서는 대상을 획득한 뒤 오히려 욕동이 강해져서 인지적 동기로 제어할 수 없는 수준이 된다. 양성 피드백(positive feedback)이다. 진화적 관점에서, 의미 있는 자극에 민감화(sensitization)되는 것은 적합도를 높이는 학습이다.[5] 이를 통해 드물게 존재하는 필수 자원을 더 잘 확보할 수 있게 된다. 그런데 중독에서는 민감화될 필요가 없는 자극에 민감화가 일어나서 그 자극을 강력하게 추구하게 되는 것이다.[23]

해독치료를 마친 환자도 비슷한 상황을 겪는다. 금단기가 지나고 나면 항상성이 정상화되어 알코올과 같은 비생리적 자원을 추구하려는 욕동은 사라진다. 따라서 이번에 퇴원하면 술을 마시지 않겠다는 이야기는 거짓말이 아니다. 금단에서 벗어난 데다가 입원 중 술과 관련된 자극에 노출되지 않기 때문이다. 그런데 욕동은 퇴원 후 술을 마시지 않고 술과

5 자극이 주는 보상이 아닌 자극의 현저성에 대한 학습이다.

관련된 환경자극만 접해도 생겨난다. 환경자극[단서(cue)]이 욕구를 일으키는 것은 정상적 학습인 고전적 조건화(classical conditioning)의 결과다. 생활하면서 이런 단서를 접하다 보면 조절하겠다는 인지적 동기와 마시고 싶은 욕동이 대결하는 상태가 다시 발생한다. 시간이 지나면서 호기심, 주의의 권유 등이 조절하겠다는 동기를 잠시 약화시키는 상황이 오게 되면 환자는 다시 음주하게 된다. 그렇게 해서 한잔 마시면 점화 효과 때문에 욕동은 인지적 동기가 감당할 수 없을 정도로 강력해지고 결국은 재발하게 된다.

중요한 것은 중독의 핵심적 병리인 민감화[점화 효과]와 조건화는 정상적 심리과정이지 병적 과정이 아니라는 점이다. 따라서 중독 특이적인 병적 과정은 없고, 정신병리학 교과서는 비특이적 소인 이외에 중독 특유의 정신병리를 적시하지 못한다. 그런데 중독이 정상 심리과정의 결과라면 중독이라는 병은 무엇이 잘못된 것일까? 숙주(host) 요소, 즉 개인의 소인(diathesis)도 중요하겠지만, 병인(pathogen) 요소, 즉 중독을 일으키는 자극의 특성에 주목할 필요가 있다. 포만감을 느껴서 사용 후 욕동이 약해지는 자극은 생존에 필수적 자극들로서 항상성 조절을 받는다. 항상성은 진화의 역사를 통해 발전한 기전이며, 이런 자극은 중독을 잘 일으키지 않는다. 반면 추구할수록 욕동이 더 강해지는 자극은 인류 문화의 발전과정에서 더 풍요로운 삶을 즐기기 위해 개발된 것들이다. 이런 자극들은 그 자체를 추구하는 것이 목적이므로 항상성 조절이 발달되지 않아서, 많이 사용하여도 포만감이 오지 않는다. 오히려 항상성 조절보다는 효율적 추구가 더 중요해서 잘 민감화된다.[23] 알코올이나 중추신경계 자극제(stimulant) 등 쾌감을 주는 중독성 약물이 이런 특성을 갖는다. 도박이나 인터넷 게임 등 행위중독을 잘 일으키는 자극들도 자극 자체를 추구하는 것이 목적이면서 민감화 학습이 잘 일어나므로 중독성 약물과 비슷하다.

자동적 행위로서의 중독

중독의 병리와 관련되어 또 한 가지 중요한 것은 '무심코 하는 자동화된 행위'다. '해서는 안 될 중독행위'라고 강력하게 인지적 통제를 하지 않는다면, 중독성 행위는 자동화되면서 통제를 벗어날 수 있다. 스포츠 중계를 보면서 무심결에 다량의 스낵을 먹는 경우 등을 예로 들 수 있다. 의식이 스포츠 내용에 집중하는 동안 거의 자동적으로 음식을 섭취하는데, 이때 섭식은 배고픔을 해소하는 것이 아니므로 포만감에 의한 항상성 통제도 받지 않는다. 그러다가 다른 사람에게 지적받거나 어떤 계기로 의식하게 되면, 과식하면 안 된다는 인지적 동기에 의한 조절이 가능해서 행위를 멈출 수 있다.

종합해 보면, 중독 환자의 약물사용은 인지적 동기에 의해 추동되는 것이 아니라 약물을 향한 강력한 욕동이 인지적 동기를 제압하는 현상이라 볼 수 있다. 중독의 병태생리는 약물을 추구하는 인지적 동기가 강력한 생리적 욕동으로 바뀌는 과정과 관계된다. 중독에 대한 인지치료나 동기강화치료는 인지적 동기를 강화하여 이 대결에서 인지력이 이기도록 하는 전략이고, 약물치료나 약물에의 노출을 피하는 행동치료는 욕동을 약화함으로써 같은 결과를 얻으려는 것이다.

문제

중2 남학생이 어머니와 함께 병원을 방문하였다. 어머니는 아동이 게임중독이라고 주장하였고, 아동은 자신의 취미생활일 뿐이라 하였다. 아동은 자정 넘어까지 게임을 하는 날이 많고 아침에 힘들어하며 등교하곤 했는데, 학교에서 수업태도가 문제되지는 않았다. 성적은 과거 상위권에서 현재는 중위권으로 떨어졌다. 어머니는 아동의 게임시간이 점점 늘어난다고 하였다. 과거에는 휴일에 친구들과 축구를 했는데 게임에 몰두한 이후 그것도 그만두었다고 하였다. 그러나 내원하게 된 결정적 계기는 아동이 방과 후 학원에 간다고 속이고 PC방에 들러서 게임을 해 오던 것이 들통난 것이다.

❶ DSM-5 진단기준에 맞추어 이 아동을 중독[인터넷 게임장애(internet gaming disorder)]이라 할 수 있는가? 단, 인터넷 게임장애의 진단기준은 이 장에 제시된 물질사용장애 진단기준과 일치하지 않음을 감안할 것.
❷ 적절하게 진단하기 위해 필요하지만 증례에 제시되지 않은 정보는 무엇인가?
❸ 아동이 자신은 공부도 할 만큼 하면서 남는 시간에 게임을 하는 것이라 주장한다면 이 주장을 어떻게 받아들여야 할 것인가?

자유의지와 정신병리

이 장에서 논의된 정신병리들은 의지력에 의거한 의도적 행위로 볼 수 있음에도 불구하고, 그 의지력은 양적·질적인 측면에서 우리가 흔히 생각하는 자유의지의 발현, 자신의 욕구에 기반하여 숙고한 끝에 인지적 합리성으로 결정하여 행위하는 것과는 거리가 있었다. 그렇기 때문에 이들은 정신병리적 의미를 갖는 것이고, 행위 자체보다는 그렇게 행위할 수밖에 없도록 만든, 자신에게 '진정으로' 좋은 것을 추구하려는 자유의지가 제약되는 마음의 상태를 병리의 소재지(locus)로 볼 수 있었다. 그런데 어떤 행위는, 적어도 겉보기로는, 자신의 욕구에 기반해서 자유의지를 제약 없이 발휘한 것임에도 불구하고 몇 가지 기준에서 문제성이 있다. 그 기준은 개인의 생존과 건강에 대한 위협이라는 생물학적 기준일 수도 있고, 자신의 사회적 생존이 위협받거나 다른 사람에게 위해가 된다는 사회적·규범적 기준일 수도 있다. 이런 행위에 정신병리학적 의미를 부여하는 것이 타당할까? 예컨대 신체적 위험을 감수하고 번지점프 등 극단적 스포츠를 즐기는 것을 정신병리라 볼 수는 없을 것이다. 다수의 사회적 규범을 따르지 않고 자신의 가치를 추구하는 것도 그 자체를 병적이라 볼 수 없다. 정신적으로 건강한 사람은 타인 존중이라는 규범을 따를 것이라는 가설은 과학적으로 타당화할 수 있는 것은 아니다. 규범을 따르는 행위는 진화적 관점에서 개인의 사회적 적합도를 높이거나 집단의 포괄적합도(inclusive fitness)[6]를 높이므로 정상적 행위라 할 수 있겠지만, 개인이 그때그때 느끼는 욕구가 진화적 적합도에 의해 계산되는 것은 아니다. 더구나 규범을 위반하고 이기적 행위를 하는 것은, 위반해도 처벌받지 않는 상황에서는 자신의 적합도를 최대화하는 이성적인 판단일 수도 있다. 이런 경우들에서 자유의지에 의한 행위의 결과가 특정 기준에 미치지 못한다는 것은 사회적·도덕적 판단의 대상은 되더라도

6 포괄적합도는 진화생물학에서 이타적 행위를 설명하기 위해 적용되는 개념으로, 진화가 개인이 아닌 종[유전자] 수준에서 보아야 하는 현상임을 전제로 한다. 개체가 자신을 희생함으로써 적합도가 떨어지더라도, 그 결과로 유전자를 공유하는 다른 개체들의 적합도 합[포괄적합도]이 더 크게 증가한다면 이런 행위를 일으키는 유전자는 진화의 과정에서 선택될 것이다. 대표적인 예로, 부모 개체는 자녀 개체들을 양육함으로써 희생하지만 그 결과 자녀의 생존 및 번식은 더 크게 증가하므로, 양육행위를 하게 하는 유전자는 진화의 과정에서 선택되었다.

정신병리학적 의미를 부여하기는 어렵다.

그런데 자유의지를 발휘한 결과가 '문제성'이 있다면, 그 사람의 자유의지 자체가 건강한 것인가라는 질문을 다시 던질 수도 있다. 외적·내적인 강제가 없이 자유의지가 집행되지만, 실상 그 자유의지는 병[비정상적 행위경향, 즉 병적 성격]에 기반한 것이기 때문에 병의 증상이라 보는 것이다. 물론 이런 논의는 정신의학적 정상이 규범에 의존한다는 것을 전제로 한다. 문제성 또는 비정상성 자체가 규범에 의거해 판단되는 경우가 많기 때문이다(3장 정상과 이상 참조). 이때 그 자유의지를 병으로 간주하더라도, 규범에 어긋난다는 점 이외에 다른 병태생리 또는 설명적 모델을 제시할 수는 없다. 따라서 의학적 접근은 한계를 갖는다. 조금 다른 관점에서, 이런 행위는 자유의지의 발현 같지만 실제로는 성격특성에 의해 내적으로 강제되는 것이므로 진정한 자유의지 발현이 아니라고 주장할 수도 있을 것이다. 진정한 자유의지라면 성격의 비정상적 요구를 거부할 수 있어야 한다고 보는 것이다. 그렇다면 병리의 소재지는 의지가 강요받는다는 것이 되므로, 정신병리학적 설명이 가능해진다. 이 문제는 임상 정신의학보다는 법 정신의학적 주제, 즉 범의(犯意, *mens rea*) 및 범죄 책임 등과 더 관련된다. 25장 성격과 인격장애에서 다시 다룬다.

참고문헌

1 Berrios G. The History of Mental Symptoms. Cambridge: Cambridge University Press; 1996.

2 Libet B. Unconscious cerebral initiative and the role of conscious will in voluntary action. Behav Brain Sci. 1985;8:529-66.

3 MacLean PD. Evolutionary psychiatry and the triune brain. Psychol Med. 1985;15(2):219-21.

4 Dennett DC. Consciousness Explained. New York: Little Brown & Co; 1991.

5 Sreenivasan S. A choroid plexus papilloma manifesting as anorexia nervosa in an adult. Clin Med (Lond). 2017;17(4):384.

6 Visser KF, Chapman HC, Ruiz I, Raugh IM, Strauss GP. A meta-analysis of self-reported anticipatory and consummatory pleasure in the schizophrenia-spectrum. J Psychiatr Res. 2020;121:68-81.

7 Andreasen NC. Negative symptoms in schizophrenia. Definition and reliability. Arch Gen Psychiatry. 1982;39(7):784-8.

8 Adler JE. Akratic believing? Philos Stud. 2002;110:1-27.

9 Radoilska L. Addiction and Weakness of Will. Oxford: Oxford University Press; 2013.

10 Evenden J. Impulsivity: A discussion of clinical and experimental findings. J Psychopharmacol. 1999;13(2):180-92.

11 Patton JH, Stanford MS, Barratt ES. Factor structure of the Barratt impulsiveness scale. J Clin Psychol. 1995;51(6):768-74.

12 Dalley JW, Robbins TW. Fractionating impulsivity: Neuropsychiatric implications. Nat Rev Neurosci. 2017;18(3):158-71.

13 García-Marchena N, de Guevara-Miranda DL, Pedraz M, Araos PF, Rubio G, Ruiz JJ, et al. Higher impulsivity as a distinctive trait of severe cocaine addiction among individuals treated for cocaine or alcohol use disorders. Front Psychiatry. 2018;9:26.

14 Romer Thomsen K, Callesen MB, Hesse M, Kvamme TL, Pedersen MM, Pedersen MU, et al. Impulsivity traits and addiction-related behaviors in youth. J Behav Addict. 2018;7(2):317-30.

15 Dickman SJ. Functional and dysfunctional impulsivity: Personality and cognitive correlates. J Pers Soc Psychol. 1990;58(1):95-102.

16 Engel SG, Corneliussen SJ, Wonderlich SA, Crosby RD, le Grange D, Crow

S, et al. Impulsivity and compulsivity in bulimia nervosa. Int J Eat Disord. 2005;38(3):244-51.

17 김성곤, 김시경, 김양태, 정우영. 알코올중독. In: 한국중독정신의학회, editor. 중독정신의학(2판). 서울: (주)아이엠즈컴퍼니; 2019.

18 Barkley RA. A critique of current diagnostic criteria for attention deficit hyperactivity disorder: Clinical and research implications. J Dev Behav Pediatr. 1990;11(6):343-52.

19 Archibald SJ, Mateer CA, Kerns KA. Utilization behavior: Clinical manifestations and neurological mechanisms. Neuropsychol Rev. 2001;11(3):117-30.

20 American Psychiatric Association. Diagnostic and Statistical Manual of Mental Disorders. 3rd rev. ed (DSM-III-R). Washington D.C.: APA; 1987.

21 Horn NR, Dolan M, Elliott R, Deakin JF, Woodruff PW. Response inhibition and impulsivity: An fMRI study. Neuropsychologia. 2003;41(14):1959-66.

22 Hollander E, Stein DJ. Clinical manual of impulse-control disorders. Arlington: American Psychiatric Press; 2005.

23 박서연, 강웅구. 중독이란 무엇인가?(I)-병태생리 및 치료적 함의. 중독정신의학 2014;18(2):47-52.

24 Sterling P. Principles of allostasis: Optimal design, predictive regulation, pathophysiology, and rational therapeutics. In: Schulkin J, editor. Allostasis, Homeostasis, and the Costs of Physiological Adaptation. Cambridge: Cambridge University Press; 2004.

25 American Psychiatric Association. Diagnostic and Statistical Manual of Mental Disorders. 5th ed (DSM-5). Arlington: American Psychiatric Publishing; 2013.

26 Koob GF, le Moal M. Drug addiction, dysregulation of reward, and allostasis. Neuropsychopharmacology. 2001;24(2):97-129.

24

지향성이 감소한 행위

자동적 행위(automatic act)는 행위를 수행하는 자로서의 자신에 대한 인식이 부족하거나 변형된 상태에서 일어나므로, 자아의 장애로 볼 수 있다. 한편 행위의 지향성과 관계되는 문제이기도 하므로, 의지력의 문제로 볼 수도 있다. 이 장에서는 이와 관계된 몇 가지 상태들을 다룬다.

'자동적'이라 묶었지만, 다양한 행위에서 지향성이 감소한 정도는 다양하다. 여기서 살펴볼 상태들은 지향성 감소의 양적 측면뿐만 아니라 질적으로도 전혀 다른 이질적인 것들이다. 표출되는 양상도 의도적인 행위처럼 보이는 복잡한 것부터 신체 특정 부위의 사소한 반복적 움직임까지 다양하다. 따라서 이 장에서 언급되는 주제들은 일관성이 부족해 보일 수도 있으며 전 장(23장 의지력과 의도적 행위의 병리)과 일부 중복될 수도 있다.

목적지향적인 것처럼 보이면서도 행위자의 지향성이 감소하였다는 측면에서 자동적 행위에 가까운 것이 모방(imitation) 또는 반향(echoing) 행위다. 상대방의 행위와 말을 직접 또는 변형해서 따라 하는 경우다. 상대가 내린 명령을 그냥 따르거나 거부하는 행위도 반향의 일종으로 볼 수 있다.[1] 어떤 경우건 반향은 행위자 자신의 지향성에 의해 추동되는 것은 아니다. 혼잣말(soliloquy)은 목적지향성이 적고 자동적 행위에 가까운 경우도 있지만, 그 외에도 다양한 조건에서 나타날 수 있다. 혼잣말은 환청과 관계된다고 생각하는 정신의학계의 관습에 따라 16장 지각의 병리에서 설명하였다.

마지막으로 이 장에서 다룰 것은 긴장증이다. 긴장증은 의식이 보존된 상태이므로, 긴장증 상태의 행위들은 의식이 감소된 자동증과는 다르다. 그러나 급성 긴장증 환자에서 의식은 자신의 행위를 관찰하는 역할에 머물게 되므로, 긴장증 행위들은 행위자의 지향성이 집행되는 것이라 보기 어렵다. 긴장증은 반향이나 반복행위(repetitive act)와도 관계된다.

지향성이 감소한 단순 반복행위

자동증

자동증(automatism)은 의식이 없는 상태에서 행위자의 신체가 하는 행위다. 대개는 눈깜빡임이나 쩝쩝거리는 등의 단순한 반복행위지만, 운동계 협응이 유지되므로 혼수상태의 반사와는 달리 제법 정교한 행위도 가능하다. 행위자는 환경 자극을 인식할 수 없지만, 환경이 행위에 영향을 미치기도 하므로 의식하에 일어나는 목적지향적 행위처럼 보이는 경우도 있다. 그러나 이때 정신상태 검사를 한다면 행위자의 의식 수준이 떨어져 있음을 알 수 있을 것이다. 의식이 회복된 뒤 행위자는 자신의 자동증 행위를 기억하지 못하지만 잠시 동안 기억의 공백이 있음은 인식할 수도 있다.[2]

측두엽 뇌전증(temporal lobe epilepsy)에서 전구증상 또는 경련 자체의 증상으로 자동증이 나타나는 경우가 대표적이다. 전구기에는 자신에게 일어나는 변화를 인식할 수 있으나 곧 경련으로 진행하면서 의식을 잃은 상태로 자동증이 일어난다. 경련 직전에 반복적인 목적지향적 행위[설거지 등]를 하고 있었다면, 자동증으로서 그 행위를 지속하기도 한다. 따라서 환자 본인은 물론 관찰자도 중간에 자동증으로 행위하였던 기간이 있었음을 모를 수도 있다.

정동 표현행위

정동에 동반되어 나타나는 표정, 울음, 웃음, 비명 등은 행위자가 그 정동을 충분히 인식[지향]하고 있으며 운동 자체도 수의근 운동이지만, 행위가 나타나는 것에 행위자의 의도[지향성]가 개입하지 못한다. 의지력에 의해 행위를 일부 억제할 수는 있지만, 행위는 행위자의 지향성이 설계해서 집행하는 것이 아니라 행위자의 신체를 통해서 방출되는 자동적인 것이다.

매너리즘 및 상동증

일상적 용어로 매너리즘(mannerism)은 개인 특유의 무심코 하는 정형적이고 반복적인 행위다. 대개 그 행위를 하겠다는 의도 없이 수행된다. 그러나 의식의 조절하에 둘 수 있으므로 자동증이나 불수의적 행위는 아니다. 행위 자체를 통한 긴장 해소 이외의 목적이 있는 것은 아니므로 그 자체로 정신병리학적 의미는 별로 없다. 정신병리학적으로 관심을 갖게 되는 경우는 매너리즘이 기괴한 행위로 나타나는 경우로, 병적인 매너리즘은 상동증(stereotypy)이라 부른다. 긴장증 증상으로서 반복행위가 나타나는 경우 등이다.

틱

틱(tic)은 정신운동성 문제와 순수한 운동계 문제, 즉 운동장애(movement disorder)의 중간쯤에 속하는 상태로 볼 수 있다. 틱은 빠르고 반복적인 운동으로, 얼굴, 사지, 동체 등 전신에 나타날 수 있고 발성도 틱으로 나타날 수 있다. 발성은 헛기침, 킁킁거림 등 음소(phoneme)가 아닌 단순한 소리인 경우가 많지만 언어적 음절이나 단어, 심지어 문장을 내뱉기도 하는데, 내용은 욕설(coprolalia) 등 사회적으로 금지된 내용인 경우가 많다.[3] 불수의 운동(involuntary movement)으로 간주되지만, 의도적으로 똑같게 모방할 수 있고, 일정 시간 억제할 수도 있어서 엄밀하게 불수의적인 것은 아니다. 한편, 틱을 가진 환자들의 상당수는 강박 증상을 동반하는데, 이때 반복행위 중에는 강박행위로 보아야 할지 틱으로 보아야 할지 구분하기 어려운 것도 있다. 예컨대 금지된 단어를 외치는 것은 틱의 증상일 수도 있지만 흔한 강박적 욕구이기도 하며, 실제로는 두 가지가 같은 것일 수도 있다. 이 장의 뒤에서 틱, 반향행위, 강박증상이 동반된 고전적 뚜렛 증후군(GTS)에 대해 설명할 것이다.

불수의 운동

정신의학적 개념이라기보다는 신경학적 개념으로, 불수의 운동이 주된 증상인 질환을 운동장애라 한다. 어떤 정신질환은 불수의 운동을 동반하고, 항정신병약물 부작용으로도 불수의 운동이 나타나므로 정신의학자에게도 불수의 운동은 익숙하다. 다양한 종류의 진전(tremor), 근긴장이상(dystonia), 연축(spasm), 마이오클로누스(myoclonus), 무도증(choreo-athetosis), 이상운동증(dyskinesia), 좌불안석증(akathisia) 등이 여기 속하며, 틱도 불수의 운동의 일종으로 보기도 한다. 환자는 의식이 있어서 자신의 몸이 움직여짐은 인식하지만, 불수의 운동은 의지력으로 조절되는 것이 아니며 어떤 목적을 갖는 행위도 아니다. 한편 운동장애에는 불수의 운동이 증가한 것뿐만 아니라 수의 운동(voluntary movement)이 감소한 것도 포함되는데, 운동불능증(akinesia), 운동완만(bradykinesia), 경직(rigidity) 등이 여기 속한다. 이들도 정신질환의 증상이나 약물 부작용으로 나타날 수 있다.

목적을 갖지만 지향성의 영향이 제한적인 경우

무심코 하는 행위

무심코 하는 행위는 대상을 향한 행위지만 지향성이 떨어지며, 자극에 묶인 자동적 행위일 수도 있다. 그런 행위를 하였는지를 나중에 물어보면 행위자는 기억을 못하기도 한다. 방을 나갈 때 전등 스위치가 눈에 띄면, 방에 다른 사람들이 있음에도 불구하고 무심코 불을 끄고 나가는 것 등을 예로 들 수 있다. 행위의 도구적 목적은 달성되지만, 그 목적은 행위자가 실제로 지향하고 있었던 것은 아니다. 그 행위에 대해 미리 지향을 하고 있는 상태라면 무심코 하지는 않을 것이지만, 그 지향성에서 벗어나 있는 다른 행위는 자동적으로 하게 될 수도 있다. 이런 행위들은 처음에는 의도적이었던 것이었지만, 반복 학습을 통해 자동화된다. 이런 행위가 항상 부적절한 결과를 낳는 것은 아니다. 예컨대 운전할 때 방향 지시등을 켜는 것은 자동화되더라도 적절한 목적지향성을 갖는다. 진화적 관점에서 보면, 자동화는 주의력이나 작업기억의 자원을 절약하는 역할을 한다. 처음에는 인지적 자원[지향성]을 필요로 했던 행위가 자원 소요됨 없이 자동적으로 수행되면 잉여의 지향성은 다른 데 동원될 수 있으므로 개체는 더 많은 작업을 할 수 있게 된다. 물론 어떤 상황에서는 이 전략이 실수가 되어 원치 않은 결과를 가져오기도 한다.

역동정신의학적 실수

프로이트가 무의식이 존재한다는 사실의 예로서 든 것이 말실수(slip of tongue)다. 실수는 행위자가 자신의 의도와 다른 결과를 낳는 행위를 하는 것이다. 프로이트의 무의식은 의식이 지향할 수 없는 부분이지만 행위의 정당한 결정인이다. 의식은 다른 것을 지향하고 있었으므로 실수는 불합리해 보이지만, 무의식이 지향하던 바는 그 실수 행위였으므로, 의식의 관점에서 병적으로 보이는 실수는 무의식의 관점에서는 지향성이 제대로 집행된 것이다. 즉 무의식은 나름대로 그렇게 행위할 이유를 가지고 있다.[4] 이 무의식을 찾아내서 의식이 접근할 수 있도록 하는 방법이 정신분석이다. 신경증은 무의식의 집행이므로 실수와 동격인데, 정신분석은 무의식을 이해함으로써 신경증을 해소할 수 있다는 가설을 갖는다.

최면후 피암시성

최면을 겪은 사람은 정상 의식으로 돌아온 뒤 최면상태에서 지시받은 행위를 실행하게 된다[최면후 피암시성]. 개인의 평소 태도와 크게 다른 심각한 것이 아닌 일상적인 사소한 행위들을 지시했을 때 이런 현상이 잘 나타난다. 행위자 본인은 자신의 행위에 대해 나름대로의 이유를 대지만, 그가 행위하는 실제적인 이유는 최면상태의 명령을 따르는 것이다. 행위자의 목적이 분명한 의도적 행위지만, 의도의 자율성이 떨어진 상태라 할 수 있다.

강요된 행위

강요에 의해 자신이 하고 싶었던 의도와 다른 행위를 하는 경우도 지향성이 감소한 행위의 맥락에서 볼 수 있다. 행위자의 의식은 자신이 원래 지향하던 것과 요구당하는 것 사이에서 갈등한다. 따라서 자동증이나 자동적 행위 등 지향성이 감소한 경우와는 다르지만, 결국 개인의 지향성은 충분히 발휘되지 못한다.

내적으로 강요되는 행위

강요는 여러 가지 근원을 갖는다. 강박행위의 경우, '행위를 하지 않으려는 합리적 의지력'을 포기하도록 하는 강요자는 자신의 또 다른 의지력이다. 이 의지력은 본능적 욕동처럼 강력한데, 심각한 불안을 일으키는 위협에 대처하는 행위를 추진하려는 것이다. 그래서 환자의 합리적 지향성은 행위로 실현되지 못한다. 병적 도벽 환자들의 훔치는 행위도 내적인 강요에 굴복하는 것이라 볼 수 있다. 내적으로 기원하는 또 다른 강제력은 생물학적인 것으로, 항상성 파괴에 대처하려는 욕동이다. 배고픔, 갈증 등은 정상적인 생존을 추구하는 강제력이며, 약물 금단상태가 유발하는 욕동 역시 강력한 생물학적 강제력이다. 이런 욕동을 참아 보려는 인지적인 동기는 행위로 실현되기 어렵다. 내적인 강요에서, 강요하는 의지력도 결국은 자신의 것이므로 실제는 지향성의 약화가 아닌 지향성 간의 갈등이 문제가 된다. 이 문제는 23장 의지력과 의도적 행위의 병리에서 다룬 바 있다.

의지력의 수동체험

내적으로 강요된 행위의 또 다른 형태는 자아장애를 갖는 정신병적 상태에서 볼 수 있다. 환자는 자신이 행위를 하지만 이 행위를 하는 의지력의 주체가 자신이라는 암묵적인 느낌 즉 행위 수행감(sense of agency)이 느껴지지 않기 때문에, 어떤 가상의 인물이나 세력이 자신의 의지력을 조작 내지 조종하여 내가 행위를 하도록 만든다는 체험을 하게 된다(15장 자아의 병리 참조). 내가 아닌 다른 존재가 지향하는 대로 행위하는 것인데, 나의 의지력 간 갈등의 결과가 아니라는 측면에서 전술한 내적인 강요와는 다르다. 물론 이 다른 존재는 최소자아에 통합되지 못한 자아의 일부이며, 스스로 인식하지 못할 뿐 지향성의 원천은 자신이라 할 것이다. 긴장증에서 보이는 반향행위도 행위자에게는 달리 행위할 수 없이 그렇게 따르도록 강요된 것으로 느껴진다. 명시적인 나의 의지력이 행위를 산출하는 힘을 발휘하지 못하고 이질적이고 소외된(alien) 의지력에 굴복하는 것이다.

외력에 의해 강요되는 행위

일반적인 의미로 강요당한다는 것은 요구가 외적인 경우를 말한다. 흉기로 협박하는 사람에게 자신의 돈을 내주는 것은 나의 의도적 행위지만, 자유로운 지향성에 반하는 것이다. 사회적 존재인 인간에서 강요하는 외력은 생물학적 생존에 대한 위협만이 아니다. 직장 상사의 압력, 빚 독촉, 신분 상승을 위한 야망 등의 사회적 자극은, 자신의 지향성이 원래 추구하려는 것과 자신의 사회적 생존 적합도를 높이기 위해 해야만 하는 것 사이에 갈등을 일으킨다. 후자의 행위를 하는 것은 강도에게 돈을 내주는 것과 같은 강요된 행위로 볼 수 있다. 외적 강요에 의한 행위의 정신병리학적 의미는 크지 않다. 그러나 이런 행위가 법적인 문제를 일으킨 경우 행위자의 책임성에 대한 논란이 있게 되는데, 이때 행위자의 자유의지 여부를 판단하기 위해서는 정신병리학적 평가가 필요할 수 있다.

행위자가 인지적 결함으로 판단력이 부족한 경우에는 누군가[주로 가족이나 공권력]의 선의(善意)가 행위자에게 특정 행위를 강요하게 되는데, 이것을 부권주의라 한다. 이 강요의 목적은 행위자 자신을 더 좋게 해 주는 것이다. 행위자의 판단력이 건전하다면 강요받는 행위를 스스로 선택하였을 것이라 상정된다. 부권주의적 상황에서 개인은 자신의 지향성이 추구하는 바를 제한받고 강요된 행위를 하게 되지만, 결과적으로 그의 복지는 증진된다. 정신병 환자의 비자발적 치료를 정당화할 수 있는 근거도 부권주의다. 정신의학은 부권주의 조치의 수행자로서 환자에게 본인이 하지 않으려는 행위를 강요하는 것[복약을 강요함]뿐만 아니라, 환자가 부권주의의 통제를 받는 대상자가 되어야 하는지 여부를 평가하는[비자발 입원이 필요하다고 결정함] 역할도 한다.

그런데 외적인 요구가 명시적이지 않은 강요도 있다. 행위자는 외부의 의도가 자신에게 특정 행위를 하도록 요구하고 있다는 사실에 대한 인식 없이 자신의 지향성을 따르는 행위를 하는데, 사실 그 지향성은 이미 외부의 영향을 받은 것이다. 암묵적 강요가 없었다면 행위자는 다른 것을 지향하였을 것이지만 본인은 그에 대한 인식조차 없다. 조작당하는 것이다. 인지능력이 약간 부족한 사람은, 상대방 지시의 표면적 의미를 이해하기는 하지만 그 밑에 숨어 있는 속임수를 간파할 능력이 없어서 쉽게 조작당하는 경향이 있다. 이런 개인의 탈법 행위가 조작당해서 한 것인지 자유의지의 집행인지에 대해 법적 판단을 내리기 위해서는 정신의학적 평가가 필요할 수 있다. 조작은 도덕적으로 나쁜 것으로 취급받지만 선의를 내세우며 조작과 비슷한 상황이 이용되기도 하는데, 넛지(nudge) 또는 자유주의적 부권주의(libertarian paternalism)라 한다.[5] 담뱃갑에 부착된 후두암 환자의 사진은, 담배를 피우지 말라는 명시적 강요는 아니지만 흡연하려는 사람의 담배에 대한 지향성을 감소시킨다. 결과적으로 행위자의 건강 증진에 도움이 되지만, 흡연을 하려는 그의 의지력은 침해당하는 것이다.

행위한 것에 대한 기억의 손상

이 문제는 기억장애와 관계된 병리지만 여기에 기술하는 이유는, 행위한 것에 대한 기억이 없다는 것과 행위할 당시 지향성이 없다는 것은 사후 비슷해 보이더라도 별개의 문제라는 점을 강조하기 위해서다. 이 절은 지향성을 가지고 한 행위였지만 나중에 자신이 그런 행위를 했다는 기억이 없는 상황에 대한 것이다(29장 뇌손상과 관계된 정신증상 참조). 주취상태 행위의 면책사유 등과 관련되어 이 문제는 법적인 이슈가 된다.

해리

해리는 DSM 체계에서 해리성 기억상실, 해리성 둔주, 해리성 주체장애 등의 진단으로 분류되었다.[1] 해리성 기억상실은 특정 상황에서 자신이 했던 행위의 전부 또는 일부에 대한 기억이 없는 상태다. 둔주 상태인 환자는 주체성이 일부 다른 사람으로 바뀌어서 행위한다. 주체성을 회복한 뒤에는 당시 자신의 행위를 기억하지 못한다. 해리성 주체장애는 둘 이상의 주체성이 각각 별개로 완전한 인격 수준으로 뚜렷한 경우인데, 각 주체 사이에 자전적 기억을 공유하지 않으므로 다른 인격일 때 행위한 것에 대한 기억이 없다. 해리는 21장 신경증의 개념 및 분류에서 더 자

1 DSM-5에서는 둔주가 해리성 기억상실에 통합되었다.

세하게 설명한다.

일과성 완전 기억상실

일과성 완전 기억상실(TGA)은 일시적 뇌허혈과 관계된 신경학적 상태로, 일정 기간 행위한 것에 대해 기억이 없는 현상이다. 표현형에서 해리성 기억상실과 비슷해 보이지만, 기전적으로 보면 해리성 기억상실이 기억된 내용을 재생하지 못하는 후행성 기억상실(retrograde amnesia)인 데 비해, TGA는 기억 형성이 되지 않는 선행성 기억상실(anterograde amnesia)이다.

블랙아웃

블랙아웃(blackout), 흔히 쓰는 말로 '필름 끊긴' 상태에서도 행위할 때는 지향성이 있었지만 나중에 그 행위에 대한 기억이 없다. 알코올 등 약물의 영향으로 생기는 경우가 많다. 약물의 영향으로 탈억제(disinhibition)되어 들뜬 행동 등 평소 성향과는 다른 행위를 할 수 있으나, 행위자는 행위 중 자신의 주체성을 유지하고 있고, 대상을 향한 지향성이 있다. 따라서 운전 등 고도의 집중이 필요한 행위까지도 할 수 있다. 작업기억은 잘 작동하지만 이것이 장기기억으로 전환되지 못하는 선행성 기억장애다. 따라서 행위를 하는 순간에는 블랙아웃인지가 결정되어 있지 않다. 블랙아웃 여부는 행위에 대한 기억이 다음 날 장기기억에 남아 있는지로 판단하게 된다.

반향 또는 모방

반응억제와 모방

정신병리학적 의미가 있는 모방, 즉 반향은 모방하려는 의도를 가지고 타인의 행위를 모방하는 것이라기보다는 정상적으로 억제되어 있던 모방 경향이 풀려난 것이다.[6] 모방은 인간의 기본적 행위 모드 중 하나로, 모방행위와 관련하여 전두엽 거울 뉴런(mirror neuron)의 역할이 제시되고 있다. 같은 종이 하는 어떤 움직임을 관찰하면, 거울 뉴런이 활성화되어 그 행위를 모방하도록 만든다는 것이다.

모방은 진화적 가치를 갖는다.[7] 언어 습득 등 사회화 과정에서 모방은 효율적인 학습기전이다. 그러나 사회적 기술을 습득한 이후에도 모방만 한다면 상황에 부적절하기 때문에 이에 대한 억제가 필요하다. 반응억제라는 적극적 기전이 자동적 모방을 억제함으로써 스스로 만들어 내는 행위가 가능해진다. 따라서 병적 모방행위가 나타나는 것은, 그런 행위를 하게 만드는 병적 신경회로가 새롭게 만들어지는 것이 아니라 억제가 풀어지는 통제의 실패에 가깝다.[8] 이런 가설은 뚜렛 증후군(GTS)에서 보이는 반향행위를 설명하기 위한 것이지만, 모방을 정상 경향으로 본다면 다른 상태에서 나타나는 반향행위도 비슷한 기전으로 설명할 수 있을 것이다. 물론 반응억제가 풀어지는 기전은 질병마다 다를 수 있다.

반향언어(echolalia), 반향행위(echopraxia) 등 모방행위는 자동적 행위로 간주되기도 하지만,[9] 자동증이나 무심코 하는 행위처럼 지향성이 없는 상태에서 일어나는 것은 아니며 행위와 관련된 체험을 동반한다. 다만 자신의 행위를 스스로 결정하는 데 어려움이 있다. 반향행위가 정신병리로 등장하는 몇 가지 조건을 아래에 기술한다.

조현병

반향행위는 긴장증 상태에서 흔하지만 긴장증이 아닌 조현병 환자에서도 나타나는데, 이들의 반향행위는 의도적 행위지만 어쩔 수 없이 강요된 것에 가깝다. 이런 행위는 경우에 따라 실행기능을 동원한 반응억제가 아닌 더 단순한 방법으로 조절할 수 있다. 예컨대 Chapman의 증례에서 환자는 눈을 감음으로써 따라 하는 것을 멈출 수 있었다.[1] 자극에 단순 반응하는 행위이므로 실행기능 조절이 아닌, 자극 수용을 차단하는 것만으로도 조절이 가능한 것이다. 물론 자극 차단은 스스로의 지향성을 동원해서 하는 행위이므로, 결국 이런 반향행위는 지향성이 적용되는 것이라 볼 수 있다. Chapman은 조현병 환자의 몇 가지 서로 다른 반향행위를 기술하였다.

1) 어떤 환자는 지금 보고 있는 행위를 모방하는 것이 아니라 과거에 자신이 본 것을 모방한다. 기억의 내용을 심상화한 뒤 운동으로 모방하는 경우인데, 관찰자에게는 모방하는 것이라기보다는 매너리즘이나 상동증으로 보일 것이다.
2) 어떤 환자는 모방 대상자와 자신이 동일시되면서 자신의 신체를 대상자가 하는 대로 움직여야 한다는 요구를 느끼게 된다. 의식은 청명하지만 행위의 결정인은 자신의 지향성이 아니라 다른 사람의 움직임이다. 반향언어 및 반향행위 등 전형적인 반향성 정신병리로, 긴장증에서 잘 나타난다.
3) 다른 사람의 행위를 모방하는 것이 아니라 행위를 하라는 지시 또는 다른 사람이 자신의 몸을 움직여 특정 자세를 만들어 준 것을 그대로 따르는 자동복종(automatic obedience)의 경우도 있다. 긴장증에서 나타난다.

긴장증

조현병의 한 아형으로서의 긴장증뿐만 아니라, 조현병과 관계없는 긴장증에서도 다양한 반향행위들이 나타난다. 긴장증은 다음 절에서 다룬다.

뚜렛 증후군

DSM 체계에서 뚜렛장애를 정의하는 증상은 목소리 틱과 운동 틱이지만, 뚜렛(Gilles de la Tourette, G. 1857-1904)이 1884/1885년 처음 보고한 뚜렛 증후군(GTS)에서 중요한 증상은 강박행위와 반향언어 및 반향행위였다.[10] GTS에서 반향언어는 자극에 묶인 반응이라고 오래전부터 인식되었는데,[9] 이런 행위의 자동성의 정도 및 의사소통적 유용도는 다양하다. 반향언어는 GTS와 단순 강박장애를 감별하는 요소인데, 강박장애에 틱이 동반되는 경우는 반향언어도 흔하다. 즉 반향과 틱은 같이 나타나는 경향이 있고 강박행위는 별개로 나뉜다.[11] GTS에서 반향 또는 틱은 반응억제의 장애라는 기전에 의한 것으로 볼 수 있다.

반향-틱과 강박증상은 별개의 것이라 하지만 실제 환자에서는 흔히 동반된다.[2] 강박증상은 자신의 원래 지향성을 거슬러서 강요된다는 체험을 동반하지만 자동증은 아니며, 심리적 불편감 해소를 목표로 하는 의도적 행위다. 틱이나 반향도 신경학적 의미로 진정한 불수의적 운동은 아니다. '그렇게 행위하도록 강요받는' 체험이라는 면에서 반향-틱과 강박행위는 비슷한데, 두 상태는 기본적 병리과정보다는 행위양상의 복잡성만이 다른 것일 수도 있다.

2 뚜렛장애에 강박증상이 흔함은 잘 알려져 있지만, DSM-5의 뚜렛장애 진단기준에는 강박증상에 대한 언급이 없다. 오히려 강박장애를 틱장애와 감별해야 할 것으로 기술하고 있다.

자폐증

자폐증에서의 반향행위는 상징 사용(mentalizing)을 잘 못하는 환자가 다른 사람과 의사소통을 하려는 시도로 볼 수 있다.[12] 그러므로 자폐증의 반향행위는 자동적 또는 강요된 행위라기보다는 자신의 지향성을 따르는 능동적 행위라 할 수 있다. 모방 자체보다는 그것을 상황에 적절하게 적용해서 의사소통을 위한 가치를 갖도록 만들 능력이 없다는 것이 문제가 된다. 이것은 자폐증의 마음이론 결여와 관계된다. 대인관계 상황 파악은 인지적 작업보다는 동료 인간에 대한 직접적인 이해를 통하는데[동작주의], 이것의 실패가 모방은 하지만 상대방의 마음은 이해하지 못하는 현상으로 나타나는 것이다(26장 정신병리의 발달적 관점 참조).

긴장증

긴장증의 정의

근 경직(muscular rigidity)을 동반한 고정상태(immobility)가 긴장증(catatonia)의 전형적 양상이지만, 목적 없는 과잉행동(hyperactivity)이 갑자기 나타나는 경우도 긴장증의 변이형으로 취급된다. 두 상태 사이에 급격한 변화가 나타나기도 한다. 한번 만들어진 고정상태는 여러 시간 유지되기도 한다. 이때는 섭식이나 배설 행위조차 제한된다. 과거 문헌에는 이런 환자에게 튜브로 급식하였다는 기록도 흔하다. 고정상태와 함께 흔한 행동양상은 반복과 반향행위들이다.

칼바움이 긴장증이라 명명한 상태는 역사적으로 mélancolie avec stupeur(melancholy with stupor), melancholia attonita(astonished melancholy) 등으로 불렸다.[13, 14] 전자는 운동성 감소[stupor]를 강조한 것이

고, 후자는 놀람[astonishment]이라는 강한 정동을 강조한 것이다.

긴장증의 운동성 증상은 기질성 즉 신경학적인 것처럼 보이지만, 체험에 대한 반응이라는 정신적 과정에 의한다. 이런 상태가 야스퍼스가 정의한 바의 정신운동성 현상이다.[15] 그런데 정신운동성 현상은 의식이 있어야 가능하다. 의사소통행위가 전혀 없는 긴장증 환자도 의식은 뚜렷하다. 따라서 긴장증 증상 중 자동증이라 불리는 것들도 진정한 자동증은 아니다. 그러나 긴장증 환자에서 행위의 목적지향성은 많이 떨어진다. 과잉행동이 나타나는 경우에도 행동은 뚜렷한 목적이 없어 보인다.

정신운동성과 정신병

긴장증이 정신병과 잘 동반된다는 것은 오래전부터 잘 알려져 있었다.[16] 정신운동성이 정신적 과정에 의한 신경학적 현상이라는 야스퍼스의 관점을 따른다면, 한 정신적 과정이 정신병 증상과 운동계 증상을 같이 일으키는 경우가 진정한 긴장증이다. 물론 정신병이 꼭 조현병일 필요는 없고 기분장애나 기질성 정신병일 수도 있다. 반면 전환장애 등 신경증에서 나타나는 혼미나 운동계 증상은 신경학적 현상이 아니라 심리적 표현양식, 정신역동적 현상이므로 긴장증이라 할 수 없다.[15] 한편, 정신병적 상태와 관계없는 기질성 뇌질환에서 나타나는 긴장증은 정신운동성 현상보다는 직접적인 신경학적 증상, 즉 뇌손상의 증상일 수 있다. 그런데 DSM 체계는 기능성 정신질환에 동반된 긴장증과 기질성 상태에서의 긴장증을 진단적으로는 구분하고 있지만, 실제로는 다르게 취급하지 않는것으로 보인다.

긴장증의 주관적 체험

긴장증은 관찰되는 행위들로 정의되지만, 긴장증에서 주목할 것은 환자의 주관적 체험이다. 긴장증을 혼미라 기술한 역사가 있지만 실제 긴장증 환자에서 의식 저하는 없다. 극도의 정신운동성 지체 때문에 의식이 저하된 것처럼 보일 뿐이다. 환자는 자신에게 벌어지는 일들을 체험하고 있지만 그것을 주위에 전달할 수 없으므로, 환자의 주관적 체험은 무시되거나 행위에서 간접 추정하는 수밖에 없다. 긴장증삽화가 끝난 환자들에게서는 당시의 주관적 체험을 들을 수 있다. Northoff 등에 의하면, 환자는 자신의 감소된 정신운동성보다는 인지적·정동적 체험을 더 강하게 느낀다. 그 체험은 인지적 양가감정(ambivalence)과 스스로 조절할 수 없는 강력한 정동이다. 통제하기 힘든 강력한 불안이 행위를 억제하는 요인이 되며, 이때 동반되는 인지적 체험은 행위를 어떤 쪽으로도 결정할 수 없다는 것이다.[17] 이런 주관적 체험은 긴장증의 운동 증상이 야스퍼스적 정신운동성 현상임을 확인시켜 준다. 또한 긴장증 행위는 환자의 반응 선택이 제한된다는 의미에서 자율적 지향성은 떨어지지만 불수의적인 것은 아니다.

긴장증을 구성하는 요인들

잠재군 분석으로 긴장증을 구성하는 요인들을 추출해 보면 연구자별로 4-6 요인을 찾아낸다.[18-20] 이들을 종합해서 운동감소, 매너리즘, 자동증, 거부증, 운동과잉의 다섯 가지 요인을 뽑으면 DSM-IV 긴장증 진단기준에 제시된 항목군들과 거의 일치한다.[21][3] 다섯 요인들은 아래에 설명한다.

3 DSM-5는 항목군 구분을 없앴지만 진단기준 항목들은 이전 판과 달라지지 않았다.

1) 운동감소(hypokinesis)

수의적 움직임을 멈춘 상태가 강경증(catalepsy)이다. 강경증의 일종으로 납굴증(waxy flexibility)은 검사자가 환자의 사지를 움직여서 만들어 놓은 불편한 자세가 유지되는 현상이다. 밀랍인형 같다고 비유한 것이다. 침상에 누운 환자의 머리를 살짝 들면 그 상태로 유지되어 마치 눈에 안 보이는 베개를 베고 있는 것 같다[심리적 베개(psychological pillow)]. 상동증은 기괴한 반복적 움직임으로 정의되지만, 한 자세를 유지하는 경우도 상동증으로 부르기도 한다. 한번 고정된 자세는 수분, 수시간까지도 지속된다.

2) 매너리즘(mannerism)

반복적 움직임인 상동증이나 매너리즘이 나타난다. 의도적 행위이므로 불수의 운동보다 복잡하다. 무언가를 상징하는 무언극(pantomime) 같기도 하다. 고전적 문헌에 기술된 바로는, 환자는 한자리에 앉아 한 상동증 행위를 무수히 반복하면서 하루를 보내기도 한다.[22] 만성 긴장증에서 더 흔히 보인다.

3) 자동증(automatism)

진정한 자동증이 아닌 명료한 의식하의 반향행위들이다. 환자는 상대방의 말을 모방하기도 하고[반향언어], 행위를 모방하기도 하고[반향행위], 어떤 행위를 하라는 명령을 따르기도 하고[자동복종], 검사자가 신체를 살짝 움직여 주면 그것을 따라 스스로 움직이기도 한다[동행(Mitgehen)].

4) 거부증(negativism)

거부증은 지시받은 것과 반대로 행위하는 긴장증성 자동증이라 할 수 있다. 수동적으로 사지를 움직이거나 움직이라는 명령에 저항하거나 반대로 움직이는 식이다. 질문받으면 입을 굳게 닫고 대답을 거부하는 함구증(mutism)도 거부증의 일종이다.

5) 운동과잉(hyperkinesis)

긴장증의 증상이 처음부터 운동과잉으로 나타나는 경우도 있고, 운동감소상태에 있다가 갑자기 운동과잉이 나타나는 경우도 있다. 운동활성이 매우 심하나 뚜렷한 목적지향성을 찾아볼 수 없다.

긴장증 변이형

전형적인 긴장증 이외에, 긴장증과 비슷해 보이는 상태들이 알려져 있다. 이 중 어떤 것은 긴장증의 변이형으로 볼 수 있겠지만, 어떤 것은 병리과정이 전혀 다르면서 단순히 겉보기로만 비슷할 것이다.

1) 운동과잉성 긴장증(hyperkinetic catatonia)

칼바움이 기술한 긴장증은 멜랑콜리아로 시작하지만 조증 단계를 거치기도 하는 질환이었다. 그는 긴장증 환자가 갑자기 나타내는 흥분-과잉행동을 기술하였다. 크레펠린의 긴장증성 조기치매(catatonic dementia praecox)도 두 형태의 긴장증을 모두 포함한다. 베르니케(Wernicke, C. 1848-1905)의 견해로, 정동은 운동성과 밀접한 관계가 있다. 베르니케와 후학들은 정동정신병[조울병]이 양극성이듯이, 긴장증도 운동감소 증후군 외에 운동과잉 변이형도 있다고 보았다.[13] 따라서 이 학파의 분류체계상 긴장증은 순환정신병(cycloid psychosis)의 한 형태로 볼 수 있다.[23]

2) 만성 긴장증(chronic catatonia)

근 긴장의 극적인 증가나 고정상태는 거의 없이 지속적인 상동증, 반향행위 등이 나타난다. 블로일러는 이런 상태를 긴장증이 만성화된 형태로 보았다.[22] 급성 긴장증을 거친 뒤 나타나기도 하고, 거치지 않을 수도 있다. 고정상태 없이 상동증만 두드러진 상태를 긴장증으로 간주하면, 상당수의 만성 정신질환 환자에서 긴장증을 관찰할 수 있다.

3) 악성 긴장증(malignant catatonia)

이 병은 젊은 나이[18-26세]에 발병하는데, 급격하게 함구증, 경직 및 혼미가 나타나거나 심한 흥분상태가 되며, 발열 및 자율신경계 실조가 동반되고 사망에 이를 수도 있다. 치명적인 질환이므로 악성 긴장증(tödliche Katatonie)이라 명명되었다.[24] 칼바움-크레펠린의 정신운동성 긴장증과는 다른 질환으로, 기질성 상태로 보인다.

4) 약물에 의한 긴장증

정신약물학 시대 이후 긴장증 비슷한 증례들이 항정신병 약물[신경이완제 악성 증후군(neuroleptic malignant syndrome)], 세로토닌 항진 약물[세로토닌 증후군(serotonin syndrome)] 등 약물에 의해 유발되는 경우도 있다고 알려지게 되었다.[25]

참고문헌

1 Chapman J, McGhie A. Echopraxia in schizophrenia. Br J Psychiatry. 1964;110:365-74.

2 Fenwick P. Automatism. In: Blueglass R, Bowden P, editors. Principles and Practice of Forensic Psychiatry. Edinburgh: Churchill-Livingstone; 1990.

3 Lishman WA. Organic Psychiatry. Oxford: Blackwell Scientific; 1997.

4 Freud S. Das Unbehagen in der Kultur. Wien: Internationaler Psychoanalytischer Verlag; 1930.

5 Thaler RH, Sunstein CR. Nudge. New Haven: Yale University Press; 2008.

6 Jonas M, Thomalla G, Biermann-Ruben K, Siebner HR, Muller-Vahl K, Baumer T, et al. Imitation in patients with Gilles de la Tourette syndrome-A behavioral study. Mov Disord. 2010;25(8):991-9.

7 Zentall TR. Imitation: Definitions, evidence, and mechanisms. Anim Cogn. 2006;9(4):335-53.

8 Hatfield E, Cacioppo J, Rapson R. Emotional Contagion. New York: Cambridge University Press; 1994.

9 Ganos C, Ogrzal T, Schnitzler A, Munchau A. The pathophysiology of echopraxia/echolalia: Relevance to Gilles de la Tourette syndrome. Mov Disord. 2012;27(10):1222-9.

10 Rizzolatti G, Fadig L, Gallese V, Fogassi L. Premotor cortex and the recognition of motor actions. Brain Res Cogn Brain Res. 1996;3(2):131-41.

11 Cavanna AE, Critchley HD, Orth M, Stern JS, Young MB, Robertson MM. Dissecting the Gilles de la Tourette spectrum: A factor analytic study on 639 patients. J Neurol Neurosurg Psychiatry. 2011;82(12):1320-3.

12 Spengler S, Bird G, Brass M. Hyperimitation of actions is related to reduced understanding of others' minds in autism spectrum conditions. Biol Psychiatry. 2010;68(12):1148-55.

13 Goldar JC, Starkstein SE. Karl Ludwig Kahlbaum's concept of catatonia. Hist Psychiatry. 1995;6:201-7.

14 Peralta V, Cuesta MJ, Serrano JF, Mata I. The Kahlbaum syndrome: A study of its clinical validity, nosological status, and relationship with schizophrenia and mood disorder. Compr Psychiatry. 1997;38(1):61-7.

15 Jaspers K. General Psychopathology. Manchester: Manchester University Press; 1963.

16 박종석, 강웅구. 조현병의 역사. 신경정신의학. 2015;54:1-35.

17 Northoff G, Krill W, Wenke J, Travers H, Pflug B. The subjective experience in catatonia: Systematic study of 24 catatonic patients. Psychiatr Prax. 1996;23(2): 69-73.

18 Ungvari GS, Goggins W, Leung SK, Gerevich J. Schizophrenia with prominent catatonic features ('catatonic schizophrenia'). II. Factor analysis of the catatonic syndrome. Prog Neuropsychopharmacol Biol Psychiatry. 2007;31(2):462-8.

19 Peralta V, Cuesta MJ. Motor features in psychotic disorders. I. Factor structure and clinical correlates. Schizophr Res. 2001;47(2-3):107-16.

20 Kruger S, Bagby RM, Hoffler J, Braunig P. Factor analysis of the catatonia rating scale and catatonic symptom distribution across four diagnostic groups. Compr Psychiatry. 2003;44(6):472-82.

21 American Psychiatric Association. Diagnostic and Statistical Manual of Mental Disorders. 4th ed (DSM-IV). Text revision. Washington D.C.: APA; 2000.

22 Bleuer E. Dementia Praecox or the Group of Schizophrenias. New York: International Universities Press; 1950.

23 Neumarker KJ. Leonhard and the classification of psychomotor psychoses in childhood and adolescence. Psychopathology. 1990;23(4-6):243-52.

24 Fink M, Shorter E, Taylor MA. Catatonia is not schizophrenia: Kraepelin's error and the need to recognize catatonia as an independent syndrome in medical nomenclature. Schizophr Bull. 2010;36(2):314-20.

25 Fink M, Taylor MA. Catatonia: A Clinician's Guide to Diagnosis and Treatment. Cambridge: Cambridge University Press; 2003.

25

성격과 인격장애

이 장은 인격장애들을 분류하고 각각의 특징을 기술하는 것을 목표로 하지 않는다. 인격(personality) 또는 성격(character)의 개념, 성격 분류체계 및 평가하는 도구, 특정 양상의 성격을 질병으로 간주하는 근거 등이 이 장의 주된 논점이다.

사람은 개인마다 다르다. 어떤 사람을 '바로 그 사람'이게 하는 것은 그의 외모와 함께 그가 특정한 방식으로 생각하거나 느끼고, 특정한 방식으로 환경에 반응하고 행위하려는 지속적인 경향성(propensity)이다. 개인 고유의 심리적·행동적 경향성을 지칭하는 용어가 성격 또는 인격이다. 이 경향성은 일차적으로 유전적이다. 신생아는 태어날 때부터 이미 개인별로 특징적인 행동양상을 갖고 있다. 이 타고난 특성, 즉 성격의 선천적인 측면을 기질(氣質, temperament)이라 한다. 기질은 성격을 결정하는 강력한 요소다. 그러나 성격은 체험을 통해 변화하는 가소성(plasticity)도 갖는다. 성인의 성격은 발달을 통해 형성된 것이다. 발달과정에서의 심리적 외상(trauma)은 성격 발달을 왜곡할 수 있다. 그렇지만 성격의 가소성은 일생 지속되지 않아서, 청소년기를 거치면서 성격특성은 고정된다.

성격유형론의 역사

체액설

히포크라테스(Hippocrates, 460?-370? BC)의 체액설(humorism)[1]은 질병의 병인론이라기보다는 심리적 체질, 성격에 대한 이론이다. 점액(phlegm), 검은 담즙(black bile), 노란 담즙(yellow bile), 혈액(blood, 라틴어 *sanguis*)의 네 가지 체액(humor)이 있는데, 각각은 특정 성격특성(trait)과 관계된다. 예컨대 혈액은 자신만만하고 활동적인 특성을 담당한다. 다혈질(sanguine)이라는 단어에서 보듯이, 이 당시의 개념은 현대 문화에까지 영향을 미치고 있다. 체액들은 신체에서 얻는 물리적인 혈액이나 담즙이 아닌 개념적인 구성체로 보는 것이 더 옳을 것이다.

한 개인에서 이 체액들의 조합이 성격 또는 기질을 결정하는데, 조화롭지 못하면 정신질환이 된다. 예컨대 검은(μέλας, melas) 담즙(χολή, chole)이 과도하면 멜랑콜리아(melan-cholia)가 된다. 갈렌(Galen, 129-217) 등 후대의 학자들도 이런 관점을 유지하였다.

체형에 기반한 성격유형

크레치머는 성격을 구성하는 선천적·생물학적 요소인 기질에 주목하였는데, 기질을 결정하는 생물학적 요소는 체형으로 드러난다고 보았다. 체형유형론(Konstitutionstypologie)이다.[2] 그는 체형을 비만형(pyknic), 세장형(leptosomic), 투사형(atheletic)으로 나누었으며, 비만형은 정동성, 세장형은 분열성, 투사형은 끈끈한(viscous, epileptic) 기질에 대응시켰다. 그러나 기질의 각 유형들은 전형(prototype)일 뿐, 한 개인을 뚜렷한 경계를 가지고 특정 기질에 소속시킬 수 있는 것은 아니라 하였다. 또한 특정 기질은 자체가 질병이라기보다는 질병에 대한 취약성을 높이는 조건이라 보았고, 기질과 질병 사이의 경계적 조건도 있다고 보았다. 분열성 기질이 분열병질로 발전하였다가 조현병이 된다는 것이다. 각 기질들 사이의 연속성 및 정상 기질-편이된 성격-질병 사이의 연속성을 제시한 것이어서 오늘날 인격장애의 차원적 개념과 부합하는 데가 있다.

정신역동적 성격유형

프로이트는 환자를 정신분석하면서 저항(resistance)이 성격에 기반을 둠을 발견하였다. 그는 발달단계 이론에 따라 성격을 분류하였다. 성격특성은 발달과정에서 특정 단계에 고착됨으로써 생긴다. 따라서 각 성격특성들 사이에는 얼마나 발달한 단계의 특성인가에 따라 서열이 있다. 가장 미분화된 성격은 구강적(oral) 성격이고, 그보다 발달된 것이 항문적(anal) 성격이다. 다음 단계가 남근적(phallic) 성격이며, 잠재기(latency)를 거쳐 가장 성숙한 특성은 성기적(genital) 성격이다.[3] 특정 성격은 특정 정신병리 또는 임상질환을 잘 일으키는 조건이 되는데, 더 미발달된 성격을 배경으로 한 질환이 분석적 치료를 하기 더 어렵다. 성숙도에 따른 성격의 구분이나 방어기제의 차이 등은 정신분석에서 당연시하는 개념들이지만, 이들의 근거인 프로이트 발달단계 이론이 실증적인 것은 아니다. 프로이트의 이론에서 심리적 갈등은 정신신경증 증상으로 나타나지만 성격 변화로 나타나기도 하는데, 이것을 성격신경증이라 하였다. 대표적인 예가 경계선(borderline) 상태다.

반면 융(Jung, C. G. 1875-1961)은 내향적(introverted)·외향적(extroverted) 기본 태도하에 사고형(thinking), 감정형(feeling), 직관형(intuition), 감각형(sensation)의 네 종류로 성격을 분류하였다. 이 분류에는 차원적 요소가 있어서 사고-감정이 대립하는 한 축이 되며, 직관-감각이 또 다른 대립축이 된다. 네 특성이 정사각형의 꼭지점처럼 배열되어서, 사고형은 대각선쪽에 있는 감정 기능이 떨어지지만 이웃해 있는 직관 및 감각 능력은 적절한 범위의 균형을 이룰 수 있다.[4] 융의 이론은 확장되고 도구화되어 성격검사인 Myer-Briggs Type Indicator가 개발되었다.[5]

현대적 성격 분류체계 및 성격검사

심리학과 통계적 기법이 발달하면서 실제 인구군에서 실증적 방법으로 성격을 조사하여 분류하기 시작했고, 다양한 성격이론의 정립과 함께 그 이론에 근거한 성격 검사도구(personality inventory)들도 개발되었다. 이 도구들은 정신과 환자가 아닌 일반인의 성격적 특성을 평가하기 위한 것으로, 근거한 이론 및 실측 결과에 따라 몇 가지 축을 설정하고 각 축에 해당하는 점수들로 성격특성을 프로파일링할 수 있게 만들어졌다. 대개의 성격검사들은 인격장애나 다른 정신질환을 진단하기 위한 도구는 아니며 정신과 임상에서 잘 사용되지 않지만, 도구로 파악된 성격특성은 어떤 정실질환에서 위험요소나 보호요소가 될 수 있다는 측면에서 임상적 가치를 가질 수도 있다. 단, 미네소타 다면적 인성검사(MMPI)는 처음부터 정신과 환자군의 감별진단 도구로서 제작된 것이며, 정신과 임상에서 널리 사용되고 있다.

아이젠크 성격검사

Eysenck는 1950년대 일란성 및 이란성 쌍생아 인구군을 통해서 성격의 유전적 측면을 연구하였다. 여기에 근거해서 생리학 및 유전학적 배경의 네 가지 축을 갖는 성격 분류체계를 구성하였다.[6]

E-외향성/내향성 Extraversion/Introversion
N-신경증성/안정성 Neuroticism/Stability
P-정신병성/사회성 Psychoticism/Socialization
L-허위성/사회적합성 Lie/Social Desirability

초기 모델은 E와 N 두 축만 가지고 있어서 이에 따라 네 가지 유형을 구분하였는데, 나중에 P, L의 두 축이 더 추가되었다. 이 모델에 기반한 측정도구로 아이젠크 성격검사(Eysenck personality questionnaire)[6]가 개발되었다. 초기의 두 축인 Extraversion/Introversion과 Neuroticism/Stability는 이후 개발된 다른 성격 모델에도 자주 인용되고 있다.

기질 및 성격 검사

기질 및 성격 검사(Temperament and Character Inventory)는 삼차원 인격 설문(Tridimensional Personality Questionnaire)의 후속으로 Cloninger에 의해 개발되었다.[7] 이 도구의 특징은 행동 경향성의 타고난 측면인 기질과 발달과정을 거쳐 형성된 성격을 구분하려 한다는 점이다. 기질은 유전적·생물학적으로 결정되는 특성으로, 사람이 자극에 반응하는 기본적인 특성이지만 구체적인 행위로 표현되는 것은 아니다. 기질은 네 가지 특성에 의해 평가된다. 각 요소는 독립적으로 유전되고, 특정 단가아민(monoamine)과 관계있다고 상정되며, 어려서부터 특성이 드러난다.

참신성 추구 Novelty Seeking(NS): Dopamine
위험 회피 Harm Avoidance(HA): Serotonin
보상 의존 Reward Dependence(RD): Norepinephrine
지속성 Persistence(PS)

유전적 기질을 타고난 사람은 발달과정을 거치면서 특정한 성격을 갖게 된다. 성격은 자아 개념과 관계되는 발달적·인지적인 측면이 있는 특성으로, 행위를 통해 표현되는 것이다. 특정 기질이 특정 성격으로 대응되는 것은 아니다.[8] 특정 성격은 특정 인격장애 등 임상적 조건과 관계될 수 있다. 성격의 특성은 세 가지 축을 통해 파악할 수 있다.

자기지향성 Self-Directedness(SD)
협조성 Cooperativeness(CO)
자기초월성 Self-Transcendence(ST)

Big Five 및 NEO 성격검사

NEO 성격검사(NEO-PI)[9]는 Eysenk의 초기 모델에 사용되었던 neuroticism과 extraversion 항목으로 시작하였고, 이후 새로운 요인들을 추가하여 2005년 발표된 3판에서는 Big Five라 불리는 다섯 요인을 갖게 되었다. 성격이론의 Big Five는 학계에서 널리 인용되어 왔지만 실증적 증거가 강하다고는 볼 수 없었는데, NEO-PI는 이 다섯 요인을 뚜렷이 보여 주었다. 물론 NEO-PI 자체가 이미 기존의 Big Five 이론에 근거하여 만들어진 측면이 있어서, 이것에 의해 확인된 Big Five는 해답을 미리 가지고 질문을 찾아낸 순환정의라는 비판을 받기도 한다.[10] 다섯 요인은 아래와 같다.

경험에 대한 개방성 Openness to experience

양심성[성실성] Conscientiousness

외향성 Extraversion

우호성 Agreeableness

신경증성 Neuroticism

각각의 요인은 생물학적·유전적 배경을 갖는 것으로 간주되고 있지만, 아직 생물학적 연구는 요인의 극히 일부만을 설명할 수 있는 수준이다.[11]

MMPI

MMPI는 1943년 처음 개발되었으며 현재는 1989년 발표된 2판[MMPI-2]이 사용되고 있다.[12] 역사가 깊으므로 연구도 많이 되고 임상적으로도 많이 사용된다. 일반인의 성격 평가보다는 정신질환 환자를 대상으로 진단 보조적으로 또는 성격이나 정신병리의 특성을 파악하기 위해 시행한다. 첫 개발 시 항목들은 특정 진단을 받은 환자들에게서 많이 보이는 것들로 구성되었다. 이론을 중시하였던 정신역동의 시대에 비이론적 접근을 한 것이다. 임상 척도(clinical scale)들에는 진단 또는 정신병리 명칭이 붙어 있어서 각 척도들이 특정 질환에 진단적이라는 함의를 지니는데,[1] 실제는 단일 척도가 아닌 여러 척도들의 프로파일이 진단적 가치가 더 높다. 이 프로파일들은 진단 이외에도 다양한 정신병리적 또는

1 건강 염려증(Hs), 우울증(D), 히스테리(Hy), 반사회성(Pd), 남성성-여성성(Mf), 편집증(Pa), 강박증(Pt), 분열증(Sc), 경조증(Ma), 내향성(Si)의 열 개 척도 중 상당수는 명칭이 진단을 함의하고 있다.

심리적 조건들을 예측하는 지표로 연구 및 임상 적용되고 있다. 초판은 임상 척도와 타당도 척도(validity scale) 두 가지만 분석하였지만, 2판 이후 다양한 새로운 척도들이 구성되고 새로운 해석법들이 등장했다. 재구성된 임상 척도(restructured clinical scale), 내용 척도(content scale), 보조 척도(supplement scale), PSY-5 척도(personality psychopathology five scale) 등이 그것이다.[13] MMPI-2는 변이형도 있어서, MMPI-2 Restructured Form은 기존과는 다른 이론적 접근을 시도한다.

성격과 정신질환: 역사적 측면

변성이론

성격이라는 개념은 전통적으로 의학보다는 도덕적인 함의를 가졌다. 성격에 문제가 있는 경우는 질병이 아닌 도덕적 타락으로 간주되곤 하였다. 모렐(Morel, B. A. 1809-1873)이 『인류에서 신체, 지능 및 도덕성의 변성에 대해(Traité des dégénérescences physiques, intellectuelles et morales de l'espèce humaine)』(1857)[14]에서 제시한 변성(degeneration, dégénérescence)이라는 개념은 19세기 독일 및 프랑스 정신의학에 큰 영향을 미쳤는데, 그 중 하나로 특정 성격을 병으로 보는 관점을 가질 수 있게 하였다. 변성은 열등 형질이 유전된 생물학적 조건이며 심인성 과정이 아닌 뇌에 위치한 질병과정에 의한다. 변성은 건강상태에 있다가 가변적인 증상을 갖게 되는 것이라기보다는 인간성 전반이 이상적(理想的)인 모습에서 비가역적, 진행성으로 이탈하는 것이다. 심지어 변성과정은 대를 이어서도 지속되므로, 그 최종 결과는 가계의 절멸이다. 변성은 정신병이나 정동장애 등 일차적 정신질환을 포함한 매우 넓은 범위의 심리적 비정상을 포함하였는데, 과거 도덕적 의미를 함축하였던 성격상의 결함도 포함하였다.[15] 이에 따라 도덕적 타락에 속했던 것들이 질병의 범주로 진입하였다. 도덕적·종교적 개념에서 벗어나 의학적 관점에서 개인의 특성을 기술하게 되면서 성격(character) 대신 인격(personality)이라는 용어를 사용하게 되었다.[16]

망상 없는 광증

피넬(Pinel, P. 1745-1826)은 광증(manie)을 'délire'가 있는 것과 없는 것으로 나누었다. Délire라는 용어는 넓게 보면 망상뿐만 아니라 흥분, 과잉행동 등 다양한 정신병리 현상을 의미하였지만, 광증을 대표하는 증상으로서 좁은 의미의 délire는 망상이었다. 피넬 자신이 망상 없는 광증(manie sans délire)을 명확하게 정의하지는 않았지만, 그가 증례로 보고한 환자들은 간헐적으로 공격적이 되는 환자들이었다. 이 공격성은 정동 이상에 기인하는 것이라 보았는데, 우울증이나 조증의 정동 문제와 달리 격정과 공격성을 의미하였다.[17] 즉, 망상 없는 광증이란 간헐적으로 격정적·공격적 행동을 하지만 망상이나 일차적 정동장애는 없는 상태로, 오늘날의 경계선 인격장애와 비슷해 보이는 측면이 있다. 그런데 이런 상태를 병으로 보아야 하는지는 당시 학자들 사이에 논란이 있었다. 변성의 개념이 정신의학계를 지배하기 이전이었다.

도덕광증

프리처드(Prichard, J. C. 1786-1848)는 정신능력의 3분에 따라 광증을 망상성(delusional), 감정성(emotional) 및 의지성(volitional)으로 구분하였는데, 광증의 상징인 환각이나 망상이 없는 감정성과 의지성을 포괄하여 도덕광증(moral insanity)이라 하였다. 도덕광증을 보이는 이들은 독특하고 괴

짜며, 잘 관찰하면 행동에 이상한 점이 있어서 질병상태라 의심받게 된다. 과거력 및 가족력에서 광증이 있을 수 있다. 성격은 처음부터 그랬다기보다는 이전의 성격에서 바뀌는데, 이때 어떤 중대한 사건의 심리적 영향이 있다. 행동특성은 주로 충동적인 것이다. 프리처드는 피넬의 증례도 자신의 도덕광증에 속한다고 보았다.[18] 도덕광증은 명칭과는 달리 부도덕성-반사회성보다는 자기 조절능력이 부족하고 흥분을 잘 하는 경우에 넓게 적용되었다. 도덕광증은 변성의 결과이므로, 변성 질환인 정신병의 약화된 형태로 간주되었다. 이와 유사하게, 칼바움은 망상 없이 문제행동을 지속하는 증례를 파과증(hebephrenia) 스펙트럼이 약화된 heboidophrenia라는 질병으로 명명하였다.[19] Heboidophrenia라 기술된 증례는 오늘날 진단으로 반항장애(oppositional defiant disorder), 품행장애(conduct disorder) 또는 ADHD 비슷해 보인다. 망상이 없는 환자들을 정신병으로 규정하려 한 것은, 이런 사람들이 법적 문제를 저지른 경우 질병으로 인정받지 못해 처벌받는 문제를 생각했기 때문이라 한다.[17]

도덕성 위축

크레펠린도 인지적 장애 없이 충동적 행위를 하는 증례들을 언급했는데, 이를 도덕성 위축(moral atrophy)이라 불렀다. 한 증례는 반복적으로 방화를 하는 사람이었는데, 핵심 병리는 충동성으로 보았다. 오늘날에도 반복적인 방화를 충동조절의 문제로 본다. 도덕성 위축의 가장 심한 경우를 크레펠린은 도덕광증이라 불렀는데, 이 명칭이 적용되는 사람들은 '타고난 범죄자'들이었다. 즉 크레펠린의 도덕광증에는 도덕성의 병이라는 개념이 명시적이다. 이들의 삶의 궤적은 독특한데, 교육이나 도덕적 고려가 그들에게 아무런 영향을 미치지 않기 때문이다. 도덕적 개선을 기대할 수 없는 상태로, 다수는 교도소에 있고 소수가 정신병원에 있다.[20] 이런 묘사는 오늘날의 반사회적 인격장애에 가깝다. 그는 도덕광증을 변성의 일종으로 보았는데, 이 상태를 질병으로 간주함을 함의한다.

정신병질 인격

변성이론이 퇴조한 뒤 슈나이더는 성격과 정신질환의 관계에 대해 다른 관점을 제시한다. 슈나이더는 정신질환을 크게 두 군으로 나누었다. 첫 번째 군은 심적 본성의 변이로, 지능 소질의 이상, 인격의 이상 및 체험반응의 이상을 포함한다. 뇌의 이상이라기보다는 자극에 대한 반응 양상이 통계적 극단에 있는 조건들이다. 이들은 뇌에 병태생리가 발생한 조건이 아니다. 두 번째 군은 신체적 질병과정의 결과인 질환으로, 기질성 정신장애와 함께 기능적 정신병도 포함되었다. 이들은 뇌에 병태생리가 발생해서 생기는 질환들이다. 풀어 보면, 성격신경증[인격의 이상]은 질병과정이 발생한 것이 아니라 어떤 특성이 평균에서 벗어나는 것이므로, 정상을 규정하는 규준에 비추어 보아야 이상 여부가 결정된다.[21] 따라서 정신병질 인격(psychopathic personality)은 좁은 의미의 의학적 질병 모델에 해당되지 않는다.[17]

인격장애에 대한 접근

인격장애가 되는 조건

범주적 관점에서 성격 및 인격장애와 관련된 과제는 성격을 어떻게 분류할 것인가 및 어떤 성격을 병으로 볼 것인가를 정의하는 문제다. 차원적으로 접근할 때 이 문제는 한 개인의 성격특성을 매핑할 수 있는 차원들에 어떤 것들이 있는가 그리고 한 축에서 어디부터를 또는 어떤 프로파일의 조합을 병적으로 볼 것인가다. 어떤 조건이 되었을 때 성격을 병적으로 볼 것인지에 대해서는 다음과 같은 모델들이 있으며,[10] 차원적 접근[1)-3)]과 범주적 접근[4)-6)]이 섞여 있다.

1) 취약성(vulnerability) 모델: 고혈압이 뇌졸중의 위험요인인 것처럼, 성격특성이 다른 심한 정신질환의 취약성을 증가시키는 위험요인이 되는 경우 병적이라 본다.
2) 병리가소성(pathoplasticity) 모델: 성격특성이 발병의 위험요인은 아니더라도 발생한 정신질환의 경과에 나쁜 쪽으로 영향을 미치는 경우 병적이라 본다.
3) 스펙트럼(spectrum) 모델: 성격특성이 임상질환의 약화된 형태로 간주되는 경우 병적이라 본다.
4) 기능저하(decline in function) 모델: 이전에 도달했던 정상적인 삶에서 이탈하게 된 성격특성을 병적이라 본다. 과거 변성이론의 후신이다.
5) 장해-고통(impairment-distress) 모델: 성격특성이 통계적으로 비정상이면서 사회·직업적 기능부전이 확실하게 동반되는 경우를 병적으로 본다. DSM에서 1축 정신질환을 정의하는 근거와 같다.
6) 능력 실패(capacity failure) 모델: 기능저하 모델은 발달되었던 기능을 병에 의해 잃어버리는 것으로 보는 반면, 이 모델은 정상 기능에 기여하는 심리적 능력의 발달이 실패한 상태를 병적으로 본다. 도덕성 발달이 실패한 상태인 품행장애가 반사회적 인격장애가 된다는 것은 이 모델에 부합하는 설명이다.

DSM-IV까지의 진단체계에서 인격장애는 개인에게 처음부터 주어져서 변화 없이 지속되는 2축 상태로, 여기서 추가적으로 1축 질환이 생기는 배경이라는 함의를 가지고 있었으나, 차원적 접근을 강화한 DSM-5에서는 축 구분을 없애면서 인격장애를 질병의 배경이 아닌 약화된 임상질환으로 간주하는 입장에 가까워지고 있다.

DSM-5에서 인격장애에 대한 범주적 접근

DSM-5에서 인격장애를 정의하는 것은 내적 체험과 외적 행위가 (1) 그 사람의 문화에서 기대되는 것과 크게 벗어나고, (2) 전반적이고 경직되어 있으며, (3) 개인에게 고통이나 장해를 준다는 점이다.[22] 이 상태는 청소년기-성년 초기에 나타나며 시간이 지나도 변하지 않는다. 일반 인격장애(general personality disorder)는 각 인격장애에 공통되는 진단기준을 제공하는데, 증상에 대한 기준 A에는 대상이 되는 내적 체험과 외적 행위가 (1) 인지(cognition): 자신, 다른 사람, 사건 등을 지각하는 방식, (2) 정동성(affectivity): 정서반응의 범위, 강도, 이변성(lability) 및 적절성, (3) 대인관계(interpersonal functioning), (4) 충동조절(impulse control)의 네 영역에서 나타난다고 정의하고 있다. 기준 B 이하는 인격장애의 전반적 특징 및 감별진단 등을 제시한다(표 25-1). 이런 전반적 정의 아래 범주적으로 특이적인 10종의 장애[2] 및 비특이적 인격장애를 제시한다. 각각은 별도의 증상적 진단기준 A 및 배제기준 B를 가지고 있다. 범주적 접근법은 오래전부터 사용되었지만, 각 진단들이 뚜렷한 개념하에 분류된

2 편집형(paranoid), 분열성(schizoid), 분열형(schizotypal), 반사회적(antisocial), 경계선(borderline), 연극성(histrionic), 자기애성(narcissistic), 회피성(avoidant), 의존성(dependent), 강박성(obsessive-compulsive)

표 25-1. DSM-5 섹션 II의 일반 인격장애(general personality disorder)

A.	An enduring pattern of inner experience and behavior that deviates markedly from the expectations of the individual's culture. This pattern is manifested in two (or more) of the following areas: 1. Cognition (i.e. ways of perceiving and interpreting self, other people, and events) 2. Affectivity (i.e. the range, intensity, lability, and appropriateness of emotional response) 3. Interpersonal functioning 4. Impulse control
B-F.	[생략]

것이 아니므로 분류학적 타당도가 높은지는 의심스럽다. 또한 불필요한 동반이환을 만들어 낸다는 점과 비특이적이라 분류되는 경우가 많다는 점에서 진단적 타당도도 논란이 되어 왔다.

DSM-5에서 인격장애에 대한 차원적 접근

잠정적 제안들을 담은 DSM-5의 섹션 III에는 범주적 정의의 문제점에 대한 대안으로 인격장애의 차원적 정의가 제시되고 있다. 다차원 인격기능 및 특성 모델(multidimensional personality functioning and trait model)이다. 여기서는 인격장애를 기준 A. 인격기능(personality functioning) 및 기준 B. 인격특성(personality trait)의 두 측면에서 평가한다. 기준 C-F는 정신병리 자체와는 직접 관계없는 특성의 전반적 속성 및 배제기준 등이며 마지막 기준 G는 발달단계 및 사회문화 환경에서 정상으로 간주되지 않아야 한다는 중요한 배제기준을 명시하고 있다(표 25-2). 기준 A. 인격기능은 identity, self-direction, empathy, intimacy의 네 영역을 가지고 있으며 정량적으로 평가된다. 기준 B. 인격특성을 구성하는 특성 도메인(trait domain)은 negative affectivity, detachment, antagonism, disinhibition,

표 25-2. DSM-5 섹션 III의 인격장애 일반 진단기준(general criteria for personality disorder)

A.	Moderate or greater impairment in personality (self/interpersonal) functioning	
	Self:	1. Identity
		2. Self-direction
	Interpersonal:	3. Empathy
		4. Intimacy
B.	One or more pathological personality traits	
	[5 domains]*	[25 facets]
C-F.	[생략]	
G.	The impairments in personality functioning and the individual's personality trait expression are not better understood as normal for an individual's developmental state or sociocultural environment.	

* 표 25-3 참조

psychoticism으로서 Big Five와는 다르다(표 25-3). 특성 도메인 하부에는 총 25개의 특성 측면(trait facet)이 있다. 각 측면들은 독립적으로 정의되어 있어서 그 측면이 어떤 인격장애를 정의할 때 사용되건 같은 것이다. Antisocial, avoidant, borderline, narcissistic, obsessive-compulsive, schizotypal 여섯 가지 인격장애가 이 모델에서 특성 측면들의 조합으로 정의되어 있다[기준 B]. 체계 없이 증상들이 나열되어 있는 현재 진단기준 대신 특성 측면에 제시된 항목들만을 사용해서 진단을 재정의하는 것이다. 한편 인격기능과 관계된 기준 A는 기능부전의 양적 측면을 규정하여, 네 영역 중 둘 이상에서 병적인 측면이 있어야 진단이 성립된다. 각 진단별로 기준 A의 내용은 다르다.

위의 여섯 가지 진단에 속하지 않는 경우는 특성의 5 도메인과 25 측면 모두를 고려하여 한 개인의 인격장애를 맞춤 기술할 수 있다. 개인의 특성은 특정되지만[특성 분류학(trait taxonomy)] 기존 진단에 소속되는

표 25-3. DSM-5 섹션 III에서 인격특성(personality trait)의 다섯 도메인

1. Negative affectivity (vs. Emotional Stability)
2. Detachment (vs. Extraversion)
3. Antagonism (vs. Agreeableness)
4. Disinhibition (vs. Conscientiousness)
5. Psychoticism (vs. Lucidity)

것은 아니다. 특성을 특정한 인격장애(PD-TS) 접근법이다. 이때 인격기능에 대한 기준 A는 진단별로 따로 제시할 수 없으므로 모든 경우에 적용할 수 있는 인격기능 수준척도(level of personality function scale)를 사용하는데, 기능의 각 영역당 0-4점, 총 0-16점 사이에서 인격기능이 점수화된다. 이 방법으로 상기 여섯 가지 이외의 인격장애를 프로파일링할 수 있다고 하지만, 25개 항목으로 이루어진 프로파일에서 몇 가지 진단적 패턴을 찾는 것은 쉬운 일이 아니다. 또한 25개의 항목이 모든 병적인 인격특성을 다 포괄하지 못한다면[incompleteness], PD-TS로 기술할 수 없는 인격장애도 존재할 것이다. 따라서 이런 접근법도 범주적 정의와 비슷한 제한점을 갖는 것으로 보인다.

특정 성격특성을 질병으로 보는 문제

이 주제는 역사적으로도 논란이 있었다. 성격의 기반인 기질은 생물학적으로 결정되는 측면이 크다. 그러나 병적 성격과 정상 성격을 구분하는 것은 생물학적 특성이라기보다는 사회문화적인 규범이다. 다른 영역의 정신병리나 신체적 문제도 병으로 규정될 때 사회문화적 영향을 받기도 하지만, 행위를 통해 증상이 드러나는 인격장애에서는 이 경향이 두드러진다. 예컨대 DSM에 정의된 반사회적 인격장애의 증상들은 도덕적·사회적으로 바람직하지 못하다고 평가되는 행위들의 집합인데, 병의 증상으로 간주되기 이전에 이미 사이코패스(psychopath)라는 범죄적 성격 유형이 보이는 행위로 잘 알려진 것이었다. 의학적 틀에 의거하지 않아도 이 사람의 성격이 정상이 아니라는 사회적 합의를 가졌던 것이다.

전술하였듯이 19세기의 변성이론은 이상 성격을 뇌 변성의 결과로 보았기 때문에 질병으로 간주하였지만, 이후 시대의 슈나이더는 인격장애가 뇌의 병변에 의해 발생한 것이 아니므로 질병으로 간주하기 어렵다고 보았다. 그는 정신병질적 열등성(psychopathic inferiority)을 분류하는 것은 과학이 아닌 도덕이라 하였다.[17]

성격의 발현 vs. 병의 증상

사회적·법적 관점에서 가장 문제가 되는 것은 반사회적 인격장애 또는 사이코패스다. 이들의 반사회적 행위를 병의 증상으로 보느냐 자유의지가 저지른 범죄로 보느냐, 이들을 치료해야 하는가 형벌을 주어야 하는가가 문제가 된다.

형법에서 개인의 특정 행위를 범죄로 규정하고 처벌하기 위해서는 구성요건 해당성, 위법성, 책임성의 세 요소가 모두 충족되어야 한다. 구성요건 해당성이란 '법률상 범죄로 정의된 바의 행위가 이루어졌는가'다. 위법성은 구성요건에 해당된 행위를 했더라도 책임을 면제하는 사유[조각사유]가 있었는지를 감별하는 것이다. 강요된 행위, 정당방위, 긴급피난, 자구행위, 피해자의 승낙 등이 조각사유가 된다. '피해자의 승낙'의 경우를 제외하고, 위의 조건들에서는 행위자의 자유의지가 제한된다. 그런데 범의는 자유의지를 전제로 한다.[23] 책임성은 행위자를 도덕적으로 비난할 수 있어야[비난가능성(culpability)] 범죄시할 수 있다는 것이다. 이때 문제되는 것이 심신장애자의 행위다. 우리나라 형법 제10조는 "(1) 심신장애로 인하여 사물을 변별할 능력이 없거나 의사를 결정할 능력이 없는 자의 행위는 벌하지 아니한다. (2) 심신장애로 인하여 전항의 능력이 미약한 자의 행위는 형을 감경할 수 있다. (3) 위험의 발생을 예견하고 자의로 심신장애를 야기한 자의 행위에는 전2항의 규정을 적용하지 아니한다"의 세 항으로 구성되어 있다. 사물을 변별할 능력[현실검증력]이나 의사결정 능력 두 가지 중 하나만 없어도 면책사유에 해당한다. 심신장애가 어떤 질환에 해당하는지는 명시되어 있지 않다. 그렇다면 반사회적 인격장애는 심신장애이므로 면책사유가 될 수 있을까?

사물을 변별할 능력이 없는 경우 면책됨은 형법 제13조(범의) "죄의 성립요소인 사실을 인식하지 못한 행위는 벌하지 아니한다. 단, 법률에 특별한 규정이 있는 경우에는 예외로 한다"에 다시 규정되어 있다. 사이코패스는 현실검증력이 손상되는 상태가 아니므로 여기 해당되지 않을 것이다. 사이코패스가 의사결정 능력이 부족한지에 대해서는 논란이 있을 수 있다. 그런데 형법 제12조(강요된 행위)에는 "저항할 수 없는 폭력이나 자기 또는 친족의 생명, 신체에 대한 위해를 방어할 방법이 없는 협박에 의하여 강요된 행위는 벌하지 아니한다"라 규정되어 있다. 사이코패스가 자신의 행위가 나쁜 것임을 알고, 그의 자유의지는 행위를 하지 않으려 하였지만, 성격의 강요 때문에 자유의지를 실제로 발휘할 수 없어서 어쩔 수 없이 범죄행위를 하였다고 주장한다면 조각사유가 될 수 있을까? 즉, 심신장애로 인한 의사결정 능력의 부재가 아닌, 강요된 행위로서의 조각사유가 될 수 있을까? 이 강요는 내적 강요(24장 지향성이 감소한 행위 참조)인데, 형법에는 폭력이나 협박에 의한 외적 강요만이 조각사유로 제시되는 것으로 보인다. Nordenfelt는 강도에게 돈을 빼앗기는 점원을 강요됨의 예로 들었다.[24] 점원이 카운터의 현금을 다른 사람에게 건네주는 것은 범죄 구성요건에 해당되며, 그는 사물을 변별할 능력도 있고, 돈을 건네준 것은 자신의 의사결정에 의한 행위다. 그러나 그는 강도에게 강요당하고 있었기에 그에게는 책임을 물을 수 없다. Merriam-Webster 영어사전은 compel(강요하다)을 설명하면서 예문으로 "Public opinion compelled her to sign the bill(여론이 그녀가 법안에 서명하도록 강요하였다)"을 제시하고 있다. 이 예문에서 강요는 폭력이나 신체적 위해와 관계된 것이 아니므로 형법상의 조각사유와 거리가 있다. 그러나 예문에서 보듯 강요라는 용어는 신체적 위해와 관계될 때만 사용되는 것은 아니다. 더구나 책임성에 대한 저항할 수 없는 충동(irresistible impulse) 이론은 피고가 그 행위가 나쁘다는 것을 알더라도 그것을 하지 않도록 스스로를 제어할 수 없는 상황이었다면, 즉 내적으로 강요된 행위였다면, 책임을 물을 수 없다고 본다.[25] 사이코패스가 자신의 범죄에 대해 이런 방어를 한다면, 법적인 논란이 될 수 있다. 더구나 이 경우는 심신장애가 아닌 강요된 행위로서의 면책사유로 간주될 수도 있다.[3] 그렇다면 질병이 아니기 때문에 치료감호를 받을 필요도 없고, 강요된 행위이므로 처벌도 받지 않는 상황이 생길 수 있다.[26] 확장하면 인격장애 환자의 문제성 있는 행위들을 성격에 의해 내적으로 강요당한 결과로 볼 것인지 아니면 자유의지의 집행으로 볼 것인지의 문제가 된다. 더 나아가면 한 개인이 어떤 행위 경향성을 갖는 것이 성격의 지배를 받기 때문인지 아니면 자유의지에 의한 결단인지의 문제가 될 수도 있다. 물론 이 문제는 뇌과학이나 정신의학보다는 철학의 영역에 속할 것이다.

3 정신의학계에서는 강박증상 등 내적 강요를 정신병리적 현상이라 볼 것이지만, 법적 관점에서는 반드시 그렇지는 않을 것이다. 이 문제에 대해 판단이 필요하면 법관은 정신의학자에게 감정을 의뢰할 것이다.

사이코패스 문제에 대한 해결책으로 미국의 『모델 형법전(Model Penal Code)』은 반사회적 행위가 유일한 증상인 경우 질병이라 하더라도 법적 책임은 져야 한다고 선언한다.[27] 이들의 반사회적 행위는 자유의지의 집행이므로 조각사유가 되지 않는다고 보는 것이다. 이 견해를 따르면 반사회적 인격장애는 사실상 정신질환이 아니다. 의지력 관련 정신병리가 인정되지 않기 때문이다. 그러나 이런 판단이 정신의학적으로 합당한지에 대한 논거는 분명치 않다. 사이코패스에게 자신의 행위에 대한

문제

증례 1: 35세 남성이 진단서를 요구하며 외래를 방문하였다. 그는 청소년기였던 20년 전 수년간 정신과 진료를 받은 바 있는데, 당시 품행장애, 반항장애 등의 진단을 받아서 항정신병약물 및 기분조절제를 투여받았고, 중간에 임의로 탈락하여 치료가 중단되었다. 이번 내원 당시 환자는 지인의 돈과 물건을 갈취한 혐의를 받고 있었는데, 자신의 문제가 병에 의한 것이라면서 법원에 제출할 진단서를 요구하는 것이었다.

증례 2: 35세 여성으로 경계선 인격장애 진단하에 수차례 입원한 바 있었다. 입원 당시 잘 통제되지 못한 공격적 행위로 다른 환자 및 의료진과 여러 차례 문제를 일으켰다. 환자는 퇴원 후 외래를 방문하여 진단서를 요구하였다. 백화점 옷가게에서 옷을 고르다가 점원의 태도가 마음에 들지 않아서 다툼이 벌어졌고, 심한 폭언과 폭행을 하게 되어 경찰이 왔으며, 결국 폭행 혐의로 입건되었다는 것이었다.

❶ 증례 1 환자에게 질병과 범죄행위와의 관계에 대해 어떤 내용의 진단서를 발급할 것인가?

❷ 증례 2 환자에게는 어떤 내용의 진단서를 발급할 것인가?

❸ 두 증례에서 질병과 범죄행위와의 관계에 대한 독자의 판단이 다르다면 그 근거는 무엇인가?

책임을 지우려면 그의 반사회적 행위가 내적인 강요에 의한 병의 증상이 아님을 확인할 수 있어야 한다.

DSM 체계에서 임상질환과 인격장애의 관계

DSM-5에서 축 구분이 없어지면서 인격장애를 포함하는 질병의 차원적 개념이 뚜렷해졌지만, '임상질환의 배경이 되는 특성으로서의 성격'이라는 관점은 덜 주목받게 되었다. 성격특성 자체를 임상질환으로 보게 된 것이다. 예컨대 schizotypal personality disorder는 schizophrenia라는 질병의 약화된 형태로, 인격장애와 정신병의 장에 중복 기재되었다. 정신병 장에 기재될 때는 'schizotypal (personality) disorder'가 되어 '인격'장애라는 개념을 무시할 수도 있다.[22] 이런 경향은 아래에 설명할 우울상태에 대한 분류에서 더 뚜렷해 보인다(20장 기분장애의 분류학 참조).

DSM-I 및 DSM-II

역사적으로 보면, 크레펠린, 슈나이더, 크레치머 등 많은 학자들이 지속되는 우울성향을 임상질환보다는 성격특성에 가깝다고 보았다. DSM 초판은 이를 계승한다. DSM-I은 기질성이 아닌 질환을 크게 (1) psychotic disorder, (2) psychophysiologic, autonomic and visceral disorder, (3) psychoneurotic disorder, (4) personality disorder 및 (5) transient situational personality disorder로 크게 분류하였는데, 오늘날 주요우울장애가 되는 상태들은 (1)에, 우울신경증은 (3)에, 정동성 인격은 (4)에 소속되어 있다.[28] 즉 우울증 스펙트럼은 정신병, 신경증, 인격장애 모두에 걸쳐 분포한다.[29] 차원보다는 카테고리적으로 파악한 것이다. DSM-II에서도 정신병은 뇌에 발생한 병적 과정이고, 신경증은 내적인 갈등 또는 상실 등 뚜렷한 사건 때문에 생긴 반응이며,[30] 인격장애는 병적 과정이라 지목하기 어려운 것이므로, 카테고리적 구분은 유지된다.

DSM-III 이후

DSM-III가 다축체계가 되면서 임상질환인 1축과 인격장애를 포함하는 2축은 명시적으로 구분되었다. 그러나 성격특성으로 볼 수 있는 만성 우울상태는 DSM-III에서 기분부전장애(dysthymic disorder, 300.4)가 되면서 인격장애가 아닌 우울신경증(depressive neurosis, 300.4)의 정의와 질병 코드를 물려받아 1축 임상질환이 되었다. 순환성 인격(cyclothymic personality) 또는 정동성 인격(affective personality, 301.1)도 경조증을 겪지 않는 타입은 기분부전장애가 되었으며,[31] 경조증을 겪는 타입은 순환성장애(cyclothymic disorder, 301.13)라는 명칭을 갖고 1축 정동장애에 속하게 되었다.[4] 성격특성으로서의 정동성 인격의 개념이 사라진 것이다. DSM-5에서 축 구분이 없어지면서 성격특성 또는 인격장애를 임상질환에 포함하려는 DSM의 경향성이 더 뚜렷해지고 있음은 전술하였다.

4 DSM-III는 ICD-9과 진단코드를 공유하는데, 300.xx는 임상질환인 신경증의 코드, 301.xx는 인격장애의 코드다. 그런데 순환성장애는 인격장애의 코드를 유지한 채 1축 임상질환에 편입되었다.

성격 측정과 관계된 이슈들

측정도구의 구조

성격 측정도구는 많은 수의 질문으로 구성되어 있다. 도구를 개발할 때의 가설은, 이 질문들에 대한 반응을 평가하면 (1) 피검사자 성격의 모든 측면을 알 수 있고, (2) 개인별로 고유한 특성을 보여 주는 지표를 산출해서 다른 사람의 것과 계량적 비교를 할 수 있으리라는 것이다. 그러기 위해서는 질문들이 사람의 성격에서 표출될 수 있는 모든 특징에 대한 내용을 다 포함하고 있어야 하며, 측정 결과는 수치화할 수 있고, 여기 의미를 부여하기 위한 해석도구도 마련되어 있어야 한다.

해석도구는 성격특성을 몇 가지 기본적 축으로 분류하는 데서 시작한다. 성격이 몇 가지 요인으로 구성되는지는 연구자가 선험적으로 결정하거나 데이터를 사용해서 실증적으로 찾아내야 한다. 선험적 가설의 근거가 확실치 않으면 실증적 방법을 사용해야 하는데, 현실적인 데이터는 요인분석을 해도 몇 개 요인으로 깨끗하게 분리되지는 않는다. 따라서 데이터에 의존한다고 하더라도 결국 특정 가설 또는 선입견을 가진 연구자의 개입이 들어갈 수밖에 없다. 성격특성들을 자연종처럼 분리해 내는 것이 불가능하다는 의미다. NEO-PI는 이 축을 다섯 개로 결정하였는데, 실증적이라 주장되지만 이론에 근거한 부분이 있다.[10]

축을 설정할 때 중요한 조건은, 한 요인의 값은 다른 요인의 값에 전혀 의존하지 않고 결정되어야 한다는 점이다. 직교성(orthogonality) 조건이다. 3차원 데카르트 좌표계에서 x나 y 좌표값이 변하더라도 z 좌표값이 변하지 않는 것은 세 축이 직교하기 때문이다. 직교하지 않으면 각 축 요인의 고유성(uniqueness)이 보장되지 않는다. 고유성이 보장되지 않는다면 그 값의 의미는 특정할 수 없어서 오히려 교란변인이 될 수도 있다. 따라서 측정도구를 개발할 때는 각 축들을 직교화하기 위한 통계적 작업을 거칠 필요가 있다. 그래서 신경증성의 측정치가 외향성 측정치에 영향을 미치거나 측정치를 예측하지 못하도록 구성되어야 한다. 이런 면에서 본다면 DSM-5 섹션 III에서 인격장애를 기술하기 위해 무려 25개의 독립적 특성 측면을 정의하는 것은 적절치 않아 보인다. 이는 성격을 25차원 공간에서 정의하는 것인데, 25개의 서로 직교하는 축을 가진 임상적 공간을 다루는 것은 불가능하다. 직교성을 얻기 위해 각 축을 정의하는 개념적 요소들을 중복 없이 서로 독립적으로 정의하는 것부터가 가능하지 않다. 중복이 있을 수밖에 없다면 축의 개수를 줄여도 같은 양의 정보를 다룰 수 있다.

직교성과 함께 중요한 조건은, 이 다차원 공간이 가능한 측정결과의 모든 상태, 즉 인간 성격의 모든 상태를 다 포괄하고 있어야 한다는 점이다. 완결성(completeness) 조건이다. 이런 조건하에서 어떤 사람의 성격을 측정하더라도 결과는 다차원 좌표계에 한 점이 되며, 이 점은 특정 개인의 성격 프로파일을 특유적으로 표상한다. 이 공간을 구획하여 어떤 구획에 어떤 인격장애라는 진단을 부여하는 것도 가능할 것인데, 인격장애를 진정 차원적으로 정의하는 것이다. 이렇게 하면 한 개인에서 여러 개의 인격장애가 동시에 진단되는 문제는 생기지 않는다.

검사상 드러나는 성격특성들은 실재하는가?

요인분석을 통해 분류되어 특정 이름이 붙는 각 요인들은 잠재변인(latent variable)이라 불린다. 잠재라는 용어가 함의하는 바는, 명시적이지는 않더라도 설문 항목들이 그 요인으로 분류되게 만드는 어떤 심리적 특성이 실재한다고 보는 것이다(4장 진단의 의미 참조). Big Five의 항목들, 예컨대 신경증성도 이런 잠재적 특성으로, 직접 증명할 수는 없더라도 개인에게 실재하는 것으로 간주된다. 신경증성이 실재하는 특성이기 때문에 검사를 하면 특정 항목들이 신경증성 요인 아래 같이 묶인다는 것이다. 그리고 이 특성이 실재하는 것은 생물학적·유전적 배경을 가지고 있기 때문이라고 본다. 그러나 이런 잠재변인들을 실재하며 독립적인 성격특성들로 볼 것이냐는 논란이 있다.[32] 예컨대 수능시험 점수가 높은 사람은 대학에 갈 가능성이 높지만, 그렇다고 수능 점수를 '대학에 잘 합격하는 특성'이라는 실재하는 특성[자연종]을 표상하는 지표로 볼 수는 없을 것이다. 측정되는 것이라면 실제로 존재하는 것이라는 소박한 믿음[과학적 현실주의(scientific realism)]의 문제는 여기서도 논란이 된다.

참고문헌

1 Hippocrates. Aphorism section 6.23. Hippocratic writings. Great Books of the Western World. Chicago: Encyclopedia Britannica Inc.; 1952.

2 Kretchmer E. Physique and Character. New York: Harcourt and Brace; 1925.

3 Mannoni O. Freud: The Theory of the Unconscious. London: Verso; 2015.

4 이부영. 분석심리학: C. G. Jung의 인간심성론. 서울: 일조각; 2002.

5 Myers I, McCauley M. A Guide to the Development and Use of the Myers-Briggs Type Indicator. Palo Alto: Consulting Psychologist Press; 1985.

6 Eysenck HJ, Eysenck BG. Manual of the Eysenck Personality Questionnaire. London: Hodder and Stoughton; 1975.

7 Cloninger CR. The Temperament and Character Inventory (TCI): A Guide to Its Development and Use. St. Louis: Center for Psychobiology of Personality, Washington University; 1994.

8 Cloninger CR, Svrakic DM, Przybeck TR. A psychobiological model of temperament and character. Arch Gen Psychiatry. 1993;50(12):975-90.

9 McCrae RR, Costa PT, Jr., Martin TA. The NEO-PI-3: A more readable revised NEO personality inventory. J Pers Assess. 2005;84(3):261-70.

10 Zachar P, Krueger RF. Chapter 52. Personality disorder and validity: A history of controversy. In: Fulford KWM, Davies M, Gipps R, Graham G, Sadler J, Stanghellini G, et al., editors. The Oxford Handbook of Philosophy and Psychiatry. Oxford: Oxford University Press; 2013.

11 Lesch KP, Bengel D, Heils A, Sabol SZ, Greenberg BD, Petri S, et al. Association of anxiety-related traits with a polymorphism in the serotonin transporter gene regulatory region. Science. 1996;274(5292):1527-31.

12 Butcher JN, Dahlstrom WG, Graham JR, Tellegen A, Kaemmer B. The Minnesota Multiphasic Personality Inventory-2 (MMPI-2): Manual for Administration and Scoring. Minneapolis: University of Minnesota Press; 1989.

13 Gregory R. Psychological Testing: History, Principles, and Applications. Boston: Pearson; 2007.

14 Morel BA. Traité des dégénérescences physiques, intellectuelles et morales de l'espèce humaine. Paris: Jean-Baptiste Baillière; 1857.

15 박종석, 강웅구. 조현병의 역사. 신경정신의학. 2015;54:1-35.

16 Lombardo GP, Foschi R. The concept of personality in 19th-century French and 20th-century American psychology. Hist Psychol. 2003;6(2):123-42.

17 Berrios G. The History of Mental Symptoms. Cambridge: Cambridge University Press; 1996.

18 Prichard JC. Moral insanity. Hist Psychiatry. 1999;10:117-25.

19 Kahlbaum KL, Berrios G, Kraam A. On heboidophrenia. Hist Psychiatry. 2002;13:197-201.

20 Kraepelin E. Lectures on Clinical Psychiatry. New York: Willian Wood Company; 1904.

21 Schneider K. Klinische Psychopathologie. 14th ed. Stuttgart: Georg Thieme Verlag; 1992.

22 American Psychiatric Association. Diagnostic and Statistical Manual of Mental Disorders. 5th ed (DSM-5). Arlington: American Psychiatric Publishing; 2013.

23 Vilhouser B. Free will and reasonable doubt. Am Philos Q. 2009;46:131-40.

24 Nordenfelt L. Rationality and Compulsion. Oxford: Oxford University Press; 2007.

25 Kaplan J, Weisberg R, Binder G. Criminal Law-Cases and Materials. 7th ed. Alphen aan den Rijn (Netherlands): Wolters Kluwer Law & Business; 2012.

26 박서연, 강웅구. 중독이란 무엇인가?(II)-병태생리를 넘어서. 중독정신의학 2014;18(1):47-52.

27 American Law Institute. Model Penal Code: Official Draft and Explanatory Notes. Philadelphia: American Law Institute; 1985.

28 American Psychiatric Association. Diagnostic and Statistical Manual of Mental Disorders. Washington D.C.: APA; 1952.

29 강웅구, 김혜수. 정신과 진단체계에 대한 역사적 고찰: 우울증 개념을 중심으로. 신경정신의학. 2014;53:1-34.

30 American Psychiatric Association. Diagnostic and Statistical Manual of Mental Disorders. 2nd ed (DSM-II). Washington D.C.: APA; 1968.

31 Frances A, Kocsis J, Marin D, Manning D, Markowitz J, Mason B, et al. Diagnostic criteria for dysthymic disorder. Psychopharmacol Bull. 1989;25(3): 325-9.

32 Borsboom D. Psychometric perspectives on diagnostic systems. J Clin Psychol. 2008;64(9):1089-108.

26

정신병리의 발달적 관점

발달

발달(development)은 출생 후 시간이 지나면서 개인에게 나타나는 생물학적 및 심리적 변화로, 완전히 의존적이었던 개체가 자율성을 갖고 독립을 이루는 과정이다. 발달적 관점은 영아부터 청소년기까지 사람들의 신체와 정신을 이해하는 데 필수적이다. 성인이 됨으로써 발달은 종료한다는 것이 전통적 생각이었으나, 성인기 이후에도 발달은 계속 일어난다는 관점도 가질 수 있다. 심지어 노화도 발달과정의 하나로 볼 수 있다. 넓게 보면 발달은 태생기부터 죽을 때까지의 과정이다. 발달은 이미 가지고 있던 가능성이 시간에 따라 전개되는 생물학적 프로그램이며 유전적 영향이 크지만, 태생기 및 어린 시절의 물리적 환경 즉 뇌 및 신체손상, 영양결핍, 만성적 독소 노출 등도 발달에 영향을 준다. 심리사회적 환경, 특히 가족 환경도 발달에 큰 영향을 미친다.

발달은 신체, 심리, 사회적 관계 등 다양한 영역에서 일어나는데, 각

세부 영역별로 발달의 시간적 궤적(trajectory)은 다르다. 이 궤적은 대개 일정하며 예측가능하기 때문에, 인구군에서 지표의 규준을 설정할 수 있다. 신체 발달에 대해서는 나이별·성별로 키, 몸무게 등의 규준을 정확하게 정의할 수 있고, 주의력이나 지능 등 심리적 발달에 대해서도 표준화된 측정도구는 나이별·성별 규준을 가지고 있다.

발달의 단계

그런데 발달과정은 직선적이라기보다는 단계적 변화들로 구성되므로, 이에 따라 발달을 몇 단계로 구분지을 수 있다. 태너(Tanner, J. M. 1920-2010)의 성숙단계(Tanner staging)[1]는 신체적 발달단계의 대표적 규준이며, 피아제의 인지발달 이론(cognitive development theory)[2]은 심리적 발달단계의 대표적인 규준을 제시한다. 심리적 발달과정에서 각 단계는 중요한 과제들을 가지고 있고, 한 개인이 이 시기를 성공적으로 통과하면 그는 특정 과제 또는 발달의 이정표(developmental milestone)를 달성하였다고 한다. 예컨대 아기가 태어난 뒤에 주어진 첫 번째 발달과제는 애착을 형성하는 것인데, 양육자와 애착 형성이 제대로 되었다면 이 아기는 발달의 첫 번째 이정표를 통과한 것이다. 발달단계별 과제를 적절한 연령에 통과하지 못하면 질병으로 간주되는 경우도 있다. 그런데 한 단계의 이정표를 통과한 것은 다음 단계의 정상적 발달을 위한 전제가 될 수 있으므로, 특정 발달단계에서 과제 수행에 실패하는 경우, 문제의 출발점은 그보다 이전의 단계에 있을 수도 있다. 따라서 청소년의 정신병리나 발달상 문제를 이해하기 위해서는 현재 상태와 함께 발달의 전 과정을 검토해야 할 필요가 있다.

정신사회적 발달

피아제의 발달단계

의학에서 가장 흔히 적용하는 발달단계는 생애를 신생아기[-4주], 영아기[-1년], 걸음마기[-2년], 학령전기[-5년], 학령기[-12년] 청소년기[-19년], 성년기, 노년기 등으로 분류한다. 이런 구분은 생물학적 발달에 따른 것이기도 하지만, 사회문화적 제도 즉 취학 연령 및 법적 성년 연령 등도 이에 영향을 미친다. 다소 인위적인 이 분류로는 인지 발달을 이해하기에 부족하므로, 인지·행동적 발달에 대해서는 피아제 이론이 흔히 인용된다.

동물학과 인식론 배경을 가진 피아제는 아동의 인지 발달을 감각운동기(sensorimotor stage, 2세까지), 전조작기(preoperational stage, 언어사용과 함께 시작), 구체적 조작기(concrete operational stage, 학령기에 해당), 형식적 조작기(formal operational stage, 청소년기 이후)로 나누었다. 언어능력이 발달하기 이전인 감각운동기를 거친 뒤 언어와 함께 인지능력이 발달하는데, 이 시기를 사용 가능한 조작(operation)의 수준에 따라 나눈 것이다. 조작이란 정신적 상징을 사용하는 것, 개념화하는 것 등을 의미한다. 정신적 상징으로 가장 중요한 것은 언어다.

감각운동기는 새로운 정보를 얻기 위해 자신의 감각을 사용하고 새로운 경험을 찾기 위해 운동능력을 시도하는 시기다. 출생 시 반사가 주였던 행위 목록은 이 기간을 거치면서 조직적 행위를 할 수 있을 수준으로 발전한다.

전조작기는 언어의 사용과 함께 시작된다. 환경 속의 대상을 언어라는 상징으로 표상해 가는 과정이다. 이 시기에 하게 되는 소꿉놀이는 대인관계와 역할놀이가 가능함을 의미하며, 이를 통해 다른 사람의 관점을 갖는 방법인 마음이론을 배우게 된다. 그러나 상징들 간의 관계를 다루는 본격적인 조작은 하지 못하는 단계다.

구체적 조작기에는 상징들 간의 관계를 조작할 수 있다. 산수문제 풀기가 가능해진다. 귀납적 사고, 사례에서 일반화하는 것이 가능해진다. 자아정체성의 문제에 대한 관심도 시작된다.

형식적 조작기는 가장 발달한 단계로, 연역적이고 체계적인 사고가 가능해지는 단계다. 추상적 개념, 가설 등을 사고에 적용할 수 있다. 자아정체성도 이 시기에 확립되어, 자율적 성인으로 발전하는 단계가 된다. 인류 문화는 다수의 구성원이 이 단계에 도달하게 되는 나이에 성인으로서의 권한을 부여한다.[1] 2차성징은 이 시기에 확립되지만, 성별정체성(gender identity)은 전조작기부터 역할놀이 등을 통해 이미 드러나기도 한다.[2, 3]

한 개인이 특정 발달단계에 도달했다는 것은 모든 과제에 대해 자신에게 가능한 최고의 전략을 적용한다는 것은 아니다. 특정 인지적 단계의 전략으로 한 문제를 잘 해결한 아동이 비슷해 보이는 다른 문제에는 그 전략을 적용하지 못해서 실패하기도 한다[수평적 편이(horizontal décalage)].[4] 따라서 한 개인이 특정 과제에서 어떤 전략을 사용한다는 것이 그의 인지발달이 그 단계라는 절대적인 증거가 되는 것은 아니다. 또한 다양한 심리기능들이 모두 같은 속도로 발달하지 않는 경우도 있다[비동기화된 발달(asynchronous development)]. 예컨대 기억이나 계산

1 오래된 문명들에서 성인식을 하는 나이는 청소년기 초기지만, 현대 문명사회에서 청소년이 참정권 획득 등 성인으로 대우받는 것은 이보다 훨씬 늦은 나이에 이루어진다. 성인이 되기까지 통과해야 할 과제가 많이 늘어났기 때문인데, '지연된 청소년기(adolescence moratorium)'가 된다.

능력 등 인지적 발달은 정상보다 빠르지만 대인관계-정서적 발달이 심하게 뒤처진 경우를 자폐 아동에게서 볼 수 있는데[서번트 증후군(savant syndrome)], 양육자는 이 아동을 어떻게 평가해야 할지 혼란스러워 하며, 잘 못하는 기능도 가장 좋은 수준으로 발휘할 것을 기대하거나 아동에게 요구함으로써 문제가 되기도 한다.

발달적 정신병리와 사회문화적 요구

발달은 내재한 능력이 자연스레 펼쳐지는 것인데, 현대 사회의 아동들은 정해진 연령에 따라 어린이집, 유치원, 초등학교 등에서 인위적으로 특정 능력을 요구받는다. 평균적 발달의 궤적을 따라가는 아동은 사회적 과제를 충분히 수행할 수 있지만, 발달이 시간적으로 느린 아동은 사회적 요구를 쫓아가지 못함으로써 과제 수행에 실패한다. 이것은 병으로 간주되기도 한다. 평균적으로 주의력이 발달하는 아동은 초등학교에 입학할 나이인 만 7세가 되면 30분간 자리에 앉아서 재미있는 이야기를 해주는 선생님에게 집중할 수준으로 주의력이 발달되어 있다. 그러나 주의력 발달이 늦은 아동은 가만히 앉아 있어야 하는 과제가 부여되지 않았던 어린이집에서는 문제 없이 생활하였지만, 환경이 학교로 바뀌면 갑자기 문제행동을 하는 아이로 지목되고 ADHD의 진단이 내려지게 된다. ADHD가 학령기에 진단되는 것은 그 나이 아동에게 새로운 병리가 생기기 때문이 아니라, 요구되는 주의력 수준이 학교에 입학하면서 급격히 높아지기 때문이다. 나중에 발달 속도가 요구 수준을 쫓아가면[따라잡기 발달(catch-up development)], 이 아동은 정상화된다. 자신의 고유한 발달 궤적을 밟은 것인데, 정신의학적 평가로는 병이 생겼다가 나은 것이 된다. 한 사회에서 취학 연령 및 교육 프로그램은 평균적 아동의 발달 궤적을 고려해서 설정되었다. 그런데 우리나라에서는 조기 교육하는 사회

분위기에 따라 아동들에게 요구되는 주의력 수준이 매우 높아졌다. 따라서 이 요구를 맞추지 못하는 아동, 즉 ADHD로 진단되는 아동은 늘어날 수 있다. 이 경우 정상성과 질병성의 경계는 사회적 조건에 의해 결정되는데, 사회적 규범이 임의로 질병상태를 정의하는 것이 문제가 아니라, 정상이기 위한 조건이 사회적 상황 때문에 너무 높게 설정되었다는 것이 문제가 된다. 진화적 관점에서 보면, 사회문화적 환경의 변화 때문에 높지 않은 수준의 주의력을 가진 개체들의 적합도가 떨어지게 된 것이다.

자폐증 및 정신지체의 행동특성

자폐증

자폐증(autism) 또는 전반적 발달장애(pervasive developmental disorder)의 주된 병리는 사회적 상호작용의 어려움, 의사소통의 문제 및 제한되고 반복적인 행위 등이다. 지적 능력도 대개 저하되지만 거의 정상이거나 평균 이상의 지적 능력을 가진 아동도 있다. 전형적인 자폐는 언어 발달과 사회화가 중요해지는 피아제 전조작기에 부모가 자녀의 부적응적 행동 또는 발달 지체를 발견함으로써 드러난다. 자폐증의 유병률은 0.1% 정도로 흔하지 않은 질환으로 알려져 있었으나, 최근 자폐 스펙트럼장애(autism spectrum disorder) 개념이 유행하면서 가벼운 조건들도 자폐 스펙트럼에 속한다고 간주되어, 환자라 진단받지는 않지만 자폐성향이 있는 사람의 수가 매우 많다는 주장도 들을 수 있다.[5] 다른 한편 자폐는 일반인[소위 neurotypical]과의 행동양식상 '차이'일 뿐 질병으로 간주해서는 안 된다는 주장도 있다.[6]

사회적 상호작용의 어려움은, 일반인에게는 너무 당연해서 설명할 필요조차 없는 상호작용의 규칙을 이해하지 못하는 것에 기인한다. 이들은 대인관계의 욕구가 없는 것이 아니라 방법을 모른다. 지능이 정상이고 언어 소통이 충분한 자폐인 아스퍼거 증후군(Asperger syndrome)에서도 이 문제가 나타나는 것으로 보아, 인지적 장애라기보다는 선험적 정신기능인 공감 능력의 부재라 할 수 있다. 다른 사람의 마음이 어떻게 움직이는지를 읽는 능력이 부족한 것이다. 자폐 환자는 어려서부터 눈맞춤 등 인지 이전의 본능적인 사회적 상호작용에 이상이 있다. 지능이 높은 환자는 이 결점의 일부를 보완하기도 하는데, 마음을 읽는 직관에 대한 훈련을 통해서가 아니라 '사회적 상호작용의 규칙을 지식으로 학습해서, 자신이 인지적으로 파악한 상황에 맞춰 의도적으로 적용하는 것'이다. 일반인이 아무런 생각 없이 자연스럽게 하는 대인관계 반응을, 환자는 열심히 관찰하고 기억에서 같은 사례를 추출해 내고 행동 지침을 부여함으로써 만들어 내는 것이다.

자폐증에서 의사소통 문제는 언어능력이 전혀 발달되지 않은 경우부터 거의 장애 없음까지 다양하다. 언어능력이 부족한 경우에도 나름대로 양육자와 소통 수단은 있다. 경험을 통해 양육자들은 환자의 의도를 이해하게 된다. 언어를 사용하더라도 의사소통적 가치가 거의 없는 경우가 많다. 단어가 지칭하는 대상이 혼자만의 특이적인 것이 되기도 하며, 발언 행위가 소통 욕구의 표현이 아닌 자기 자극이나 놀이의 역할을 한다. 자폐 환자의 반향언어에서 이런 특성이 잘 나타난다. 어떻게든 문장을 구성해서 말하는 것이 가능하더라도 의사소통적 가치는 별로 없다. 언어능력이 잘 발달하여 구문과 의미론에서 완벽한 언어를 구사하는 경우에도 화용론적 문제가 있어서, 듣는 사람은 '저 이야기를 왜 저런 식으로 말하지?' 하고 의아해 하기도 한다. 말할 때의 운율에 이상이 있어서 듣는 사람이 바로 '뭔가 이상한 말투'라 느끼기도 한다.

반복행위는 다양한 형태로 나타난다. 자폐증의 반복행위는 단순한 상동증일 수도 있고, 강박적인 행위나 의식(ritual)일 수도 있고, 변화를 싫어해서 항상 똑같은 환경을 유지하려는 시도일 수도 있다.[7] 행위의 목록이 다양하지 못하기 때문에 그 제한된 속에서만 행동하다 보면 관찰자에게는 상동증적 행위를 하는 것으로 보인다. 반복행위 중에는 환자가 정말 좋아서 자주 하는 것으로 보이는 것들도 있다. 이런 행위들은 자기자극, 놀이, 대인관계 요청 등 나름대로 목적을 가지고 있을 수도 있다. 특히 손톱 주위 뜯기 등 반복적 자해는 자기자극으로 감각적 만족을 얻는 것이거나 자신의 몸을 장난감으로 사용하는 것일 수 있다. 의사 표현의 수단으로, 욕구가 좌절되었을 때 머리를 벽에 부딪히는 식의 자해를 하기도 한다. 소아기에는 양육자가 이런 행위를 큰 문제 없이 제어할 수 있지만, 환자가 성인이 되어 성적 충동이 생기고 물리적 힘이 세지면서 반복행위가 다른 사람을 향할 때는 양육자와 주위 사람들을 어렵게 할 수 있다. 그룹홈 등에서 비슷한 조건의 환자들이 같이 기거하는 경우 더 심각한 문제가 될 수 있다. 상호작용에서 완충적 역할을 하는 사람이 없기 때문이다.

정신지체

정신지체(mental retardation)는 단일 질환이 아니라 다양한 중추신경계 질환이나 발달과정 문제의 최종 결과로, 역시 발달적 관점에서 보아야 할 조건이다. 인지기능은 떨어져 있지만 사회적 기능의 심한 장애는 없이 인지기능만큼의 사회적 기능을 갖는다. 따라서 대인관계 욕구 등이 충분히 있으며 나름대로의 방식으로 관계를 시도하지만, 인지기능의 부족 때문에 그 시도는 주위 사람들에게 진지하게 받아들여지지 못하고 환자는 따돌림받아 상처 입기 쉽다. 이 상황을 타개하기 위해 환자가 나름대로 세운 대책이 더 부적절한 행위들로 나타날 수도 있다.

가벼운 정신지체 또는 경계선 지능을 가진 환자는 자신의 지적 능력 부족을 감추려 한다. 그 결과 말이 많아지고 현학적인 태도를 보인다. 아는 것보다 더 많이 말한다. 자신이 지식이 모자라는 사람으로 보이게 하지 않으려는 전략이다. 그래서 지적 능력의 부족은 위장할 수 있지만, 대신 자신의 능력으로 해결할 수 없는 일을 할 것을 요구받는다. 결과는 실패하고, 환자는 노력을 하지 않는다고 비판받는다. 부모 역시 환자에게 무리한 것을 요구하는데, 환자의 능력을 몰라서라기보다는 환자의 장애를 부정하려는 태도에 기인한다. 조금만 더 잘하면 목표를 달성할 것 같아 안타까워하며 자꾸 시켜 보는 것이다. 이들이 또래 관계에서 처하는 위험은 조작 내지는 이용당하는 것이다. 환자는 또래 그룹에 받아들여지기 위해 자신의 능력을 보여 주고 싶어하는데, 이 심리를 동료들이 이용하여 환자가 절도 등 사소한 범죄나 휴대폰 결제 등을 하게 하고 그 결과인 재화를 갈취한다. 문제가 생기면 책임은 실제 시행자인 환자가 지게 된다. 환자는 자신이 이용당함을 인지하지 못하고, 동료들이 자신의 행위를 칭찬해 주는 것에 고무되어서 무모한 행위에 뛰어든다. 결국 소년범죄자가 되기도 한다.

임상적으로 고려할 문제들

문제행동과 행동적 중재

심한 자폐증 및 정신지체 환자들은 사회적 규약에 대한 이해, 의사소통 능력, 도구적 행위능력 등이 떨어지기 때문에, 다른 사람을 공격할 의도가 없는 행위를 하더라도 그것이 상대방에게는 공격으로 보이거나 실제로 해를 끼칠 수 있다. 이들의 의도는 놀이, 대인관계, 또는 자신의 욕구를 만족시켜 줄 대상에 접근하는 것이다. 놀이의 대상이 사물이 아닌 부모, 그룹홈 동료나 교사 등인 경우 심한 문제로 비화될 수 있다. 행위에 대한 다른 사람의 피드백을 이해하지 못하는 것은 문제를 악화시킨다. 문제행위를 했을 때 양육자가 금지하고 야단을 치더라도, 환자는 양육자의 의도가 그 행위를 하지 말라고 요구하는 것임을 모르는 경우가 있다. 특히 행위가 대인관계를 요청하는 의도였다면, 야단맞음으로써 확실한 대인관계가 일어나므로 환자로서는 목적을 달성한 것이다. 자신의 행위에 대해 양육자가 관심을 보여 준다는 것을 체험하였기 때문에, 문제행위에 대한 강화 학습이 일어난다. 이렇게 되면 환자는 '야단을 쳐도 무시하고 나쁜 짓을 오히려 더 하는' 것으로 인식되어, 제재는 더 강해지고 공격적 행위는 더 자주 나타날 수도 있다. 환자의 인지적 능력이 떨어지므로 단순한 행동수정(behavioral modification) 전략으로 이런 행위를 고치려 하지만, 환자가 보상과 벌을 구별 못하는 수준이면 행동치료를 설계하는 것에도 어려움이 있다.

질병으로 발달과제 수행이 어려워지는 문제

정신지체나 자폐증의 경우 일차적 병리가 인지발달의 문제이므로, 그 한계 내에서 정신사회적 적응을 할 수 있도록 해 주는 것이 일차적인 치료다. 그러나 인지발달과 직접 관계없는 정신질환 또는 신체질환의 경우에도, 소아 청소년기에 발병하면 인지적·사회적 발달이 문제가 될 수 있다. 병의 증상 때문에 또는 치료를 위해 장기간 병원 생활을 하면서 그 시기에 또래들이 거쳐 가는 발달과제를 수행하지 못하게 되는 것이다. 학습, 또래 관계, 부모로부터 독립 추구 등을 이루어 나가는 시간적 궤적에 지체가 생긴다. 발달의 연속선에서 한 단계의 과제가 성공적으로 수행되지 않으면 다음 단계를 수행하기 어려우므로, 지체를 따라잡기 위한 대책이 없다면 발달의 지연은 지속될 수 있다. 병으로 또래와 오래 격리되면 다시 사회생활에 복귀한 뒤에도 적절한 교우 관계를 수립하기 어려울 수도 있다. 특히 학년이 바뀌게 되면 자신보다 어린 나이의 사람들과 또래로서 처음부터 다시 사귀어야 하는 어려운 문제에 부딪힌다. 소아기 정신병 등 관해 가능한 정신질환에서도 이런 문제가 중요하다. 정신병삽화를 겪은 아동이 병 때문에 학업이나 친구들과의 깊은 교류 등 그맘때 다른 애들은 다 해 보는 것을 못했다면 성장한 이후까지 그 영향이 남는데, 이것은 잔류적 증상이라는 정신병리 자체에 기인하는 기능장애와는 구분해야 할 것이다. 조기 치료와 사회 복귀가 중요한 것이 이런 이유 때문이다.

인지기능장애가 있는 자녀를 가진 부모의 질병행동

난폭한 행위, 거짓말, 비행, 학업을 게을리함 등의 문제로 부모와 함께 정신과 외래를 찾아오는 청소년 또는 성년 초기의 환자들 중에는 발달적 관점에서 보아야 문제가 이해되는 경우가 많다. 이들은 어려서부터 학습능력이 조금 부족했지만 부모가 강력하게 개입하여 과제를 챙겨 주고 학교 생활을 도와줌으로써 학교를 졸업하고 상급학교에 진학할 수 있었던 사람들이다. ADHD로 치료를 받았거나 현재까지 받고 있는 환자들도 있다. 그런데 이들의 문제는 주의력결핍 등 교정 가능한 정신병리보다는, 상황에 대처할 종합적 능력이 부족한 것에 기인하는 수가 많다. 난폭성은 대인관계의 규칙을 잘 모르는 것 때문이고, 금방 탄로나는 거짓말은 자기 행위를 그럴듯하게 변호할 능력이 없음을 의미하며, 비행은 또래에게 조종당해서 하는 행위고, 학업은 게을리하는 것이 아니라 쫓아갈 능력이 부족해서 못하는 것이다.

부모들은 이 자녀의 인지적 능력 및 대처전략이 다른 또래들보다 떨어진다는 것을 진작부터 인식은 하고 있지만, 그동안의 학교 과정을 억지로라도 성취할 수 있었기에 자녀의 적응능력이 한계에 닿았다는 것을 인정하지 않는다. 나이가 들면서 학업에 요구되는 인지적 과제가 더 어려워지고 사회적 관계의 요구도 복잡해지며 부모가 직접 챙겨 줄 수 없는 상황이 늘어나면서 부적응 상태가 드러난다. 자녀 자신은 또래와 비교해서 자신의 능력이 떨어짐을 스스로 알지만, 부모의 기대를 저버리지 않거나 부모에게서 비난받지 않기 위해, 또는 자존심을 지키고 다른 사람에게 자신의 능력이 부족함을 감추기 위해 나름 열심히 노력하다가 결국 실패와 좌절을 반복한다.

부모는 자녀의 인지능력 부족이 적응에 문제를 일으킬 정도인지 모른다기보다는, 알고 있으면서 부정하는 것처럼 보이는 경우가 많다. 자신의 인지장애를 감추려는 자녀의 어설픈 변명을 받아들이고, 일부 기능만 정상인 자폐증을 앓는 자녀를 그 정상 기능에 근거해서 장애가 없는 사람으로 믿으려 한다. 이런 태도는 난치성 질병을 앓는 자녀를 둔 부모들에게서 흔히 볼 수 있는 질병행동에 속한다. 죄책감이 주된 이유 중 하나인데, 부모가 양육을 잘 못해서 자녀에게 문제가 생겼다는 인식 때문이다. 이런 부모는 능력의 한계를 드러낸 자녀에게 과잉 보상을 해 주어 오히려 문제행동을 유발할 수 있고, 도달 불가능한 요구를 하여 자녀를 좌절시킬 수도 있다. 이런 부모들이 자녀의 상태를 잘 받아들일 수 있도록 하기 위해서는, 단순한 교육 이상으로 부모의 마음에 대한 접근이 필요할 것이다.

자율성 제한을 위한 평가

발달은 완전히 의존적이었던 영아가 자율성을 가진 성인이 되는 과정이다. 자율성은 자신과 관계된 문제를 스스로 판단할 수 있는 인지적 능력을 전제로 한다. 그런데 성년이 되어도 인지기능 발달이 충분치 못한 사람들은 자율성이 제한받는 삶을 살 수밖에 없다. 심한 경우는 씻기나 먹기 등 일상생활마저 스스로 할 수 없어서 주위의 도움이나 감독을 받아야 한다. 이런 경우, 부권주의적 감독이 필요하다는 데 논란이 없을 것이다.

그러나 인지기능 저하가 심하지 않아 일상생활에서는 문제가 없지만 특정 상황에서 가끔 문제가 일어나는 사람에게는 자율성과 부권주의의 경계를 설정하는 문제가 쉽지 않은데, 정신의학자는 이 문제에 답할 것을 요구받는다. 부권주의는 급성기 정신병 등에 대해서도 흔히 적용되지만 일시적이다. 영구적으로 인지기능이 저하된 상태에 대해 이런 판단을 내리는 것은 세심한 주의가 필요하다. 성년후견[민법 제9조]을 위해 환자를 감정하는 법적인 상황이 아니더라도, 부모가 인지기능이 낮은 성년 자녀를 어느 선까지 통제해야 되는지에 대해 정신의학자에게 문의하는 일은 제법 있다. 이때 정신의학자는 대상자의 인지능력을 평가해야 하는데, 단순한 지능평가가 아닌 대상자가 어느 범위에서 자율성을 가지고 살 수 있는지에 대한 총체적 평가가 된다. 이를 위해서는 의학의 영역을 넘어서 사회문화적 조건에 대한 고려도 필요하며, 평가자의 개인적 가치관이 판단에 개입할 수도 있다.

통제에 대한 부모와 자녀 사이의 갈등

인지기능장애가 없는 경우에도, 행동 통제와 관련하여 청소년 자녀와 부모 사이의 갈등은 흔하다. 이 청소년은 반항장애라는 진단을 받았을 수도 있다. 자녀가 환자로 동정되어 정신과 진료를 받는 경우는, 이미 문제행동이 있어서 그것을 개선하기 위해 진료한다는 전제가 있기 때문에 어느 정도의 통제는 당연시될 수도 있다. 그러나 통제의 필요성이 분명한 경우라도 부모가 자녀의 행동을 자신의 규준에 완전히 맞추라고 요구하는 수준이 된다면 통제하려는 부모의 욕구도 문제성이 있다고 보아야 할 것이다. 자녀는 부모의 통제가 지나치다고 주장하고 부모는 자녀가 해서는 안 될 행위들을 하므로 통제할 수밖에 없다고 주장하는데, 정신의학자는 누가 옳고 그른지를 판정해 달라는 요구를 받는 상황이 되어 버린다. 이때 결과적으로는 주치의가 부모의 대리인이 되는 경우가 흔하다. 세대 간의 갈등일 수도 있는 상황에서 주치의는 부모의 세대에 속하는 사람이기 때문이다. 이 문제에 대한 더 좋은 해답을 찾기 위해서는 청소년 개인의 특성뿐만 아니라 부모의 특성, 가족 환경 및 가족 역동 등도 평가하여야 한다. 가족 시스템(family system)을 접근의 단위로 보아야 문제 해결의 단서가 잡히는 것이다. 이때 동정된 환자(identified patient)인 청소년은 치료받아야 할 대상이라기보다는 가족 시스템의 문제에 접근하는 관문이 된다.

참고문헌

1 Neinstein LS. Adolescent Health Care: A Practical Guide. 5th ed. Philadelphia: Lippincott Williams & Wilkins; 2008.

2 Berger KS. The Developing Person through the Life Span. New York: Worth; 2008.

3 Mercer J. Infant Development: A Multidisciplinary Introduction. Belmont: Wadsworth Publishing; 1998.

4 Shipman S, Shipman VC. Cognitive Styles: Some conceptual, methodological, and applied issues. Rev Res Educ. 1985;12:229-91.

5 Kim YS, Leventhal BL, Koh YJ, Fombonne E, Laska E, Lim EC, et al. Prevalence of autism spectrum disorders in a total population sample. Am J Psychiatry. 2011;168(9):904-12.

6 Frith U. Autism-are we any closer to explaining the enigma? Psychologist. 2014;27:744-5.

7 Lam KS, Aman MG. The repetitive behavior scale-revised: Independent validation in individuals with autism spectrum disorders. J Autism Dev Disord. 2007;37(5):855-66.

27

공격성, 성행동, 애착

이 장에서 다루는 주제들은 겉보기에 공통점이 별로 없지만, 동물행동학(ethology) 관점에서 보면 진화의 과정에서 종을 유지시켜 준 행동양식들이다. 이런 행동들은 정신병리와 관계되기도 한다. 이 장에서는 각 정신병리 현상들을 기술하기보다는 생물학적 및 문화적 진화의 관점에서 주제들과 관계된 정신병리들을 이해하기 위한 틀을 제공하려 한다.

공격성

공격성에 대한 진화적 관점

공격성(aggression)은 많은 정신질환에서 행위자가 환자로 동정되는 계기가 되지만, 어느 정신질환에서도 특이적인 증상은 아니다. 정신질환에 대한 낙인도 환자의 공격성과 관계되는 부분이 있다. 그런데 공격성은 개체가 환경의 도전 앞에서 흔히 사용하는 정상적 대처 방식으로, 진화된 심리기전(EPM)의 일종이라 할 수 있다. 공격성은 개체 간 상호작용하는 어떤 종에서든 관찰되지만, 다른 EPM 유래 행위들과 마찬가지로, 인류에서 공격성의 표현 방식 및 표현이 허용되는 조건은 문화적 제한을 받는다. 따라서 공격성이 병으로 간주되는 것은 그 자체가 아니라 문화적으로 용인되지 않는 행위로 표출되거나 부적절한 상황에서 나타나는 경우다. 충동성과 공격성은 비슷해 보이기도 하지만, 충동성은 행위할 때 숙고가 불충분하기 때문에 결과적으로 상대방에게 해를 주는 반면, 공격성은 상대방에서 무언가를 빼앗으려는 목적을 분명하게 추구한다. 공격성이 단순한 폭력(violence)과 다른 점은, 일차적 목표가 상대방을 해치는 것이 아니라 자기가 필요한 자원을 얻는 것이라는 점이다.

공격성은 다른 개체로부터 자원을 쟁취하거나 자원을 놓고 경쟁하는 것에서 기원한다. 자원이 충분하지 않은 진화적 환경에서 공격성은 선택되어 본능이 되었을 것이다. 공격성은 다른 개체에게 직접 손상을 주는 폭력을 통한 탈취뿐만 아니라 다른 개체를 속이거나 그와 타협해서 자원을 얻어 가는 방식으로 표현될 수도 있다. Stevens와 Price의 진화심리학 모델에서 각각 고통성 경쟁(agonic competition) 및 쾌락성 경쟁(hedonic competition)에 해당한다.[1] 이 중 진화적으로 더 오래된 상호 작용은 적대적·폭력적인 고통성 경쟁으로, 인간이 아닌 다른 종에서도 관찰되며 주로 유전자의 작용에 의한다.[2] 이는 문화가 발달하기 이전부터 사용되어 온 기능이다. 쾌락성 경쟁은 개체 간 협조적 상호작용이 가능한 집단에서 나타나며, 유전자뿐만 아니라 상호작용 규칙 즉 문화의 영향을 받는다.[1] 개인 간 협조를 통해 더 많은 자원을 생산하고 이를 참

1 개미나 꿀벌 등 사회적 곤충에서 나타나는 개체 간의 협조는 문화가 아닌 유전자의

가자가 공평하게 나눈다면 공격성 없이 모든 개인이 더 많은 자원을 얻는 것도 가능하겠지만, 그렇더라도 개인은 여전히 공격성을 발휘해서 공동 생산한 자원을 독차지하려는 동기를 갖는다. 죄수의 딜레마(prisoners' dilemma)가 되는 이런 조건에서는 협조가 불가능하다. 따라서 협조적 상호작용은 공격 행위를 처벌해서 적합도를 낮게 만드는 권위가 수립된 상태에서만 가능한데, 이 권위를 제공하는 것이 문화다. 문화적 억압의 결과, 적합도가 높은 상호작용의 모드가 폭력적 경쟁에서 비폭력적 경쟁 또는 협조로 바뀌게 된다.

공격성이 행위로 표출되는 조건들

유전자와 문화의 공진화(co-evolution) 결과 비폭력적인 협조가 디폴트로 설정되었지만, 우리의 유전자에는 여전히 폭력적 공격을 우선하려는 경향이 남아 있다. 이 경향은 도덕적 일탈이나 정신병리의 표현 등으로 간주되어 문화 속에서 억압받지만, 특정 상황에서는 억압에서 벗어나 행위로 표출되기도 한다. 물론 우리 문화는 공격성 행위를 완전히 금지하지 않는다. 규범 내에서의 조절된 공격성은 정상으로 간주하여 그런 행위를 법적·도덕적으로 보장하기도 한다. 따라서 공격성의 병적인 측면은 그것이 존재한다는 점이 아니라, 사회문화적 생존까지 고려한 개인의 적합도를 떨어뜨리는 상황에서 행위로 발현된다는 점이다. 따라서 공격성에 대한 정신병리학은 구체적 공격행위보다는 공격성이 행위로 표출되는 조건에 관심을 가져야 한다. 공격성은 공격 성향이 없던 개인에게 새롭

영향이겠지만, 이들에게 '사회적'이란 용어를 쓰는 것은 사회적 협조라는 모델로 이들의 행동을 설명할 수 있기 때문이다.

게 나타나는 병리가 아니라 억제되고 있던 속성이 방출되는 것인데, 유전자에 각인된 공격성이 문화의 억압을 거슬러 드러나게 되는 몇 가지 조건을 생각해 볼 수 있다.

1) 문화의 규범을 이해하거나 그에 맞추어 행위할 수 없는 경우

정신지체, 자폐증 등에서 자신의 욕구를 충족하기 위해 하는 행위나 놀이가 주위 사람에 대한 공격이 된다. 양육자를 장난감으로 대하는 식이다. 이들은 과도한 신체적 접촉으로 놀이 욕구를 표출하는 것이 문화적으로 금지되어 있음을 이해할 수 없다. 주취 상태에서의 폭력도 일시적인 판단력 상실에 의한 것이므로 이 범주에 속한다. 충동적인 ADHD 환자는 인지적으로 정상이더라도 다른 사람을 위해 기다리는 규범을 지킬 능력이 부족해 결국 타인을 침해하는 행위들을 하게 된다. 이런 경우들은 행위자가 상대방에서 무엇을 탈취하겠다는 분명한 공격 의도의 결과가 아니므로, 진정한 공격성은 아니다.

2) 공격이 최선의 방어라 판단하는 경우

싸움 또는 도망 반응[3]에서 싸움을 선택하는 경우다. 피해망상이 있는 환자는 생존을 위협받는 가상의 위협을 느끼는데, 이때 적합도가 가장 높은 최선의 방어 방법은 공격적 행위로 대처하는 것이라 판단하게 된다.

3) 비용-효과 계산의 문제

조증삽화 환자의 공격성은 공격행위에 의한 적합도 감소[손해, 처벌 등]보다 공격적 행위에 의한 적합도 증가를 더 크다고 보는 판단 착오에 의한다. 숙고의 부족이라는 측면에서 보면 충동성에 가깝다. 병적 도벽 환자가 대상에 '꽂히는' 경우에도, 병적 행위를 않고 참는 것의 심리적 비용이 너무 크게 되면 나쁜 결과를 감수하고서라도 문화적으로 비난받을 행위를 하게 된다.

4) 규칙의 허점을 아는 경우

사이코패스 또는 노련한 범죄자는 폭력이나 기만 등 공격행위를 하더라도 자신이 처벌받을 가능성이 별로 없다는 것을 알기 때문에 공격행위를 함으로써 최대의 이득을 취하려 한다. 부모에게 국한된 공격성을 보이는 청소년도 가족 내 암묵적 규칙의 허점을 이용하는 것일 수 있다.

이런 조건들에서 공격적 행위가 규범을 따라 협조하는 것보다 우선하게 된다. 그런데 이런 조건들 중에는 정신질환과 관계되는 부분이 많다. 그래서 자폐증, 정신병, 기분장애, 불안장애, 물질의존, 인격장애 등 다양한 정신과적 문제들이 공격성과 관계된다. 그러나 실제 벌어진 개별 공격행위는 어떤 정신질환에서도 핵심적 정신병리를 직접적으로 표출하는 것은 아니다. 환자의 공격성을 이해하기 위해서는 진단명보다는 행위자의 마음을 정상적 혹은 병리적 측면에서 탐구하여야 한다. 행위자가 처했던 환경에 대한 탐구도 필수적이다. 행위자 스스로 주장하는 이유가 공격 행위의 실제 이유는 아닐 수도 있다.

집단적 공격성

공격적 행위는 개인 차원이 아닌 집단 대 집단, 또는 집단 대 개인으로 나타나기도 한다. 특정 하부집단을 협조의 대상으로 보지 않는 경우 그렇게 된다. 차별(discrimination)과 낙인(stigma)은 주도권을 지닌 한 무리가 그렇지 않은 다른 개체들 및 그들의 무리를 배척하려는 태도다.[4] 인종주의적 공격, 집단 따돌림 등의 배경에는 문화에 의해 억압되었던 공격성의 잔재가 남아 있다. 이 하부집단은 우리 집단과 질적으로 다르고 [유전자를 공유하지 않고] 우리와 경쟁해서 자원을 빼앗아 갈 수도 있다. 우리에게 어떤 전염병을 옮길 수도 있다. 따라서 우리의 적합도를 높이기 위해 이들은 제거되어야 한다. 우리에게 해를 끼칠 능력이 없는 집단이라면 그들에게는 협조성의 규범을 적용할 필요가 없으므로, 그들을 착취함으로써 우리의 적합도는 높아진다고 생각한다.[5]

집단 속에 있기 때문에 자신의 개인적 책임을 인식할 필요가 없는 상황에서는, 평소같으면 문화적 규범을 준수해서 공격행위를 하지 않았을 평범한 개인들이 집단적 공격의 가해자로 등장할 수도 있다. 책임질 필요가 없다면 비용-효과 측면에서 공격행위의 비용이 매우 낮아지기 때문이다. 재난 상황에서의 약탈은 이런 심리를 반영한 것이다.

성행동

성행동에 대한 진화적 관점

공격성이 자신의 생존을 위해 한정된 자원을 놓고 다른 개체와 경쟁하는 것과 관계된 EPM의 반영이라면, 성행동(sexual behavior)은 후손 번식과 관계된 EPM들이다. 성행동은 공격성을 포함할 수도 있으나 호혜적·협조적 상호작용도 주된 동작 방식이다. 성행동은 양자적(dyadic) 관계에서 나타나기 때문이다. 후손을 양육하는 조류나 포유류에서 양자적 상호작용은 번식기를 지나 장기간 지속되기도 한다.

성행동은 번식행동(reproductive behavior)에 국한되지 않는다. 이성과 교류하고 관심을 끌기 위한 행위, 이성을 놓고 동성 간에 경쟁하는 행위 등은 다양한 종에 공통적이다. 후손을 양육하는 것도 넓게 보면 성행동과 관계된다.

인간 특유의 성행동

많은 포유동물들은 번식에 국한해서 성행위를 한다. 암컷이 배란기가 되면 주위의 수컷이 알 수 있는 표지가 나타나고, 암컷 자신은 배란기 이외에는 수컷의 접근을 받아들이지 않는다. 그러나 인류는 여성의 배란기가 드러나지 않게 진화하였고, 남성의 접근을 배란과 관계없이 받아들이게 되어 번식과 관계없는 성행위를 하게 되었다.[6] 번식을 전제로 하지 않으면서, 성은 문화적 주제로서 추구된다. 생존 및 번식의 효율이 높아져서 인구가 늘어나게 되자 번식을 억제하는 피임이나 낙태라는 성행동 양식도 개발되었다. 이들은 여성의 자기 결정권 등 현대의 다른 문화적 이슈와도 잘 부합하기 때문에 밈이 되었다. 보수적 종교에서는 아직도 출산 조절을 자연의 순리를 거스르는 악으로 규정하기도 하지만, 현대 사회에서 번식으로서 성의 의미는 더 축소되었다.

임신 및 출산을 피하는 것은 진화적 관점에서 개인의 적합도를 떨어뜨리므로 이런 행위를 선호하는 형질은 도태되겠지만, 밈에 의거하는 행동양식은 유전적인 것이 아니며, 진화의 시간 스케일로 볼 때 번식 적합도는 현대 문명에서 선택의 힘이 되지 못한다. 오히려 성행동은 개인이 자신의 의미를 추구하고 즐기는 중요한 문화적 도구라는 측면에서 선택된다. 이렇게 새롭게 역할을 부여받은 성행동들은 문화 진화의 과정에서 각각의 위치를 찾아가는데, 이 중 일부는 정신병리학적 의미를 부여받기도 한다.

문화적 구성체로서의 성

번식과 괴리된 성행동은 그 자체로 추구되기도 하지만, 성적인 욕구는 승화(sublimation)되어 문화의 큰 부분을 이룬다. 고대 무덤에서 성적인 상징을 갖는 부장품이 나오는 것부터 시작해서 현대의 다양한 예술 장르는 성적인 상징들을 표현한다. 대중음악의 핵심은 이성 간의 사랑이다. 겉보기에는 성적인 의미가 분명치 않은 문화적 구성체들에서도 성적인 근원을 찾을 수 있다. 농담의 대부분은 성적인 의미를 포함하고 있다. 이성을 대하는 문화적 태도와 예절, '예쁘다', '멋있다' 등의 칭찬, 이성을 파트너로 하는 놀이나 데이트 등은 모두 성적인 내용을 담고 있다. 진화적으로 보면 이런 행위들은 번식 파트너를 유혹하는 EPM과 관계된다. 수컷 공작새의 꽁지깃과 같은 것이다.

그런데 성평등이 중요한 이슈가 된 현대 사회의 담론은, 이런 전통적인 성행동들이 정상적인지 또는 도덕적으로 옳은지 여부를 재검토할 것을 요구한다. 전통적 문화가 담고 있는 성적인 코드들이 여성을 성적 대상화함으로써 불평등과 억압을 초래하였다는 관점이다. 성에 관계된 밈들이 급격한 진화적 압력을 받는 상황이 되었다. 반 세대 전에는 정상적인 문화적 행위로 생각되었던 이성의 외모에 대한 언급이 이제는 비정상으로 간주되어 밈의 풀(pool of memes)에서 퇴출되고 있다. 법으로 규정되면서 이런 문제들의 법적인 지위는 확실해지고 있지만, 이런 행위들을 정신병리학적으로 어떻게 보아야 할지는 아직 학계의 합의가 부족해 보인다. DSM의 7판에서는 '상대방의 외모에 대해 성적인 함의를 갖는 용어로 의사소통하는 것'이 성도착으로 간주될 가능성도 있다. 성행동의 정신병리학적 정상성은 사회문화적 맥락에 강력하게 의존하는 것이다.

성별 정체성

성별(gender)은 일차적으로 염색체에 의해 결정된다. 포유류는 배아에서 발달할 때 디폴트로 여성이 되도록 되어 있지만 Y염색체에서 발현되는

SRY 유전자는 원시 생식기를 고환으로 발달시키고 이에 따라 성호르몬계를 포함한 남성 생식 시스템을 만든다. 남녀의 심리적·행동적 차이는 SRY 유전자의 영향이 뇌에서도 나타나기 때문이라는 주장도 있다. 그런데 염색체와 생물학적 성이 일치하지 않거나, 성염색체가 전형적 남성 또는 여성과 다른 사람들도 있다. 터너 증후군(Turner syndrome)[45 XO]이나 클라인펠터 증후군(Klinefelter syndrome)[47 XXY] 등 성염색체 이상에서는 성별정체성(gender identity) 문제가 일반인구보다 높다. 남성호르몬 불응 증후군(androgen insensitivity syndrome)의 경우 염색체는 남성이지만 남성호르몬에 대한 반응성이 없다. 출생 시 외성기는 여성형이며, 여성으로 키워진다. 자라면서 2차성징으로도 남성성이 나타나지 않으며, 심리적으로도 여성이다.[7] 이런 예는 발달기 남성호르몬이 남성으로서의 성별 정체성과 관계됨을 시사하지만, 호르몬 영향이 절대적인 것은 아니다.[8]

성별 정체성은 생물학적으로 결정되는 요소가 크지만, 성별 특이적 놀이 등 구체적 행위들은 양육 환경의 영향을 받는다. 모든 문화는 남아와 여아에 대해 서로 다른 행동적 전형[성별 역할(gender role)]을 가지고 있는데,[9] 어린이는 성장과정에서 생물학적 성별[2]에 합당한 행위를 하도록 명시적·암시적으로 요구받는다. 대부분은 이를 따르는 데 특별한 어려움이 없다. 성별 정체성은 만 3세면 확립된다고 보며, 전형적 남아와 여아의 행동 차이는 학령전기부터 이미 나타난다.

2 '부여받은 성별(assigned gender)'이 더 정확한 표현이다.

부여받은 성별과 정체성의 괴리

어떤 아동은 부여받은 성별과 다른 성별 정체성을 갖게 된다. 이들은 성별 정체성이 생기는 초기부터 사회문화적으로 당연시되는 성별 역할을 불편해 하고 이성의 성별 역할과 놀이를 좋아한다. 환경의 영향으로 일시적으로 다른 성별 역할놀이를 즐기는 경우는 흔히 있지만, 정체성의 문제는 아니다. 괴리가 있는 아동은 양육자에게서 강요받아 다른 사람들 앞에서는 부여받은 성별에 맞는 행위를 하더라도, 강요받는 것과 자신에게 더 자연스러운 것 사이에서 갈등을 겪는다. 이 정체성은 청소년기 이후에도 변하지 않는데, 성장할수록 전형적 성별 역할을 요구받는 상황에 많이 접하게 되므로 삶에서의 어려움도 늘어난다. 이들은 부여받은 성별이 아닌 자신의 정체성에 훨씬 더 가까운 심리상태를 보이며, 자신의 부여받은 성별과 신체에 대해서 불편해 한다. '이성의 몸에 갇힌'[10] 상태로, 자유로워지기 위해 호르몬 치료나 성전환 수술을 찾는다.

일반적 용어로 트랜스(trans), 트랜스젠더(transgender) 등으로 불리는 이들을 어떻게 볼 것인지는 의학을 넘어 사회적으로 중요한 이슈가 되고 있다. 정신의학계는 이 상태를 질병으로 간주하지만 진단명이 다소 미묘하다. 1994년 발표된 DSM-IV는 이 조건을 성별 정체성장애(gender identity disorder)라 명명하여 성별 정체성 자체가 질병이라 보았다. 그러나 20년 뒤 년 발표된 DSM-5는 이 조건에 대해 성별 불편감(gender dysphoria)이라는 진단명을 붙임으로써 성별 정체성 자체가 아닌 부여받은 성별에 대해 불편감을 갖는 것을 문제로 보는 입장을 취한다. ICD-11은 이 조건을 정신질환에서 제외하였다.[3] 성소수자를 비정상으로 보아

3 https://icd.who.int/browse11/l-m/en/. 여기서 이 조건은 정신장애(06)가 아닌 성

서는 안 된다는 주장이 강력해지고 있는 사회 분위기를 반영한 변화라 할 것이다.

성 대상으로서 동성을 선택하는 문제

생물학적 요소와 생후 환경 모두가 성 대상 지향에 중요한 역할을 하는데, 개인의 능동적 선택으로 지향이 결정되는 것은 아니다.[11] 성별 정체성과는 달리 대상 지향은 환경의 영향을 받아 변하기도 한다. 이성애자가 교도소 등 이성을 대상으로 접하기 불가능한 상황에서는 동성을 성적 대상으로 추구하기도 한다. 이성, 동성 모두를 성적 대상으로 삼는 사람들도 있다. 동성애(homosexuality)는 오래전부터 문화에 등장하고 있으며 고대 사회에서는 특별히 금기시되지 않았으나, 기독교를 배경으로 하는 서구의 보수적 사회에서는 심각한 도덕적 일탈 또는 범죄로 취급되어 왔다. 그러나 1980년 DSM-III는 동성애를 정신질환의 목록에서 제외함으로써, 동성애가 병적 조건이 아니라는 정신의학계의 공식적 관점을 표방하였다. 오늘날은 동성애 문제가 더 적극적으로 사회적 이슈가 되어 이들에 대한 차별[부도덕자로 보는 것 및 병자로 보는 것]이 옳지 않다는 관점이 널리 퍼지고 있지만, 여전히 동성애자는 차별과 이성애를 하라는 압력에 시달리는 상황이다.

성도착증

성인 이성을 대상으로 성기 자극을 하는 것만이 정상 성행위라 보는 관점은 뿌리 깊은 전통을 갖는다. DSM-5도 정상적 성행위는 성기 자극

적 건강과 관계된 조건(17)에 소속되어 있다.

및 그 준비행위가 핵심이고 동의하는 성인[이성일 필요는 없음]이 대상이라 하고 있다. 보수적 문화에서는 구강성교나 자위도 비정상적 행위나 악행으로 간주되었지만, 오늘날에는 성행위는 참여자 사이의 사적인 것이므로 상대방의 의사를 무시한 강제가 없다면 어떤 행위든 문제 삼을 수 없다는 관점도 있다. 성적 행위들에 대한 정신의학적 평가는 현대 서양 문화의 영향을 받은 것이고 DSM에서 규정하는 성도착 질환들도 서양이라는 지역적 규범의 영향을 받은 것이지만, 문화적으로는 서양과 다른 우리나라의 정신의학도 같은 매뉴얼을 받아들여 특정 성적 행위를 병적인 것으로 간주하는 식이 되었다. DSM-5가 정상 성행위를 대상과 행위의 특성 두 측면에서 정의하고 있듯이, 여기서도 성도착증(paraphilia)으로 간주되는 몇 상태를 두 측면에서 살펴본다.

1) 대상의 문제

성적 대상이 동성인 경우는 질병으로 보지 않는다. 동의하지 않는 대상과의 성관계는 상대가 성인이더라도 질병 이전에 범죄에 속한다. 따라서 질병으로 등재되어 있지 않다. 소아성애(pedophilia)는 현대 서양 문화가 허용하지 않는 대상을 선택하는 것인데, 아동을 대상으로 한 성행위는 상대방 아동이 동의했더라도 범죄로 간주된다. 그러나 직접적 행위를 하지 않더라도 소아에 대해 성적 기호를 갖는다는 것 자체가 병적이라는 관점에서, 소아성애는 질병으로 등재되어 있다. 근친상간, 시간, 수간 등은 심한 도덕적 문제나 범죄로 보는 문화권이 많지만, DSM-5의 정신의학적 진단목록에는 들어 있지 않다. 반대로 성적 대상이 사람이 아닌 물건인 경우[물건애증(fetishism)]는 범죄로 보지 않지만, 현재의 정신과 진단체계에서는 진단목록에 들어 있다. 이성의 속옷을 입거나, 이성이 사용하던 물건, 신체 분비물 등을 얻어서 성적 쾌감을 얻는 행위 등이다.

2) 목표 및 행위 자체의 문제

정상적인 파트너와의 행위이며 상호 간의 동의가 있더라도 성기와 관련된 쾌감이 아닌 신체적 학대나 피학대로 성적 쾌감을 얻는 것은 현 진단체계에서 가학증(sadism) 및 피학증(masochism)이라는 질병으로 간주된다. 성적 행위의 목표가 성기를 다른 사람에게 보여 주기[노출증(exhibitionism)], 다른 사람의 성행위를 엿보기[관음증(voyeurism)] 등인 경우는 법률상으로 범죄이며 진단체계에서도 질병으로 본다.

성기능의 문제

성기능은 신체적 조건 이외에도 정동상태, 대상과의 정신역동적 관계 등에 따라 달라질 수 있다. 따라서 성기능 문제는 정신의학적 관심의 대상이 된다. 성의학은 정신의학의 한 분야로 활발히 임상진료와 연구가 이루어지고 있다. 여기서는 다루지 않는다.

애착

영아의 양육자에 대한 애착

애착(attachment)은 사람들 간의 장·단기적 상호작용 역동에 대한 심리적 설명모델이다. 애착과 관계되는 상호작용은 상처받았을 때, 이별할 때, 위협을 느낄 때 등의 상황에서 잘 나타난다.[12] 애착 관계의 전형은 엄마[주 양육자]와 아기의 관계다. 애착행위는 기본적으로 생물학적인 본능의 발현으로, 갓 부화한 새들이 처음 보는 대상을 양육자로 여기는 각인(imprinting) 현상[13]에서 잘 볼 수 있다. 보울비는 아기가 엄마에게 애착행위를 하는 능력을 EPM으로 보았다.[14]

애착행위는 반사와 비슷한 고착된 행위부터 목적지향성이 엿보이는 의도적 행위까지 다양한데, 종별·발달단계별 복잡성의 차이가 있다. 엄마를 주시하거나 우는 등 애착행위의 핵심은 아기가 불편할 때 엄마가 옆에 있어 주도록 만드는 것이다. 그 행위에 이끌려 온 엄마는 아기에게 반응을 보이는데, 이를 통해 아기는 목적을 달성하고 엄마는 아기에 대한 애착을 발달시키게 된다. 이렇게 애착은 양방향으로 형성된다.

애착의 일차적 역할은 엄마의 양육(nurturing) 행위를 이끌어 내어 아기가 생존을 보장받는 것이지만, 더 나아가면 애착 형성을 통해 아기의 마음에는 엄마에 대한 정신적 표상이 형성되고, 이 표상은 엄마가 실제로 곁에 있는 것이 불가능한 상황에서 엄마를 대신하여 아기에게 안정을 준다. 이렇게 되면 아기는 엄마가 옆에 없어도 불안해 하지 않고 독립적으로 환경을 탐색할 수 있다. 필요할 때 언제고 다시 돌아올 수 있는 안전한 기지(secure base camp)인 엄마가 대기하고 있다는 믿음을 갖기 때문이다. 따라서 엄마와의 분리라는 발달과제를 잘 수행하려면 그 전 단계로 안정된 애착이 형성되어 있어야 한다. 유년기의 애착 체험은 이후로도 인지적·정서적 발달의 초석이 된다. 애착은 사회적 관계의 모델이 되므로 성인기에 안정적 대인관계를 맺는 능력 역시 유년기 애착 체험에서 출발한다. 그러나 애착은 유년기에 한 번 형성되는 것이 아닌 전 발달과정을 통해 형성되는 동적인 과정으로 보아야 한다.

애착과 양육행위

애착은 양방향성으로, 엄마도 아기에게 애착을 형성한다. 엄마의 아기에 대한 애착은 정동적으로 매우 고양된 느낌과 양육행위로 나타난다. 인간이 아닌 항온동물(homeothermic)들도 후손을 낳은 뒤 일정 시기까지 양육하는 것으로 보아 양육자의 아기에 대한 애착 및 양육행위는 사회적 규약이라기보다는 생물학적인 것이다. 진화적 관점에서도 자녀를 양육하는 것은 후손의 생존 가능성, 진화적 적합도를 크게 높인다. 양육은 부모의 자원을 많이 필요로 하여 그들 자신의 적합도는 떨어뜨리지만, 매우 적은 개체 수로서 후손을 이어 갈 수 있게 하므로 진화적 이점이 분명하다. 양육을 하지 않는 변온동물은 항온동물보다 훨씬 많은 수의 후손을 낳지만 대개는 성년기까지 생존하지 못한다.

양육은 진화에 기반한 생물학적인 행위더라도, 인류에서 그 표현형인 구체적 양육방식은 문화별로 많이 다르다. 양육방식은 수렵사회, 농경사회, 산업사회 등 기본적인 사회구조와 관계되며, 한 문화권 내에서도 핵가족 또는 확대가족 등 기본적 가족구조의 영향도 받는다. 양육자가 어렸을 때 양육받았던 개인적 경험도 그가 양육자가 되었을 때의 양육행위에 영향을 미친다. 양육행위의 정상성 여부는 이런 문화적 맥락에서 파악되어야 한다.

현대 사회에 반려동물을 키우는 사람이 늘어나는 것은, 핵가족화되고 자녀의 수가 줄어들면서 양육자로서의 애착 형성 욕구가 자녀를 통해 충족되지 못하고 있는 것과 관계될 수 있다. 반려동물은 영아를 대신하여 양육행위의 대상이 되며, 반려동물 역시 양육자의 행위에 애착반응을 보임으로써 상호 간 애착관계가 형성된다. 반려동물로 주로 키우는 개, 고양이, 조류는 모두 항온동물로 후손을 양육하는, 애착을 형성하는 능력을 가지고 있는 종들이다.

성적 파트너와의 애착

애착 이론은 1980년대 이후 성인에서의 애착으로 범위가 넓어져서 아동기 이후의 부모에 대한 애착, 성적 파트너에 대한 애착, 친구에 대한 애착 등에 대한 논의가 이루어지고 있다.[15] 성인기 애착은 유년기 애착을 기반으로 형성되지만, 유년기 애착 관계를 잘 형성하지 못한 사람이 성년기에도 애착 형성을 못하는 것은 아니다. 모자간의 애착만큼 중요한 성적 파트너에 대한 애착은 진화적 관점에서 보면 후손 번식의 가능성을 높이는 관계를 만드는 것이다. 조류나 포유류에서 부모 개체들이 자식을 공동 양육하고, 배타적인 관계를 맺고 여러 번 번식행위를 하는 예를 볼 수 있다. 성적인 상호작용은 일방적인 공격적·약탈적 관계부터 호혜적 관계까지 다양한데, 사랑, 호혜적 관계는 애착에 근거한다. 성적인 관계에서의 질투는 파트너와의 애착 관계를 놓고 경쟁을 벌이는 것이다. 진화적으로 보면 이 애착 관계는 후손 번식과 밀접한 관계가 있으므로 행위의 강력한 추진력이 된다. 그러나 성적인 관계가 번식을 전제로 하지 않게 된 인류에서는 동성 배우자 간의 애착 형성도 볼 수 있다.

애착과 관계된 정신병리학

영아의 애착반응은 개인마다 다른데, 유전적으로 타고난 측면과 함께 양육되면서 경험한 측면에 의해 형성된다. Ainsworth는 양육자와 분리된 영아가 낯선 사람을 접하였을 때의 반응에 근거해서 애착 형태를 구분하였다. 그는 안정된(secure) 애착 이외에 불안정한 애착 형태로 불안-양가적(anxious-ambivalent) 애착, 불안-회피적(anxious-avoidant) 애착, 혼란된(disorganized) 애착을 들었다.[16] 유년기 불안정한 애착은 정신질환이나 폭력 등 문제의 위험요인이 되기도 한다.

애착의 문제가 가장 두드러진 정신병리인 질환은 자폐증이다. 자폐증 환자의 사회적 상호작용이 매우 서툰 것은 애착 형성을 못하는 것과 관계 있다. 자폐증은 환경보다는 유전적 영향이 강하다. 자폐아의 부모가 자녀에게 보이는 애착반응에 이상이 있다고 지적되기도 하지만, 양육자의 행위는 영아의 특성과 상호작용하므로, 자폐아 부모의 반응은 자폐아 자녀의 비정상적 애착행위에 대한 반응이라 볼 수 있다. 유전적 취약요인이 없더라도, 영유아기의 학대와 방임 등 열악한 환경요소는 애착형성을 방해한다[반응성 애착장애(reactive attachment disorder)].

참고문헌

1 Stevens A, Price J. Evolutionary Psychiatry. 2nd ed. London: Routledge; 2000.

2 Chance MRA, Jolly C. Social Groups of Monkeys, Apes and Men. New York and London: Johathan Cape/E. P. Dutton; 1970.

3 Cannon WB. Bodily Changes in Pain, Hunger, Fear, and Rage. New York: Appleton-Century-Crofts; 1929.

4 Goffman I. Stigma: Notes on the Management of Spoiled Identity. Englewood Cliffs: Prentice Hall; 1963.

5 Kurzban R, Leary MR. Evolutionary origins of stigmatization: The functions of social exclusion. Psychol Bull. 2001;127(2):187-208.

6 Burley N. The evolution of concealed ovulation. Am Nat. 1979;114:835-58.

7 Quigley CA, de Bellis A, Marschke KB, el-Awady MK, Wilson EM, French FS. Androgen receptor defects: Historical, clinical, and molecular perspectives. Endocr Rev. 1995;16(3):271-321.

8 Brunner F, Fliegner M, Krupp K, Rall K, Brucker S, Richter-Appelt H. Gender role, gender identity and sexual orientation in CAIS ("XY-Women") compared with subfertile and infertile 46,XX women. J Sex Res. 2016;53(1):109-24.

9 Moghadam VM. Patriarchy and the politics of gender in modernising societies. Int Sociol. 1992;7:35-53.

10 Morris J. Conundrum. London: Faber & Faber; 1974.

11 Lamanna MA, Riedmann A, Stewart SD. Marriages, Families, and Relationships: Making Choices in a Diverse Society. Boston: Cengage Learning; 2014.

12 Waters E, Corcoran D, Anafarta M. Attachment, other relationships, and the theory that all good things go together. Hum Dev. 2005;48:80-4.

13 Burkhardt RW. Patterns of Behavior: Konrad Lorenz, Niko Tinbergen, and the Founding of Ethology. Chicago: University of Chicago Press; 2005.

14 Landa S, Duschinsky R. Crittenden's dynamic-maturational model of attachment and adaptation. Rev Gen Psychol. 2013;17:326-38.

15 Hazan C, Shaver P. Romantic love conceptualized as an attachment process. J Pers Soc Psychol. 1987;52(3):511-24.

16 Sroufe LA, Waters E. Attachment as an organizational construct. Child Dev. 1977;48:1184-99.

28

병식 또는 통찰

영어로 insight, 독일어로 Einsicht라는 단어는 우리말로 통찰(洞察)이라 번역되지만, 정신의학계에서는 병식(病識)이라는 용어를 사용한다. Oxford 영어사전은 insight를 "내적 시각, 심안, 정신적 시각(mental vision), 지각, 분별" 또는 "내부의 성질이나 사물의 감추어진 본성을 이해의 눈으로써 꿰뚫어 봄" 등으로 정의하였다.

통찰이 삶에 대한 전반적으로 한 차원 높은 인식을 의미하는 반면, 정신의학에서 병식의 개념은 매우 좁아서 질병에 대해 (1) 내가 병이 있다는 것을 알고, (2) 치료의 필요성을 받아들이는 것으로 정의된다. 이렇게 정의된 병식은 있다-없다의 구분을 비교적 쉽게 할 수 있으므로 임상적으로 유용하며, 정신병리 측정 항목의 하나가 되기도 한다. 그러나 이렇게 정의하는 것의 한계는 분명하다. 병식의 문제는 정신병리 자체가 아닌 질병에 대한 반응, 질병행동과 관계된 것으로 보아야 할 측면도 있다. 현상학을 도입하여 이해(comprehension, Verstehen)를 추구하면, 차원 높은 병식 또는 통찰의 개념을 제시할 수도 있다. 현상학자들은, 이해란 단순히 마음을 들여다보는 것을 넘어서 사람의 정신적·실존적 상태의 전체성을 파악하는 것이라 하였다. 병에 대한 통찰도 질병상태에 대한 도구적 파악뿐만 아니라 '내가 살아가는 생활세계 속에서 나와 질병과의 관계'라는 관점에서 나의 전체성을 파악하는 것이 된다.

정신질환과 병식

정신병적 통찰

병식이 특히 문제가 되는 병은 정신병(psychosis)이다. 도구적 진단체계들에서 정신병의 진단기준에 '병식 없음'은 포함되지 않지만, 정신병을 다른 정신질환과 구분하는 중요한 요소의 하나로 병식 없음이 꼽힌다. 그리고 병식 없음은 환자의 자율성을 거스르는 부권주의적 치료를 정당화하는 중요한 근거가 된다. 비자발적으로 입원하는 환자의 병식은 낮을 수밖에 없다. 그런데 정신병 환자에서 병식과 급성기 정신병리의 심한 정도나 인지기능 사이에 별 관계가 없다는 보고도 있다.[1] 이는 병식 없음을 정신병 자체의 증상이나 정신병에 동반된 인지적 결함의 결과라 단정지을 수 없게 한다. 그렇다면 정신병의 병식 없음은 무엇에 기인하는 것일까?

정신병의 세계는 환자가 그동안 살아오면서 체험하지 못했던 낯섦으로 다가온다. 환자는 자신에게 주어지는 상황의 의미를 이해하지 못하고 당혹스러워 하다가 결국은 의미체계를 새로 구축하게 된다. 이것은 새로운 통찰, 즉 정신병적 통찰(psychotic insight)이 된다. Mosby 의학사전 9판에 의하면, 정신병적 통찰이란 '초기의 혼돈, 기괴함, 걱정 많음 등의 단계에 뒤이어 발생하며, 망상 시스템의 사고 아래서 세계를 이해하게 되는 것'이다. 정신병적 통찰이 생기면서 환자에게 세상이 주는 의미가 명확해지고 혼돈은 사라진다.[2] 콘라드가 apophany라는 용어로 설명한 순간이다(18장 사고내용 및 태도의 병리 참조).

정신병이 관해되면서 환자의 체험은 변한다. 관계망상이 사라지면서 환경은 더 이상 적대적이지 않게 다가온다. 이때가 병식을 얻을 수 있는 좋은 기회다. 그러나 정신병의 체험은 세계에 대한 새로운 통찰을 얻는 강력한 것이기 때문에 환자는 자신의 삶을 뒤흔들었던 세계관을 금방 포기하지 못한다. 세계관은 병의 증상이 아닌 실존의 영역에 속하기 때문이다. 환자는 관해로 체험적 변화가 나타난 세계를 다시 해석해야 하는데, 이때 준거가 되는 것은 병 전의 세계관이 아니라 정동적으로 강력했던 혼란기를 거쳐 자신에게 체화된 정신병적 세계관이다. 콘라드의 용어로 환자의 세계는 이미 "도치(anastrophe)되어" 있다. 따라서 관해된 후의 믿음은 '이제는 그들이 더 이상 괴롭히지 않는다'지 '내가 망상을 가졌었다'가 아니다. 당시에 자신이 겪었던 일은 틀림없고 강력한 사실이었기 때문이다. 급성기 정신병 관해 후 상당수의 환자가 이런 상태에 있다. 환각도 없고 피해망상을 좇아 어떤 행동을 하거나 괴로움을 당하지는 않으며, 누가 물어보면 "병이었다"고 대답은 하더라도, 자신이 살았던 세계에 대한 새로운 통찰을 갖는 것은 아니다. 관해 후 오랜 기간이 지나면 정신병적 세계가 더 이상 자신에게 아무런 의미가 없어지고[안전거리] 환자는 비로소 병식을 갖는 것 같지만, 정신병삽화가 재발하면 병식은 즉시 없어지는데, 이번에는 다시 모습을 드러낸 정신병적 세계가 무엇인지 고민할 필요가 없기 때문이다.

첫 정신병삽화가 일시적이어서 정신병적 통찰이 생기기 전에 관해된 경우라면 환자에게 정신병 체험은 잘 이해할 수 없는 악몽 정도의 의미를 가질 뿐, 환자는 다시 돌아온 원래의 익숙한 세계에 잘 적응할 것이다. 병식이 생긴다기보다는 정신병적 세계관이 처음부터 생기지 않았기 때문에, 증상이 없어지면 기존의 세계관이 아무 문제없이 동작하는 것이다. 환자의 체험은 그때 '뭔가에 홀린 것처럼 이상한 시기를 겪었다'는 수준이 될 것이다. 이렇듯 정신병 환자에서 통찰이란 단순히 병이 있음을 인식하는 문제라기보다는 내가 속해 있는(embedded) 세계가 어떤 것인가의 문제와 관련된다. 따라서 자신이 병이 있음을 인정하면 병식이 있어서 잘 치료된 환자고 아니면 치료가 잘못된 것이라는 관점은 문제를 너무 단순화해 보는 것이다.

발병 시점을 특정하기 어려울 정도로 서서히 발병하여 특별한 급성기 없이 만성화된 경우에는 정신병 체험이 강력하지 않더라도 병식을 갖는 것이 힘들다. 환자의 주관적 세계와 현실 세계와의 간격은 눈에 띄지 않는 속도로 서서히 벌어져 가고 있지만, 환자도 가족도 그런 변화가 진행되는 것을 인식하지 못한다. 환자의 세계관은 서서히 변화되어 미묘한 측면들에서 현실 이탈되었지만, 환자에서 병의 영향으로 일어난 생활이나 행동상의 뚜렷한 변화는 지목할 수 없다. 이런 환자들은 대개 약물 반응도 뚜렷하지 않으므로, 치료 후에 생긴 체험 변화로서 병식을 갖게 하기도 쉽지 않다.

신경증의 병식

정신병뿐만 아니라 다양한 신경증적 조건(21장 신경증의 개념 및 분류 참조)에서 병식의 손상을 논할 수 있다.

신체증상장애 또는 신체화장애 환자는 다양한 신체적 증상을 호소하는데, 신체검진상 그런 증상을 일으킬 근거를 찾을 수 없다. 환자는 자신의 몸에 이상이 있다며 사실과 다른 주장을 하는 것이지만, 이것은 망상으로 간주되지 않는다(신체화와 신체망상 간의 관계는 16장 지각의 병리 참조). 이상이 없다는 의사의 말을 받아들이지 못하므로 환자는 병식이 없는 것으로 간주될 수도 있다.[1] 하지만 '검사결과 이상이 없다'는 것은 '불편감을 느낄 이유가 없다'와는 다르다. 신체적 이상에 대한 검진이 찾아낼 수 있는 것의 한계가 뚜렷하기 때문에 객관적 소견이 없음을 주관적 불편감의 근거가 없다는 것으로 확장할 수는 없다. 환자의 불편감은 느낌이지 판단이 아니다. 그런데 병식은 판단의 영역에 속한다. 불편이라는 느낌에서 질병이 있다고 추론하는 것은, 사실에 부합하지 않았더라도 사회문화적으로 용인되는 수준이면 비정상적 판단이 아니다.

한편, 질병불안장애 또는 건강염려증의 경우, 자신의 신체에 문제가 있다는 주장은 병의 증상을 시사하는 신체감각에 기인하지 않는다. 처음에는 신체적 불편감을 느꼈을지도 모르지만, 질병이 있다는 현재의 주장은 지각된 증상에 직접 근거하는 것이 아니다. 즉 건강염려증은 신체화장애보다 인지적인 측면이 강하다. 자신이 대장암이라 주장하는 사람이 내시경 결과 음성 소견을 얻었음에도 불구하고 여전히 암이 있다고 주장한다면, 이 건강염려증적 주장은 느낌이 아닌 판단의 문제이며 신체망상에 가까운 것일 수도 있다. 믿음에 근거해서 적극적 질병행동을 하는 것이므로, 믿음으로부터 자신의 안전거리를 갖지 못하는 것이다(18장 사고내용 및 태도의 병리 참조). 이런 조건에서는 병식이 손상되었다고 볼 수 있을 것이다.

이런 문제는 신체추형장애에서 더 잘 보인다. 신체추형장애는 명목상 정신병이 아니지만, 설득해도 바뀌지 않는 신체추형에 대한 믿음은

1 실제는 이상이 없는데 환자는 이상이 있다고 주장하므로 정신병의 병식 없음과는 반대 상황이지만, 자신의 질병상태를 잘못 파악하고 있는 것이므로 병식이 없다고 볼 수도 있다.

망상과 구분하기 어렵고 병식은 없다. 신체추형장애는 DSM-5에서는 강박관련장애에 소속되어 있다. 환자가 추형에 대한 믿음과 자신 사이에 안전거리를 두지 못하고 집착하기 때문에 강박장애와 비슷하다고 본 것인데, 믿음에서 거리두기 못함은 활성 망상의 특징이기도 하다.

고전적 히스테리아인 전환장애에서 환자는 자신의 병에 대한 병식이 없다. 우아한 무관심이라는 용어까지 사용된다. 또 다른 히스테리아인 해리장애에서는 자신의 주체성이 삽화 중 바뀌고 그에 대한 기억이 원래 주체성 상태에는 남아 있지 않으므로, 병식은 없을 수밖에 없다. 정신역동적으로 보면 히스테리아의 증상은 심리적 갈등에 대한 인식, 즉 병식을 차단하기 위한 무의식적 방어로서 나타나는 것이므로 환자는 병식이 없을 수밖에 없다. 이렇듯 병식의 문제는 정신병에 국한된 것이 아니다.

중독의 병식

물질의존 또는 중독 역시 병식이 없는 질병으로 간주된다. 이 문제는 중독이 병보다는 사회문화적 현상으로 받아들여지는 경향과 관계된다. 병식이 없는 이유 중 하나는 환자 스스로 생각하는 중독이 의학적으로 정의된 중독과 차이가 있기 때문이다. 나는 항상 취해 있지도 않고 취했다고 폭력적인 행위를 하지도 않기 때문에 내 음주 행태는 병적이 아닌 것이다. 또한 음주 패턴이 내가 속한 사회적 아집단의 규범 내에 있어서 동료들도 나와 똑같이 마신다고 생각한다면, 자신의 음주를 병적이라 보지 않을 것이다.

이와 다른 측면으로 '중독자(addict)'라는 용어가 갖는 도덕적 함의와 중독에 대한 낙인은, 본인 스스로 약물 사용의 문제성을 알더라도 중독자임을 부인하도록 만듦으로써 병식이 없는 것처럼 보이게 한다. 병식 없음이 아니라 부정(denial)이다. 환자는 중독이라 인정하는 것을 자신이 무능하거나, 의지가 약하거나, 성격 문제가 있음을 자인하는 것이라 생각한다.

기분장애의 병식

전형적 조증이나 우울증 상태에서 인지와 정동과 의지력은 서로 잘 부합한다. 대상이 드러나게 인식되는 것은 배경과 전경에 차이가 있어서 두드러져 보이는[현저성] 때인데, 세 정신능력이 부합하는 전형적 기분 삽화 시에는 자신의 상태를 판단하는 인지가 정동 및 의지력과 일치하므로, 새로운 인식이 생길 수 없다. 조증 환자는 자신이 과거로부터 변했음은 인지하더라도, 들뜬 기분이나 의지력 과잉 상태를 합목적적이고 적합한 것이라고 주장한다. 우울상태에서 위축된 정동과 의지력은 무가치감이라는 사고와 잘 조화되어서 이질감이 느껴지지 않는다. 나는 아무것도 할 수 없으므로 무가치하다는 것이 너무 당연한 생각이 된다. 그렇지만 우울증 환자는 스스로 불편감을 느끼므로 조증에 비해 도움을 찾는(help-seeking) 경우가 많다. 따라서 자신이 우울증이라는 병적 상태임은 알게 된다. 그런데 우울증임을 알게 되더라도 우울증에 흔히 동반되는 인지적 왜곡[2] 때문에, 자신의 상태가 호전 가능한 가역적 상태라는 병식은 갖지 못한다. 병식이 생기는 것은 현재의 삽화가 끝난 뒤 당시의 상황을 돌이켜볼 때다.

2 벡의 3주징(Beck's triad): 벡(Beck, A. T. 1921-2021)이 주장한 우울증 인지의 세 가지 특성으로, 자기 자신, 세계, 미래에 대한 자동적이고 부정적인 인지를 말한다. 환자는 자신이 무가치하고, 주위에 자신에게 도움을 줄 것은 없고, 이런 상태는 영구적으로 지속되리라 믿는다.[3]

병식과 관련된 문제들

정신질환의 규범성과 병식

망상을 동반한 정신병적 상태를 질병으로 간주하는 것은 규범과 큰 관계가 없으므로 병식도 규범과 특별한 관계가 없다. 그러나 질병으로 간주하느냐의 여부가 사회적 합의에 따라 달라지는 조건에서는, 병식이 있는지 여부가 사회적 합의를 받아들이느냐의 가치적 문제로 되어 버릴 수 있다. 병식이 있다는 것은 개인이 사회 규범에 복종한다는 의미가 된다. 동성애자가 자신이 정신적으로 정상이라고 생각했다면, 1970년대까지는 병식이 없는 것으로 간주될 수 있었지만 DSM-III 이후 이런 생각은 전혀 문제 없는 것이 되었다. 물론 넓은 의미의 병식은 질병과 자신의 삶의 관계에 대한 통찰이므로 항상 가치 문제를 포함한다. 그러나 규범에 순응하는 것이 정답으로 주어진다면 진정한 통찰이 될 수 없다. 병식이라는 개념이 한 환자에게 자신의 체험세계를 서양의 정신질환 분류체계를 따라 재구성하라는 명령이라는 비판이 제기된 바도 있다.[4]

병소인식불능증으로서의 병식 결여

병소인식불능증(anosognosia)은 신경학적인 개념으로, 뇌손상의 결과로 병변에 대한 신체상이 생기지 않아서 자신에게 병변이 있음을 모르는 상태를 의미한다(29장 뇌손상과 관계된 정신증상 참조).[5] 이 개념이 심리적인 것으로 확장되면서 정신병 환자가 병식이 부족한 경우도 병소인식불능증의 일종으로 보기도 한다. 그러나 비유적 의미일 뿐, 정신질환에서 병식이라는 복잡한 문제를 신경회로로 환원할 수 있는지는 의심스럽다.

병식과 방어

자신의 질병 또는 치료의 필요성을 부정한다고 해서 곧 병식 결여라는 정신병리를 가진 것이라 볼 수는 없다. 질병을 부정하는 것은 병식 결여와는 다른 문제로, 정신병리보다는 질병행동의 영역에 속한다. 부정이라는 방어(defense)를 하는 것이다.[3] 조현병 환자가 환청이 들린다고 하면 입원하게 될까봐 환청이 들리지 않는다고 주장하는 경우다. 인식의 측면에서 보면, 환자는 환청이 병의 증상임을 분명히 알고 있지만 동시에 '환청이 나의 삶에서 무엇을 의미하는지'까지도 알고 있기 때문에 환청을 부정하는 것이다. 따라서 이런 방어는 병의 증상을 안다는 의미에서 병식이 있음을 보여 준다. 치료의 필요성을 인정하지 않는 면에서 병식이 없다고 할 수 있지만, 이 환자에서 치료의 의미가 비자발 입원과 동의 없는 고용량 약물투여라면, 치료를 피하려는 것은 자신을 지키기 위한 적절한 수단이라 볼 수도 있다.

알코올의존 환자가 자신의 문제를 부정하는 것도 도덕적으로 열등하다는 비난으로부터 자존감을 지키는 수단으로 볼 수 있다. 익명의 알코올중독자(AA) 자조모임은 오히려 도덕적 관점을 강조하여, 환자가 방어를 포기하고 도덕적 결함을 받아들이며 회개하게 함으로써 알코올의존을 치료한다. AA는 의학적 모델이 아니며, AA에서 요구하는 것은 문제의 질병성에 대한 자각이 아니라 도덕적 결함에 대한 자각이다.

병식 결여와 질병에 대한 부정은 비슷해 보이더라도 전혀 다른 현상이며 치료적 접근도 다르므로 구분하는 것이 중요하다. 질병을 부정하는

3 정신역동적 방어는 무의식적인 것이지만 질병을 부정하는 것은 어느 정도 의도적이므로, 엄밀히 말해 정신역동적 개념의 부정과는 다르다.

환자는 대개 자신의 문제를 알고 괴로움도 느끼고 있으므로, 질병에 대한 지식을 전달하는 인지적 접근보다는 환자의 괴로움이나 불안에 초점을 맞추는 공감적 접근이 더 도움이 될 것이다. 자신의 병을 인정하여도 더 이상 위험해지지 않는다고 느끼면, 환자는 부정의 방어를 거두고 치료를 받아들이게 될 것이다.

치료 순응

환자가 병식이 있다고 당연히 치료에 순응(compliance)하는 것은 아니다. 질병을 인정하면서도 치료, 특히 약물치료를 거부하는 환자들이 있는데, 정신병이 아닌 신경증에서도 그렇다. 환자가 약물의 효과에 무지하거나 약물의 부작용에 대해 잘못된 지식을 가져서 생기는 문제라면 교육으로 해결될 수 있겠지만, 환자가 '나의 정신이 약물에 의존하게 된다'는 사실을 받아들이지 못하기 때문에 약물을 거부하는 경우도 있다. 이때 치료자는 교육이 아니라, 자율적 삶의 의미나 정신이 약물의 영향을 받는다는 사실을 어떻게 볼 것인가에 대해 환자와 철학적 논의를 해야 할 수도 있다.

정신병 첫 삽화 관해 후, 유지치료가 중단되어 재발에 이르는 경우가 흔하다. 치료자가 환자를 자신이 처방하는 약물을 투여받는 대상으로만 인식하면, 환자가 약물을 처방 받은 대로 복용하는 것은 너무나 당연하고 치료 불순응(non-compliance)은 병식 결여일 뿐이다. 그런데 환자의 입장에서 보자면, 완전히 회복되었는데도 평생 약물을 복용해야 한다는 치료자의 권고는 받아들이기 어렵다. 약물은 부작용이 있고, 병원 다니는 것은 귀찮은 일이며, 무엇보다 '약물을 지속해야지만 정상성을 유지한다'는 치료자의 주장은 자존심에 큰 상처가 된다. 치료 후 자신을 둘러싼 세계가 적대적이지 않게 되었지만, 약물치료의 결과로 자신에게 변화가 일어났다는 체험은 얻지 못했을 수도 있다. 이렇게 탈락된 경우 상당수에서 병이 재발하는데, 유지치료가 필요하다는 병식을 환자가 얻는 것은 역설적으로 재발을 통해서다. 재발 체험은 교육을 통해 얻는 지식보다 훨씬 강력한 학습이 된다. 여러 번의 재발을 체험해도 지속적으로 치료를 거부하는 환자는 진짜로 병식이 없을 수도 있지만, 병을 부정하는 방어를 하는 것일 수도 있다. 방어는 자신을 지키기 위한 나름대로의 판단에 의거한다.

병식이 불충분해도 치료에 순응하는 환자들도 있다. 약물 복용을 열심히 하는 것은 재발 방지가 아니라 단순히 잠을 잘 자기 위해서다. 환자와 치료자는 전혀 다른 것을 추구하지만 처방하고 복약한다는 점에서 잘 맞고 치료적 관계는 유지된다.

전이(transference) 관계가 치료를 유지시키는 경우도 있다. 신경증 환자의 전이치료(transference cure)처럼, 정신병 환자가 자신에게 호의를 베풀어 준 치료자에게 잘 보이기 위해서 치료적 지시를 충실히 따르는 것이다. 병식이 없으면서도 정신역동적인 이유로 치료가 유지되기도 하지만, 반대로 정신역동적 이유 때문에 재발할 것을 예상하면서도 치료를 거부하는 경우도 있다. 가족역동(family dynamic) 문제도 이런 상황을 일으킬 수 있다. 불순응은 가족의 지나친 개입에 대한 저항의 표시나 가족으로부터 원하는 것을 얻기 위한 조작 행위가 된다.

치료자가 기대하는 것과 환자에게 필요한 것

치료자는 병식이 없는 환자를 '좋은' 환자로 보지 않는다. 병식을 좋은 환자가 되기 위한 도덕적인 요구사항인 것처럼 생각하기도 한다.[4] 좋은 환자를 만들기 위해 치료자는 환자에게 질병의 증상학과 경과, 치료의 중요성에 대해 열심히 교육한다. 환자를 질병 전문가로 만드는 것이다. 그런데 환자에게 필요한 것은 자기 병의 증상학이나 경과에 대한 지식을 쌓는 일이 아니다. 질병이 자신의 인생에서 갖는 의미를 이해하는 것이 더 중요하다. 환자가 병을 공식적으로 부정함으로써 자기낙인(self-stigma)에서 벗어나려는 태도를 갖는다면, 지식 부족보다는 병을 '회복할 수 없는 자존심 손상'으로 보는 환자의 태도에 주목해야 한다. 치료자는 환자의 두려움과 부정적 생각에 접근해서 질병이 자존심의 문제가 아님을 이해시키고 환자가 치료받을 동기를 갖도록 해 주어야 하는 것이지, 교육을 통해 환자가 병을 인정하도록 만든다고 문제가 해결되는 것은 아니다.

가족과 병식

가족 시스템 안에서 생활하는 환자에게는 자신뿐만 아니라 가족의 병식도 중요하다. 환자에게는 정신병이 총체적인 체험 세계지만, 가족은 이에 대한 이해가 부족하다. 가족은 과거와 달라진 환자의 행위들을 모두 병의 증상으로 보는 경향이 있으므로, 치료자는 가족이 환자의 증상이라 보고하는 것을 세심하게 평가해야 한다. 예컨대 폭력성은 조현병의 핵심적 정신병리가 아니지만, 가족은 관찰하기 어려운 망상이나 환청보다는 폭력성을 병을 대표하는 증상으로 여긴다. 그런데 발병 후 다양한 이유로 환자와 가족 사이의 갈등이 생긴다. 비자발적 치료의 과정에서 환자가 가족에 적대적인 태도를 가지게 되거나, 잔류증상에 대해 환자가 게으르다고 가족들이 비난하는 등이다. 이런 상황에서 환자가 가족에게 비

4 이런 판단은 치료자의 선입견 또는 역전이(counter-transference) 관계를 반영할 수도 있다. 따라서 치료자의 기대와 달리 결과적으로는 환자 치료에 좋지 않은 영향을 미칠 수도 있다.

협조적 태도를 보이는 것은 정신증상 재발과 관계없지만, 가족은 두 상태를 구분하지 못한다. 반대로 가족이 환자의 병을 부정하거나 최소화해서 보고하는 경우도 있다. 병에 대한 인식이 부족한 탓일 수도 있고, 환자의 발병에 대한 죄책감, 치료에 대한 양가감정 등에 기인하는 방어인 경우도 있다. 가족의 정확한 보고가 환자 치료에 중요한 역할을 하는 만큼, 병식은 가족에게도 필요하다. 그러기 위해서는 가족 교육에서 증상학이나 경과 이외에 질병행동이나 가족역동 등의 문제도 다루어져야 한다.

병식의 의미

병식을 갖는 것의 긍정적 측면이 치료 순응, 더 넓게는 질병이 자신에게 주는 한계를 인식한 상태에서 건강한 삶의 계획을 세우는 것이라면, 부정적 측면은 병자역할에 머무르거나 자신에 대한 부정적 자아상, 자기낙인을 갖는 것이다. 자기낙인은 사회적 기능과 부정적 상관관계가 있다. 발병 후 시간이 지날수록 환자 스스로 느끼는 낙인은 강화된다.[6, 7]

병식이 있다는 것은 환자가 자신의 질병 체험에 대해 '그것은 질병'이라는 객관적 의미를 부여하는 것일 수도 있다. 그런데 정신병에서, 환자가 자신의 체험을 병적인 것에 불과하다고 인식하는 것이 진정한 병식일까? 급성기 조현병이나 조증삽화 상태는 병식이 없다고 하지만, 환자는 자신의 체험이나 행위의 내적인 변화를 인식하며[광증 속의 이성(la raison dans la folie)] 여기에 나름대로 의미를 부여하기도 한다. 정신병 체험은 증상을 겪었다는 것 이상의 의미를 갖는다. 정신병 체험은 환자에게 새로운 통찰과 세계관을 제공한 것이었다. 병이 관해되어 일상생활로 돌아오고 병식이 생기면, 환자는 자신이 경험했던 병적 세계를 건강한 세계에 통합시켜야 하는 과제를 갖게 된다. '지금의 나와는 관계없는 병적인 것이었을 뿐'이라 격리(isolation)하는 것이 쉬운 방법이겠지만, 그렇게 하면 환자는 삽화 때마다 완전히 구분되어 있는 병적 세계와 정상 세계를 넘나들며 살게 된다. 질병 체험이 건강한 자아에 통합된다면 apophany는 깨달음(epiphany)이 될 수 있다. 환자가 이런 통찰을 갖게 하기 위해서는, 정신병 체험도 그의 삶에서 의미가 있었음을 생각하도록 해 주어야 한다. 인지적 측면 이외에 병식과 관계된 정동적 측면과 가치적 측면에 대해서도 치료자는 환자와 충분히 논의할 준비가 되어 있어야 한다.

광증과 병식

정신병 이외의 질환에서도 병식의 문제를 제기할 수 있지만, 정신의학의 전통상 병식 결여는 주로 정신병과 관계된 문제다. 정신의학사에서 병식 개념은 이성과 관계되어 있는데, 19세기 초까지 광증은 망상의 존재에 근거하였고 망상은 비이성으로 정의되었으므로, 광증은 정의상 병식을 가질 수 없는 조건이었다. 그러나 Despine는 어떤 정신병 환자는 광증 기간에도 명료함(lucidity)[이성이 보존됨]을 가질 수 있다고 보았다. 그는 망상이 특정 주제에 국한되어 마음을 침범하는 병적 열정이 없을 때 이런 상태가 가능하다고 하였다.[8] 망상을 자신과 동일시하는 입장에서 벗어나 거리를 유지할 수 있는, 망상적 입장이 비활성화된 상태다. 물론 모든 망상 상태는 정의상 명료할 수 없다는 반론도 있었다.

정신병의 개념이 확장되어 망상 이외의 병리를 갖는 정신병들이 등장한 뒤로, 망상이 없으므로 병식이 보존되는 정신병이 이론적으로도 가능하게 되었다. 부분광증(partial insanity)들이다. 전반적 광증이 망상성(delusional)이라면, 부분광증은 감정성(emotional) 및 의지성(volitional) 광증들이었다.[8] 부분광증 상태에서 인지 능력은 보존되므로, 심한 우울증[감정성 광증]이나 무의지증[의지성 광증] 환자가 '나는 병자가 아니다'라고 주장하더라도 망상성 정신병 환자의 병식 결여와는 다르다고 보아야 할 것이었다.

DSM-III 이후 정신병의 범위는 다시 좁아졌다. 이전까지 멜랑콜리아는 망상 여부에 관계없이 정신병으로 분류되었고, 심한 기능장애가 있으면 망상이나 환각이 없어도 정신병이라 정의될 수 있었다. 그러나 DSM-III에서 정신병이기 위해서는 망상이나 환각이 필수적이게 되었다. 이를 따르면 부분광증은 더 이상 정신병이 아니다.

문제

주요우울장애로 진단된 환자가 '내가 병에 걸린게 아니라 상황이 절망적일 따름이다'라 주장한다. 그러면서 그 절망적인 상황들에 대해 열거하는데, 정신의학자의 판단으로는 그런 상황들은 환자가 이전에도 흔히 겪었을 것이고 그때는 아무런 어려움 없이 해결하였던 것들이었다.

❶ 환자의 주장을 우울증상으로서의 인지 왜곡으로 본다면 이 문제에 어떻게 접근할 것인가?
❷ 환자의 주장을 망상이라고 판단한다면, 이 문제에 어떻게 접근할 것인가?
❸ 두 경우에 환자의 병식 수준에 대한 판단이 달라질 것인가?

참고문헌

1 McEvoy JP, Apperson LJ, Appelbaum PS, Ortlip P, Brecosky J, Hammill K, et al. Insight in schizophrenia. Its relationship to acute psychopathology. J Nerv Ment Dis. 1989;177(1):43-7.

2 Mishara AL. Klaus Conrad (1905-1961): Delusional mood, psychosis, and beginning schizophrenia. Schizophr Bull. 2010;36(1):9-13.

3 Beck AT, Alford BA. Depression: Causes and Treatment. Philadelphia: University of Pennsylvania Press; 2009.

4 Perkins R, Moodley P. The arrogance of insight? Psychiatr Bull. 1993;17:233-4.

5 Orfei MD, Caltagirone C, Spalletta G. The evaluation of anosognosia in stroke patients. Cerebrovasc Dis. 2009;27(3):280-9.

6 Ho RWH, Chang WC, Kwong VWY, Lau ESK, Chan GHK, Jim OTT, et al. Prediction of self-stigma in early psychosis: 3-Year follow-up of the randomized-controlled trial on extended early intervention. Schizophr Res. 2018;195:463-8.

7 Firmin RL, Lysaker PH, Luther L, Yanos PT, Leonhardt B, Breier A, et al. Internalized stigma in adults with early phase versus prolonged psychosis. Early Interv Psychiatry. 2019;13(4):745-51.

8 Berrios G. The History of Mental Symptoms. Cambridge: Cambridge University Press; 1996.

29

뇌손상과 관계된 정신증상

뇌손상 급성기에는 혼수, 섬망, 지남력장애 등 전반적인 의식수준의 저하와 관계된 정신증상이 나타난다. 손상부위와 증상의 관계는 특이적이지 않다. 의식이 명료 수준으로 회복된 뒤, 손상부위와 관계된 특이적인 신경학적 또는 정신과적 증상과 징후가 관찰된다. 이런 문제를 다루는 분야가 신경정신의학(neuropsychiatry)이다.

신경인지기능

반사나 자동적 행위와 달리 인지적 작업은 의식적이다. 의식의 핵심은 주관성이지만, 신경인지기능(neurocognitive function)은 주관성이 아닌 자극에 대한 반응에 의해 측정된다. 언어 유창성, 과제수행 능력, 반응시간 등 계량화 가능한 것만을 다루는 행동주의적 관점이다. 측정법뿐만 아니라 측정대상인 기능들 자체가 도구화된다. 쥐의 기억과 사람의 기억은 종에 따라 평가하는 방법이 다를 뿐 개념적으로 같다. 쥐의 기억은 미로 찾기로 측정하지만, 사람의 기억은 단어회상 반응으로 측정할 따름이다. 이때 언어 반응은 주관적 체험이 아니라 기억에 저장된 항목을 보여 주는 것이므로, 쥐가 미로의 어떤 길로 향하는가와 행동적 동형(behavioral isomorphism)이다. 이런 측면에서 환자를 신경정신의학적으로 진찰하는 것은 정신과적 면담과는 접근법이 다르다.

신경인지증상의 분류

인지기능은 지각(perception)[감각 정보의 입력과 처리]-인지(cognition)[인식된 정보에 근거해서 문제해결책 수립]-행위(action)[인지활동 결과에 의한 반응 산출]의 단계를 거쳐 작동한다. 뇌질환에 의한 행동장애 양상도 (1) 지각-인식의 장애 또는 실인증, (2) 문제해결 능력의 이상을 나타내는 전두엽 기능장애 또는 실행기능장애(executive dysfunction), 그리고 (3) 의미 있는 행위를 만들어 내는 능력과 관계된 실행증으로 크게 구분할 수 있다. (4) 언어기능은 신경인지기능들의 조합이지만, 자체의 독특성 때문에 언어장애는 별도로 취급한다. (5) 기억 역시 다른 인지기능의 영향을 받지만, 기억장애는 대개 독립적으로 취급한다.

신경인지증상들은 뇌손상의 해부학적 위치를 시사하는 국재화(localization) 징후가 된다. 기괴해 보이는 행동양상이 뇌의 특정부위 손상에 기인한다는 것은 19세기 정신의학자들이 임상관찰과 부검으로 알아낸 것들이다. 그로부터 100여 년 뒤에는 기능적 뇌영상이 발달하여 살아있는 사람의 뇌에서 신경인지증상 또는 기능과 관계된 부위를 찾아내고 있다. 주관성을 배제하고는 이해하기 어려운 정신기능들에 대해서도 기능적 뇌영상으로 관련된 뇌회로를 찾으려 시도하고 있지만, 뇌 활성과 체험 간의 유형동일성이 확실치 않으므로(2장 뇌와 마음 참조) 통찰을 주는 성과는 거두지 못하고 있다. 이 장에서 다룰 주제는 뇌기능 손상으로 이해 가능한 것들이지만, 책의 주제상 각 증상과 관계된 신경해부학은 많이 논하지 않을 것이다.

지각 및 인식의 장애

감각의 장애

외부 자극을 수용해서 인식하는 과정의 첫 단계는 자극을 감각하는 것이다. 감각의 장애로는 양적인 이상 즉 감각마비(anesthesia), 감각과민(hyperesthesia) 및 감각둔화(hypoesthesia) 또는 자극 없는 감각의 발생,[1] 감각의 질 바뀜[이상감각(paresthesia)] 등이 있다. 이들은 해당 감각과 관련된 신경계의 이상에 기인한다. 전환장애의 증상으로 나타나는 감각의 장애는 신경계 이상소견이 없다. 공감각(synesthesia)은 감각의 양식이 다르게 느껴지는 현상으로,[1] 지각표상 형성 이전에 일어나는 신경계 하드웨어와 관계된 현상이다. 감각 단계의 이상과 지각 단계의 이상의 중간쯤에 위치한다고 할 수 있다. 지각장애는 지각표상 형성 이후의 문제로, 일차적 정신증상으로 본다(16장 지각의 병리 참조).

실인증

실인증[인식불능증]에서 감각은 유지되며 지각결합도 가능하여 지각적

1 지각적 의미가 있는 환각이 아닌, 단순한 감각, 예컨대 이명(tinnitus)이나 말초신경염 환자의 저린 느낌 등이다.

게슈탈트까지는 형성되지만, 자극의 의미[주어진 대상이 무엇인지]에 대한 개념이 생기지 않는다. 따라서 익숙하게 매일 사용했던 도구가 처음 보는 물건처럼 인식된다. 지각된 것을 인식하기 위해 필요한 지식 데이터베이스에 접근이 되지 않는 상태다. 시각실인증(visual agnosia)의 경우, 시각 정보 통합까지는 이상이 없으므로 보고 있는 대상을 그림으로 모사(copy)할 수는 있지만, 그것이 무엇인지는 모르는 채다. 실인증은 감각양식별로 나타난다. 대표적인 것이 시각 및 촉각실인증(tactile agnosia)이지만, 다른 감각에 대해서도 발생할 수 있으며, 한 감각에 대한 실인증이 반드시 다른 감각에 대한 실인증을 동반하지는 않는다. 예컨대 시각실인증이 있는 사람은 열쇠를 보고서는 무엇인지 모르지만 열쇠를 손으로 만져 보면 그것이 문 여는 도구라는 것을 알기도 한다. 더 특이적으로, 안면실인증(prosopagnosia)은 사물에 대한 인식은 유지되나 자신이 잘 알던 사람들의 얼굴에 대해서만 실인증이 생겨서 누가 누구인지 모르게 되는 현상이다.

시각실인증 중에는 특별한 양상으로 나타나는 것들이 있다. 발생 기전도 전형적 실인증과 달리 지각결합 단계부터의 이상이 시사된다. 색상실인증(achromatopsia)이나 동작실인증(akinetopsia) 등은 대상의 형태는 인식하더라도 색상 또는 움직임을 인식하지 못한다. 시지각의 다양한 정보들은 시각피질의 다른 부위에서 처리되는데, 이들 간 지각결합에 문제가 있는 경우다. 더 특별한 경우로 동시실인증(simultanagnosia)에서는, 시야에 여러 대상들이 있어도 환자는 한 번에 한 가지만 인식한다.[2, 3] 한 물체가 시야에서 사라지면 다른 물체가 인식되는 식이다. 무엇이 인식되는지는 환자가 무엇에 주의를 기울이는가에 따라 달라진다. 복잡한 대상을 볼 때는 대상의 일부분만을 인식하기도 한다. 결국 여러 개의 대상이 어우러진 장면을 볼 때 그 의미나 구성을 파악하지 못한다.[4] 개별 지각 대상들을 지각야(perceptual field) 내에 펼쳐진 전체적인 구성체로 만드는 지각결합의 문제라 볼 수 있다. 발린트 증후군(Bálint syndrome)[2]을 구성하는 증상의 하나다.

전두엽 기능장애

전두엽은 해부학적으로 일차운동영역(primary motor area), 전운동영역(premotor area) 및 전전두영역(prefrontal area)으로 구분한다. 일차운동영역과 전운동영역은 근육 움직임 수행과 행위 산출에 관여한다. 전전두영역은 행위의 목표를 설정하고 이 목표에 도달하기 위해 다른 뇌 영역들의 기능을 동원-조율-집행하는 실행기능(executive function)을 수행한다. 기능의 핵심은 억제(inhibition), 감독체계(supervisory system), 오류 혹은 갈등의 감시(error or conflict monitoring), 계획 및 실행을 위한 정보 유지[작업기억] 등이다. 전전두영역의 단면(coronal section)은 삼각형으로, 배외측 전전두엽(dorsolateral prefrontal cortex), 내측 전전두엽(medial prefrontal cortex) 및 아래쪽인 안와전두엽(orbitofrontal cortex)으로 나누는데, 각 부위의 손상은 비교적 특징적인 증상을 가져온다.

무감정증(apathy)

내측 전전두엽 손상과 관계 깊으며, 인지적 판단에 의거한 행위의 양적·

2 동시실인증, 의도적 시선 추적의 어려움(oculomotor apraxia), 보고 있는 대상을 손으로 겨냥하지 못함(optic ataxia)으로 구성된다.[5] 양측성 두정-후두엽 손상과 관계된다.

질적 감소가 특징이다. 자발적 행동이 느려지거나 없어지고, 주위 환경이나 사건들에 무관심하며, 정동반응의 폭이 감소한다.

탈억제(disinhibition)

안와전두엽 병변과 관계 깊다. 정동반응이나 사회적 행위들이 잘 통제되지 않는다. 쉽게 화를 내거나 시시한 일에 과도하게 웃기도 하며, 주위 사람과 다투는 일이 잦아지고, 사회적으로 부적절한 행위를 해서 문제를 일으킨다. 무절제한 성적 행동을 보이기도 하며, 타인과 공동체에 대한 배려가 사라진다. 성격이 바뀌는 것처럼 보인다.

실행기능장애(executive dysfunction)

배외측 전전두엽 손상과 관계 깊다. 행위의 목표 설정이 안 되고, 주어진 목표에 도달하기 위해 인지기능들을 통합적으로 관리하고 집행하는 능력이 저하된다. 심사숙고해야 하는 상황에서 자극의 표면적 특징에 의존해 반응하며 자극에 묶인 행위를 보인다. 환경의 변화에 새로운 해결책을 모색하는 지적 유연성이 저하되고, 상황이 변해도 똑같은 반응을 지속하는 경향[보속성(perseveration)]이 나타난다.

정동기능장애

클뤼버-부시 증후군(Klüver-Bucy syndrome)

정동과 관계된 주요 부위인 편도체(amygdala)에 양측성 손상이 왔을 때 보이는 정동반응의 이상으로, '신경정동장애(neuroaffective dysfunction)'라 할 수 있을 것이다. 주된 증상은 정동반응성이 부족하면서 본능적 욕동은 부적절하게 행위로 표출되는 것인데, 다음과 같은 임상상을 보인다.

1) 온순함(placidity)

통상적으로 위험하게 느껴야 할 자극에 대해 불안반응이나 공격성을 보이지 않는다. 불안, 공격성뿐만 아닌 다른 정동반응도 감소하여 무감정증이 되기도 한다.

2) 과잉구강성(hyperorality)

많이 먹으며, 음식이 아닌 것을 먹기도 한다. 사물을 입에 넣으려는 경향이 있는데, 먹기 위해서가 아니라 사물을 탐색하기 위한 행위다.

3) 성행동 변화

성적 접근 행위가 대상과 상황을 가리지 않고 나타난다.

4) 시각실인증

편도체 자체의 병변보다는, 내측 측두엽 피질이 같이 손상되기 때문에 동반되는 증상으로 보인다.

기억장애는 이 증후군을 정의하는 증상은 아니지만, 편도체 주위의 내측 측두엽이 동시에 손상되는 수가 많으므로 흔히 동반된다. 측두엽 절제술(temporal lobectomy), 헤르페스 뇌염(Herpes encephalitis), 뇌졸중(stroke) 등 국소적 질환은 물론, 알츠하이머병 등 미만성 뇌질환의 말기에도 나타날 수 있다.[6, 7]

가성연수마비

전두엽을 침범하는 뇌질환에서 울음, 웃음 등 정동을 표현하는 행위가 정동에 대한 주관적 체험과 관계없이 나타나는 경우를 가성연수마비(pseudobulbar palsy)라 한다. 정동의 신체지표 이론은 정동을 느끼는 것은 신체반응을 통해서라 보는데,[8] 이를 따른다면 가성연수마비 상태에서는 뇌손상 때문에 주관적 정동을 느끼는 시스템이 신체지표에 접근하지 못하게 되어 주관적 체험이 없는 신체적 정동반응이 나타나는 것이다. 그러나 가성연수마비에서는 통상적으로 정동반응을 일으키지 않을 사소한 자극에 대한 정동행위가 일어나므로, 특별한 자극 없이 반응이 일어나는 방출 현상의 일종으로 보는 것이 더 타당할 수도 있다. 정동반응은 뇌에 프로그램된 정형적 행위인데, 전두엽 통제기능이 약화된 상황에서 뚜렷한 자극 없이 방출되는 것이다.

기억

기억의 분류

기억(memory)이란 정보를 등록(registration)하고 저장(storage)한 뒤, 적절한 시점에 인출(retrieval)하는 능력을 말한다. 기억은 다양한 인지기능의 기반이 되면서, 동시에 다른 인지기능의 영향을 받는다. 기억은 크게 작업기억(working memory)[단기기억이라고 하기도 하나 애매한 용어임]과 장기기억(long-term memory)으로 나눌 수 있다.

작업기억은 기억이라고 하지만 어떤 사실에 대한 정보를 저장한다기보다는, 계획 및 실행을 위한 정보를 실시간으로 신경망에 유통시킴으로써 뇌 모듈 간의 소통을 조율하고 의식의 내용을 유지시키는 역할을 한다. 작업기억의 내용은 대상을 반복해서 떠올림으로써 의식에서 유지되는데, 한꺼번에 다룰 수 있는 독립적 대상은 최대 7개 정도로 제한된다. 현재의 내 감각질을 표상하는 작업기억에서 처리되는 정보는 부호화(encoding)[3]되기 이전의 원자료(raw data)로, 스냅사진과 같다. 그래서 작업기억은 시공간적 도화지(visuospatial sketchpad)라는 용어로 불리기도 한다.[9] 작업기억은 주의력을 포함하는 전전두엽의 실행기능과 관계 깊다.

장기기억은 내용을 언어적으로 표현할 수 없는 절차적 기억(procedural memory) 또는 암묵기억(implicit memory)과 말로 표현 가능한 선언적 기억(declarative memory) 또는 명료기억(explicit memory)으로 구분한다. 절차적 기억은 훈련과 연습을 통해 습득하는 능력들이다. 기억이 생기면 '알게' 되는 것이 아니라 '할 수 있게' 된다. 처음에는 주의력을 기울여도 잘하지 못했던 작업들도 꾸준히 하다 보면 익숙해지고, 나중에는 거의 자동적으로 할 수 있는 것은 절차적 기억이 확립되기 때문이다. 자전거 타기 등 단순한 작업부터 장인(匠人)의 놀라운 솜씨까지 여기 포함된다. 작업기억은 선언적 기억뿐만 아니라 절차적 기억 형성의 과정에도 작용한다고 본다.[10] 선언적 기억은 언어적 내용을 가지며, 의미로 부호화된 뒤에 저장된다. 스캔한 문서를 OCR 프로그램으로 읽어서 텍스트 파일로 저장하는 것과 같다. 부호화 작업은 작업기억이 잘 동작할 때 가능하다. 즉 선언적 장기기억 형성을 위해서는 주의력이 필요하다. 기억인출 시에는 의미적 연관성이 중요하다. 선언적 기억은 주제에 따라 사회구성원이 공유하는 주제에 대한 의미기억(semantic memory)과 개인적 사건에

3 자극에서 의미가 추출되는 과정으로서 부호화란 컴퓨터 용어에서 차용한 것이다.

대한 삽화기억(episodic memory)으로 구분하기도 한다. 삽화기억은 자아 주체성과 밀접한 관계가 있다[자전적 기억]. 임상적인 기억장애란 선언적 기억, 특히 삽화기억의 장애를 의미한다.

기억의 기전

선언적 기억이 만들어지려면 먼저 대상이 저장되기 적절한 형태로 부호화되어야 하는데, 이 과정을 등록이라 한다. 정보가 작업기억에 올라와 유지되면서 이런 등록이 이루어진다. 선언적 기억이 해마(hippocampus)에 저장되는 것은 컴퓨터 하드디스크에 정보가 쓰이는 것과는 다르다. 주된 차이점은 정보가 특정 주소(address)에 국소적으로 저장되는 것이 아니라, 네트워크 전체의 활성 패턴으로 시냅스 사이에 저장된다는 점이다[분산기억(dispersed memory)]. 이런 시스템에서 정보는 분산되어 중복(redundancy) 저장되므로 시스템 일부가 파괴되더라도 특정 기억이 선택적으로 손상되지 않는다. 컴퓨터의 정보는 저장된 장소를 참조함으로써 불러오지만, 분산기억된 정보는 단서(cue)에서 출발한 연상작업을 통해 인출된다[연상기억(content-addressable memory)].[11] 현재의 작업기억에 있는 단서가 연상시키는 정보가 장기기억에서 인출되어 작업기억에 등장하고, 이 정보는 다음 단계 연상을 위한 단서가 된다. 이렇게 연상이 이어져 나가는 것이 의식의 흐름이다.[4]

기억은 한번 등록되면 그것으로 종결되는 것이 아니라, 지속해서 업데이트되는 동적 과정이다. 재강화(reconsolidation) 이론에 의하면 기억된

4 장기기억뿐만 아니라, 지각, 정동상태 등도 작업기억에 표상되면서 연상이 이어지게 한다. 그러나 연상이 이어지는 과정 자체가 의식에 의해 모니터링되는 것이 아니며, 의식은 연상 연쇄의 결과만을 보고받는 것이다.

정보가 인출되기 위해서는 해당 정보와 관계된 시냅스 신경망의 전체적 활성이 필요한데, 이 과정에서 시냅스 활성이 변화하면서 저장된 정보는 강화된다.[12] 복습할수록 기억이 더 강하게 남는 것은 이런 기전과 관계된다.

기억의 장애

선언적 기억의 등록, 저장, 인출 각 단계가 모두 기억의 장애와 관계될 수 있다. 가장 중요한 병리인 기억상실(amnesia)은 크게 선행성(anterograde)과 후행성(retrograde)으로 구분한다.

선행성 기억상실

선행성 기억상실은 병이 생긴 이후부터의 개인적 사건에 대한 기억이 없는 것으로, 기억등록 즉 새로운 기억이 생성되지 않는 것이다. 불안, 주의산만 등 심리적 요인이 기억등록을 억제할 수 있지만, 선행성 기억상실은 심인성이 아닌 기질적 조건이다. 알코올의존 환자의 코르사코프 증후군(Korsakoff syndrome)은 선행성 기억상실이 주 증상이다. 이때는 기억상실이 있을 뿐만 아니라 가짜 기억이 생겨 있어서 작화증(confabulation)이 일어난다. 음주 후 필름이 끊기는 블랙아웃(blackout)도 알코올이 기억등록을 방해하기 때문에 생기는 선행성 기억상실 현상이다. 일과성 완전 기억상실(TGA)은 일과성 뇌허혈 때문에 기억등록이 되지 않는 선행성 기억상실이다.

후행성 기억상실

후행성 기억상실은 기억의 저장 또는 인출의 문제와 관계된다. 이미 기억하고 있었던 것을 떠올리는 데 어려움이 있다. 분산기억 시스템의 특성상, 이미 저장되어 있던 기억은 뇌손상이 있어도 잘 소거되지 않는다. 따라서 후행성 기억상실은 선행성 기억상실보다 드물다. 특히 반복적인 재강화를 통해 강하게 새겨진 오래된 기억은 뇌손상을 입어도 잘 보존된다. 광범위한 후행성 기억상실은 저산소증 등 심하고 전반적인 뇌손상 후에 나타난다. 이때는 선행성 기억상실도 흔히 동반된다. 서서히 진행하는 인지증에서는 후행성 기억상실의 범위가 점점 넓어지는데, 강력하게 재강화되어 온 오래된 기억, 자전적 기억과 관계된 자신의 주체성 등은 잘 손상되지 않는다. 기질성이지만 일시적인 후행성 기억상실은 전기경련치료(electroconvulsive therapy) 이후에 볼 수 있다. 재강화가 잘 일어나지 않은 최근의 기억들이 경련에 의한 비특이적이고 전반적인 뇌 활성 때문에 지워지는 것이다. 기억장애가 생기는 범위는 대개 치료기간 주위에 국한된다.

심인성 기억장애

과거 기억 중 일부만 선택적으로 장애가 생기는 경우는 기질성인 후행성 기억상실보다는 심인성(psychogenic)인 경우가 흔하다. 이때 다른 인지기능 손상은 동반되지 않는다. 저장된 기억의 손상이라기보다는 인출의 장애로, 엄밀한 의미로 기억상실은 아니다. 기억인출은 정동상태 등 내외적 환경의 영향을 받는다. 다급하게 집에 들어가야 하는데 현관문 비밀번호가 갑자기 생각나지 않는 식이다. 이런 기억장애는 대개 일시적이며, 단서가 있으면 기억이 찾아지기도 하고, 정동적 압력이 없는 상황에서 자연스럽게 인출되기도 한다.

해리성 기억상실은 해리상태의 하나로, 전반적 기억상실이 아닌 특정 사건, 대개 정동적으로 영향이 컸던 사건 또는 시기에 대한 삽화기억의 선택적 상실이다. 다른 해리상태와 달리, 자신의 주체성은 보존된다. 불안을 일으키는 기억을 의식에서 제외하려는 정신역동적 방어기전의 하나로 볼 수 있다. 다른 해리상태인 해리성 둔주나 해리성 주체장애에서는 자신의 주체성을 포함한 과거 기억들이 다 사라질 수 있으나, 대개 일시적이다(21장 신경증의 개념 및 분류 참조).

실행기능 문제로서의 기억장애

기억과 관계된 여러 과정에서 전전두엽 기능이 중요하다. 작업기억은 물론 출처기억(source memory)과 기억 자체에 대한 기억(meta-memory) 등에도 전전두엽이 관여한다. 해마 손상에 의한 기억상실의 경우 기억등록과 저장의 장애가 뚜렷한 데 비해, 주의력이나 작업기억과 관계된 전전두엽의 문제가 있을 때는 저장보다는 등록을 위한 정보 입력이나 기억인출의 장애가 더 뚜렷하다. 기억인출 시 회상(recall)[자발적으로 기억한 것을 생각해 냄]은 잘 안되지만 재인(recognition)[주어진 자극을 이전에 접했던 것인지 알아봄]은 비교적 잘 유지된다.

기억착오

삽화기억에 대한 기억착오(paramnesia)는 일상생활에서 매우 흔하다. 기억 등록 자체가 왜곡된 상태였을 수도 있지만, 이후의 체험, 정동상태, 암시 등 다양한 조건들이 기억인출 시 왜곡을 일으킨다. 그러나 기억하는 사람은 자신의 기억이 옳다는 확신이 있다. 따라서 법정 증언 등의 상황에서 기억착오가 문제될 수 있다. 기억착오는 망상 등 다른 정신병리와 관계될 수도 있는데, 이때 일차적 병리는 기억의 문제가 아닐 것이다.

심한 기억착오는 코르사코프 증후군의 작화증에서 보인다. 환자는 자신이 최근에 겪은 일들을 이야기하는데, 이야기할 때 필요한 자료인 삽화기억은 아예 저장되어 있지 않다. 그 대신 환자의 머릿속에는 가짜 기억들이 형성되어 있다. 그러나 본인은 자신의 기억이 가짜임을 모른다. 이 상태에서 환자는 자신의 기억에 따라 이야기를 하는데, 실제로 일어나지 않았던 일들에 대해 생생하게 묘사하게 된다. 환자는 거짓말을 하려 의도한 것이 아니라 자기 기억에 의거해 정상적으로 이야기를 만들어 나가는 것이지만 결과적으로는 거짓말이 된다.

기시감 및 미시감은 기억의 명시적 내용(content)이 손상된 것은 아니므로 엄밀한 의미로 기억착오는 아니고, 기억에 동반된 정동이나 기억의 맥락(context)[기억 자체에 대한 기억 등]과 관련된 회상의 문제라 볼 수 있다. 이런 현상은 측두엽 뇌전증의 전구기 등 기질적 뇌손상 상태에서 나타난다는 것이 널리 알려져 있지만,[13] 조현병이나 기분장애 등 기능성 정신질환의 전구기나 발병초기에도 나타나는 병리다. 탈현실감의 일종으로 볼 수도 있다.

실행증

실행(實行, praxis)은 개개의 동작(motion)이나 운동조절(motor control)을 넘어서, 어떤 목적을 가지고 일련의 동작을 유기적으로 연결하여 수행하는 것을 의미한다. 운동계를 통해 실제로 집행되므로 행위하려는 의도와도 구별된다. 실행증(失行症) 또는 행위상실증은 숙달되었던 도구적 행동(instrumental behavior)을 더 이상 하기 어렵게 된 상태다. 운동의 제한을 초래하는 근골격계의 이상, 일차운동피질부터 근육까지의 신경경로장애, 운동장애, 주의력장애, 낮은 동기, 인지증 등의 인지기능장애로 인해 행위를 실행할 수 없는 경우는 실행증이 아니다.

관념운동실행증

관념운동실행증(ideomotor apraxia)은 절차적 기억에 의존하는 한 가지 학습된 행위를 의도적으로 계획해서 실행하는 것의 장애다. 그 행위를 어떻게 하는지 설명할 수 있고[계획 능력 자체는 보존되어 있고], 실제 대상이 주어졌을 때 무심코 사용하는 경우도 있지만[자동성-의도성 분리(automatic-voluntary dissociation)], 그 행위를 의도적으로 흉내 내지는 못한다. 환자는 전화를 어떻게 받는지 설명할 수 있고, 전화가 울리면 자동적으로 수화기를 들고 통화할 수도 있지만, 전화가 없는 방에서 "전화를 어떻게 받는지 흉내내 보세요"라는 명령을 받았을 때 다양한 오류를 보이며 제대로 실행하지 못한다. 신체 전반이 아닌 일부분[오른손 등]에만 장애가 올 수도 있다. 사지를 움직이는 실행뿐만 아니라 안면근을 이용하는 실행도 장애가 올 수 있다. 예컨대 촛불을 불어서 끄는 것 등을 모방하지 못한다.

관념실행증

관념실행증(ideational apraxia)에서는 일련의 작은 도구적 행위들로 구성된 한 작업순서를 계획하고 수행하는 능력이 상실된다. 즉 실행 계획이 손상된 것이다. 흉내 내는 상황뿐만 아니라 실제 도구가 주어진 상황에서도 나타난다. 빵을 굽기 전에 먼저 잼을 바르고 토스터에 넣는 식의 실행 순서 오류가 나타난다. 어떤 작업을 하려 할 때 부적절한 도구를 사용하기도 해서, 드라이버로 글씨를 쓰려 하는 등의 행위가 나타난다.

실어증

실어증은 언어의 이해[듣기]와 표현하기[말하기] 두 가지 기능에 별도로 영향을 미친다. 실어증은 주로 음성언어와 관련된 문제지만, 실어증에 평행하게 문자언어 사용의 장애[실독증(alexia) 및 실서증(agraphia)]도 있으며, 두 가지가 동반되는 경우도 많다.

감각실어증

언어 이해와 관계된 베르니케 영역(Wernicke's area)이 손상되면 다른 사람이 하는 말을 이해하는 능력이 떨어진다[감각실어증(sensory aphasia)]. 스스로 말할 때는 구문론적 및 의미론적 장애가 나타나지만, 발음(pronunciation) 능력이나 발언 자체의 생산성은 떨어지지 않을 수 있다. 언어를 이해하는 능력이 떨어진 상태에서 하는 말이므로 발언량은 많더라도 조리가 없고 문법에 어긋나게 된다[유창한 실어증(fluent aphasia)]. 화자 본인은 말하는 순간 자신의 말이 잘못되었다는 인식이 없다. 그러나 청자가 알아들을 수 없을 뿐만 아니라, 이 말을 녹음하여 다시 화자에게 들려주면 그 역시 자신의 말을 이해하지 못한다. 감각실어증의 횡설수설하는 말은 조리가 없다는 측면에서 정신병적 증상인 연상의 이완과 비슷해 보이지만, 실어증이 구문론의 문제라면 와해된 언어는 화용론의 문제에 가깝다(17장 사고형태 및 언어의 병리 참조).

운동실어증

발언을 만들어 내는 브로카 영역(Broca's area)에 문제가 생긴 운동실어증(motor aphasia)에서는 발언을 만들어 내는 능력이 떨어진다. 환자는 말을 알아들을 수는 있다. 그러나 자신의 의사를 말로 표현하려 할 때, 구문론 규칙, 문법을 잊어버린 상태가 되어 처음 배운 외국어를 사용하듯 불완전하고 부자연스럽게 된다. 제스처 등 비언어적 의사소통은 가능하므로 의사소통 자체의 장애라기보다는 말할 때 모국어의 문법을 잊어버린 것이라 본다.

다른 종류의 실어증

모든 언어기능이 안 되는 경우가 전반적 실어증(global aphasia)이다. 알아듣는 것과 말하는 것은 어느 정도 가능하지만 다른 사람의 말을 따라하는 복창(repetition)이 잘 안되는 경우는 전달실어증(conduction aphaia)이라 한다. 반대로 이해 능력이나 발언 능력은 떨어지지만 복창만 가능한 것을 초피질성 실어증(transcortical aphasia)이라 한다. 사물의 이름을 대지 못하는 타입의 실어증[anomic aphasia]도 있다. 언어기능에 대해 신경과학이 밝혀낸 바에 따라 뇌손상 부위와 다양한 실어증 증상 간에 잘 매핑이 되고 있으나, 실제 환자에서 실어증은 이론처럼 확실하게 증상적으로 구분하지 못할 수도 있다.

실독증 및 실서증

실독증 및 실서증의 병리는 듣기, 말하기의 병리인 실어증과 평행하다. 실어증에서처럼 수용[읽기]과 표현[쓰기]이 독립적으로 손상될 수 있다. 또한 글을 읽고 쓰는 것은 시각인지(visual gnosis) 및 운동실행(motor praxis)의 요소를 포함하고 있으므로, 실독증과 실서증은 실인증 및 실행증과도 관계된다. 실독증 및 실서증의 유형들도 뇌의 특정부위 손상으로 매핑될 수 있다. 쓰기 관련해서는 운동실어증과 평행하게, 읽기는 가능하나 글을 쓰지 못하는 실서증이 발생한다. 감각실어증에 평행한 실독증에서 환자는 글씨와 문장은 쓸 수는 있으나 글이 조리와 의미가 없고,

자기가 쓴 글 또는 정상적인 글도 읽지 못한다[실서증 없는 실독증(alexia without agraphia)].

뇌손상 또는 신체절단 후의 신체인식 장애

뇌손상의 국소적 증상으로 나타나는 감각, 운동장애와 별개로, 뇌손상은 신체인식의 장애를 일으킬 수 있다. 신체부위에 대한 일차적 지각의 문제라기보다는 신체 관련 정보들을 일관된 체계[신체상 또는 신체도식]로 통합하는 것의 장애라 할 수 있다. 신체부위 일부가 없는 것처럼 지각 및 행위하는 것이다. 신체상과 관계된 신경인지적 증상은 사지가 절단된 경우에도 볼 수 있다.

병소인식불능증

병소인식불능증(anosognosia)은 자신의 지체장애에 대한 자의식이 없는 상태다.[14] 좁게 보면 신경계 질환에 국한해서 뇌손상 후 특히 급성기에 손상의 결과인 신경학적 장애를 인식하지 못하는 상태다.[15] 이 증상을 일으키는 뇌병변 부위가 특이적이지는 않지만, 심리적 방어기제인 병에 대한 부정이 아닌 신경학적 증상으로, 병변이 생긴 상태가 기존의 신체상에 통합되지 못한 것이다. 지능 등 인지적 장애의 결과는 아니다. 후술할 반신무시(hemineglect)는 뇌병변과 관련된 신체 반쪽에 대한 공간적인 무시인 데 반해, 병소인식불능증은 해부학적 부위와 관계없이 병변 또는 질병이 있다는 사실을 모르는 것이다. 두 가지가 동반되기도 한다. 우측 두정엽 병변이 있으면 자신이 좌측 부전마비(hemiparesis) 상태임을 인식하지 못하면서 좌측 시야를 무시하는 식이다.[16] 감각실어증 환자는 자신의 언어장애를 인식하지 못하는 경우가 있어서, 자신의 말이 잘못되었음을 모른다. 인지증 환자가 자신의 인지기능이 아무 이상 없다고 주장하는 것 역시 병소인식불능증으로 간주되기도 한다. 정신병 상태에 대한 병식이 없는 경우나 신경성식욕부진증 환자가 자신의 신체상이 정상이라 주장하는 것 등도 병소인식불능증과 비슷해 보이지만, 엄밀한 의미로는 그렇지 않다(28장 병식 또는 통찰 참조).

반신무시

반신무시는 대뇌 두정엽 손상 시 손상 반대쪽 시야 또는 자신의 신체 반쪽이 존재하지 않는 듯이 행동하는 것이다. 우반구 손상 후 좌측 시야 및 신체무시가 나타나는 경우가 반대 경우보다 흔하다.[17] 음식을 먹을 때 접시의 오른쪽 부분에 있는 음식만 먹거나 면도를 할 때 얼굴의 우측 반면만 하는 식이다.

신체를 무시하는 경우 문을 통과할 때 신체 좌측이 문틀에 부딪히기도 한다. 반측 시야결손(hemianopsia)이나 반측 마비 등 해당 부위에서 지각 정보가 생성되지 않아 일어나는 현상이라기보다는, 신체상을 만들 때 해당 영역이 제외되기 때문에 나타나는 현상이다. 무시되는 부분은 의식되지 않지만 암묵적으로는 인식되고 있다는 증거를 찾을 수 있다. 해당 신체부위가 존재하지 않는다는 주장을 하기도 하는데[신체편집증(somatoparaphrenia)], 이것은 망상의 일종으로 간주된다. 지각이 아닌 행위에서도 반측무시가 나타나서, 해당 사지가 완전히 마비되지 않은 경우에도 반측무시가 있으면 그 사지를 사용하지 않으려 한다. 신체도식에서 병변 부위가 제외된 것이다.

외부 대상을 무시하는 경우, 시야의 절반을 무시하는 경우[자기중심적 무시(egocentric neglect)]도 있고, 시야에 나타나는 사물들의 절반을 무시하는 경우[대상중심적 무시(allocentric neglect)]도 있다.[17] 지각야의 무시는 실제 지각할 때뿐만 아니라 지각 대상을 상상하는 경우에도 나타난다.

환각지

환각지(phantom limb) 현상은 사지절단 환자의 다수에서 나타나며, 절제되어 없어진 부위의 감각이 남아 있다. 정상적 사지에서 느껴질 수 있는 다양한 감각으로 느껴진다. 가려움, 통증 등 명시적 감각뿐만 아니라 관절이 굽어진 정도, 움직임 같은 고유감각(proprioception)도 느껴진다. 이전보다 짧아진 느낌 등 사지가 실재했을 때와는 뭔가 달라진 미묘한 느낌이 있기도 하다.[18] 감각은 환각지 전체 중에서도 특정 부위에만 국한되기도 한다. 오른쪽 무릎 아래를 절단한 뒤 엄지발가락에 가려움이 느껴지는 식이다. 간혹 절단 이전에는 없던 심한 통증으로 나타나기도 한다. 이 통증의 기원에 대해서는 절단부위 말초신경에서 감각이 올라온다는 전통적인 가설과 중추[시상 및 그 상부]에서 기원한다는 설[피질 재구조화 가설]이 있는데, 후자가 더 인정받고 있다.[19] 사지 이외에 유방, 항문 등을 수술로 절제한 경우에도 환각지에 해당하는 감각이 나타나기도 한다. 현상학적으로 보면, 없어진 신체부위에 대한 신체상이 남아 있어서 절단 근위부나 중추신경계에서 발생한 감각이 여기에 투영되는 상태다.[20]

참고문헌

1 Cytowic RE, Eagleman DM. Wednesday is Indigo Blue: Discovering the Brain of Synesthesia. Cambridge: MIT Press; 2009.

2 Jackson GM, Shepherd T, Mueller SC, Husain M, Jackson SR. Dorsal simultanagnosia: An impairment of visual processing or visual awareness? Cortex. 2006;42:740-9.

3 Coslett HB, Lie G. Simultanagnosia: When a rose is not red. J Cogn Neurosci. 2008;20(1):36-48.

4 Farah MJ. Visual agnosia. Disorders of Object Recognition and What They Tell Us about Normal Vision. Cambridge: MIT Press; 1990.

5 Zgaljardic DJ, Yancy S, Levinson J, Morales G, Masel BE. Balint's syndrome and post-acute brain injury rehabilitation: A case report. Brain Inj. 2011;25(9):909-17.

6 Salloway S, Malloy P, Cummings JL. The Neuropsychiatry of Limbic and Subcortical Disorders. Washington D.C.: American Psychiatric Pub.; 1997.

7 Afifi AK, Bergman RA. Functional Neuroanatomy: Text and Atlas. New York: McGraw-Hill Professional; 2005.

8 LeDeux JE. The Emotional Brain: The Mysterious Underpinnings of Emotional Life. New York: Simon & Schuster; 1996.

9 Baddeley AD, Hitch GJ. Working memory. In: Bower GA, editor. The Psychology of Learning and Motivation. Cambridge: Academic Press; 1974.

10 Oberauer K. Chapter 2. Design for a working memory. Psychol Learn Motiv. 2009;51:45-100.

11 Pagiamtzis K, Sheikholeslami A. Content-addressable memory (CAM) circuits and architectures: A tutorial and survey. IEEE J Solid-State Circuits. 2006;41:712-27.

12 Debiec J, LeDoux JE, Nader K. Cellular and systems reconsolidation in the hippocampus. Neuron. 2002;36(3):527-38.

13 Lishman WA. Organic Psychiatry. Oxford: Blackwell Scientific; 1997.

14 Prigatano GP, Schacter DL. Awareness of Deficit after Brain Injury: Clinical and Theoretical Issues. Oxford: Oxford University Press; 1991.

15 Orfei MD, Caltagirone C, Spalletta G. The evaluation of anosognosia in stroke patients. Cerebrovasc Dis. 2009;27(3):280-9.

16 Breier JI, Adair JC, Gold M, Fennell EB, Gilmore RL, Heilman KM. Disso-

ciation of anosognosia for hemiplegia and aphasia during left-hemisphere anesthesia. Neurology. 1995;45(1):65-7.

17 Kleinman JT, Newhart M, Davis C, Heidler-Gary J, Gottesman RF, Hillis AE. Right hemispatial neglect: Frequency and characterization following acute left hemisphere stroke. Brain Cogn. 2007;64(1):50-9.

18 Melzack R. Phantom limbs. Sci Am. 1992;266(4):120-6.

19 Flor H, Nikolajsen L, Staehelin Jensen T. Phantom limb pain: A case of maladaptive CNS plasticity? Nat Rev Neurosci. 2006;7(11):873-81.

20 Collins KL, Russell HG, Schumacher PJ, Robinson-Freeman KE, O'Conor EC, Gibney KD, et al. A review of current theories and treatments for phantom limb pain. J Clin Invest. 2018;128(6):2168-76.

찾아보기

인물

문헌

일반

진단명